全息智慧養生

真圓阿奢黎　著

作者介紹

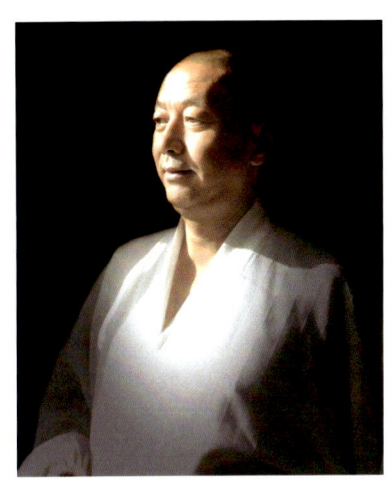

真圓阿闍黎法相

一九六三年出生於陝西省扶風縣天度鎮（臨近法門寺）；

一九八〇至一九八六年北京大學醫學部；

一九八六至一九九八年復旦大學醫學院；

一九九八至二〇〇四年上海市清華正信律師事務所；

二〇〇四至二〇〇九年日本高野山金剛峰寺、高野山大學；

二〇〇九至二〇一〇年河南洛陽廣福寺；

二〇一〇至二〇一三年浙江溫州大界寺；

二〇一三至二〇一五年北京唐密精舍；

二〇一五至二〇一七年浙江湖州仁王護國寺；

二〇一七年至今雲南省昆明市唐密精舍。

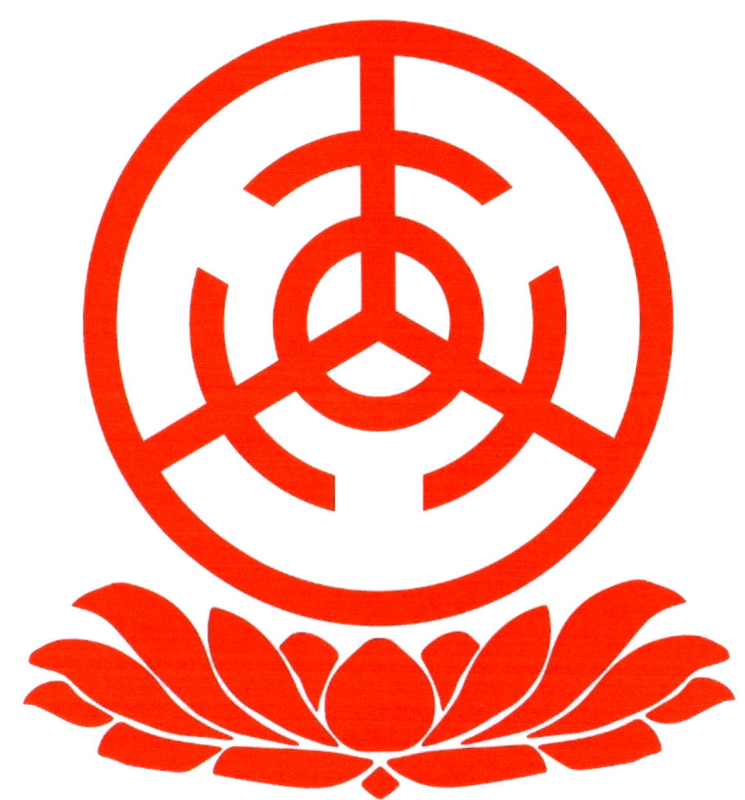

全息智慧養生圖案

「真圓」二字之藝術形,圓滿成說。

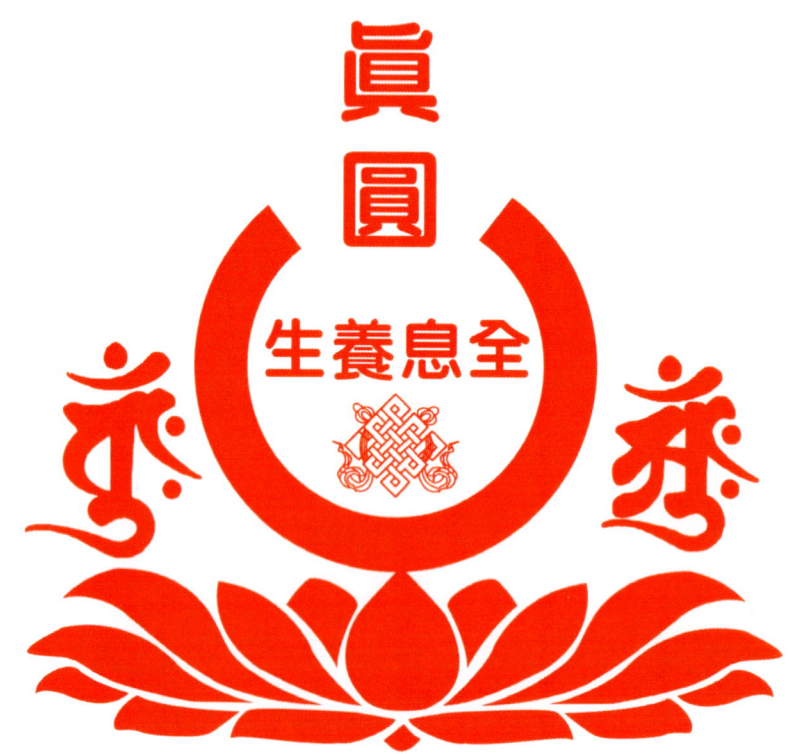

全息智慧養生圖案

真圓全息養生商標，是註冊登記的商標。

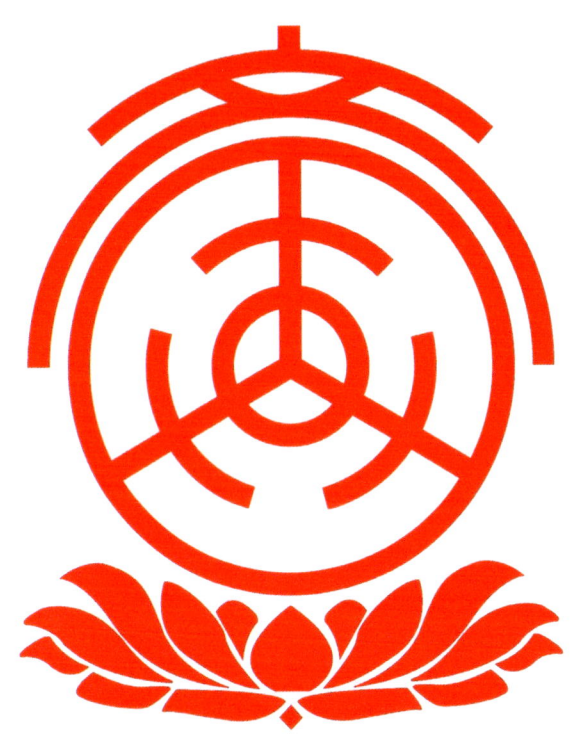

全息智慧養生圖案

全息哲學對佛道儒智慧的德法匯總,圖標上為「文」,表先賢聖靈智慧之光華,由我貫通頂戴成文。

前言

　　今天，當人們的思維被狹隘的現代科學觀所左右之時，對於「神性」抑或「精神性」的問題和現象只能感嘆為「不可思議」或者「超自然」現象，甚至大多數人連「神性」存在與否都持懷疑態度，甚或有些有情索性一口否認。我們的祖先相信神鬼的存在，故而有「舉頭三尺有神明」的道德倫理警戒，正是這種警戒，使人們能自覺約束自己的三業（語言、行為、思想），使整個社會呈現較高層次的道德精神水準，諸如「路不拾遺」、「夜不閉戶」、「知書達理」、「鄰里和睦」等等，人們的相互關係也比較質樸、和睦、融洽，社會也呈現「天下太平、風調雨順」的幸福景象。而一旦人們的思想、行為失去約束和警戒，各種無秩序的不和諧、跋扈行為便以星火之勢燎原起來，於是乎便有「水深火熱」、「民不聊生」、「災難不斷」的淒涼現實景象。

　　在現代科學哲學思想的引領下，技術的發展無可厚非地帶動了人類文明的長足發展，然而這種一味片面的科學痴迷，卻同時將人類引向機械、物質追求的惡性循環中，人類的精神層面越來越萎縮，幾乎到了無可救藥的地步。人們一夜醒來，會發現自己已經完全被物質化的追求所包裹，五官所及幾乎全部是「錢、權、名、色」等等，因之而起的是群起跟風的模仿以及對於「成功」的盲目躁動，價值觀的倒錯使得「笑貧不笑娼」大行其道，靈魂的真實、自由、安寧追求幾乎被窒息。人們失去對於「鬼神」、大自然、先賢聖靈的敬畏，失去了對於天、地、君、親、師的恭敬，於是乎益發膽大妄為。監守自盜、飛揚跋扈、貪污腐化等等各種不正常的背離社會公約與道德的現象日

益嚴重，社會的各種矛盾越發激化。當下管理者鐵腕治理貪腐、糾風吏治才使得社會大局趨於穩定，「打黑除惡」更是深得民心。

　　與對現代科學盲目追求相反，我們睿智的先祖在大約五千年以上的文明史中乃至後來的四大發明時代，並沒有「大大推動生產力」，也沒有繼續相關科學技術的發展，何以故？緣「天人合一」的哲學觀使然，是以直到今天，被西方人發展為人類相互毀滅的炸藥，在這片大陸上依然用來做慶典的煙火和爆竹。

　　「天人合一」的哲學思想，是全息的哲學智慧，其核心便是「物質、精神」的協同、平衡發展，先祖們依照全息哲學智慧思想的衣、食、住、行之規範，亦曾經是最佳養生方式。

　　人類究竟被現代科學引向繁榮還是趨向滅亡？這是個值得深思的問題！越來越多的環境問題、社會問題等無不緣於人們精神性的衰竭，而精神衰竭的根本原因乃是「一切物質化、物慾化」。

　　審視人類文明發展的前史，我們可以看到，西方所有古代文明的謝幕都緣於物質的極度發展和精神的超級墮落，導致物質、精神這一哲學基本矛盾的平衡制約關係嚴重割裂。

　　與其相反，炎黃文明持續五千年以上，正是緣於物質和精神的協同發展，即「天人合一」的全息哲學觀。如果今人能循先賢足跡，約束自己的身、口、意，何愁不能養生？然而，當錯謬的、非智慧的觀念根深蒂固，且人們並不以為錯的時候，智慧的言行思便寸步難行！

　　全息一詞，最早是英國物理學家大衛‧玻姆提出來的。全息理論給玻姆帶來了靈感，於是他相信基本粒子能夠彼此保持聯繫，因為它們的分離只是一個「幻象」！在更深的層次裡，這樣的粒子並不是分離的兩個單獨的個體，而是某種更大整體的兩個部份。比如一張照片，裡面有一個人像，如果我們把這照片切成兩半，從任何一半中都能看到原先完整的人像，如果再把它撕成更多的碎片，依然仍能從每

塊小碎片中看到完整的影像，這樣的照片就叫全息照片。

《全息生物學》，是我國著名生物學家原山東大學張穎清教授上世紀末提出來的，他認為由於在受精卵通過有絲分裂分化為體細胞的過程中，DNA 經歷了半保留複製，所以體細胞也獲得了與受精卵相同的一套基因，它也有發育成一個完整新機體的潛能。機體的任何一個相對完整而獨立的部份，都是一個與機體內涵相同的全息胚。每個全息胚內部都存在著機體各種器官或部位的對應點，即可以在全息胚上勾畫出機體各器官或部位的定位圖譜。全息胚猶如整體的縮影，這些對應點分別代表著相應的器官或部位，甚至可以把它們看作是處於滯育狀態的器官或部位，理論上一個全息胚可以完全演化為一個獨立的生命體。換言之，一個 DNA 完整的體細胞，都可以演化為一個完整的生命體，英國的克隆多利羊就是明證。

筆者在此所使用的「全息」，則是漢字的本義，即「全部信息」——即任何一個獨立、非獨立、開放、非開放系統中，涉及的全部因素。人類的一個細胞包含人類機體的全部信息，人類機體包含生命的全部信息，生命則包含地球的全部信息，地球更包含宇宙的全部信息，如此等等。

關於「全息」，末學在九六年和錢學森先生書信討論的時候曾經提出這個概念，其核心思想即「一粒塵埃攜帶宇宙全部的信息！」受當時在世的山東大學生物學教授張穎清的「生物全息律」影響，末學結合佛法、道家、儒家《周易》哲學思想中的觀點寫了一篇文章，呈寄了當時國防科工委主任張震寰將軍、科學泰斗錢學森，且收到錢學森先生親筆回信。

據說張穎清教授在受到現代科學原教旨主義教條思想者攻擊之前，在給學生上課時講到，「有一天從我身上割下一塊肉，在實驗室可以培養出另外一個我」，當時聽講的學生無不哄堂大笑，大約以為

這個老師「神經錯亂了」。後來的英國「多利羊」克隆成功，證實了張穎清教授的理論，然其時張教授因為被唯物實證主義者圍攻而鬱鬱不歡，已然撒手塵寰。

在和錢學森先生書信交流中，我開門見山提出了兩點：一者錢老先生我早認識您了；二者您也早認識我了。關於第一點似乎沒有懸念，五〇、六〇、七〇前後的生人幾乎沒有不知道錢學森、陳景潤、華羅庚的。然第二點很容易被武斷地認為是「妄語」，好比說「我認識某偉人，某偉人也認識我」一樣荒誕不經。當時錢學森先生親筆回信的契機，大約緣於我借用「宇宙大爆炸理論」的闡釋而歸納「一粒塵埃攜帶宇宙全部的信息！」

佛家有云：「一微塵涵三千大千世界」，緣一粒「微塵」含括宇宙和生命的全部信息。何以故？我們權且接受宇宙由「奇點」爆炸而來。「奇點」者，質量無窮大體積無窮小的「微塵」或者說一種「狀態」，由其「爆炸」而形成今天繁複的宇宙萬象和生命形式，必然宇宙與生命的全部信息都包含在「奇點」中！在人類，宇宙發生發展變化的全部歷史信息，被儲存在佛家所謂的「末那識——第七識」和「藏識——第八識」中，緣生命本來與宇宙「生滅變化」同步，只是今人忙於於身外探索，而忽視了自身本具的全部潛能「信息」之挖掘開發不知所謂罷了。

哲學是邏輯思辨、推理的嚴謹學問，而佛法自始至終都在闡釋宇宙萬象之本然理趣與秩序，是以佛法是探索生命和宇宙發生發展變化真相的智慧體系，此正廣義的「科學」之涵義。當今人們僅僅將佛教的智慧作為一種信仰或者簡單地作為修行指導看待，已然墮於愚蒙和教條之中了。佛教的十善道，乃是最圓滿的全息養生教戒。

養生，顧名思義「休養生息」。

休者，歇息、賦閒、整頓、停止乃至於死亡之謂，是以工作、學

習、生活的間隙、閒暇或者退休後的身心調整、生活工作節奏的適度，乃至於生命即將終結前的適應、預後等等，合理休息是全息養生的必要內容。

養者，培植、撫育、供給，身心物質能量、精神能量的攝取、正能量言行思的呵護、對於老人的贍養和孩子的培育都是「養」。既包括「自養」亦包括「養他」的「全息養護」。

生者，孕育、萌發、成長、存活、維繫，生育與種族的繁衍一直是人類各個民族關心的話題，不僅人類當代人自身生存，子孫後代之生存尤為重要，這就是人類的發展之養生；生，亦是生活，健康、生活質量、幸福指數等等提升乃「生」之本義；「生」還有一層意思，即生命，故而養生還包括對於其他生命——動物、植物、精神生命的護養。

息者，呼吸、消停、平靜，生命只在呼吸間，讓煩惱消停，讓紛爭不再，讓內心安寧。自他身心安寧、適悅，就是養生的目的。

在個體，養生即生活、學習、工作中自身生理、心理、社會適應之節奏、效率之維護增強，同時還包括與我們肉體共生的微生物之和諧平衡關係的持久維護，以及與我們靈魂共生的他種精神生命——鬼神的和睦相處。簡言之，養生乃由出生到生命停止的身、口、意之積極正向活動，在佛家謂之善業，在道家謂之清修，在儒家謂之慎獨，在世間就是生活質量、幸福指數的提升，在出世間就是福慧雙修、證悟無上正等正覺。

在家庭，養生則是家和、安寧、適悅、生活質量、生命質量、風水、陰陽宅的維護。每個人都希望自己的家庭和睦圓滿，希望家人健康安寧，希望生活充實健康，那麼究竟如何實現這些美好願望？唯有通過全息智慧養生。

在社區，養生則為環境的治理、治安、消防、水火、衛生、人們

之間的睦鄰友好互幫互助，以及社區精神面貌的提升，這就必然涉及教育、道德倫理、行為規則的遵守等等問題。僅僅環境整潔乾淨美麗如畫只是全息養生的基礎，當其中人文因素趨向積極正能量時才觸及全息養生。

在民族，則是對傳統文化、先祖智慧的繼承發揚延續，和對外來文化的吸收利用、兼收並蓄的大同精神，各個民族的團結、理解、尊重、協助都是民族養生的內涵，這就需要有嚴以律己寬以待人的包容態度。

在國家，養生則是國家管理者的健康、廉潔、奉公、親民、在外交事務處理中與睦鄰國家的友好相處，負責國土安全和全民精神面貌的提升，兼顧物質文明與精神文明的協同發展，對於邦國、全人類、世界的健康推進。

全息智慧養生，是對系統全部因素進行考量的養生，真圓臺球規律告訴我們，系統的全部因素決定系統最終的結果，所以系統的全部因素都必須加以考量，故而唯有全息智慧養生方才是人類文明延續發展的養生方式，因為全人類共生於一個大系統──地球上。

宇宙的物質運動與精神運動都有其規律可循，如果個體順應規律則生命質量必然風生水起，若違反規律則易於老病死。在養生，這種規律謂之「養生之道」，在智慧，這種規律謂之真理。

人類的養生，應該是物質、精神兩個層面的養生。

全息養生顧名思義就是系統全部因素的「休養生息」，換言之人類所居住環境中一切身、心、內、外因素的全面養生。緣系統的全部因素決定系統的結果，系統的健康穩定在人類的養生中就顯得至關重要，故而必然涉及人類衣、食、住、行的各個方面，綜概歸納即思維、語言和行為之養生。縱觀傳統文化釋道儒的養生理念，佛乘密法中的「三密相應」乃最為究竟的智慧養生途徑。

全息即系統中的全部因素，全息養生者，積極「合氣」系統中全部因素，而使得個體與群體、植物、動物及精神生命「休戚與共、和衷共濟」的身、口、意三業之實踐。

全息養生恪守全息哲學的兩個層面，一者物質，二者精神，二者不可偏廢。從物質層面落實到人類的思維、語言、行為，細化到衣食住行，具有可操作、可觀察、可測量性，從精神層面則注重價值觀的完善和靈性的昇華。

全息養生可以簡單概括為物質養生結合精神養生，物質能量補充結合精神能量補充，物質生命維護結合精神生命維護，涉及人類自身、環境、物質界、精神界（虛界）。

全息哲學中物質與精神的互相轉化，在佛家亦即「色空不二」。由此亦可推論，設若要全息體解《心經》，不於事相上結合「經絡」或者「三脈七輪」之「臨界系統」實修，則很難體悟大乘佛法的般若思想。

全息養生在注重物質性養生的同時更注重精神性養生，簡言之與「一合相」時空體系中的精神、精神生命「感應道交——合氣」。

全息哲學的兩個層面物質和精神，二者不可偏廢。

關於物質科學乃今天所言的現代科學，其研究約定俗成地遵循可觀察、可操作、可重複、可測量；精神乃是人類心靈活動的領域，要靠人們的「心」解讀感受，不可觀察、不可測量、難以重複。當一個疑問者提出「請證明精神性或者鬼神的存在」諸如此類的問題時，已經從根本上把物質性與精神性混為一談了。比如今天做了一個夢，明天能否操作設計再重複做這個夢？顯而易見是不能的！諸如此類的疑問，根本的誤區在於哲學邏輯的幼稚所致。

現代科學最大缺陷，就是完全忽略了精神性，所以現代科學於今日發現自身的發展已經窮途末路，與此同時也正在將人類引向滅亡。

日益復加的各種流行性疾病、環境問題、自然災害及戰爭都是明顯的預兆，而人們在認知上卻不以為然。

在佛教將一切人類共同面臨的災難稱為眾生的「共業」，也就是說人類要集體承受這些災難的「果報」，實際上人們會「恨天怨地」而不願意承受。難不成災難是無因發生的？災難之因和人類完全沒有關係？既然要人類承受必然與人類有莫大關係。

一個系統要維持其穩定發展，各種因素就必須維持相對和諧穩定的關係，即便其中一種微小因素的改變，也可能導致系統的不可控的巨大變化。

物質性和精神性是一對矛盾統一體，互相依存互相影響。在人類文明發展到今天，再辯論「誰決定誰」，似乎已經完全失去了意義，因為這種爭論的必然結果，就是極端思想或教條主義的濫觴（任何教條主義都如同殺人不見血的刀筆吏），人們似乎更應該理性地看到兩者的不可分裂性。生命體的存在是一個完整的鏈條，不僅是物質化的生命鏈，同時還延續為含括生死的精神化生命鏈。精神性的生命體通俗講乃是「神、鬼、天、仙、佛等」，不能因為沒有看見沒有聽見就否認他們的存在。精神化的存在不能用物質實證手段驗證，而是靠人類的心靈感知和解讀。

全息哲學不僅重視物質與精神，同時更注重二者的互相轉化，在佛家亦即「色空不二」。

東方哲學最突出的觀點便是「天人合一」，這正是全息哲學思想的特徵。「我與宇宙乃為全息一體，我與其他一切生命體乃為全息一體」。這種全息一體性乃是「信息」的一體性，並非我的物質之身就是你的物質之身。佛家的「他心通」、「宿命通」，便是表達這種全息哲學觀。

中醫、《周易》、《黃帝內經》、《道德經》等無不是全息哲學的典

範，更遑論佛教，佛教乃最完美的全息哲學智慧體系。

科學乃求真之行，求真就應該更重視真理性，真理則有物質真理和精神真理，如果僅僅變成物質化盲從便不復稱為科學了。

東西方哲學思想的對比（東方哲學思想即全息哲學）：

物質實證學派（西方主流學派即當今的科學哲學流派）只考量物質，東方哲學流派則「物質、精神」協同考量。

一、物質實證學派在對待肉體損傷時只能儘量依賴外在技術輔助恢復，而東方哲學流派則包含身心「潛力」修復。

二、當損傷不能恢復（健康不能恢復），患者的生理、心理會發生很大改變。西方哲學思想下，患者多數三業趨於非理性地火爆、不近人情；而東方哲學思想下的患者，則坦然接受、隨遇而安。

三、物質實證學派對於疾患的態度是「可治」或者「不可治」，東方哲學流派借助精神潛力為「一切可治」。

四、物質實證學派對於事件的態度通常是「絕對的」或者說「自以為是」的，很多觀點屬於「坐井觀天」，於是便有「超自然現象」之說，而東方哲學流派則一切宇宙萬有皆是自然現象。

五、物質實證學派將自己未曾研究或者無力研究的領域歸納為不可信或者「偽科學」而直接拒絕，東方哲學流派則會運用「心力」於世界觀中。

六、物質實證學派未曾考慮「全息性」將機體區塊化，東方哲學流派則結合大系統全息考量機體身心。

七、物質實證學派以為世界「非黑即白」，東方哲學流派則「黑白可以轉換、過渡。

因此，東方哲學思想指導的全息智慧養生有以下認知：

一、真言、咒語的意義，是「念力」與宇宙精神能量的「諧頻共振」而引起物質世界「相動」；

二、「神足通」，以「念力」通過虛實轉換的「臨界系統」實現；

三、「結界」，是以「念力」運用精神信息能量在一合相宇宙中製造一個新的「臨界系統」；

四、靈魂出竅的狀態，機體的感知才能達到「全息」狀態（全息世界觀——全息的眼耳鼻舌身意）；

五、臨終關懷的「助念」，好比賦予靈魂趨於三善道的「特殊通行證」而避免墮於三惡趣；

六、「念力」，具有極大能量；

七、缺少智慧的靈修，極易走火入魔；

八、光明與黑暗並非對立，而是各司其職的「合氣」，如太極陰陽魚，故而人、事、物無自性。

目次

作者介紹 ·· I
圖版 ·· I

前言 ·· 1

第一章　全息哲學智慧觀 ··· 1
　一　宇宙與生命的起源 ·· 1
　二　全息哲學內涵 ·· 7
　　（一）概論 ·· 7
　　（二）「第一性」乃謬論 ·· 8
　　（三）觀察者的意義 ··· 10
　　（四）全息哲學的四個根本規律 ····································· 14
　　（五）觀察者的精神感應力 ··· 35
　　（六）一合相與六維宇宙 ··· 37
　　（七）道與德 ··· 39
　　（八）觀察者的世界觀 ··· 40
　　（九）觀察者的希望 ··· 43
　　（十）現代科學理論的誤區 ··· 45
　　（十一）觀察者的精神因素 ··· 53
　　（十二）「風水」的全息哲學意義 ··································· 56

（十三）觀察者起心動念必著標的…………………… 59
　　（十四）觀察者自身及一切事物精神性的重要性 … 64
　　（十五）觀察者必須全息感恩………………………… 68
　　（十六）完善的世界觀………………………………… 70
　　（十七）宇宙、生命（觀察者）「生、滅」的俗諦與真諦 74
　　（十八）物質、精神之相互轉化……………………… 76
　　（十九）智慧地承受果報……………………………… 81
　　（二十）生命、宇宙乃全息顯現……………………… 83
　　（二十一）觀察者身、口、意三業的意義…………… 85
　　（二十二）六識僅僅是全息世界觀的基礎…………… 89
　　（二十三）中道真諦…………………………………… 93
　　（二十四）觀察者當下現狀為其自身夙因之果……… 95
　　（二十五）現代醫學理論存在嚴重誤區……………… 98
　　（二十六）因緣法……………………………………… 101
　　（二十七）觀察者的記憶儲存………………………… 108
　　（二十八）時間的全息涵義…………………………… 109
　　（二十九）觀察者內外系統的平衡…………………… 112
　　（三十）觀察者的健康………………………………… 117
　　（三十一）臨界系統…………………………………… 119
三　全息哲學的典型代表——經絡（臨界系統）……… 122
四　因緣法的奧旨——蝴蝶效應原理與真圓檯球規律… 127
五　全息哲學與全息養生前瞻…………………………… 133
六　佛家三皈依的全息哲學意義………………………… 137
七　「合氣」的全息哲學理趣…………………………… 139
八　《道德經》的全息哲學闡釋………………………… 159
九　「超自然」現象之全息哲學闡釋…………………… 162

十　神通力之全息哲學闡釋 ………………………………… 163
　　（一）鳩摩羅什 …………………………………………… 170
　　（二）金剛智 ……………………………………………… 171
　　（三）無畏三藏 …………………………………………… 173
　　（四）一行 ………………………………………………… 174
　　（五）不空 ………………………………………………… 176
十一　佛教修行中的神異現象之全息哲學詮釋 ……………… 183
十二　四無量心的全息哲學意義 ……………………………… 192
　　（一）「慈」的全息哲學意義 …………………………… 195
　　（二）「悲」的全息哲學意義 …………………………… 212
　　（三）「喜」的全息哲學意義 …………………………… 220
　　（四）「捨」的全息哲學意義 …………………………… 228
十三　六波羅蜜多的全息養生旨趣 …………………………… 233
　　（一）布施的全息養生意義 ……………………………… 233
　　（二）持戒的全息養生意義 ……………………………… 238
　　（三）忍辱的全息養生意義 ……………………………… 241
　　（四）精進的全息養生意義 ……………………………… 245
　　（五）禪定的全息養生意義 ……………………………… 248
　　（六）般若的全息養生意義 ……………………………… 254
十四　儒家的五倫五常與全息養生 …………………………… 256

第二章　人類全息智慧養生 ………………………………… 271

一　觀察者身口意三惡業之表現 ……………………………… 271
二　人類之疾患 ………………………………………………… 274
三　人類機體之病因 …………………………………………… 279
四　人類之言、行、思三業 …………………………………… 283

（一）人類身體支分所造孽業主要為殺生、盜竊、邪淫·283
　　（二）口所造孽業有兩舌、惡口、妄言、綺語‥‥‥‥286
　　（三）意所造孽業在貪、瞋、癡‥‥‥‥‥‥‥‥‥‥288
　五　人類最基本的「德」——不殺、不盜、不邪淫、
　　　不酗酒、不妄語‥‥‥‥‥‥‥‥‥‥‥‥‥‥‥‥299
　六　人類疾患的因果關係‥‥‥‥‥‥‥‥‥‥‥‥‥‥322
　七　人類自我救贖式養生——《十善業道經》的全息
　　　哲學思想‥‥‥‥‥‥‥‥‥‥‥‥‥‥‥‥‥‥‥339
　八　六度萬行是人類文明全息養生的保障‥‥‥‥‥‥‥360
　九　重建人類價值觀體系是全息養生的根本‥‥‥‥‥‥369
　十　於衣、食、住、行中念念善願、善行‥‥‥‥‥‥‥373

第三章　人類全息養生之道‥‥‥‥‥‥‥‥‥‥‥‥‥419
　一　飲食與全息養生‥‥‥‥‥‥‥‥‥‥‥‥‥‥‥‥420
　二　言辭與全息養生‥‥‥‥‥‥‥‥‥‥‥‥‥‥‥‥443
　三　行為與全息養生‥‥‥‥‥‥‥‥‥‥‥‥‥‥‥‥456
　四　情志與全息養生‥‥‥‥‥‥‥‥‥‥‥‥‥‥‥‥473
　五　感恩與全息養生‥‥‥‥‥‥‥‥‥‥‥‥‥‥‥‥483
　六　人類與「鬼神」友好相處‥‥‥‥‥‥‥‥‥‥‥‥493

第四章　全息養生踐行‥‥‥‥‥‥‥‥‥‥‥‥‥‥‥503
　一　呼吸法‥‥‥‥‥‥‥‥‥‥‥‥‥‥‥‥‥‥‥‥503
　　（一）數息法‥‥‥‥‥‥‥‥‥‥‥‥‥‥‥‥‥‥504
　　（二）腹式呼吸法‥‥‥‥‥‥‥‥‥‥‥‥‥‥‥‥505
　　（三）九節佛風‥‥‥‥‥‥‥‥‥‥‥‥‥‥‥‥‥507
　　（四）健康愉悅呼吸法‥‥‥‥‥‥‥‥‥‥‥‥‥‥511

（五）成就呼吸法 ··· 511
二　禮敬法 ··· 512
三　大小周天運行法 ·· 515
四　觀想法 ··· 516
五　正念法 ··· 517
六　觀察法 ··· 518
七　全息智慧行 ·· 519
　　（一）心、眼的全息養生 ································ 522
　　（二）心、耳的全息養生 ································ 535
　　（三）心、鼻的全息養生 ································ 542
　　（四）心、口的全息養生 ································ 546
　　（五）心、身的全息養生 ································ 557
　　（六）心、意的全息養生 ································ 579
　　（七）全息養生注意事項 ································ 598

第五章　《了凡四訓》全息哲學簡牘與養生 ············ 619

第一篇　立命之學 ·· 619
《了凡四訓》與全息養生——改過篇 ························ 644
《了凡四訓》與全息養生——積善篇 ························ 655
《了凡四訓》與全息養生——謙德篇 ························ 682

第六章　《道德經》之全息哲學解讀與養生 ············ 691

後記 ·· 755

第一章
全息哲學智慧觀

一　宇宙與生命的起源

　　關於宇宙的起源、生命的起源，至今令科學家們束手無策，更多的則是嘗試從宗教中得到答案，比如佛經、道家經典、《聖經》、《古蘭經》等。然追根溯源，《聖經》和《古蘭經》大約同出一轍，並沒有給出生命、宇宙起源之答案，只給出了「上帝存在並創造了一切」的「定論」，顯然這一「定論」存在很大瑕疵，緣其不能合理闡釋人類對於宇宙和生命的疑惑。相比較而言佛家、道家的論述則具全息哲學性，即宇宙、生命「無中生有，有歸於無，原始反終，周而復始」。

　　現代生物學理論，試圖從分子生物學角度探索生命的起源，以為簡單的碳、氫、氧、氮等元素組成的鹼基對而複合成的基因鏈，和氨基酸的衍化組合，就可以在漫長的歷史歲月中逐漸形成結構龐大複雜的生命體，並因此而產生各種理論假設，然可惜的是迄今為止沒有一個理論可以合理闡釋生命、宇宙起源（衍生的過程需要吧？必然需要，因為它是生命因果之緣）。其中達爾文的「進化論」，也曾經很「輝煌地」忽悠了剛從神權制度下解放出來的世界，然卻被越來越多的研究所質疑。

　　現代科學研究的誤區，就是割裂了物質與精神的辯證關係。實證主義的研究方法和偏頗的理論體系，不可能給出實質性的生命、宇宙誕生的理論解釋，未來也不可能給出一個合理的詮釋理論，除非現代科學走出實證主義的誤區而結合進精神性因素。

惟在佛法中，宇宙和生命起源得到了深刻闡釋，這就是「色空不二」。現代天體物理學的「宇宙大爆炸理論」也正好詮釋了佛法中「色空不二」的般若思想。現代科學理論由於其「物質實證」的局限性，故而宇宙大爆炸理論並非究竟之論。

　　依照宇宙大爆炸理論，宇宙是由「奇點」——體積無窮小質量無窮大之「點」爆炸而來，並由「黑洞」吸收再次壓縮成「奇點」。至少這一理論說明了宇宙的起源好比「圓環」，無有始終。在一個圓環上，如果任何一點是「起點」，那麼該點也必然是「終點」。再者結合「物質、精神」的矛盾統一體性，焉知如今人類生活在「宇宙」中抑或「奇點」中？緣一旦宇宙壓縮，宇宙中的物質、精神同時被全息壓縮，如此人類焉能感知「壓縮」？故而宇宙無所謂起源也無所謂終點，只是「生生滅滅」的連續態循環。

　　由「奇點」爆炸形成今天的宇宙並非「無因」的，而是宇宙的本然因果關係規律在起作用，同時宇宙的「內在規定性」便會依據「物質、精神的相互轉化」規則而形成宇宙萬象。故而，生命屬於宇宙內在規定性的範疇，由「奇點」到宇宙，再由宇宙到「奇點」的循環往復中始終遵循著物質、精神守恆和轉化的規律。既然宇宙是由「奇點」到「宇宙」，再到「奇點」的循環往復過程，而生命孕育於宇宙之中，生命的「生滅」也必然順應宇宙的「生滅」，故而生滅無所謂誕生亦無所謂「死亡」，只是隨宇宙形態的循環變化而不斷變化（「奇點」也可以理解為道家的「混沌」）。

　　宇宙的「內在規定性」何謂？大地上的一切都依大地（地球）而住，大地依虛空而住，虛空依「因緣果」而住。愛因斯坦的「四種力」被看作宇宙星辰相互作用的基礎，似乎是今人對於宇宙萬象的統一認識，然從全息哲學因果關係角度看，宇宙萬象之運動無外乎因緣果關係所致。

穀物種子成為穀物收成，必須有陽光、空氣、土壤、水、肥、護作等等，種子是因，收成是果，沒有陽光、空氣、土壤、水、肥、護作等所謂緣，收成之果就不可能，這就構成一條因緣果線，而其中的緣又各自有其因緣果線，如此變成縱橫經緯的面，繼而不斷地因緣果線就構成立體……如此便成就器世間。故而「內在規定性」即因緣果，宇宙萬象顯現之根本就是繁複無盡的因緣果所成。

　　一個平面無限延伸或者無限壓縮都將不再是平面，無限壓縮的平面會成為一個無窮小的「點」，無限伸展的平面會成為一個無限大的表象認知上的「平面」實則是「球面」，如此一來，廣義時空中便無所謂直線和平面，即使天文望遠鏡觀察到的「向宇宙邊際飛速而去」的物體，其實可能正從人類的身後「歸來」。同理，廣義宇宙中，無所謂「平行線」，因為根本沒有直線。所以即使太空望遠鏡所觀察到的景象，或許都應該換一種思維方式去看待。

　　如此「先有雞還是先有蛋」的哲學悖論命題，便有了答案：如果先有雞，最後結束也必然是雞，如果先有蛋最後結束也必然是蛋。雞和蛋是平等的，正如物質與精神的關係，執著於「誰決定誰」最終便落入無有窮盡的「悖論」深淵。故而生命無所謂起源也無所謂終點，比如人類，父親的精子、母親的卵子結合為受精卵孕育一個新個體，如果父母是起點，父母也必然是終點，如果精子卵子是起點，精子卵子也必然是終點。

　　在一個圓環上，任何一點如果作為起點，它必然也是終點。宇宙與生命的生滅，亦復如斯！

　　同理，靈魂也無所謂起源無所謂終點，因為靈魂屬於精神，物質和精神是矛盾統一體，互相影響互相轉化。正是因為可以互相轉化，才有「色空不二」的絕對真理。因為物質與精神可以互相轉化，故而物質依然守恆、能量依然守恆。在「奇點」中，物質與精神全息壓縮

為「空」，換言之物質與精神等同於「奇點」。

道家的哲學核心乃「無中生有，有歸於無，原始反終，周而復始」，也正是與佛法「色空不二」全息一致的，《周易》和傳統中醫也是體現如此哲學觀。

宇宙的全息性，就是整個宇宙可以從最微小的「粒子」得到闡釋，其中紛紜萬有也必然是全息的。認識宇宙和生命對於人類而言只要通過認識自身便能得到答案，這種認識就必須是物質精神的同時認知。因為構成生命的基本「元素」與宇宙同步，故而生命與宇宙全息，換言之生命的一個個體乃至一個細胞都與宇宙全息。而生命中宇宙生滅變化的「記憶」在何處呢？即是佛家的「第七識——末那識和第八識——藏識」（心理學中的「人類集體潛意識」已經觸及「末那識」的皮毛），生命在六道中輪迴變化的一切軌跡，都儲存在「末那識」中。如果通過修行打開「末那識」，夙世輪迴的全部便一覽無餘。

宇宙與生命是不斷運動變化的，這就涉及到了「時間」問題。

什麼是時間？時間是運動態的「刻痕」。理論上，「靜止態」中，沒有時間。比如掛在牆壁上的畫，就是靜止態的，畫中有時間嗎？

先有雞還是先有蛋？在人類觀察者而言即先有精子、卵子還是先有人？對於宇宙便是先有「奇點」還是先有「宇宙」。長久以來，哲學家們、科學家們前赴後繼做出無數假設，還是未能令人信服地回答此問題，於是便謂之哲學「悖論」，只有在智者們尤其如愛因斯坦嘗試用「自然即是上帝」時，這個問題對於現代觀察者而言才出現了一絲希望的曙光。然在佛教、道教的智慧中，這種「悖論」早在兩千多年前已經不是悖論，因為「生死鏈」本來如同圓環或者如「莫比烏斯環」（把一根紙條扭轉一百八十度後，兩頭再黏接起來做成的紙帶環。普通紙帶環具有兩個面即雙側曲面，一個正面，一個反面，兩個面可以塗成不同的顏色。而莫比烏斯環這樣的紙帶只有一個面，一隻

小蟲可以爬遍整個曲面而不必跨過它的邊緣）！

如果真是悖論，便只能是世界觀的偏狹無能解釋。這是一個實實在在的問題，如同當代人類認知理論的偏狹不能合理解釋「超自然現象」！發生於宇宙天地間的自然現象而不能給出合理闡釋，邏輯上只有一個結論，即現代人類的認知理論或者世界觀存在嚴重瑕疵！

現代生物學家，對此「雞蛋悖論」採取「假定主義」邏輯即「假設先有蛋」，同理就觀察者人類等即「假設先有精子、卵子」。由此而形成的理論偏頗、教條何足怪哉！如果可以假設「先有雞，後有蛋」，生物學理論該是另外一截然不同的一幅圖像！

在一個圓環上，何處是「起點」？何處是「終點」？起點處必然是終點！猶如「奇點」到宇宙，再經「黑洞」到「奇點」，本來乃一周而復始的運動，緣何「奇點」是宇宙的「起點」？在一個周而復始的宇宙運動形態中，「黑洞」乃其連續過程，何來「黑洞」邊緣的謬論？

同理，這個哲學悖論也可以如此表述即「先有生還是先有死」，生命之「生」、「死」變化，乃是以「靈魂──精神信息體」為主線的不同表現形態的周而復始的循環，故無論假設「先有雞」抑或「先有蛋」都不可能解決「悖論」，根本原因乃今天人類認知世界的世界觀偏頗所致！

謬論的產生緣於「誕生」一詞，所謂「誕生」便是本來「沒有」的事物現在呈現為「有」，於是乎就要琢磨如何「有」的。而且人類的認知還固著於「物質」形態，卻對「精神」形態不知不覺，更是要挖空心思地找到「起點」！

生命、宇宙的發生發展「如環無端，元始返終」，接受此論便無復「悖論」之苦惱！

哲學的基本問題無不涉及物質與生命的起源，然縱觀宗教、哲學及科學，惟佛家、道家之哲學思想及於物質與生命「生、滅」之本

質,其餘則要麼「神創論」要麼「物質決定生命」等等。

佛家的「不生不滅」可以全息體解為「無始無終」,換言之「既無起點亦無終點」;道家的「元始返終周而復始」亦即「無中生有,有歸於無」。佛道兩家的哲學思想有異曲同工之妙,僅在踐行上分別為「有為」、「無為」或言「入世」與「出世」。

「神創論」是觀察者不能解釋某些「存在」而大而化之的學說,以便設定物質與生命由「創世神」所決定;「物質決定生命」,則是認為世界及生命的本源衍生於物質。此二種論點的錯謬就是「物質、生命都存在誕生的源點」,從而以「神——唯心」、「物質——唯物」而逐次堆砌起物質、生命「起源、發生、發展、變化」的「精神第一性」或「物質第一性」的怪論。

借用「物質」、「精神」的哲學概念,在佛家、道家思想中物質與精神是一體的不可分割的,而且是不斷相互轉化的。從此意義上言,既無物質的起點亦無精神的起點,好比圓環無始無終。

人類當今的觀察者,為了便於理解這種「雞與蛋」的先後關係,人為地假設「先有蛋」而排斥生滅連續不斷的真諦,故現代生物學理論實質乃「虛假」基礎之上形成的似是而非的理論體系。

如果當下的物質宇宙由「奇點」爆炸而來,宇宙中的一切包括觀察者自身的物質構成,都必然是「奇點爆炸」的產物,亦即宇宙「誕生」的瞬間「生命原質」亦同時「誕生」。然而「奇點」及之前亦是「宇宙」,所以所謂「誕生」其實是連續形態的表徵變化的一個「點」,因為「奇點」是上一次宇宙「坍塌」形成的,連續態中不可能存在一個原點式的「奇點」,也不存在原點式的宇宙。這就是「如環無端」的連續形態的必然表現,而全部物質及觀察者都屬於「奇點」或「宇宙」的內涵,不能獨立於這種連續態之外。

故物質與生命無所謂誕生亦無所謂終結,在物質、生命圓環狀的

連續態上的「開始」與「結束」只是一種「當下」狀態！物質會湮滅，生命有生死。然湮滅是新物質的形成，死亡轉化為新生命的誕生，於此意義上言即是「不生不滅」，改變的僅僅是外在形態！

既然「不生不滅」，物質與精神的概念，便只是「連續態」的狹隘區段之觀察者人為的認知！二者一體異名，如此「物質第一性」抑或「精神第一性」的荒謬性就顯而易見了。觀察者太「唯物」便會藐視精神，反之太「唯心」則會漠視物質為「幻象」，即墮入佛家所謂「邊見」而不解「中道」真諦！

佛家的「六道」輪迴理論，可謂經典的生命形態轉化或言生命生滅轉化的真理！

二　全息哲學內涵

（一）概論

全息哲學者，首先是系統全部信息（因素）綜合考量，其次由系統中的任何單一因素，可以推知系統全部之哲學及邏輯思辨。

於我們處身的宇宙中，沒有任何因素可以獨立存在，即無所謂孤立的系統、獨立的因素。一切事物都是相互關聯，表象上可能並無聯繫，實質上卻無不具有千絲萬縷的聯繫，且受因果關係規律支配，並因此形成錯綜複雜的、連續態的現象，好比在動態系統中時間、空間永遠是不曾中斷的連續態。

哲學乃是探索、認知、闡釋生命與宇宙發生發展變化規律的理論假設或經驗總結而形成的形而上的世界觀。

系統中的全部因素，可以人為地劃分為物質性因素與精神性因素，即使最頂尖的量子物理學理論也逐漸涉及到「精神」抑或「意

識」。當量子物理學家將物質之外的宇宙構成權宜地稱為「暗物質、暗能量」的時候,「暗」已然與「精神」產生了某種必然聯繫,只是人們傾向於「宇宙萬物由物質構成」的故有偏頗觀念,對於「非物質──精神」只能勉為其難地謂之「暗物質、暗能量」。

佛家的般若智慧,圓融無礙地闡釋了「色空不二」即「物質精神不一不異」,道家的「陰陽太極圖」也具象化了物質、精神的辯證關係,只是現代人們受「物質實證主義」哲學觀的深重影響,欲在觀念上轉變實在困難至極。

物質全息,精神全息,同時物質與精神之相互轉化亦全息。全息並非屬性相同,而是所涵納的「信息」相同。物質之全息性如一個細胞攜帶生命的全部信息,又如一粒微塵涵納三千大千世界,換言之宇宙之全部信息;精神全息則表現為一個意念涵納三千大千世界全部精神信息、一個靈魂涵納全部精神生命的信息。物質與精神又相互轉化,故而宇宙虛、實全息(任何事物都是全息一合相)。

物質與精神互相依存、影響、轉化,成了西方兩大哲學流派即唯物主義與唯心主義的共識,然此二哲學流派都未能從哲學邏輯上給出令人信服地闡述物質與精神相互轉化的哲學觀點,今人囫圇吞棗亦未曾嘗試合理詮釋。

唯以全息哲學為核心思想的道家之陰陽太極圖、佛家的「色空不二」、中醫的經絡理論,闡述清楚了物質與精神相互轉化的邏輯!此亦全息哲學所要從邏輯上解決的重要問題,一旦「物質與精神相互轉化」的哲學邏輯明晰,人類的世界觀將會有全面的、智慧的提升。

(二)「第一性」乃謬論

全息哲學之核心乃物質與精神及其相互關係,宇宙天地間的任何事物無外乎物質、精神。只是今人更注重物質而忽略了精神,於是乎

拜物主義、拜金主義便大行其道，以至於精神偏廢甚或淪落為精神乞丐，悲莫大焉！

無論東方的釋、道、儒哲學，抑或西方的唯物主義、唯心主義哲學無不以此二元為核心，然西方二哲學流派割裂了物質與精神的關係，故而各自走向對立的極端，於是物質實證抑或怪力亂神的精神兩個偏頗產物，混亂了人類世界觀中物質、精神的概念與和諧關係。

唯物主義認為物質第一性，唯心主義認為精神第一性。然而宇宙天地間任何一個獨立系統中，並不存在永遠第一性的因素！如果不存在具有永遠第一性、因素的系統，二流派的弊端就顯而易見了。假設物質永遠第一性、精神第二性，物質便對於精神具有「生殺大權」，精神存在與否就無意義，好比皇帝可以任意宰割治下黎庶；反之如果精神第一性、物質第二性，便只能得出「上帝創造萬物」的荒誕結論，上帝何必多此一舉造此災難深重的有情性命，萬能的上帝豈非無聊至極？

物質第一性、精神第一性都不成立！

正確的觀點是，此時物質第一性、精神第二性，彼時則是精神第一性、物質第二性；此時精神第一性、物質第二性，彼時便是物質第一性、精神第二性。誠如道家的陰陽太極圖所揭示，陽為主時陰為輔，陰為主時陽為輔。天地間，任何系統無不如是！如果熟視無睹，便是徹頭徹尾的愚痴教條了！

偏頗的哲學思想必然導致偏頗的世界觀，偏頗的世界觀指導偏頗的行為，偏頗的行為導致行為者最終的毀滅。此正現代科技，正盲目地引領人類走向毀滅的邏輯和節奏！

深入東方的釋道儒哲學，則可以清楚地領略物質與精神兼顧的協同、平等發展關係之重要性。

(三) 觀察者的意義

全息哲學以人類和全部有情（觀察者）為本，觀察者為包括人類在內的一切有情。正是觀察者的覺知，宇宙萬物才變得有了意義。設無有情即無觀察者，空間有多少維度、時間究竟為何物？物質與精神等等夫有何意義（此為『三界唯心』的旨趣之一）？

觀察者中，人類處於物質生命鏈最頂端，故而全息哲學思想的展開亦是以人類為核心。然而，人類得以休養生息，就必須仰仗生命鏈下端的全部有情，所以就必須全息地兼顧它們！設若將地球上某一低屬性物種徹底滅絕，人類亦將不復存在！

人類又能感知其他精神生命，因此便順理成章地銜接起了精神生命鏈。物質生命鏈與精神生命鏈，在佛家即是「六道輪迴──人道、天道、修羅道、畜生道、餓鬼道、地獄道」哲學思想所表達的內涵。

人類對於世界的認知，原則上通過六種途徑，即眼、耳、鼻、舌、身、意。然而當下人類觀察者受物質實證偏頗哲學思想的引導，只注重五官的感知，卻對意識換言之精神感知漠然視之。即便是五官感知依舊存在諸多局限性，比如人類的視覺並不能感知紫外線、紅外線，聽覺亦不能感知超聲波、低聲波。儘管借助科學技術手段，人類的覺知能力和範圍大大提高，然畢竟只是囿於「物質感知」，對於精神感知，幾乎是諱莫如深的話題。即使有些有情著迷於精神生命的「發現」，然多傾向於使用物質手段進行「探測」，這便有些「刻舟求劍」了！

精神及精神生命「不可物質實證」，但並非不可覺知。如果不可覺知，談論精神生命就無絲毫意義。對於精神生命覺知的途徑，不是物質實證，而是人類自己的「精神」或者說「心識」。所有的觀察者共同處於同一物質、精神時空體系，因此便形成利益的關聯，沒有任

何觀察者可以獨立存在！對於人類而言，其他的觀察者無論物質的抑或精神的，皆是人類存在的支柱！

依據真圓檯球規律推知：生命鏈下端的絲毫變化，都會引起生命鏈上端天翻地覆的改變。對於人類而言，平等感恩地對待生命鏈中的全部生命體，就成了不二之義！

佛家言「色空不二」，道家言「陰陽轉化」、其他哲學流派言「物質、精神」，其實只是名相的不同，所表達的意思大體相同，即對生命與宇宙的本源認知。色空也罷、陰陽也罷、物質精神也罷，表述的都是宇宙與生命發生發展變化中的矛盾核心，也是人類迄今各種世界觀的邏輯主線。

從邏輯上講，既然存在物質生命鏈，理論上必然存在「精神生命鏈」；存在物質能量，同理也應存在「精神能量」。歸於終極，物質與精神實質不一不異，只是宇宙與生命不同階段表現形式的改變，觀察者能否認知完全取決於其世界觀。當觀察者的認知將物質與精神割裂，只偏重物質或者只偏重精神，無不得出似是而非的結論。

物質、物質生命處於物質時空，精神、精神生命邏輯上便對應有「精神時空」。前者俗謂「陽間」，後者俗謂「陰間」如地獄、天堂。然則宇宙一如，物質宇宙之外如果存在「精神宇宙」，好比我們自己的肉體之外還存在我們自己的靈魂一樣不可理喻。於是唯有「一合相」哲學觀，方不至於使觀察者以為存在兩個獨立的時空體系（虛實時空體系）而墮於教條主義！

「一合相」者，「一合」依照詞面意思理解即是「合一」狀態，故「一合相」即是「合一相」，即兩種或者兩種以上的狀態成為一種狀態的表述。《金剛經》中最為著名的當是其四句偈「一切有為法，如露亦如電，如夢幻泡影，應作如是觀」，其實《金剛經》中還有一段經文乃是表達佛法所體認的世界真相，即云：

> 若世界實有者，即是一合相。如來說一合相，即非一合相，是名一合相。須菩提，一合相者，即是不可說，而凡夫之人貪著其事。

這段經文從邏輯上可以如此理解：面前有只杯子，它必然占據一個空間。現在將杯子拿走，杯子曾經占據的空間就不存在了，因為被空氣填充了。現在假設，當拿走杯子以後，杯子曾經占據的空間未被空氣填充，那麼那個空間是什麼？是否應該是杯子形狀的「真空」？理論上必然是！如果將這個「真空」理解為杯子的「虛體或者精神」，理論上也是可以的。拿走杯子，那個曾經的空間立刻被空氣填充，根本沒有「真空」存在，就意味著「實體」與「虛體」的同時移走。如果明白這個道理，「一合相」的意義就昭然了，即「物質、精神一合相」、「實體、虛體一合相」，「所謂一合相者，即是不可說」，此豈非「不可說」之妙？展開體解，即是「色、空一合相」、「有、無一合相」、「陰陽一合相」。

宇宙萬有，無不是「一合相」的存在！於是人類的養生，便是「一合相」的「合氣」之道了。

在迄今為止的哲學流派中，唯物與唯心的較量分歧點在於，究竟物質第一性？抑或精神第一性？撇開其分歧點，兩個哲學流派都承認：物質與精神為一對矛盾統一體，互相依存、互相影響、互相轉化，然二者如何轉化這一根本問題在唯心與唯物哲學流派，都未能從哲學邏輯上予以清楚闡釋。

而在東方哲學體系中，物質、精神的關係問題被完美的哲學邏輯所涵括，即二者隨時可以實現轉化，於是便有先祖的「天人合一」哲學思想，具象化表達就是太極陰陽魚，此時物質第一性，彼時精神第一性。在一個動態大系統中，不可能存在絕對的、永遠的第一性因

素。如果認為存在絕對的第一性因素就已經背離了真理，變成不折不扣的教條主義了，而教條主義與智慧完全背道而馳。

假設物質、精神可以互相轉化，換言之物質轉化為精神抑或精神轉化為物質，必須在理論上存在一個「轉化系統——臨界狀態」，物質進入這個系統後出而成為精神，精神進入此系統出而成為物質。

如果不存在這樣一個系統，那麼唯物、唯心哲學流派所認為的「物質與精神乃一對矛盾統一體，互相依存、互相影響、互相轉化」，就不能自圓其說。要從哲學邏輯上詮釋這個問題，就必須找到物質、精神的轉化系統！

然物質是可觀察、可操作、可測量、可重複的，精神不可觀察、不可操作、不可測量、不可重複（精神不可物質實證性），如此物質、精神的轉化系統就必須滿足兩個基本條件：物質的功能性或可測量性，精神的不可測量但可被覺知性（精神性）。

滿足這個系統條件的必須是，既具備物質性又具備精神性。那麼天地間何物適宜？所有觀察者尤其是有情的人身是也！

人體乃肉體與靈魂一合相之體，換言之物質與精神一合相體，那麼從理論上物質和精神的相互轉化在人體必然可以實現，符合「臨界系統」條件的可以具體到，傳統中醫的經絡理論和古印度瑜伽的三脈七輪，因為此二者滿足「臨界系統」的物質、精神二相性。

經絡可以調節身體機能，風靡世界的穴位按摩、針灸已經證實了經絡的「物質功能」，然在解剖學上找不到（不能物質實證）經絡正是其「精神性」的表現。換言之人體的經絡系統，可以實現「物質、精神」的轉換。設若不能轉化，靈魂便與肉體處於分離狀態，即是生命機能停止的死亡狀態。

依照物質、精神的全息哲學理念，廣袤的環宇中任何時空點都可能成為「物質、精神轉化的臨界系統」，在此臨界系統呈現出來的現

象，就必然是今天所謂的「超自然現象」！

　　宇宙中的現象，不能用已知的理論解釋就被歸納為「超自然現象」，充分說明解釋這類現象的理論不完善！

　　關於物質與精神的轉化，實際上量子物理學已經予以了證明。二〇一三年諾貝爾物理學獎授予了英國的希格斯博士，緣其「希格斯玻色子」理論假設。用最通俗的語言描述就是：沒有質量的「基本粒子」，經過希格斯玻色子旁邊可以獲得「質量」。沒有質量的基本粒子，是否可以理解為「精神因子」？如果理論邏輯上可以如此理解，那麼還應該存在一個與希格斯玻色子對應的「反希格斯玻色子」，其意義乃是，有質量的基本粒子經過「反希格斯玻色子」旁邊會失去「質量」。由希格斯玻色子和反希格斯玻色子組成的系統，理論上完全可以理解為物質、精神相互轉化的臨界系統，宇宙中的所謂「暗物質、暗能量」，大約正是臨界系統的某種狀態。前些年匈牙利科學家發現了一種「伽馬玻色子」，其作用正好滿足「反希格斯玻色子」的條件。

　　亦即「臨界系統」可以理解為「希格斯玻色子」與「伽馬玻色子」等組成的在宇宙間廣泛存在的一個系統。屆時，「暗物質、暗能量」等等物理學家對於宇宙構成的假設，或許逐漸明朗化。

　　當「臨界系統」假設，被量子物理學最終證實，那麼物質、精神的轉化至少從現代科學的頂尖研究領域獲得證實，由此佛法的「色空不二」也會得到完美詮釋。

（四）全息哲學的四個根本規律

　　一者，生老病死規律，亦即成住壞空規律。

　　宇宙萬象無一例外地遵循此規律！從「奇點」到「宇宙」，再循環至「奇點」，整個過程連續不斷，人類觀察者的不智慧，乃是於有限的時空中「詮釋」無限的宇宙循環過程！緣物質與精神的依存性和

可轉化性，生命形態從「生」到「死」亦連續不斷地轉化著，只是不同階段「身披」不同的馬甲而已。故爾「生」非起點，「死」非終點，好比「……蛾、卵、蠶、蛹、蛾……」的連續循環態轉化。

時空是連續態的，生命形態亦必然是連續態的。生命形態的物質化連續態，形成生命鏈，而被達爾文錯誤地解讀為「進化途徑」；生命形態的精神化連續態，便是佛家的「六道輪迴」。

用「零」標示為當下的數軸原點，邏輯判斷數軸有「負」有「正」，生命形態便必然有「過去時」和「將來時」，因此邏輯上「前生」、「來世」便是必然狀態。而在時空中，觀察者的存在才使一切產生了意義！

依照成住壞空即生老病死規律，沒有任何事物是恆常不壞的！夜空中璀璨的群星乃數億、數十億甚至數百億光年前的模樣，此刻它們的變化無從得知，或在壯大或在消隕，唯在若干億光年之後得知。

物理學家的所謂「電子、質子」等等永恆不變的論點，在「中子星形成」的理論假設中就已經被推翻，「黑洞」理論也能推導出如此結論。同理基本粒子如玻色子等等也遵守「生老病死」規律，於是「生」與「死」便成了永恆的命題！

然狹隘地以為「生」是起點，「死」是終點，則永遠不可能瞭解生死真諦！宇宙萬象及觀察者莫不遵守從無到有、從有到無的無限循環，於是討論宇宙與觀察者是如何起源的便成了永不可解的謎團，緣「元始反終周而復始」！物質的極限轉變成精神，精神的極限則轉化為物質，此亦「零」的極限為「無窮大」，「無窮大」的極限為「零」。觀察者與「奇點」乃至於「宇宙」全息一體，是以既不能脫離「宇宙」亦不能置身「奇點」之外。

簡單至極：沒有觀察者，一加一等於「幾」的結果有何意義？這便是佛家所謂的「無自性」！

觀察者之「生」非起點,「死」非終點,緣於生死表相之下,精神抑或靈魂一直貫穿生死,只是每一生死階段的表相不同而已!

　　觀察者對「生」會充滿期待與欣悅,卻對「死」表現的恐懼和悲哀,既然「生老病死」是本然規律,何必喜怒哀樂,何不順應規律而求自在!緣觀察者不解「生」之前與「死」之後的物質與精神流轉狀態(對於陌生的恐懼)。佛家的六道(天、人、修羅、畜生、地獄、餓鬼)是生死形態流轉的最具象直觀表達!觀察者之所以不能接受,緣其中的「天」、「修羅」、「地獄」、「餓鬼」形態超乎其「唯物」認知,試圖用物質實證手段證實或推翻精神及精神現象本身,就是哲學邏輯的荒謬、幼稚!

　　迄今,一切「超自然」現象就觀察者的知識無從解釋,緣其理論割裂了物質與精神,發生於宇宙天地之間的無不是自然現象!於余假設之物質、精神「臨界狀態」邏輯推理,一切所謂「超自然現象」生滅之理便昭然若揭!

　　觀察者對待「死亡」的態度,絕大多數時候企圖超越「生老病死」規律!比如兒女為了「盡孝」,極力挽救病危的父母就是一典型例子。可以不計成本,但忘記了病者生命被延續所多遭遇的身、心痛苦。故我們睿智的先祖謂死亡為「白喜事」,「白」緣離別是傷感的,「喜事」緣是病者身、心痛苦的今世徹底解脫,且生命在下一個階段以「新形態」誕生!生命的延長如果是成本(物質、精神)最低的又何樂而不為?此方全息哲學指導的全息養生!

　　世間一切功名利祿亦遵循「成住壞空」規律,勘透此理,觀察者何至於囹圄於名韁利索的煩惱中!一切都在遷變,故先祖云:「風水輪流轉,三十年河東,三十年河西」!

　　體解成、住、壞、空並感恩地對待,便少了纏縛於其的煩惱!

　　由真圓檯球規律推知「當下乃最佳」,無論主觀感受好壞、客觀

評價優劣與否，緣「當下」是唯一可以把握的！成住壞空亦即生老病死規律，是宇宙中全部事物所遵循的規律，無一例外！

物理學家或許會反駁「電子和質子就不遵守這個規律」，如果此論成立，「宇宙大爆炸理論」中的「奇點」是什麼？物理學家可能回答「奇點是一種能量狀態」。如果「奇點」是一種能量狀態，是否電子、質子的混合？顯然不是！即非電子亦非質子。如此「電子和質子沒有生滅」之論是否繼續成立？故而電子、質子都是從「奇點」大爆炸產生而來，是故電子、質子也必須遵守成住壞空規律！

物理學家認為「每個電子、每個質子各各完全相同」，此論亦謬！何以故，在時空矢量上，電子、質子各處不同，即使電子、質子各各完全相同，時空矢量也使之發生差別！假設兩個同卵雙胞胎全部因素都相同，他們在時空中永遠不可能重疊，而時空因素便成為他們唯一的差別！

物質與精神是連續態的，緣物質精神不一不異，「成住壞空」規律究其實質則是空性，故曰「不生不滅」。任何事物無一例外地遵循「成住壞空」或曰「生老病死」規律，狹義和廣義上物質、精神的表現特徵之區別，便是佛家所謂「俗諦」與「真諦」的區別。

用當今物理學名相表述，則是「物質與暗物質、能量與暗能量」或者「玻色子、反玻色子」。然則物質轉化為精神便是俗諦物質的「死亡」，反之精神轉化為物質就是精神的「死亡」和物質的「誕生」！

如果觀察者所接受的任何知識或經驗中，有違背「成住壞空」規律者，必然墜入了教條主義範疇，去智慧遠矣！就觀察者而言，所能改變者唯成住壞空的周期長短而已！精神及精神生命亦遵循此規律！依據真圓檯球規律，我們就必須感恩生老病死！

成住壞空的無自性真諦，便是不生不滅之無餘涅槃。

生老病死是自然規律，天地萬物無不遵守。如果有恆常不壞者，

則唯物抑或唯心哲學將甚囂塵上。因為沒有恆常，故而唯物主義的物質第一性，唯心主義的精神第一性，都將不能自圓其說而顯荒謬！如果物質第一性，「奇點」究竟是物質呢？還是精神？如果精神第一性，「奇點」時刻「上帝」何在？至於「上帝萬能」的論點，只不過其信徒的想當然罷了，同理，「物質不滅」亦是唯物主義信徒的自娛鴉片，「上帝萬能」和「物質不滅」已然違背了生老病死規律！

就觀察者而言，面對人、事、物的死亡，絕大多數觀察者不願意接受，不忍花兒凋零、不忍草木枯萎、不忍河流乾涸、不忍寵物死亡，尤其是面對親人如父母的衰老、重病時，作為子女姑且不論平時孝順父母與否，此階段都會非常擔心並積極求醫問藥，即使因為父母病危住進高護病房，也多會傾力讓醫生搶救而不忍親人離去。此乃人之常情，然而常情未必常理！表面上看是對於親人長時住世的企盼，更深層次上則是對死亡的畏懼，或者說對生老病死規律的對抗！

與規律（道）對抗猶如螳臂擋車，何不順應規律而為「德」正命？

本來人生最終目的，就是為了妥善解決生死問題，然絕大多數人面對死亡卻憒然無助，於是貪生就自然而然。問題是父母病患的身心痛苦，並非無病的子女所能體會的，父母本來就衰弱的身體還承受某些生不如死的身心痛苦，有幾個子女能真正體諒並忍心讓父母少受身心痛苦而離去！絕大多數觀察者此刻會棄「道」而守「德」，緣智慧欠缺的價值觀使然。「德」與「良心」占了上風，於是便是在自己精疲力竭時，才做出不再「徒勞」的努力。儘管心理學仍然停留在「知見」層面上，其「兩權相害取其輕」此刻尚有些智慧的成分。

先祖將死亡謂之「白喜」其實非常智慧，一者坦然面對死亡，二者省去多餘的親人的身心痛苦，這便是對生者、逝者兼具的慈悲！

親人在高護病房的超大開銷不論，讓親人身心多延長痛苦未必真是「孝心」！

此處只是約略生老病死現象的「道、理」罷了！重要的是「生」不是起點，「死」亦非終點，乃是一段生命新形態的開始，絕大多數人以為「死亡」後便一切都不存在了，其實大錯特錯。難不成「死者」生前身、口、意所積累之善、惡業，也隨之化為烏有？若然，便違背了「物質、精神」流轉遷變而不滅之規律，因為身、口、意的善惡業具備物質、精神信息能量，不可能因為肉體的「死」而灰飛湮滅，必然以某種能量形式結合某種生命形態，而延續並承受因果關係規律的制約。明白此理，佛家的六道輪迴、道家和西方兩大宗教的「地獄」、「天堂」便非虛幻假設，而是順應邏輯之理成其抽象之章了！

　　這就提醒我們，今生的三業善惡意義多麼重大，「生」不是無緣無故來的，「死」亦非無法無天而去！今生種因，來生受果！故佛家智慧云：「欲知前世因，且看今生果」，今生的貧富、壽夭、順蹇、尊卑，乃是前世所種善惡因之果化而已，怨天尤人何殊更增惡業而雪上加霜！

　　正確面對「生」與「死」，並善護三業，不僅個體、家庭、社區、民族、宗教、國家都會步入良性軌道，乃至人類的文明亦會有質的提升，這便是人類全息養生的本義！

　　生死觀：世間一切無不遵循生、老、病、死，亦即成、住、壞、空。佛家的五大——地、水、火、風、空，儒家和道教的五行——土、木、水、火、金，自不例外！「生」時未虞「老病死」，「老病死」時抱佛腳！

　　因為有情以為死不復生，於是就悅生而厭死。然死亡確實誰也逃脫不了，於是乎便在「生」上大做文章，幾乎全部心血用來「維生」而「忘死」，緣以為會「一了百了」，而且宣稱「要活的有質量，簡短何妨？」其實都是在生死間苦苦拼爭，並高喊各種「高大上」的口號如為「養家糊口」、「為國為民」、「為真理、科學、正義、正法……」等等名目，而無不投入地演繹著各種各樣的故事。

福德是宿世果報，民生者共業共存，真理者非為標語，科學者未必智慧，正義者我見善惡，正法者因緣果使然！

為爭奪權力而處心積慮，為聚斂財富而爾虞我詐，為名聞利養而吹拍作賤，為口腹之欲而殘忍殺戮，為酒色財氣而你爭我奪。設我義憤填膺，緣我未知因果！若余處驚不變，約略諳熟因緣！

「子不語則怪力亂神」，聖人默然，各唯天命！

其實都是因果循環，儘管表象令人感動抑或義憤填膺。既然是因果關係規律在起作用，那麼一切的善惡分別、錯對判斷其實都非實諦，僅僅是各自價值觀的「心理均衡」而已。所以有名句「車到山前必有路，船到橋頭自然直」，此誠「順其自然」！

只有面對死亡，才會暴露每個有情真實的內心。曾經高高在上位尊權傾也罷，曾經聲名顯赫也罷，曾經富甲天下也罷，曾經漁獵四方也罷……無不因為智慧的欠缺，而表現出萬般的膽怯、懦弱、驚恐、不安！身陷囹圄的惶恐、臥病在榻的無奈、死神召喚的畏懼，昔日的「雄心壯志」了無蹤跡！

其實，死不是終結，只是靈魂換了件馬甲，以其他形態繼續著因果報應的無盡循環！這就是生死觀的真諦！大道至簡約，愚痴使茫然；設若求解脫，真為了生死！

二者，因果關係規律。

在我們已知的時空體系中，任何現象的發生都是因果關係規律的顯現，沒有一種現象是「無花果」即「無因」顯現的！然觀察者多數時候困惑於此，比如「我沒有殺人放火，緣何遭遇被殺人放火的果報？」、「我們同處一片藍天之下，客觀因素都相同，為什麼命運懸殊？」等等，當觀察者將貧富貴賤看作是社會不平等所產生的差別並試圖「糾偏」時，正是混淆了「因果關係規律」。觀察者所遭遇的一切在當下都是「果」，既然是「果」，必然是自己所種的「因」。每個

觀察者的當下命運如同「自留地」，其中的「雜草」必然是觀察者自己在播種時，未撿擇乾淨種子中的草籽！觀察者自己自留地裡的雜草，會是其他觀察者所「故意」播種的嗎？不會！觀察者的迷惑在於「忘記」了自己前面種過「因」，故而將當下遭遇作為新的「因」並嘗試糾偏，而忘記了當下的遭遇是「前因」之「現果」。觀察者所處社會中很多矛盾、不平衝突的根本原因，都是未曾堪透「因果關係規律」！邏輯上存在「前因」，必然存在一個「前因」的行為者亦即「某種觀察者生命存在的另外狀態」，換言之「前生」；同理，觀察者當下的三業又會在將來產生「結果」，設在觀察者今生生命結束，便在邏輯上存在了一個「來生」的另外生命形態承受其「果」！

因果關係最簡單的表達，是作用力等於反作用力，常識具象表達即「種豆得豆，種瓜得瓜」！人類觀察者在這一規律面前，絕大多數時候是茫然模棱兩可的！「流我血，流我兄弟姐妹血」是「果」，如果認其為「因」，則邏輯就徹頭徹尾地混亂了。儘管是下一次「果」之因無疑，問題是欠缺智慧便不去追究「被流血」之因，而將「流血」作為「使流血的因」，於是恩怨情仇一直在惡性循環中！

比如「我被搶劫」，此生從未搶劫它人，發生於我之身顯屬不公，這是絕大多數觀察者有情的共識！問題是，在這個宇宙空間中沒有任何事件，是「無因」發生的！儘管我們內心深處極大地不願意接受「被搶劫的因」，然我們必然對「被搶劫之果」負有「因」責！只是我們排除了「前世」，排除了我們的生命形態的其他狀態下所種下的「被搶劫之因」！是以，世間有情太多愚昧地「自以為是」或「自以為不是」！

因果關係規律，是宇宙萬有無不遵循的根本規律之一！不特觀察者，宇宙天地間的全部事物之變化顯現，無不受此規律制約！正是因果關係規律建立起了廣袤無垠的器世間——三千大千世界，故而佛家

言「一切法悉皆因緣顯現」。

「奇點」是上一個宇宙的果，也是新宇宙的因。新的宇宙是奇點爆炸而後之果；宇宙轉變為「黑洞」，繼而成為「新奇點」，宇宙便是「奇點」之因，奇點復為宇宙之果。亦即「生」是「死」之因，「死」亦「生」之果！

因果關係規律，至為簡約的表述便是「作用力等於反作用力」，至為明晰者乃「種瓜得瓜，種豆得豆」，至為複雜者即是人世間的各種「因果」──身體健康與否、事業順遂與否、感情婚姻和諧與否，簡言之即貧富、貴賤、夭壽、順蹇、尊卑。正是人世間的全部因果顯現，卻是人類觀察者最為迷惑且最不易覺知、最錯綜複雜的。此外，環境、氣候、政治、經濟、戰爭、自然災害、瘟疫等等，無不與觀察者存在密切因果關係。

佛家用「十二因緣法」邏輯，清晰透徹地分析了人世間的全部因素之因果關係；道家則用「陰陽五行」的生克制化原理，深刻地分析了人世間的各種因緣；唯心和唯物二哲學流派則用「物質、精神」的辯證關係，籠統而邏輯含糊地簡約了人世間的一切事物之表象因緣。

所有的因素相互系屬，沒有任何獨立存在的因素。觀察者的一切覺知，都是依賴於錯綜複雜的因緣所建立的器世間（簡約之四維空間）基礎上，如果斷開因緣維繫之因果鏈，一切皆蕩然無存，觀察者及其認知復歸於幻滅，此亦佛家「空性」之真諦。

欠債於先便要還錢於後，殺生於昔必有償命於今之報。宇宙萬象沒有偶爾，皆是必然！任何看似「偶然」的系統現象，均是系統全部物質、精神因素相互作用的結果，故而是必然！同理，因果關係規律，規範於虛時空體系及精神生命！

三界唯心之真諦，並非三界為我之假想，而是我之身口意如何「待」三界，三界則「對價」反饋於我！對於三界的覺知，恰恰因為

有觀察者「自身心」，設無觀察者，三界焉得意義！

宇宙萬有皆是連續不斷的「因果」顯現。發生在觀察者身上的任何事件，都必然是其應該承擔的「果」。儘管「果」很苦，觀察者檢省今生似乎也未造「苦果」之因，於是便很難接受，遷怒於外環境或者其他觀察者，如此便大錯特錯，並不斷惡性循環著不良因果關係。自己的自留地長出來的雜草，能歸罪別人？何以故？緣如果發生某種事件，必然有其夙「因」，即「有花才有果」。今生未「造因」，便必然引申出此前某一時間段中種下了「因」，於是前生、後世之說邏輯上也順理成章了！否則，「我今生沒有搶劫別人，卻遭遇別人搶劫」便成了「無花果」，邏輯上也就墮於荒誕不經了！

我們常說「因果報應」真實不虛，然能真正理解的有情卻微乎其微，更多的時候更多的有情，對於他人的「惡果」抱著「熱鬧不嫌小」的幸災樂禍心態，而對發生於己身的災禍卻「怨天尤人」，覺得命運如何地不公平。若當此時，便有來時！

真正體解了「因果報應」之般若理趣的有情，其身、口、意都能安住於當下，且樂於逆來順受！

其實每當逆緣臨身時，有情的抱怨也是「因果」的表現，究其實質，只是在一狹隘的時空段看待事物而已。

娑婆世界的一切由表相上看「一團亂麻」，深入觀察卻發現「天衣無縫」，正是因、緣、果，構織起了嚴密的「器世間」。

如果我們脫離了「因果」，必然會出離「輪迴」而證悟「不生不滅」。在之前「因果」論中，已經闡釋了「發生於觀察者身上的事件，都是觀察者自身必須承受的果」，認識並「坦然接受」是覺悟者的表現！然僅僅停留在「忍辱」層面上的有情並未覺悟，且有「夙債」不想償還的消極「賴帳」意思。

在六般若波羅蜜多中有「忍辱般若波羅蜜多」，余以為稱「感恩

般若波羅蜜多」更為恰當，緣「辱」是「果」，必有前「因」，且為有情自己往昔六道所植，今能受「辱」是對「夙因」的酬償，是天經地義的「欠債還錢」，無債一身輕，焉能不感恩？

有佛子引用《金剛經》中經文：

> 須菩提，忍辱波羅蜜，如來說非忍辱波羅蜜，是名忍辱波羅蜜。何以故？須菩提，如我昔為歌利王割截身體，我於爾時無我相、無人相、無眾生相、無壽者相。何以故？我於往昔節節支解時，若有我相、人相、眾生相、壽者相，應生瞋恨。

認為就是「忍辱」不是「感恩」，可是佛子的體解僅僅停留在「歌利王和佛陀果地當下的時空中」，難不成「被歌利王割截身體」是「無因」之「果」？必然是佛陀於「歌利王」時代前的「因地」種下了「被割截的因」，緣「因果關係」是連續態的！若非然，十二因緣法就會被質疑！誠然「無住相忍辱」極其可貴，「無住相感恩」當更可貴！

有情當下身分尊卑、地位高下、權力大小、財富多寡、名聲著微、健康優劣、相貌妍媸，無不是六道因果鏈當下的「顯現」，如果仗勢欺人、飛揚跋扈、濫權草菅、炫富自得，就是不惜福，為反向果報種下新因！大系統的「因果」，完全遵循《真圓檯球規律》！

對於「因果報應」的質疑者，多狹隘地在極有限的時空中，且僅僅表相地看問題！余曾在開國領袖誕辰紀念日著文中述及「對於系統過往的歷史我們只能感恩——懷念已故轉輪聖王毛澤東」，當時有有情惡語相加，余告之「沒有毛澤東就沒有你」，他回「我是我父母親生的，和毛 XX 沒半毛錢關係」，余再回「如果沒有毛澤東，你邏輯上推理是否會有你父母？」，「沒有毛澤東，所以沒你！你尚不存在，何來怨辭？」當然，如果連如此簡單的邏輯推理也不接受，那智商實在堪憂！

故爾，我們聽「膩」了的「沒有 XXX，就沒有 YYY」，在哲學邏輯上的正確性，如同「沒父母便沒有我們」一樣正確！「轉輪聖王」者，現世帝王之位，必然因其因地夙植身後善根，才有今生之顯赫果報。

欲脫離輪迴，就必須「了斷」因果！因果對應關係是指果與其因相稱，然在許多時候因果關係並未能被正確解讀。

以「二〇一五年春的上海交警被寶馬車拖死一案」為例，該案中「孫某駕寶馬 X3 遇紅燈時超過停車線，執勤交警發現並糾正，孫某倒車入停車線內。在直行信號燈紅燈變綠燈後，孫某駕車由直行車道轉入左轉待轉車道，企圖轉彎。民警讓孫某直行，孫某突然加速，民警抓住車門，最終被拖行並甩在路上……導致悲劇發生警察身亡」。此案判決書認定「被告人孫某因犯故意傷害罪，一審被判處無期徒刑，剝奪政治權利終身」。

這裡的因果關係實質似是而非，如果「交警的不幸死亡」是由「肇事者的故意傷害造成」，那麼就有如下邏輯推理即「故意傷害為因，死亡為果」，假設此因果關係成立，便可推理「所有的故意傷害都將導致死亡」，這顯然是荒謬的！

「死亡」是「果」，與其對應的「死因」方是真實因果關係，正是「種豆得豆」，豆種是因，土壤、水、肥等是緣，各種因緣使豆種發芽長大成熟為果——豆子！在此例中「交通肇事」僅僅是誘因即「緣」，諸多「緣」將「死因」誘導為「死果」，而「死因」則非表相所見，此二人今生無怨無仇（本案中孫某不可能有害死交警的故意），故而「死因」非今生所植，必是「前生某世所種植」，且與當下互為因果！因為在邏輯上必須存在「前生」、「來世」，否則「因果關係規律」便不復成立。此案中肇事者和被肇事者的「前生」因果，恰好是倒置的。

如果能觀察到他們的前生因緣，觀察者會看到這樣一幅場景：前生某世孫某是個遊方郎中兼算命先生，舉著個招牌遊方謀生，一日到

了縣衙門口，結果圍攏了很多人看熱鬧。此案的交警在彼時是衙門的小官吏，其職相當今天的城管。遊方郎中的行為影響了街上的秩序，小官吏自然要行使干預權力，而郎中正在得意洋洋之時不予理睬，於是小官吏覺得威嚴受到輕視，便吩咐手下將遊方郎中拽到衙門裡去「教訓」一下，不意遊方郎中突然倒地死亡（今天的急性心肌梗死）。彼時的群眾對小官吏之恨，正如此時的圍觀群眾對於本案中孫某的恨；彼時對於遊方郎中的同情，正如此時對罹禍交警的同情！

　　我們通常同情弱者、可憐者，可是我們想過為什麼他們成為弱者、可憐者？古訓「可憐之人必有可恨之處」，非其當下可恨，而是其往昔之「因」可恨，故而有當下「可憐」之果報。

　　人類絕大多數時候，如此「不明就裡」地介入本不該介入的他人「因果」，今日的幾乎全部網路八卦事件均屬此類。明晰此理，方能體解祖宗教戒「兩耳不聞窗外事，一心只讀聖賢書」之智慧了。待觀察者增長了智慧，能夠明辨世間一切現象的深層次因果關係，再「介入」不遲矣！「吃自己的粗茶淡飯，管別人的酒肆歌筵」，是當今八卦新聞的最好寫照，就是不能守護三業的表現。

　　當觀察者對當下他人之果介入身、口、意時，多數時候並非知悉其真實因果而消極介入，這便是極其不養生的！

　　觀察者的身、口、意稍不留神，就會介入其他觀察者的因果中，介入有消極與積極二種，消極的介入指「不懷好意」地身、口、意介入，積極的介入指「智慧並良善」地身、口、意介入。

　　相對獨立穩定的系統，受到其他系統因素的介入，其獨立性和穩定性必然受到影響，系統的當下便發生改變！在量子物理學的研究中，「粒子的運動必然受到觀察者的影響」，卻並不被所有量子物理學家所接受，就可以說明觀察者多麼地「唯物」教條！量子物理學的真正突破，在於這些觀察者建立起全息的哲學科學觀，完全考量進觀察

者自身的因素（精神因素）！

積極的介入如釋迦牟尼世尊行於世間，流布宣揚智慧而非教戒信眾「你必須如何如何」，而是將道理闡明，做與不做由信眾自己決定；消極的介入如「枉法裁判」。介入系統的新因素引起系統的改變，邏輯理論上是同性向的。

比如，一觀察者觸犯世間刑法，依律當判十二年有期徒刑，因法官枉法裁判而宣判其為八年或十六年，不足的或多餘的刑期都將由法官與犯罪者共同承擔，且「枉法裁判」為果，往昔必然存在「被枉法裁判」的因！如此「眾生畏果──愚昧的觀察者畏懼結果，菩薩畏因──賢聖畏懼前因」之真如理趣就十分明瞭了！

在現實生活中，觀察者很多時候身、口、意在作為著「枉法裁判」，而消極地、不知不覺地介入其他觀察者的系統因果中！

鑒於因果關係規律，「代人受過」便是不折不扣的悖論！蘋果樹上會結出桃子嘛？「受過」是果，既然承受了，必然與「代人」有因果關係，因此便非「代人」，而是承擔自己的果報，僅在表相上看來卻好似在承擔他人的果報！至此，觀察者守護當下身、口、意的意義便毋須贅言了！

對於觀察者而言，這個宇宙天地無不是錯綜複雜因果關係的顯現（因緣交織顯現），設無觀察者，即無觀察者的心識，宇宙天地便失去意義（三界唯心）。再者，設一切因果關係斷裂，便是佛家所謂「無自性」之「空」，或曰「無生無滅之涅槃」。

當下觀察者所遭遇的任何積極、消極情境，無非因果關係顯現。只是觀察者更樂於接受積極的而拒絕接受消極的，於是乎「小人」、「壞人」、「冤家」等等對應消極情境的情志反應比比皆是，其實此刻觀察者已經糊塗愚痴了！觀察者「我」所遭遇的一切情境，比如磨難、挫折、感情失落、婚姻失敗、被欺騙、被羞辱等等，乃是「我」

自己當下承受的「果」，其「因」必然是此前某一時間段甚或「前生」所種，而「我」遺忘了此「因」，當消極「果報」出現，第一情緒反應自然怨恨、懊惱、痛苦，此時會非理性地將「不幸遭遇」歸咎於外環境系統其他觀察者，行為便傾向於對外環境觀察者的對抗。從因果關係邏輯上分析，此類對抗行為無異於「欠債不還」的無賴行徑！自己自留地裡的雜草不會是別人種的，所以佛家教戒「自業自得」。觀察者「我」，何曾檢省自己過往的錯謬三業？卻總是將自己的往昔錯誤三業之消極果報怪罪到他人頭上！

於是符合邏輯的應對方法，唯有承受「我」所遭遇的一切，並感恩、借鑑、修正觀察者「我」的三業作為！唯有坦然面對往昔「我」所傷害的並竭力懺悔，擔當往昔三業惡「因」之當下「苦果」才能真正釋然，何以故？無債一身輕！即使「果」與外環境的人事物有關聯，他們充其量只是「緣」並非「因」。

面對曾經傷害過「我」的觀察者，如果抱「當我知道你現在過得一塌糊塗，於是我便心安了……」大約是最忘恩負義的消極心態了；而面對「我」曾經傷害過的觀察者，「我」唯有「懺悔、祝福、感恩、利生」方是酬償「罪業」的積極方式！

邏輯一如「傻子邏輯」所釋：

> 一傻子有情連吃五隻饅頭才吃飽，突然覺得「我或麼真傻？早知道吃第五個饅頭就飽了，前面四隻饅頭都白吃了」。不傻的有情都覺得其為「傻子邏輯」，然現實中卻幾乎無一例外地「執行」著傻子邏輯！比如某男C與其女友D分手，然後和女B走在一起，其實很正常，不正常的是C此時大翻D的各種醜事，極盡可能地設法惡心D。沒有D的這個階段，C不可能和B走在一起，D正是其人生的「第四隻饅頭」，當C不僅不感恩還充

滿仇恨時，豈非踐行傻子邏輯！再者，萬一 C 後來遇到 A 而拋棄 B，他還會不會對 B 也「大打出手」呢？傻子邏輯幾乎見於生活各個方面，故而言「世間眾生皆忘恩負義之輩」並不為過！仔細反思觀察者自身，「吃誰家飯砸誰家鍋，過誰家河拆誰家橋」是否比比皆是？

當下發生的情境事件如果看成「果」，必然存在「前因」，否則便是無因之果，顯然邏輯上是荒謬的！作為「果」的承受者，絕大多數時候將當下之「果」作為起「因」而應對並企圖糾正，便導致個體的系統處於無限的非良性循環、不穩定態中，這便是典型的違背因果關係規律的行為方式！如果此類行為正確，當下之「現實情境」豈不是「無因之果」？如果宇宙空間存在「無因之果」，因果關係規律便是虛妄，種豆可以得瓜，欠債不用還錢，殺人也無需償命了！

唯在佛家、道家通悉並遵守這一規律，是以「當下遭遇，必有前因。設若不能洞悉前因，惟坦然承受！」故有「放下屠刀立地成佛」之論，而儒家及其它宗教由於未能貫通因果關係規律，故嘗試「糾偏」，結果系統更加混亂不堪，且缺乏智慧的機械教條主義甚囂塵上！勘不透因果關係，觀察者絕大多數時候只愚痴地對表象品頭論足！

如同生老病死規律，真圓檯球規律、因果關係規律、物質精神不一不異規律，完全及於一切物質、精神情境！

由於當下的觀察者受偏頗的「唯物實證」哲學觀的薰陶忽悠，眼耳鼻舌身意「唯物」是瞻，否認精神生命、精神現象，不願接受「前生」、「來世」之真實性，對於當下遭遇之消極情境抵觸、不接受，且愚妄地認為當下情境不存在「昔因」，於是身、口、意便不可避免地消極應對了！

依照真圓檯球規律，期望個體系統出現良性效果，當下注入系統

的因素必須是良性的、積極的，客觀因素不以觀察者的意志為轉移，唯有把握觀察者的主觀因素，系統未來的良性結果才可預期，這也正是修身養性的全息哲學理趣所在。勘不透因果關係規律而消極應對，期望結局良性乃痴人說夢了！

觀察者對主觀、客觀情境不究深層次因果而應對，極端行為主義就泛濫成災了，大系統的相對獨立性和穩定性就受到消極影響！是以先祖教戒「兩耳不聞窗外事，一心只讀聖賢書」，並非消極地明哲保身，而是教導我們不知深層次因果時，切切守護身、口、意！

成書於宋代的《文昌帝君陰騭文》，就是先祖全息養生的智慧踐行總結，一直流傳廣泛，教化童蒙：

> 帝君曰：吾一十七世為士大夫身，未嘗虐民酷吏。救人之難，濟人之急，憫人之孤，容人之過。廣行陰騭，上格蒼穹。人能如我存心，天必賜汝以福。於是訓於人曰：昔於公治獄，大興駟馬之門。竇氏濟人，高折五枝之桂。救蟻，中狀元之選；埋蛇，享宰相之榮。欲廣福田，須憑心地。行時時之方便，作種種之陰功。利物利人，修善修福。正直代天行化，慈祥為國救民。忠主孝親，敬兄信友。或奉真朝斗，或拜佛念經。報答四恩，廣行三教。濟急如濟涸轍之魚，救危如救密羅之雀。矜孤恤寡，敬老憐貧。措衣食周道路之饑寒，施棺槨免屍骸之暴露。家富提攜親戚，歲饑賑濟鄰朋。斗稱須要公平，不可輕出重入。奴婢待之寬恕，豈宜備責苛求。印造經文，創修寺院。捨藥材以拯疾苦，施茶水以解渴煩。或買物而放生，或持齋而戒殺。舉步常看蟲蟻，禁火莫燒山林。點夜燈以照人行，造河船以濟人渡。勿登山而網禽鳥，勿臨水而毒魚蝦。勿宰耕牛，勿棄字紙。勿謀人之財產，勿妒人之技能。勿淫人之妻女，勿

唆人之爭訟。勿壞人之名利，勿破人之婚姻。勿因私仇，使人兄弟不和。勿因小利，使人父子不睦。勿倚權勢而辱善良，勿恃富豪而欺窮困。善人則親近之，助德行於身心。惡人則遠避之，杜災殃於眉睫。常須隱惡揚善，不可口是心非。剪礙道之荊榛，除當途之瓦石。修數百年崎嶇之路，造千萬人來往之橋。垂訓以格人非，捐資以成人美。作事須循天理，出言要順人心。見先哲於羹牆，慎獨知於衾影。諸惡莫作，眾善奉行。永無惡曜加臨，常有吉神擁護。近報則在自己，遠報則在兒孫。百福駢臻，千祥雲集，豈不從陰騭中得來者哉！

陰騭者，陰德之謂，乃指為人積德行善所積累之福德，冥冥中為鬼神所記錄。壽數和子孫厚薄、世間功名利祿都與陰騭密切相關，然則陰德並「不可見」乃由「神明」司契，故而有「人在做，天在看」的訓戒，行善記善，作惡記惡，待到具足便是善惡瓜熟蒂落之日，果報現前莫不清爽。

　　古訓「祖上有德，蔭及子孫」，既然「人命天定」，祖德與子孫有何干係？如果知曉靈魂投胎乃善惡因緣聚會，便可明白子孫為蔭德所被乃是果報。

　　《唐同州長史宇文公神道碑》云：「文王以業重三分，昭事上帝；武王以功成八百，陰騭下民。」大意為周文王西伯侯以三業善行祀奉神明，而周武王以文功武勛蔭蔽天下百姓，因此周有近八百年國運。

　　唐代詩僧皎然《同薛員外誼喜雨詩兼上楊使君》也寫道「乃知陰隲數，制在造化情」，意思陰德大小乃定一生造化，亦是詩僧不忘隨時教化人們積德行善。

　　蘇軾為其弟蘇轍生日所寫詩《子由生日》中言「上天不難知，好惡與我一。方其未定間，人力破陰騭……」言及人的不良三業會破壞陰德，故要修身養德。

明代馮夢龍作品《醒世恆言》的開卷詩中云：「風水人間不可無，也須陰騭兩相扶。時人不解蒼天意，枉使身心著意圖。」欲得世間風生水起，但須陰德為幫襯，恣意妄為焉得神明之護佑？《醒世恆言》不失為一部極佳的善行教科書。

　　清代紀曉嵐的《閱微草堂筆記‧姑妄聽之三》寫到「吾辛苦積得小陰騭，當有一孫登第。」連鼎鼎大名紀昀，也不得不期翼自身所積福德庇護子孫登第，今人及於其才華智慧者幾人？安敢不勤行十善？

　　基於全息哲學科學觀，福德果報必然與我們的身相、面相、手相和骨相等全息一致，如生理性疾病都隱藏在遺傳基因中而在外象上表現出來同理，我們睿智的先祖數千年來總結的智慧「相術」，正是全息哲學思想的體現。因為賊盜之人怕人識得賊相，奸佞之徒怕人識得奸相……歷來貪官污吏昏君佞臣都對《相術》諱莫如深，何況今人？故而相術僅在民間流傳。相術中，一生功名利祿都取決於被相者面部之陰騭紋。

　　不怕舌綻蓮花，就愧面無陰騭。虔誠躬行如《陰騭文》所教戒，何愁沒有功名利祿？何愁沒有得力兒孫？何愁不能健康長壽？

　　器世間，因緣果環環相扣，如果打斷這個因緣果鏈，便不會有觀察者（一切形態的生命體），無觀察者便無宇宙！對我們而言，夙因、今緣致當下果。欲脫因緣糾纏、欲滅來果，便唯有當下身口意不「種」新因！無因便無果，是以「不生」亦「不滅」，此即解脫「輪迴」。

　　在量子力學裡，當幾個粒子在彼此相互作用後，由於各個粒子所擁有的特性已綜合成為整體性質，無法單獨描述各個粒子的性質，只能描述整體系統的性質，則稱這現象為量子纏結或量子糾纏（quantum entanglement）。簡單表述，即當幾個粒子形成了不可分割的連接後，無論它們相距多遠，一個粒子發生的所有情況都會立即影響到另一個粒子。

「量子糾纏」直觀理解即是因緣果的關聯。或許某天量子物理學家會徹底證實因果關係理論也未可知！

三者，真圓檯球規律（因緣法的奧旨——蝴蝶效應原理與真圓檯球獨一性規律）。

以斯諾克檯球為例，已知一桌球，一個白球，十五個紅球和六個彩球（黃、綠、咖啡、藍、粉、黑）共二十二個球已定，同時再準備第二、三乃至第 N 桌球，且使每桌球在色彩、質量、大小等全方面因素與第一桌球完全相同（這僅僅在理論上可行，實際上根本不可能，好比將一瓶水均分為兩杯，即使在電子天平上衡量也不能均分，必須在物質構成的最基本粒子層面均分才可以，然則實際操作中不可能做到），並假設將 N 桌球放在同一處，在同一時間用同一桿擊球，這 N 桌球的運行軌跡只有理論上唯一的一種，因為全部因素都相同，N 桌球理論上便是完全重合的一桌球。只要一絲毫因素改變，擊球結果便千差萬別。球的色彩、質量、大小實際上不可能完全相同，同一地點也不可能同時安放二桌乃至 N 桌球，同一根球杆不可能同時擊打二桌乃至 N 桌球！這也正是我們祖先「差之毫釐，謬以千里」之智慧教戒所在。好比動畫，之所以「動」，是因為次一張圖片與前一張有差別，如果前後圖片相同，就不會出現「動畫」效果而是一張靜止的圖片。故而，設若全部因素都相同，系統的結果便只有一種！

故而檯球規律，即系統任何時候的結果都由系統的全部因素所決定，系統絲毫因素的變化，都會導致系統結果巨大變化。

此規律詮釋了，「一切存在的即是合理的」。「當下」，無論主觀感受、客觀評論如何，都是唯一可把握的現實狀態，比之理論上的虛擬狀態而言亦即最佳狀態！緣「當下」現狀為系統過去全部因素綜合作用之果，過去因素不可改變，當下之果便是決定的（亦即最佳，就觀察者而言即便「痛苦」地欲尋短見，也是觀察者可以把握的）！此規

律亦詮釋了宇宙萬象的差異性，任何事物都是獨一無二、存在差別的，如此許多現代科學理論中的「相同樣本對比分析」，便成了不能自圓其說的謬論！

欲使系統接下來趨於理想之果，過去因素既定，惟有當下注入系統的因素與既往因素，共同導致後來之果！當下注入系統的因素，不外客觀因素、主觀因素二種，客觀因素不以觀察者的意志為轉移，故能改變者唯有人類觀察者的主觀因素——世界觀、語言表達、行為方式（佛家所謂的身、口、意三業）！

既知宇宙萬象悉皆因果關係顯現，期願來果良好，當下注入系統的因素惟有觀察者身三善（不殺生、不偷盜、不邪淫）、口四善（說實話、說有意義的話、說善良的話、說真話）、意三善（無貪心、無瞋恨心、無愚痴心）之十善道，方能圓滿其期望！

真圓檯球規律實質為獨一性規律：

一、系統任何時間點上的結果，在系統因素確定的情況下，都是決定性的、獨一無二的；宇宙萬物都是獨一無二的，具有不可比性；

二、系統當下的結果已定，系統過往存在的因素都是合理的，亦即系統過往因素無自性（無善惡）；

三、系統過往絲毫因素理論上的變化，系統當下的結果都大相徑庭；

四、系統接下來的改變，主要取決於當下注入系統的因素；

五、包羅萬象的全部因素，可以區別為客觀因素、主觀因素；

六、在系統當下之前的主觀因素，已經成為客觀因素；

七、客觀因素難以改變，改變唯在主觀因素，即系統未來結果幾乎完全取決於主觀因素；

八、主觀因素即世界觀、語言、衣食住行的行為選擇；

九、如何實現感情、婚姻、家庭、事業、健康之全息養生，意義昭然。故而全民健康，唯有通過全息養生方可實現！

四者，物質精神不一不異規律（臨界系統、經絡）。

在量子物理學中，當物質無限細分下去，便是「沒有質量」的玻色子等等，正如「希格斯玻色子理論」所揭示，其實質大約是一種「精神」因子的存在狀態了。當「反希格斯玻色子」理論被量子物理學家證實，物質、精神可以完全轉化也已經無復疑義，其時「物質、精神不一不異」，便成為人類觀察者完善世界觀（全息世界觀）的核心要件。當「臨界系統」理論被量子物理學家接受，那麼「暗物質、暗能量」的詮釋可能會更接近釋家、道家的全息哲學的「空」和「陰」！

屆時，佛家的「色空不二」，將不再是「之乎者也的、妙不可言的」，道家的「陰陽不二」也將再次綻放其全息智慧的偉大魅力，人類觀察者的文明延續將真正成為可能！此即余之「人類全息智慧養生」所指！

（五）觀察者的精神感應力

物質事件的發生，必然同時釋放對應精神信息，物質事件於物質時空中依賴觀察者的眼耳鼻舌身認知，精神信息則依靠我們（觀察者）的精神（意識、身心）感知。

物質時空與精神時空「一合相」，即相互重疊態，不可能在宇宙中劃分出「這部分是物質時空，那部分是精神時空」。觀察者可以根據物質運動規律對於物質事件的發生發展變化做出預測，同理與物質「一合相」的精神之「運動」應該也是遵循規律的，而對於精神的認知依賴觀察者的「心識」。由於其不可物質實證，不可物質化測量，這也就是部分觀察者否認精神以及精神現象、精神生命的幼稚邏輯所在。

然當觀察者可以將「心識」所感知的精神信息，依照物質精神矛盾轉化、依存、影響原理，進行有序邏輯推理，便可對應為物質事件，從而變成可觀察、可測量的（對於精神的感應亦可對應於相應物

質情景,即所謂預測)。在唯心、唯物哲學流派尚難達到,而在東方的全息哲學如《周易》的理論邏輯中變成可能。

因為人類觀察者太注重物質性,身心的精神感知和識別能力就被身外的物質世界「湮沒」了,變得木知木覺。實際上在物質事件發生的當下,觀察者的身心便同時接受到了相應精神信息(物質時空精神時空一合相之必然),只是觀察者能否將所覺知的精神信息識別並對應轉化為具體物質內容。如果心靜了,精神感知力便相應提高,對於世界的認知才會變得全面、透徹,這便是修心養性的意義之一!

觀察者的起心動念,同時便會釋放精神信息向內、外環境,如果一個修行老到的行者便可以識知,便是「他心通」!

假設觀察者舉槍瞄準目標射擊,姑且不論其技術水平如何,子彈大約總會落在目標周圍;如果觀察者起心動念,比如思念某一知道姓名、性別及早期長相的友人,而現在不知其在何處、狀況如何。「念頭」好比「子彈」可以理解為物質能量,當觀察者「思念」時便是「子彈」射向「目標」,而「目標」正是所思念友人的名字、性別、相貌,這個「念頭」即使不著「的」,也會達於所思念者所在時空範圍。槍膛射出的子彈不可能一直飛,必然要在勢盡時落在靶子附近,同理對於友人的「思念」不可能憑空消失而必然及於被思念者「身心場」範圍內,所以當觀察者耳朵發燒、發癢、眼皮跳動、打噴嚏等等,無不是身心接受到了某種積極抑或消極的「精神思念」。

念力即意念(心念)的力量,「起心動念」便有響應!

一、現代心理學謂之「心理暗示」,畢竟心理學只是一門學問而非哲學思辨,停留在物質與精神相互轉化「是是而非」的層面上。

二、無論唯物實證抑或唯心學派,都不否認念力—意志力。唯物實證學派認為念力是物質能量,唯心學派則認為念力是精神能量。

三、從全息哲學的角度看,念力在形成時是純粹精神能量,但在「運作」中則表現為物質能量。

四、我們如何知道他人心念？我們的身心向外環境釋放什麼性質的信息能量，外環境便對應回饋同等性質信息能量。如果是善的、慈悲的、感恩的、讚美的，外環境的人事物收到的是正能量，反饋我們的亦是正能量，於是我們身心就愉悅、安寧；如果釋放的是負能量的，外環境回饋亦是負能量，於是釋放者身心就會表現出不協調、不自在、不愉悅的狀況，於是而知！

五、結合臨界系統理論，邏輯上存在精神生命，念力為精神生命所感知，便有積極抑或消極回饋，所以莫起惡心！

「起心動念」之義大矣哉！

大乘佛法、佛乘密法的修行，正是行者與三千大千「一合相」的精神時空（佛菩薩）的感應道交！

（六）一合相與六維宇宙

宇宙乃虛、實一合相，好比觀察者的身心乃是靈肉一體，無能將宇宙切割區分為實時空體系和虛時空體系。虛實之變道理其實非常簡單：面前的桌子上有只杯子，現在將杯子移開，杯子所曾經占據的空間為空氣所填充。假設杯子移走後，杯子曾經占據的空間未被空氣填充，理論上將是一個與杯子完全相同的「真空」，這個真空就可以理解為杯子的虛體或者杯子的「精神」。然實際上杯子移走後不可能存在一個「真空」，換言之就是杯子和其「真空」同時被移開，而杯子在移動過程中將連續創造一個「真空」，此「真空」正好容納杯子，這便是「一合相」！

宇宙萬有無不是「一合相」，物質與精神一合相，陰陽一合相，亦即任何矛盾體均是一合相。

從「奇點」到宇宙是連續態變化，故而宇宙渾然一如，天體物理學所謂的「平行宇宙」、「卷曲宇宙」等理論假設背離了「一合相」，

便必然是世界觀瑕疵的人類臆想！

　　三維空間在時間軸上的移動需要「觀察者」才有意義，當「觀察者」整合了與物質對應的精神，世界觀方趨全面，精神、精神現象「運行」於與實時空體系「一合相」的虛時空體系。如果沒有觀察者，宇宙維度、時間必將毫無意義，於是觀察者必須是三維空間、時間之外的第五維因素！

　　一個平面無限延伸不復平面而成球面，於是可知，宇宙中沒有直線沒有平面，故而我們所謂天體物理學中 N 億光年的距離或許就在觀察者處身地後！

　　「一合相」，可以合理完善地詮釋虛實時空體系，而名正言順地成為第六維因素。物質、物質生命，精神、精神生命，相涉無礙地運行於一合相的虛實時空體系中！

　　如此便可知宇宙是六維的：三維空間、時間（運動態中時間才有意義）、觀察者、虛實一合相的時空體系。

　　先祖《周易》之六十四卦，類及宇宙萬象及精神、精神生命之哲學智慧，便可得到最合理闡釋，即二的六次方等於六十四。上下一合相，前後一合相，左右一合相，過去未來一合相，觀察者一合相，物質精神一合相（虛實一合相）。

　　從「奇點」到宇宙，再由宇宙、黑洞到「奇點」是連續態過程，故而不可能找到「黑洞邊緣」。且由宇宙到黑洞再到奇點，宇宙萬象全息、等比例壓縮；由「奇點」到宇宙則全息、等比例擴張！如此，我們在「奇點」中抑或宇宙中皆不能覺察「大、小」之變化。

　　由零趨向無窮大，再趨向零，猶如圓環！生命發生發展變化軌跡亦然！

（七）道與德

規律即「道」，表達宇宙、生命發生發展變化的規律。生老病死（成住壞空）規律、因果關係規律、真圓檯球規律、物質精神不一不異（色空不二、陰陽不異）規律，可以詮釋宇宙天地間全部事物和現象，而這些規律基於有「觀察者」如人類才產生意義，設無觀察者亦無所謂規律，亦即無所謂「道」！因此，觀察者的意義就非同凡響，而人類今天在很大程度上卻忽視了「觀察者」自身因素。觀察者包括海陸空一切有情以及精神生命的鬼神甚或外星生命，故而宇宙萬事萬物因為觀察者存在而有意義，如果沒有觀察者宇宙便無絲毫意義，猶如瞎子之於色彩、聾子之於聲音、未出生的生命之於色、聲、香、味、觸。

規則為「德」，表示順應宇宙、生命發生發展變化規律之行為規範，如文化、傳統、風俗、禮儀、宗教、法律。此處言「德」則是對於人類觀察者而言，體悟「道」而不守「德」或者不悟「道」卻重「德」，觀察者便是渾渾噩噩的生死過客而已。

「道理」，為闡述宇宙、生命發生發展變化規律之語言表述。當觀察者僅僅著眼於事物的表象時，所言之「道理」實質是似是而非的，觀察者絕大多數時候將所見事件看做「起因」而非「結果」，這也是某些文化中「以血還血，以牙還牙」之錯謬所在。當下的「現實景象」慘不忍睹，於是膚淺的觀察者便嘗試「糾偏」，便是將「現實景象」作為「起因」看待了。世間的任何事物都非無「因」而作，故而「現實景象」乃是「前因」之「現果」。如果「現實景象」慘不忍睹，必然是「前因」目不忍接！所以祖宗言「可憐之人必有可恨之處」，非其當下「可恨」，乃是其「前因」可恨！

「智慧」，是關於規律的邏輯推理、哲理思辨。邏輯是循序漸進

的次序，如同登高到山頂，無論依賴什麼方式，都是循序漸進的。故而邏輯是對於「連續態」的措辭表述，道理是對智慧的連續態表達。智慧者的三業活動必然遵守利生最大化原則，宇宙萬象無不處於連續態中，三業的念念相續可作為智慧或者般若的界定。於連續態中不存在「邊緣」，此正霍金之「沒有發現黑洞邊緣」而否認「黑洞理論」的荒謬所在！霍金尚且如此，遑論芸芸眾生的觀察者。

「教條」是背離智慧的非道理說教，諸如「原始的」、「第一性的」、「本初的」等等表述，都是將時空分段而「自圓其說」的教條名相。「先有雞還是先有蛋」的辯論亦墮於同樣的教條，此誠在圓環上找到「起點」一樣荒誕不經。

人類世界觀的完善與否，取決於其哲學思想的合理、智慧與否。偏頗的世界觀必然導致行為方向的偏頗，最終背離規律而毀滅！西方所有古老文明的終結根本原因即在於此——物質、精神的徹底背離。

現代科技的發達，並不意味著其世界觀是全面的、正確的，被現代科學原教旨主義侵蝕了頭腦的有情，總會無知地歸結東方的釋、道哲學是落後的、妨礙科技發展的，孰不知迄今人類文明史中釋道哲學壽命之長久恰恰說明東方哲學的全息性、智慧性！

西方的二元論哲學各自走向極端而導致物質、精神關係割裂，其文明焉能不隕沒！

（八）觀察者的世界觀

當下，作為觀察者的人類明顯的世界觀缺陷是：

一、研究物質現象時，忽略或根本拒絕與物質如影隨形的精神；

二、只著意於物質的運動變化，而漠視了精神的運動變化；

三、只機械地接受物質生命形態，而對精神生命形態（鬼神）置若罔聞；

四、在微觀世界和宏觀世界的研究中，忘記了作為觀察者重要變量的人類自身（設想沒有人類及其它觀察者，宇宙的方圓扁平有意義否？）；

　　五、愚昧地假設一切從「起點」發生。

沒有觀察者，宇宙存在與否毫無意義，故而全息哲學以宇宙觀察者即一切有情為核心。

　　在廣袤無垠的宇宙中，理論上會有無數種生命形態的有情存在，既有物質生命亦有精神生命，然未知的物質有情（有血肉之軀的生命如外星人）無論其技術程度高低如何，皆不可能違背全息哲學所闡釋之根本規律。規律及於天地間一切事物，緣於全部觀察者處於同一宇宙。假設存在另外的宇宙（儘管邏輯上根本不成立），然人類觀察者僅僅生活在這個宇宙中，此宇宙中的規律就是至高無上的，無關乎另外的宇宙！理解並遵守宇宙與生命的本然規律，就成為觀察者發展延續的根本，而無知或者漠視規律只有迅速滅亡一途！順應規律就必須「守德」，就觀察者所處身的歷史階段、地理位置、所擁有的人文及宗教信仰、所屬民族等等因素外，「德」之一的世間法律，尤其是對憲法的遵守，就是僅次於規律的次級「主宰」！如果觀察者不體解「道－規律」，不守「德－行為規範」，則一切瞬間會成為過眼煙雲。

　　觀察者欲在有限的生命階段乃至種群生存階段，有效延續其已經產生的文明，其世界觀的內涵就至為重要，智慧的世界觀將大大延續觀察者的文明歷程，而教條愚痴的世界觀則迅速葬送其文明！

　　在不斷變化生命存在形態於生死中的人類觀察者，目下僅著力於完善人類的世界觀足矣，這也是全息哲學的本旨！然人類迄今之世界觀唯佛家和道家最為完善，現代科學理論的世界觀因為「唯物實證」性而步履維艱，最頂尖的量子物理學已經直面這種困境。

　　人類觀察者與環境（體內環境、體外環境）的關係是相互的，人

類的思想、語言、行為（身、口、意）亦即眼、耳、鼻、舌、身、意，無時無刻不與環境進行信息（物質、精神）能量交流，於是這種交流便產生積極抑或消極的結果，積極則是健康養生的，消極則是有害妨生的，此則完全取決於人類的世界觀！

廣義上言，物質精神不一不異，但當割裂了物質精神關係的唯物主義、無神論的論調甚囂塵上時，觀察者便會變成行屍走肉；反之如果唯心主義、神宰論占了上風，觀察者則會怪力亂神惑亂人心！

這個人類居間的宇宙，既非由物質主宰亦非由「神靈」主宰，物質、精神此起彼伏地左右著人類文明的進程！智慧的世界觀落實到行為，非十善道無他，亦即觀察者守護自己的身、口、意！

觀察者，在不明因果關係規律、不接受生老病死規律、不體解真圓樘球規律、不悟入色空不二規律時，無不由其知見左右言行思，故而愚痴泛濫成災。現代科學的許多理論均墮入此範疇，提出這些偏頗理論的「專家們」享受著鮮花和掌聲，被忽悠的有情則樂為其搖旗吶喊，人類觀察者在愚痴的知見海中「不亦樂乎」。

不特現代科學，許多宗教亦不能究極宇宙本然規律，而演變為之乎者也的教條，怪力亂神、人云亦云、盲目跟風等現象，均是割裂物質與精神全息關係的愚薩埵行為。任何靈性的修煉如果沒有智慧為指導，無不墮於毀滅慧命的怪圈。曾幾何時的氣功熱，多少有情練成了精神病！何以故？缺乏智慧使然！

民國初，當「佛教是無神論」的愚昧言論濫觴，鮮有稍具智慧者認真思考，若然，佛教的基礎框架「六道輪迴」理論還能否成立？如果不能成立，散布「佛教是無神論」的愚薩埵豈非謗佛、謗法？罪孽之深，荼毒之廣，焉有疑問！或許有情被迷惑，緣於這些奇談怪論者的壽命、身分、地位，然壽命高、身分尊貴、地位超然是世間福報大，福報大並不說明其智慧高！而多數有情，卻被福報的幌子蒙蔽了慧眼！

類似「給逝者燒紙錢等是胡鬧」，若然，我們何必要用香花燈塗供養佛菩薩？「大殿裡的佛菩薩形象不能拍照，是不恭敬」云云，豈不知山川河流大地皆是法身？進殿瞻禮者皆是未來佛？「佛子只能讀佛經，不能讀道家儒家之典」，豈非愚昧地以為只有海水是水，河流、湖泊、池塘、雨水皆非水了？哪個規定只能吃麵食，不能吃米食？如此等等愚痴言論不一而足！

世尊行世教化所講經法惟有小乘，設大乘佛法為釋迦世尊親說，南傳上座部佛經結集何獨不見大乘佛經？大乘和佛乘乃釋迦世尊入滅後五百年左右，行者入於三昧與如來報身（報身者發願身）和法身（法身者不生不滅身）感應道交所流出，非世尊在世親說耶！如此「五時八教」之謂，是否存在重大瑕疵？更有甚者，行文只重有人間歷史的釋迦世尊，卻變相否認不存在人間史實的阿彌陀佛、藥師如來、觀音菩薩等等，豈非以知見荼毒有情慧命？

（九）觀察者的希望

物質與精神都是在矛盾中相互制衡地發展，宇宙萬象無不如此。緣於宇宙空間中，沒有任何因素可在其系統中處於永遠第一性支配地位，亦即絕對的統治地位。設使存在永遠第一性因素，便違背「成住壞空－生老病死」規律！既然是規律，所有的事物及現象都必然遵守，而通常違背規律者無不出於人類觀察者的自我意志，各種哲學思想中的教條主義均屬此類。故爾，系統中的任何因素即使此時第一性，彼時則非也，這也正是物質、精神矛盾運動的特徵。由此可知「物質第一性」抑或「精神第一性」論點，均是違背宇宙之成住壞空規律的。

在中華文明中，道家的哲學思想具象化的太極陰陽魚，就綜該了這一宇宙成住壞空規律，起源於古印度的佛教哲學思想之「色空不

二」智慧亦是如此。從邏輯上分析，既然宇宙萬象（物質的、精神的）至大或至微無不順應成住壞空規律，「上帝創造了萬物」便不折不扣地荒誕不經了，同理「物質決定一切」亦不著調了！

人類觀察者智慧的世界觀，應該是兼顧物質與精神。換言之，唯物主義哲學和唯心主義哲學，各自放下自己「偏頗的違背規律的」意志，和衷共濟進入全息哲學的境界。

由無（混沌）到有，由無窮小（奇點）到無窮大，再衍變為由有到無，由無窮大到無窮小的宇宙動態發展，乃一連續態變化過程，故而爭論物質與精神孰先孰後，本身就是無意義的。著名物理學家霍金的一紙「因為沒有找到『黑洞』邊緣，所以黑洞不存在」而否定「黑洞理論」，就屬企圖於連續態中找到所謂「邊緣」，此豈非緣木求魚！一個圓環上何處是起點、終點？但作為觀察者為了認知，可以假設存在「起點」，而圓環的起點亦正是其「終點」！明白此邏輯，「先有雞還是先有蛋」的哲學悖論即不復悖論，所以生物學家們不得不假設「先有蛋」，而展開其生物學的認知理論！

在一切物質生命，肉體與靈魂「一合相」，亦即物質與精神一合相，生命欲適悅，肉體與靈魂就必須和諧統一。設若某一個體肉體與靈魂矛盾鬥爭太劇烈乃至脫節，會是什麼情形？輕則精神異常，重則行屍走肉而已！故而，個體的肉體和靈魂必須保持良好的協同關係，由此推理，家庭、民族、國家乃至全人類的物質與精神均必須協同均衡發展！「天人合一」哲學思想（全息世界觀）指導的道家思想，其實質乃物質與精神必須協同發展。

兩千到三千年前，在諸葛亮發明「木牛流馬」、張衡發明「地動儀」等時期，西方古老文明基本盡隕，整個西方世界過著「茹毛飲血」的蠻樸生活並非誇張。如果先祖們孜孜以求地發展類似「科技」，邏輯上會產生兩種可能結果：一者如今中華民族的技術水平是

西方人難以望其項背的，二者中華文明已經湮滅。因為先祖聖賢們認識到發展所謂「科學技術」會不斷改變和影響環境生態，而遲早環境會報復到人類身上，亦即文明最終會被技術毀滅，緣行為科學的基本原理「過度的行為，會導致行為者毀滅」。

唯物主義今天已經衍變為拜金、拜物主義，幾乎完全割裂了精神，而導致相當的人類觀察者精神體系的崩潰，淪落為可憐的精神乞丐！要想挽救人類的文明，希望便是東方釋、道、儒的全息哲學世界觀！完善的世界觀，會更順應宇宙與生命發生發展變化的規律，從而使人類文明的可持續性延長！

我們睿智的先祖正是如此傳遞炎黃文明，是以四大發明之一的火藥數千年來主要用於煙花、炮仗！反觀諾貝爾的炸藥……可曾見我們智慧的先祖「任性」地開山、堵河嗎？山河皆有精神生命，如果被擾亂，則受災的唯有賴其生存的生靈！當中華文明的代表——儒、釋、道被糟踐時，中華民族正在淪為精神乞丐！世界上可有其民族文化消滅，而民族依舊存在的？人類全部觀察者對其文明的拯救之途，唯有東方釋道儒文明的全息哲學世界觀！

（十）現代科學理論的誤區

「平行宇宙」假設，是一種世界觀偏頗的怪談！當人類的世界觀偏頗時，思維方式便會千奇百怪！該論者認為，在「平行宇宙」中存在與我們這個宇宙相同的事物，簡言之，「平行宇宙」中存在另一個你、我、他等等。依照「真圓檯球規律」，任何事物都是「獨一無二」的，故而「平行宇宙」的假設是不符合邏輯規律的。「即平行宇宙是指從某個宇宙中分離出來，與原宇宙平行存在著的既相似又不同的其他宇宙」。時空可以分割不？如果可以，意味著時空非連續態，那麼人類今天的全部認知都是錯誤的。

「在這些宇宙中,也有和我們的宇宙以相同的條件誕生的宇宙,還有可能存在著和人類居住的星球相同的、或是具有相同歷史的行星,也可能存在著跟人類完全相同的人」。換言之,「奇點」爆炸,形成了多個宇宙,亦即多個獨立的連續態時空,顯然是滑稽之論。「相同」一詞,在天體物理學家而言就不嚴謹,充其量「相似」,比如同卵多胞胎,在子宮中位置的差別、出胎時間的差別、乃至多少一根頭髮的差別都不能認為「相同」!

「同時,在這些不同的宇宙裡,事物的發展會有不同的結果:在我們的宇宙中已經滅絕的物種在另一個宇宙中可能正在不斷進化,生生不息」。當智慧欠缺,面對不能解釋的情境,觀察者便會如此這般異想天開。該論者大概以為「奇點爆炸」好比吹肥皂泡,吹一下可以有很多泡泡……設想即便如此,兩個泡泡會融合嗎?如果融合結果如何?即使存在「平行宇宙」,當此論者闡釋的情形被認知的時刻,也就意味著毀滅。光線能否從一個連續態時空穿越到另一個連續態時空?顯然不能,所以即使存在另外一個宇宙,我們也不可能認知。

現代天體物理學家認為「宇宙向外無限膨脹」的論點,是否也違背「成住壞空」規律?「無限膨脹」在時空矢量上就是「沒有終止」,顯然違背「生老病死」的宇宙本然規律!廣義時空中,沒有直線沒有平面,「宇宙向外無限膨脹」則會緊隨觀察者身後而來。

現代醫學的概念誤區也很多,比如一段時間認為人體需要某種微量元素,然後市場上便是跟風的「相關保健品」,其後新的研究結論否定前面的論點,於是乎,觀察者就是不斷被這樣忽悠著!現代醫學還有一個非常致命的誤區,即將人類觀察者身體內外的微生物作為「病菌」考慮,比如胃腸道不適之類疾病,大多數時候是胃腸道菌群和胃腸道壁細胞的微生態平衡被打亂,而現代醫學的處理則是使用調節胃腸道功能的藥物,卻完全忽略胃腸道菌群之作用,此誠所謂「頭

疼醫頭，腳疼醫腳」的偏頗式現代醫學哲學邏輯使然！當人類觀察者認知到體內外的微生物是和人類機體共生共存時，許多醫學理念將必然會趨向「全息哲學理念」的轉變！

再比如「吸煙有害健康」現在幾乎成了全民標語，究竟是「吸煙」有害生理健康呢？心理健康呢？還是「社會適應健康」？究竟是「吸煙」這種行為有害健康呢？還是「煙霧成分」有害健康？是煙霧中某種成分有害健康呢？還是全部煙霧有害健康？這些問題都必須經過現代科學的所謂嚴密「研究」然後宗概出一個結論才正確，而非掛一漏萬的零星結論！

以偏概全式的理念，使得現代科學的瑕疵日益明顯，然教授和專家們卻樂此不疲。人類觀察者處身同一時空大系統，故而所有的結論都必須是全系統考量的，亦即全息考量的！觀察者所處的虛實時空是連續態的，因此即使在這個連續態中出現所謂「黑洞」，亦是這個虛實時空的一部分而不可能是「另外的時空」。迄今的人類觀察者，能將宇宙中發生的其不能解釋的現象謂之「超自然現象」，因此出現「平行宇宙」的謬談亦不足怪，歸根結底就是世界觀存在嚴重瑕疵！

完善的世界觀唯釋家的「色空不二」、道家的「陰陽太極」。宇宙乃六維：空間三維；時間矢量一維；觀察者一維；物質、精神之實、虛一合相一維！一合相，即物質與精神一合相、實宇宙（陽間）與虛宇宙（陰間）一合相。緣六維宇宙中觀察者至關重要，無觀察者宇宙便失去意義。故而觀察者自身才是「穿越」虛、實宇宙的主體，這種體驗唯「瀕死體驗」、佛家的「禪定」「三密相應」、道家的「法術」等。人類在狹義時空中一直近乎盲目自大，亦在廣義時空探討上忘記「觀察者」的重要性！

忽悠我們至今的「布朗運動」、「或然律」或者「概率」等幼稚理論，依舊主導著人們的思維和行為。所謂布朗運動指「微小粒子表現

出的無規則運動。」一八二七年英國植物學家 R・布朗，在花粉顆粒的水溶液中觀察到花粉不停頓地無規則運動。進一步實驗證實，不僅花粉顆粒，其他懸浮在流體中的微粒也表現出這種無規則運動，如懸浮在空氣中的塵埃等。後人就把這種微粒的運動，稱之為布朗運動。

真的是「無規則運動」？如果這個宇宙天地中存在「無規則運動」的宏觀天體、微觀現象，宇宙與生命就無從觀察乃至宇宙存在與否都是疑問，至少不會有觀察者的存在！因緣法、真圓檯球規律無不闡釋一切現象的因果關係，假如愛因斯坦的「統一場理論」的四種相互作用力，再結合余所補充的「精神相互作用力」，邏輯上完全可以推知「布朗運動」並非「無規則運動」而是各種微小因素（微力）的綜合作用！在量子物理學發展到趨近真理的今天，人們已經明白「量子糾纏」，卻在常識中難以擺脫「布朗微粒」的所謂「不規則運動」之荒謬知見！同理，各種社會現象，無論表象公平抑或不公平，並非社會因素的「布朗運動」，而其表象下的「因果關係規律」才是實質性的決定因素。基於此，觀察者如果對於「現象」作評價甚或企圖「矯正」，便是「背道而馳」了！「可憐之人必有可恨之處」，表達的正是這種全息哲學思想，「可憐之人」已經很可憐了，其他觀察者應該予以同情、支持，為何要責備其「必有可恨之處」？緣「可憐」是結果，是往昔其自身三業之所種，故有如今「可憐之果」，而往昔所種植惡因相當「可恨」罷了！

再說「機率」，宇宙天地任何現象的發生都是因果關係表現，「發生」或「不發生」都是必然的，故「機率、概率」之類講法本質便流於荒謬，只是現代人類觀察者為了某種「說服自他」而形成的「盲童知見集合」罷了，遠遠難見規律或者萬象本質的項背！如果真實體悟了《真圓檯球規律》，大約就會明白此類名相是荒謬的。

系統當下的結果由系統既往的全部因素決定，系統既往絲毫因素

的改變，系統當下的結果就截然不同，故爾「發生」或「不發生」某種現象都是必然結果，緣系統當下之前的全部因素已經決定，結果都是確定的，「偶然」或者「概率」的提法就顯然幼稚了！設若我們對於系統的全部因素及其因果關係了如指掌，就不會有如此幼稚的提法，在當今的許多所謂現代科學研究領域，這種遠離真知灼見的概念依然甚囂塵上。

其實這正是西方哲學世界觀狹隘的必然表現，東方哲學思想為全部信息綜合考量的（全息哲學），其世界觀比之西方哲學的世界觀完善。在傳統中醫、《周易》、道教、佛教的哲學思想中，都體現的是全息哲學世界觀！

再比如「動物條件反射」，這本是自然界最簡單的因果關係表現，而現代科學非要在實驗室模擬出來才接受，如此「畫蛇添足」的科學研究比比皆是。今天的許多所謂科學理論，就是建立在諸如此類的狹隘知見基礎上的，比如所謂「統計學」、「條件反射原理」、「對比研究」等等。

我們民族的傳統文化乃道、儒、釋，這三教的哲學思想綜合產生的世界觀幾乎是完美無缺的，可是在近代人們卻被誕生於西方的偏頗的哲學思想所忽悠，今天人們的思維、語言和行為幾乎都以偏狹世界觀為主流了！

「唯物」，說文解字便是「只有物質」，物質的代表在今人眼裡是「財富」、「權力」、「名聲」，故爾「唯物主義」已經演化為赤裸裸的「拜金主義」、「權力至上」和「沽名釣譽」！受其株連的教育、醫療之維護民族精神健康、肉體健康的功能被「金錢」完全扭曲，不可謂不是中華民族乃至全人類觀察者當下的莫大悲哀。

大廈的建立必須地基平實，否則將成之大廈不久便傾頹！現代科學的世界觀割裂了物質、精神之相互依存關係，其偏頗的世界觀之上

建立起的龐大理論大廈最終必然導致人類文明的傾頹。錯誤理論指導的錯誤產品，對於人類而言就是不養生的，如轉基因食品。轉基因食品毫無疑問是現代科學理論指導下的產物，其先進性不容置疑。然現代科學的產物是否一定有利於人類身心健康，是個值得商榷的話題。

我們先看看西藥的發展史，西藥的發展史以抗生素藥物的誕生開啟了西藥研製生產的一個新時代。一八九七年，愛尼斯‧杜切斯證實抗生素能夠抑制動物中的傳染病。一九二七年，英國的細菌學家亞歷山大‧弗萊明發現青黴菌分泌物（青黴素）具有強大的殺菌能力。然弗萊明發現青黴素後，並未對其進一步探討？主要原因是：動物試驗結果不能反映在人體內所發生的情況，或者說以動物試驗結果來指導人的醫學實踐是不可靠的。牛津大學病理學教授弗洛里（Florey）在一九三八至一九三九年對已知的由微生物產生的抗生物質進行系統的研究，一九四○年，青黴素開始進入臨床試驗階段。此後，一系列臨床試驗證實青黴素對鏈球菌、白喉桿菌等多種細菌感染均有療效。一九四二年，弗洛里和錢恩發明普魯卡因青黴素。一九四三年青黴素完成商業化生產，並正式進入臨床治療。儘管在第二次世界大戰中青黴素在救治傷員上發揮非常巨大的作用，但畢竟從臨床試驗到商業應用只有短短三年間。一九四三年，美國微生物學家瓦克斯曼發現鏈黴素。

之後，在短短的一、二十年裡，相繼發現金黴素（1947）、氯黴素（1948）、土黴素（1950）、制黴菌素（1950）、紅黴素（1952）、卡那黴素（1958）等重要抗生素。一九五五年洛埃‧考諾維爾（Lloyd Conover）申請了四環素的專利。在美國，四環素變成處方藥裡抗菌譜最廣的抗生素。一九五七年制黴菌素獲得專利，主要用於治療黴菌感染。六○年代後，半合成抗生素出現。一九五八年謝漢合成了6-氨基青黴烷酸。隨後比徹姆（Beecham）公司開發氨苄西林（氨苄青黴素）和阿莫西林。一九六一年，頭孢菌素一代、二代、三代也相繼出現。

八〇年代後，新抗生素的特點是酶抑制劑（克拉維酸、舒巴坦）、免疫抑制劑、抗腫瘤活性物質（絲裂黴素、阿黴素）、殺蟲劑等……所有的西藥幾乎全部是實驗室合成的，而且所謂的研究只是很短暫的，今天推出來使用到臨床，或許不久就要宣布其有害而禁止臨床使用。每年會有西藥被淘汰。據世界衛生組織統計，從西藥產生到現在總共生產了一萬多種西藥，現在用於臨床的西藥僅有一千種左右，有九千多種西藥已經被淘汰，而且這種淘汰趨勢還在不斷的增加。

因服用西藥，導致失明、失聰、誘發腦中風、心臟病、器官功能衰竭、肥胖、糖尿病、高血壓、癌症和死亡的患者逐年在增加。二○○五年春節聯歡晚會「千手觀音」表演兒童，據說都是因為早期曾經使用諸如鏈黴素等西藥後，導致失聰的聾啞兒童。正是西藥的毒副作用，絕大部分西藥被西方國家下令淘汰。僅美國每年因服西藥死亡的人數就達到十二萬多人，不包括服藥後導致失明、失聰、誘發腦中風、心臟病、器官功能衰竭、肥胖、糖尿病、高血壓、癌症等病人，要算上服西藥後毒副作用的影響，數字應該更多。

現代人已經對於西醫西藥產生嚴重依賴性，而正是這種依賴性，強迫自己動輒去檢查、化驗、X光、B超、打針、輸液，孰不知每一次不必要的作為都不是在守護健康，而是貌似維護健康的無限制、不可逆地損害健康。百姓抱怨生不起病吃不起藥，確實是事實，或許因為在經濟大潮中醫院不再是救死扶傷的公益機構，而是唯利是圖的商人了。你來問診尋醫，醫生就給你做大量不必要的檢查，給你開高價然而未必有效果的藥品。浪費資源且不說，焉知這些會帶來什麼後果？甚至可悲的是，如果醫生好心少做了不必要的檢查，少開了沒有必要的高價藥，病患反而會憤怒出手，可笑復可憐！現代人完全成了偏頗的現代科學的奴僕，喪失了自己的智慧思考，盲聽盲從，於是乎就是目下慘不忍睹的現狀，醫院越蓋越多，病人也越來越多，死亡的年齡也越來越低……

日常生活中，我們明白多喝一口水、多吃一口飯有時候也會出問題，那麼多吃一片藥、吃錯一片藥，會否產生消極影響？而且我們吃的藥片只是針對「症狀」的，不是針對造成症狀的根本原因，那會是什麼樣結果誰能預料？誰都明白「差之毫釐，謬之千里」的道理，可是臨到頭了怎麼都會犯迷糊？

依照真圓檯球規律的邏輯做個簡單分析：權且假設所服用的藥物沒有絲毫副作用，多吃了一粒藥，胃中就多了該藥物的成分，多餘的成分會否影響到胃裡的微生物之生態平衡？微生物生態平衡被打破，需要重新建立平衡是否就可能對機體產生一些負面影響？再者因為多攝取的藥片在胃液中被融化，進入血液是否需要肝臟的代謝？那就是增加肝臟的負擔吧？肝臟是否可以「代謝」掉該成分能完全確定嗎？如果能代謝掉是否因此增加腎臟排泄的負擔？如果不能代謝是否會在肝臟中「蓄積」？假設蓄積起來了，會否有如「工業水俣病」那樣的現象發生？

姑且不論現代科學理論哲學邏輯是否完善，所有臨床使用的西藥都表現出或多或少的毒副作用說明什麼？既然真圓檯球規律真實不虛，那麼這些毒副作用會否在使用後的若干年，發生更大的可觀察的健康損害？西藥的不斷被淘汰，其實已經回答了這個問題！

哲學邏輯瑕疵的理論，指導下的產物都具有毀滅性影響，從西藥尤其是抗生素的發展史，我們看到昨天被認為有利的藥品今天被證實對人類機體的損害而淘汰，今天以為有效的西藥明天是否也會遭遇相同的命運？

轉基因食品和西藥研製生產的哲學邏輯如出一轍，短暫的動物實驗即使無害，長期的觀察結果是否也無害？對動物無害對人也無害？有否做過十年以上的動物實驗？沒有！如此一來那些鼓吹轉基因的「炒家」、官吏究竟是何居心？只能有一個結論：被利益蒙蔽了良知！

任何違背自然規律的產物，對自然都是毀滅性的。轉基因對於人類、動物、植物也將是毀滅性！毀滅性的東西，對於人類身心的健康有害而無益！

（十一）觀察者的精神因素

精神不特是人類獨有的活動，一切有情皆具。如果人類今天能更多地在精神層面思考，人類的科學哲學觀將會更趨近於智慧！

物質事件的發生，必然同時釋放對應精神信息，物質事件於物質時空中有賴觀察者的眼耳鼻舌身認知，精神信息則依靠我們（觀察者）的精神（意識、身心）感知。

物質時空與精神時空「一合相」，不可能存在「這部分是物質時空，那部分是精神時空」。觀察者可以根據物質運動規律，對於物質事件的發生發展變化做出預測，同理與物質「一合相」的精神之「運動」也有其規律可循，亦是可以預測的。而對於精神的認知依賴觀察者的「心識」，由於其不可物質實證，不可物質化測量，這也就是部分觀察者否認精神以及精神現象、精神生命的幼稚邏輯所在。

然當觀察者可以將「心識」所感知的精神信息，依照物質精神轉化、依存、影響原理，進行有序邏輯推理，便可對應為物質事件，從而變成可觀察、可測量的。東方的全息哲學著作《周易》的理論，使之邏輯推論變成可能。

六維宇宙中，觀察者意義至關重要。設無觀察者，宇宙之方、圓、扁、平、黑、白、大、小以及時間順逆，便無任何意義。故觀察者在一切三業活動中，都必須考量觀察者自身因素，然現代人類社會的諸多三業行為卻恰恰忽視了觀察者因素。

人類當今的世界觀，完全受發展不足三百年的所謂「科學發展觀」支配。在狹義時空中，人類自以為是地放大了觀察者的能力因

素，愚昧地以為可以作為萬物之主宰；在微觀、宏觀時空中，人類卻忽略了觀察者因素的重要性，幾乎完全機械、唯物質化地理解宇宙萬象，以至於所謂的科學理論很多似是而非，忽悠著可憐的人類觀察者自身。

宇宙與觀察者全息一統地重複著成、住、壞、空的規律，「奇點」者「成、生」，「當下之宇宙」者「住、老」，「黑洞」者「壞、病」，「新奇點」者「空、死」。如果「奇點」是零，當下的宇宙便是無窮大，「黑洞」則為零到無窮大之間的任何一種狀態，而更為令人類觀察者迷惑的是，無窮大之極端卻是「新奇點」，於是「無窮小」與「無窮大」居然「不一不異」！

道家哲學思想的核心「無中生有，有歸於無，元始返終，周而復始」，正是對宇宙發生發展變化最形象的詮釋。當「無窮小」的「奇點」衍化為「無窮大」的宇宙，觀察者究竟是生活在「奇點」中還是「宇宙」中？此時再體解莊子「莊周夢蝶」之全息智慧理趣似乎不再令人困惑，「究竟是我夢見蝴蝶呢還是蝴蝶夢見我」？

宇宙與生命的發展變化是連續態的，連續態不存在邊緣、起點、終點！「奇點」非「生」非「滅」，「宇宙」非「常」非「無常」；觀察者之「生」非「起點」，「死」非「終點」！

愛因斯坦的「統一場理論」核心，乃「迄今人類所知的各種物理現象所表現的相互作用，都可歸結為四種基本相互作用，即強相互作用、電磁相互作用、弱相互作用和引力相互作用」，由於缺乏了「觀察者精神力的相互作用」故而終其一生不能完善其理論假設！忽略觀察者自身心因素而機械地、唯物質地觀察宇宙，永遠會是盲人摸象！觀察者的精神、宇宙萬物的精神因素被忽略而觀察宇宙可謂「殭屍世界觀」！人們以為宇宙星辰的運動有賴於幾種作用力，卻忽略了這些作用力的深層次緣由不外乎因緣果關係。

不可否認，蒸汽機車革命引發的「科學」潮極大地豐富了人類的生活與文明，然而「唯物實證」的世界觀卻同時在摧毀著人類的精神，尤其是被引入中國後，先祖儒、道、釋的全息哲學智慧被無情摧殘。一個民族自身的傳統文化衰落了，民族便會失去精神信仰。

喜在當下智者，在提倡大力弘揚傳統文化的智慧，國之大幸也。

人類觀察者的歷史中，任何一個民族自己的傳統文化消滅了，其民族隨之滅亡！世界上沒有了自身傳統文化的民族存在嗎？無！無論一元論（物質精神合一）抑或二元論（物質精神二分），都不如先祖的全息哲學觀。

全息哲學觀，在道家便是具象化的陰陽太極、在佛家則是形而上的「色空不二」，所表達的哲學思想。簡言之，即物質與精神可以互相轉換，而轉換的哲學邏輯便是余之「臨界系統——經絡的全息哲學觀」。人類觀察者的精神因素，對於人類世界觀之完善意義巨大。即使「臨界系統」被量子物理學印證亦非解脫生死，只是彼時人類的科學哲學世界觀才會趨近於佛、道的全息哲學觀！解脫之途，一如「全息哲學的四大規律」所釋之全息智慧養生！

觀察者精神相互作用力，亦相當重要。對於觀察者而言，相對封閉、獨立、穩定的小系統極為重要，儘管受大系統的影響至巨，在一定程度上，觀察者的三業還是有相對的能力來減少大系統的影響，而使個體的小系統相對穩定。

如果欲將愛因斯坦的統一場理論完善，即在四種基本相互作用力所謂「強相互作用、電磁相互作用、弱相互作用和引力相互作用」之外，就必須加上「觀察者的精神相互作用力」。在現代科學原教旨主義者而言很難接受，因為他們的習慣性思維已經將「觀察者」自身置之度外，根本不會考量觀察者精神因素對於系統之重要性。

愛因斯坦的偉大是毋容置疑的，如果巨匠尚在人世，他將會如何

回答「沒有觀察者時，廣義相對理論和統一場理論會否有意義？」佛家的「三界唯心」，即器世間的存在意義，正是由於觀察者「心識」的認知。如果沒有觀察者，器世間將完全失去意義！或許愛因斯坦會毫不猶豫地將「觀察者的精神因素」納入他的全部理論考量，彼時統一場理論勢必變得完善而非迄今的不能圓滿！

觀察者不存在，一切將無復意義！觀察者對於其所觀察的時空中的一切活動，如果忽略觀察者自身心因素，得出的理論假設都將是似是而非的，緣觀察者無時不刻，與內外環境進行著「物質的、精神的」信息能量交流（余謂之合氣，有些有情謂之能量共振）！

（十二）「風水」的全息哲學意義

華夏文明中，「天圓地方」是道家、儒家陰陽之全息哲學思維。天「圓」是「道」，是宇宙與生命發生發展變化的規律，「元始返終周而復始」以「圓」以喻之；地「方」是「德」，是順應規律所必須遵守的行為規範包括文化、傳統、風俗、禮儀、宗教、信仰、法律等等，以「方」為借鑑。還可以有另外一層理解：平面無限延展成為球面，「天」，博大無盡故而「圓」；「地」，在腳下僅只局限故而是「一方」。

從古迄今，先祖們一直以五行陰陽哲學思想指導生活及生產。從起初部落的坐北向南，到近現代，房屋建築藝術和智慧積澱至豐，且居住房間基本上都是矩形，取「地方」之寓意，絕少奇角（偶角多為聖塔）、圓（祭天之壇）、橢圓等形狀。中國傳統建築的整體布局，無不遵守「天圓地方」的哲學思想，姑且不論其形狀的審美意義，先祖的建築特別講究風水，而風水正是小環境與天地「合一」而「合氣」的智慧踐行。

說到風水，雖然當下有些人開始接受其「全息哲學性」，然還有

相當一部分有情受偏頗教條主義的荼毒，割裂了精神而機械地以為「風水」是迷信。何謂迷信？因痴迷不悟而信入者是也，若解所信之真諦何來迷信？對現代科學教條主義的信奉，實質就是愚昧迷信！

所謂「建築風水」，就是所有的建築是有「精神」、「靈魂」的。風水術乃是我們祖先智慧的總結，是「天人合一」的全息哲學觀之生活運用，如余反覆強調「風水的真諦，乃是五行土木水火金之合氣」，故而好風水便是與身心內外環境的物質、精神信息能量的正向積極交流，是以言「風生水起」，而風水的核心不是多麼地會布置外環境，最為首要的乃是觀察者個體的「心」。那些倒臺的巨貪、高官幾乎都有前呼後擁的「風水大師」，可是他們避免了「惡果」嗎？沒有！因為他們的「心」沒有改變，他們的福報享盡而未繼續積累福德，就是苦報的開始！

一個地方在風水大師的眼裡如何如何好，然沒有觀察者居間其中，風水寶地就是空談。風水寶地的核心是「人氣」，而人氣則取決於觀察者之「心」！一套新房裝修好而不居住很快便頹廢——天花板掉落、牆壁脫落、地板翹裂等等，而同樣裝修好入住的房子則不會這樣。何以故？老輩人言「那是缺人氣」！人氣者，便是我們身、口、意所釋放的物質、精神信息能量流！人善人氣旺，人惡人氣差。有善心多有好風水，惡心多遇惡風水。除個體外的環境風水則因人而異，宿世今生福德積累遇有好風水，若惡心則風水必然向惡！

提到建築，教條點言必然涉及「體、相、用、人」。體者，建築之整體結構布局；相者，建築之表象；用者，建築之功效；人者，居間生活工作者。建築的風水也就無不貫穿於此四點之中，且最終服務於觀察者「人」。先祖哲學理念「天圓地方」，故而建築的整體布局首先遵守「方圓」之矩，以象徵「遵道守德」，數千年來炎黃民族的建築鮮有違越「方圓」的。其實那些研究金字塔「能量場」的有情，完

全可以靜下心來琢磨下先民古典建築的「能量場」，或許會有很多驚人發現。

　　建築之表相，就是結合環境給人們所造成的視覺效果，如今建築設計師很多都是「神來之筆」，所以從造型上充分體現了繁複多變之美，然「像什麼便會是什麼」，建築造型如同人之相貌，妍媸其類！

　　至於建築之用，取決於建築的最後使用目的。建築風水要好，其體、相、用，就必須全部符合風水之道。建築之體必須順應宇宙萬物之規律，其相必須不礙觀瞻和破壞環境效應同時不怪誕離奇，其用必須利於人體之身心養生，其人之三業作為則必須與其體相用和諧一致。

　　著名的帝都某大廈，其形擬人化為「站樁者」。氣功師可以連續站樁數小時但無能晝夜不息站樁不息，若然不累死也會累癱！此其「體」、「相」之嚴重敗筆，其「用」當是「正能量」，然則呢？至少其造型的「風水」效果，很難使其中生活工作的觀察者精神機能維持在正常、健康狀態。

　　魔都「上海中心」外形似什麼？文雅點叫「麻花」，粗糙點叫「豬鞭」。其「用」似乎象徵動物最低級的本能，而非文明如此的人類觀察者之所為！其「風水」效果便是內外環境「場能」的混亂、不安，雖然點上彩燈可以迷惑人眼！「喜馬拉雅中心」其中心如「蠻荒洞窟」，風水至乖。是以儘管地處極佳地理位置卻遲遲不得繁榮！魔都的「尚嘉中心」酷似一隻靴子，余以為房子比靴子經久耐用，且如果有「腳氣——入住的一個商家破敗」便整只靴子難脫其累，教靴子情何以堪？廣州的「小蠻腰」形似什麼？少女曼妙的身姿？非也，豈不是少女無腦四肢殘缺！很難形容，因為從古迄今似乎沒有與其相似的生活生產工具或自然動植物，不類紡錘卻纏繞了經緯線，倒是有幾份細腰鼓的感覺，是以有人戲謔為「羊癲峰」，整個外形吸引眼球的同時其風水似乎能逼人成瘋。

這些五花八門的建築奇葩，酣暢淋漓地表達了設計師的誇張的、顛覆式乃至瘋狂的自由意志，然其風水，噫！！！

這是一個有錢就任性，土雞也可以「炒作」為鳳凰的傳奇時代！建築結構之外相如同人的外表，必然涉及積極抑或消極精神信息能量！故而，「風水」核心乃是「合氣」與否，而「合氣」與否則是「人心」向背選擇。

（十三）觀察者起心動念必著標的

觀察者起心動念，便有物質、精神信息能量產生並釋放，同時必然有受體會接受此信息能量。如同發聲便有聽者，顯色便有觀者，散味便有嘗者，飄香便有嗅者，舉手投足便有應者。宇宙萬事萬物，無不遙相呼應！日月星光、風雨雷電等等莫不如此！於理而推，精神及精神現象亦必然存在「施」與「受」對應關係，此即佛家最圓滿階段「三密相應」之真如理趣祕旨。

觀察者心念某人、事、物，心念之人、事、物，必然「接收」到觀察者心念之積極抑或消極信息能量。知曉此理，一切所謂「感應」異象便非異象了，只是因為受者物質、精神場，未能將「接收」到的信息能量邏輯具象化體解而已，設可體解便能知悉所接受之信息能量內涵。如此，遠古先民可預知自然災難、地震前動物的異動之謎，便迎刃而解了！

比如觀察者「思念」即使不知其方所、現狀的某人，緣思念的物質、精神信息能量的「專一針對性」，即思其名、其形、其事便是定向所指，被思念者無論何處必然可以接受到此信息能量，於是便有眼皮跳、耳熱、噴嚏、心慌等等身體反應。被思念者的身心接收到相關信息能量只是木知木覺不能酎別而已，緣觀察者被物質世界之色、聲、香、味、觸、思所纏縛，然當觀察者靈性提高便可逐漸分辨，而

靈性提升勢必要放下太過繁重的物質欲望！

　　生活現實中，觀察者突然莫名的心慌、不安，總會伴隨出現消極的物質事件發生。心靈相應，已經為許多生物學靈性實驗所證實，即使未證實，於理亦應如此。設觀察者因某一人、事、物而生貪、瞋、痴，其消極信息能量必然及於其目標，「傷害」自不可免，系統中全部人、事、物，悉皆觀察者必須感恩報恩者，「傷害」便是違背規律之作為亦即「犯戒」，此即「背道而馳」了。佛家、道家以及世界幾大宗教中的戒律本旨意趣乃「利益有情」，無論名相如何稱謂，其全息哲學邏輯無外乎此！

　　現實中的「疑心生暗鬼」，就比較能說明「貪瞋痴」的消極影響。當我們對某一並未證實的自我懷疑、猜想，根深蒂固且深以為然時，便會有消極的身口意表現，於是向內、外環境釋放消極信息能量。於外，引起外環境的人事物「不合氣」；於內，引起與我們機體共生的微生物之間的微生態平衡紊亂；同時會激活「冤親債主」……於是便有「暗鬼」出祟，且導「鬼上身」！

　　二十世紀五〇年代臺灣的「林罔腰借屍還魂」、山野鄉間的「鬼上身」、「詐屍」、「行屍走肉」、「湘西趕屍」等等，都是「引鬼上身」而致。應對措施，省察自己的慈悲心，檢視自己的身口意，明晰「當下唯一真實」，改變唯有調整身口意。

　　物質世界的運動變化有規律可循，其對應的「精神信息」如果能被觀察者身心轉化為「可以識別」的信息，人類觀察者可以預見「未來」何足怪哉！古往今來的著名預言家之能力便不再不可思議，而是人類觀察者靈性能力的自然而然罷了。預言者為了「不多干涉」人事物的因果程序，於是運用晦澀、掩飾的文字，也就解釋「天機不可洩露」的深層次因果關係理趣，即聖人賢士不悖因果，「君子不與命爭」夫復「明哲保身的消極行為」否？

「擔心」人、事、物，其理相同，便是將「擔心」的消極物質、精神信息能量加之於「被擔心者」，故言「擔心」猶如「詛咒」並不為過。正確做法不是「擔心」而是「祝福」，此誠當下人類觀察者所言之「正能量」！

然今之觀察者崇尚物質忽視精神，幾近完全不知不覺，信受此理者微乎其微矣！如果在哲學邏輯上不能正視聽，人類觀察者最終會被偏頗的現代科學邏輯帶向毀滅！觀察者眼、耳、鼻、舌、身、意，均有「施」、「受」物質、精神信息能量，積極對應積極、消極對應消極、慈悲對應慈悲、邪惡對應邪惡。觀察者守護心念、斟酌語言、謹慎行為之全息意義明晰莫過於此，此即全息養生！設若觀察者起心動念而無「受者」，猶如天雨大作而無被淋者、又如飄香四溢而無覺嗅者，如此顯然荒謬！無念便無應，動心必相應！

量子物理學中的量子糾纏現象：當幾個粒子在彼此相互作用後，由於各個粒子所擁有的特性已綜合成為整體性質，無法單獨描述各個粒子的性質，只能描述整體系統的性質，則稱這現象為量子糾纏。它描述兩個粒子互相糾纏，即使相距遙遠距離，一個粒子的行為將會影響另一個的狀態。當其中一顆被操作（例如量子測量）而狀態發生變化，另一顆也會即刻發生相應的狀態變化，愛因斯坦稱其為「幽靈般的超距作用。」

其實，我們每個觀察者都是和整個宇宙全息「糾纏」，在佛乘密法謂之瑜伽，通俗言即感應道交或曰「合氣」。信念的力量和意念的力量，都屬精神「力量」。因信仰而產生的力量為「信念力」比如信仰佛教、道家、基督教、伊斯蘭教等等，因意念而產生的力量為「意念力」，即集中思維以便調動身體支分的運動而產生的「異乎尋常的物理現象」——即所謂「不可思議力」。

念力是一種精神能量的物質具形轉化，如「我要考上北大」、「我

要出人頭地」、「我要健康」、「我要幸福快樂」等等。

然念力能否落到實處也必須依賴「因、緣、果」之規律，我們在六道輪迴中都曾發願，今生絕大多數人忘記了夙世的「願」，也就是忘記了「夙因」，故而今生獲得功名利祿會被視為「撞了大運」，其實無不涉及夙世念力！

心量有多大，念力便有多大。如果視我們生存系統中的一切，為必須感恩報恩的，此即菩薩念力。念力的修煉要「念念相續」，而幾乎很少有人做到「念念相續」，所以就很難「化力」。祝願、讚美、迴向，都是念力修行之道，同理詛咒、誹謗亦是念力增加之途，只是前者會越來越與大系統「合氣」，後者則越來越「不合氣」！全息養生，便是全息善念的不斷增長！

以下例子中信念力和意念力並非截然分開，而且這個例子具有非常重要的全息哲學邏輯和全息養生的啟迪作用。

一九九六年十二月十日，哈佛大學腦神經學家吉爾・泰勒的大腦左半球的一根血管充血破裂（腦溢血）。在接下來的四個小時的時間裡，她的大腦完全失去了它傳達信息的功能，腦充血使她不能走路、交談、讀寫和喚醒其他身體機能。當時家裡只有泰勒一個人，於是她本能地打電話求救，且費了好大勁兒才找到一個同事的名片，上面有這個人的電話，但她已經認不出這些數字了。情急之下，她只能通過對照數字的形狀，找到電話按鍵。電話終於撥通，她聽到電話那頭傳來「唔唔唔」的聲音，像是一隻狗在叫（喪失對於語言的分辨能力）。她想反正也聽不懂他在說什麼，那就由自己來說好了。誰知她一張嘴，發出的竟也是「唔唔」聲（喪失語言的表達能力）。電話另一頭的同事感覺不妙，叫來了救護車。當急救人員趕到時，泰勒發病已經四個小時了，她幾乎完全喪失說話、閱讀、寫字、行走的能力，甚至連自己的生平都想不起來。

罹患中風讓泰勒命懸一線，醫生的竭力搶救將她從鬼門關拉了回來。然而，令人稱奇的是，憑著對大腦的了解，以及家人、醫生的照顧與支持，泰勒自己展開了對受損左腦的復原行動（念力修復），一步步重塑失去的左腦功能。八年後，她完全康復了，並且回到了大學講堂。此後她寫成自傳體小說《奇蹟》，她在書中稱「隨著左腦語言中心變得沉默，我對自己生平的記憶也越來越疏離，但我的意識展翅高飛，彷彿只要願意，就可以與天地『合而為一』。這股來勢洶洶的力量，讓人覺得到了天堂。我得承認，我那受創腦袋中愈來愈大的空洞，實在太富誘惑力了。我歡迎那種沉寂帶給我的舒適，不用再與那些現在看起來很沒意義的社交事務糾纏……」

人類大腦的左半球是以語言處理訊息，控制知識、判斷力、思考力因此被稱為「知性腦」；右腦則控制著自律神經與宇宙波動共振，由於是圖像腦，因此造型能力優越，被稱為「藝術腦」。這是一九八一年由加州理工學院羅杰・史貝利博士在分割腦的實驗中發現的。通過研究他發現，左腦與右腦這兩個半球完全以不同的方式在進行思考，左腦用語言進行思考，右腦則是以圖像進行思考；左腦偏向語言、邏輯性的思考，右腦則是影像和心像的思考。

泰勒參加美國著名電視節目《奧普拉・溫費莉脫口秀》時說「我覺得作為一位研究人類大腦的科學家，能得到這樣一次親身體驗左右腦功能的機會，實在是幸運。我的大腦成了自己最好的研究對象。」

我們不得不承認這是一個不可思議的「奇蹟」，如果說「不可思議」，是因為人們先前所接受的知識禁錮了「可思議」性，或者說先前的知識有太多瑕疵，尤其是哲學邏輯上的瑕疵而導致認知自以為是地以為「不可能」。其實依據生命全息哲學性邏輯，一個細胞包含生命的全部信息，那麼對於一個細胞的潛能激發，便從理論上可以產生所有的生命活動！

此例與其說為了介紹大腦知識，毋寧說是為了讓人們解脫已有知識的束縛而智慧地思考和解決問題。此例便是動員完好的右腦對於左腦進行「念力」修復。

　　人體是一個生理、心理一合相的完整機體，儘管人類的思維由大腦決定，然而「離體」大腦理論上則不可能完成在完整機體生命條件下的機能，這點似乎無需論證，比如截斷的肢體能夠靈活自如地屈伸嗎？人類的大腦可以指揮眼、耳、鼻、舌、身、意的作用，理論上，大腦可以指揮任何一個細胞完善地執行其機能。同理，如果細胞受損，大腦可以動員細胞自身進行修復或者由健康細胞修復損傷細胞……心心念念「感恩、利生、懺悔、修正、祈福、迴向、合氣、養生」，就是「念力」的全息智慧養生運用。

　　生活中我們會時不時見識一些「生命奇蹟」諸如「力量突然不可思議地增大」、「智力突然不可思議地強化」、「生命超越極限不可思議地存活」等等，很多關乎「念力」。

　　「外因是變化的條件，內因是變化的根本」，這是任何關於生命體邏輯思維的基石。依此，發揮人類的「念力」，理論上可以治療各種生理、心理疾患！然而物質實證主義「戕害了」人類思維的靈性，走上了機械的唯技術理論的不歸路。

　　全息智慧養生的理趣，就是喚醒人類的「念力」來修復自己身心的各種問題！

（十四）觀察者自身及一切事物精神性的重要性

　　由於偏頗的現代科學世界觀，人類觀察者在探索廣袤無垠的宇宙空間時，便只能作出片面的理論假設，諸如「平行宇宙」、「卷曲宇宙」等等。例如弦理論認為，宇宙有十一個維度。「在宇宙膨脹中，四個維度顯現出來了，成為我們目前身處其中的空間。另外七個維度

蜷縮了，變得不可見。弦理論與超對稱理論結合後，成為超弦理論，但宇宙的維度沒變，還是十一維……」之所以做出各種怪誕理論假設，根本原因乃是「忽視」了觀察者自身存在的意義，設無觀察者宇宙便無意義遑論維度幾何！

同樣，人類觀察者在微觀的量子世界研究中重蹈覆轍，將與觀察者精神密不可分的「因素」，簡單歸結為「粒子、介子」等，並試圖無謂地實證它們，好比試圖從解剖學上嘗試證實人體「經絡」一樣，只能無功而返！

人類觀察者欲真正認知宇宙，一個非常重要的內涵就是——觀察者自身特別是觀察者的心識，同時還必須考慮到一切觀察對象的「精神性」！試想如果沒有觀察者——物質生命及精神生命，宇宙空間之維度、宇宙的扁、圓、方、平、黑、白等等有何意義？沒有考量宇宙萬物的「精神性」因素，對於宇宙及生命的認識永遠會是盲人摸象！

即使當今的哲學家深明「物質、精神不可分割」其意，而在他們的研究以及論述中，卻也步了「唯物實證主義」的後塵，行文多「旁徵博引」顯示多麼地博學，卻失去了獨立的哲學邏輯思辨，更失去了對於「精神性」的考量。哲學家尚且如此，當今的科學家們之哲學邏輯的偏頗也就不足為奇！

在佛教修行者中更應該重視「精神性」，然從辛亥革命後的東渡科學追求，導致從民國開始，佛教的某些大家們居然胡亂地鼓吹「佛教是無神論」，其論至今仍然忽悠著很多有情，荒謬的是他們居然能以「我見」釋義佛教的「無神論為沒有主宰宇宙萬物的神」。

佛教是有神論但非「神宰論」，且從來沒有所謂「第一性主宰性因素」、「原始本初」此類的荒誕名相，如果有，此類佛經就是「問題佛經」。至於佛經中「如來是三界主宰」此類稱謂，乃大乘時代行者不究竟的、欠缺智慧的描述，智慧的表述應該為「三界大自在」。佛

家的核心理論之一是「六道輪迴」，如果佛教是無神論，那麼「天道、修羅道、地獄道、餓鬼道」都不存在，佛教的理論體系崩潰，佛教還如何流傳？故，鼓吹「佛教是無神論」，無異於謗佛謗法。「天道、修羅道、地獄道、餓鬼道」，正是全息哲學中與實宇宙「一合相」的虛宇宙。

何謂「問題佛經」？釋迦滅度後兩百年開始，後來的行者發現小乘佛教有些非智慧成分並試圖修正，於是大乘佛教開始萌芽，到了釋迦滅度後五百年左右馬鳴菩薩、龍樹菩薩時代，大乘佛教逐漸完善。大乘時代也是亂象叢生的時代，各種冠以「如是我聞」的梵文經典不斷出現，設若行者自己體悟不究竟，行文必然帶有「我見、我執」。我們的先祖跋山涉水遠赴古印度請賷梵文經典，凡冠以「如是我聞」的梵文經典，幾乎全部翻譯入藏。所以三藏中，智慧不究竟的經典，都是「問題佛經」。

釋迦時代尚無梵文等文字，世尊所講全部由弟子背誦流傳，直到釋迦圓寂五百年後梵文才出現並完善，才有了「如是我聞」的梵文經典。

小乘佛教的問題：

一、律藏：非釋迦世尊建立，乃是世尊弟子們以世尊的名義，建立起來的行為規範體系。釋迦證道，開始為憍陳如等五比丘開示佛法時，都是圍繞生老病死，將「苦集滅道」智慧地闡釋清楚，於是僧俗二眾越來越多。釋迦講道，闡釋智慧，至於聽者是不是照著做，就是「有緣」和「緣淺」問題。世尊會強制性地命令僧俗二眾「必須如何」不？如果有就墮於教條。人多了，問題就多了，吃喝嫖賭都出現了，佛陀的弟子們為了維護世尊智慧法教的流布，才以佛陀的名義建立起來律藏。戒、律，今人混為一談，戒以「利生」為核心，律是「必須如何如何、不能

　　　　如何如何」的行為規範，故而謂之「律藏」而非「戒藏」。
二、男身、女身問題：因緣法在小乘佛教時代闡釋的非常究竟，然在看待男女問題是卻出現了瑕疵，男女只是「相」的區別，將男女區別對待，就失去了「平等」意義。佛由人中修成，人是男女和合之後代，男女之別，乃是「因緣果」之別。貶低女性，就是貶低佛陀自身。佛陀會有男女之別嗎？不會。而之所以有別，乃是弟子們人為形成的、不究竟的規範。
三、彌勒佛降生：釋迦滅度，迦葉尊者於雞足山攜帶袈裟入定，待彌勒菩薩降生，迦葉尊者出定授以袈裟，於是彌勒稱尊。依照真圓檯球規律，世尊成佛乃系統全部因緣果具足。在彌勒菩薩降生之前，系統全部因素具足可否有人亦「成佛」？在彌勒菩薩降生之前，如果有人因緣果具足而成佛，依照小乘佛教的說法，就是「離經叛道、欺師滅祖」了，是否教條？

惟有將觀察者作為一個維度（第五維），觀察、考量宇宙與生命才變得有意義。再者，物質與精神可以互相轉化，物質具相運動於實時空體系，精神則無相「運動」於虛時空體系，且虛、實時空體系為「一合相」，故第六維度必須是虛時空體系或者說「精神性」！

　　「一合相」者，任何物質都會占據一個空間，該空間在理論上則是與物質同形狀的真空──物質的虛體──精神，移動物質後其先前占據的空間會被空氣填充，而物質又會占據另外一個空間，這便是「一合相」。

　　六維度的宇宙觀正是佛家、道家的全息宇宙觀，空間的縱、橫、豎、時間、觀察者、虛實時空之「六維變量」，便給《周易》的哲學邏輯及六十四卦作出最合理的解釋，是以六十四卦可綜該天地萬象，緣二的六次方為六十四！這個論點正是余一九九四年和科學泰斗錢學森先賢，書信討論的核心（雖然錢老回信保存了，可惜當年所呈論文遺失）。

非完善的哲學觀產生的理論體系，對於宇宙與觀察者的認知必然是殘缺不全的！唯中華傳統文化釋、道、儒三教的全息哲學觀方能正確認識宇宙與觀察者自身的「物質性和精神性」，換言之，可以合理認識宇宙與生命的周而復始變化！

（十五）觀察者必須全息感恩

觀察者與自身心內外系統全息相關，即觀察者與天地萬物無不發生物質、精神信息能量關聯（量子糾纏或者能量共振，實質即合氣），亦即愛因斯坦「大統一場理論」所欠缺的「觀察者與物質、精神的相互引力或言精神相互作用力」。科學巨匠愛因斯坦的偉大不容置喙，然在其著名的物理學理論假設中，確實忽略了「觀察者」因素是不爭的事實，而觀察者的存在才正是其理論更有意義的關鍵！

系統的每個因素都和觀察者息息相關，都必須感恩！誠如《真圓檯球規律》所釋，系統過往絲毫因素的改變，系統及觀察者的當下便差之毫釐，謬以千里，如果不能接受這個基本邏輯，渾渾噩噩也就無足為怪了。規律就是對真理的描述，接受或拒絕便是智慧和愚痴的分水嶺。鑒於此，如果觀察者遭遇不順、挫折等等，不問責自身而胡亂歸咎於系統，就是不折不扣的愚痴。智慧的身口意三業，唯有感恩系統過往、當下及未來全部因素。如果「小人」、「壞蛋」、「魔鬼」不離口，那就是還未真實生起感恩心！感恩二字拆開來看，「感」、「恩」二字皆帶「心」，感是「咸」加「心」，恩是「因」加「心」，「咸」本義悉、皆、全部，「因」本義一切所緣，故感恩二字即對全部的因緣懷藏於心並感念其惠。

然而有情會質疑，「系統過去的消極事件比如大屠殺、二戰、日本鬼子侵略中國等等，也感恩？」拋開因果關係規律，這個問題如同於「傻子吃饅頭」邏輯中所述，好比在第五個饅頭之前有一個饅頭吃

壞了肚子,「吃壞肚子的饅頭」也是系統過去的不可除去的因素,否則吃到第五個饅頭時的狀態完全大相徑庭。故而「吃壞肚子的饅頭」,至少讓我們學會借鑑「不再重複」類似的錯誤。所以「感恩」並不是認為過往的一切都是「積極地、健康的」,而是造成系統當下結果不可或缺的「因素」,都必須「懷恩借鑑」。

故而,完善的「感恩」之義,還應該包括對系統全部消極因素的感懷、警戒、修正。

日本的江本勝博士,在其《生命的答案水知道》書中揭示「水分子受到各種積極抑或消極的物質、精神信息能量刺激,其分子結晶有非常明顯的優劣差別」。觀察者身體的物質構成中有近乎百分之七十的水,如果身體內的水分子結構處於合理、圓滿狀態,身體細胞組織器官的機能是否也會是高效率狀態?反之如果身體的水分子結構處於混亂狀態,細胞和組織器官的機能是否也會處於低效率狀態?毋需物質實證,答案是肯定的!故而,當觀察者意念「惡心」、語言「刻薄」、行為具有「侵害性」,不僅自身心機能處於低效率狀態,也會使環境系統中的其他觀察者身心機能受到消極影響,既不利己亦不利人的三業作為就很可憐可悲了!

問題是,觀察者感恩嗎?對於有利的因素感恩尚可,那些消極的因素感恩了沒?絕大多數時候只有怨恨罷了,即使許多修行人亦如此,何況未修行的有情!而「消極、積極」的判斷多由觀察者「自見」而主觀評判,設若「因果關係規律」被接受,系統的全部因素便無復「消極、積極」之別了!

系統當下結果已定,就必須感恩系統過往的全部因素,緣系統過往的任何因素的改變,系統便非當下的結果!既然如此,何來「小人」、「壞蛋」之說?他們都是我們必須感恩報恩的對象,都是未來佛,我們竟然罵未來佛是「小人」、「壞蛋」、「外道」,豈非我們愚昧!

延伸體解，一個法師、阿奢黎若動輒言人「外道」，便已經墜入教條和狹隘，已經不知感恩，其菩提心已然瑕疵，焉能為有情之師！跟隨如此之師焉不行歪！即使「涅槃」不生不滅，依然與虛、實時空宇宙全息相關，此乃「六大寂靜」之不生不滅真如理趣！觀察者的眼耳鼻舌身意，無間歇地關聯到一切人、事物，只是關聯程度有「遠、近」之別而已（大系統中全息相關）。近則易識，遠則難辨。

發生於觀察者身上的任何事情，都是觀察者自己必須承受的果，個體的三業是「自留地」，因此生出雜草、長出莊稼，都是個體的因果對應，如果「自留地」的「果」歸因於他人所「種」，便是不折不扣的愚痴！故，動輒將不順情境歸因於「小人」、「壞蛋」、「外道」等等，便是典型的「忘恩負義」，是企圖對三業夙昔「欠債──惡因」賴帳不還的愚昧行為！

（十六）完善的世界觀

世界觀決定我們言行及與天地萬物的關係（合氣與否），換言之決定我們的命運並影響大系統的走勢。

人類觀察者的世界觀，決定文明的發展走向和趨勢，也決定文明的持續時間。迄今已經湮滅的世界古文明，都是人類過往歷史階段偏狹世界觀的驗證。歷史學家，總是試圖「唯物實證」地找到所有古代文明隕落的原因，然幾乎很少涉及當時人類觀察者世界觀是否存在瑕疵。結果發生，取決於因、緣。緣則包含客觀和人類主觀因素，既然客觀因素不依人類意志為轉移，根本原因便是人類自身三業了。

一個至為簡單的邏輯，世界觀決定人們的思想、行為和語言表達，即觀察者三業的積極、消極與否，決定觀察者的最終結局。行為科學中有一條約定俗成的共識，即行為的過度表現會使行為者本身毀滅！人類已知的古文明之滅亡如果僅僅歸咎於「惡劣的自然條件」，

而不檢視人類觀察者主觀錯誤，則屬於世界觀的嚴重瑕疵！自然條件惡劣屬外在因緣，人類觀察者自身的三業則為內在因緣。

「外因是變化的條件，內因是變化的基礎」，無疑是哲學辯證法的明智認知！「外因」是客觀因緣，「內因」是觀察者主觀因緣。人類觀察者現存的文明歷史，最為悠久的乃是炎黃文明，其特別強調「觀察者」與「環境」的關係，即充分「合氣」主觀內緣與客觀外緣，而使系統結果趨於平衡。

炎黃文明哲學思想的核心，是儒、道哲學的「天人合一」，在佛家哲學其核心乃是「色空不二」，前者直觀體解即「物質、精神協同均衡發展」，後者即「物質、精神不一不異」。佛家之所以在中土延續至今，根本原因是儒道哲學的土壤，使佛教的哲學思想得以發展延續。由此儒、道、釋的哲學思想，便構成炎黃文明核心「世界觀」，且為迄今人類最為完善的世界觀，正是接近完善的全息世界觀，所以炎黃文明延續至今。

人類觀察者，欲延續當今已經取得的文明，就必須借鑑炎黃文明的世界觀。簡言之，完善的世界觀不再割裂物質、精神的關係，拋棄「物質第一性」抑或「精神第一性」的錯誤知見，以「六維宇宙」觀為核心，明晰「合氣」乃是至道，亦即全息智慧世界觀！

依照真圓檯球規律，當下注入系統的主觀因素，是唯一可把握的，影響未來個體小系統和外部大系統的關鍵。主觀因素，三業──個體的世界觀（思維方式）、語言表達、身體舉動（行為），即身、口、意的意義至為重要。其中「意」──世界觀則起主導作用，世界觀的狹、闊，直接決定語言表達的淺、深和行為的莽、慎，於是乎個體小系統的相對獨立性和穩定性，會受到相當大的影響並對外在大系統產生衝擊。

就人類觀察者整體而言，其理相同。地球、太陽系乃至宇宙的變

化屬客觀因素，是不以人類觀察者的意志為轉移的，而惟能把握的主觀因素即人類的世界觀、行為方式和語言表達！

什麼樣的世界觀是完善的？順應生命與宇宙發生發展變化規律者！一者順應生老病死規律；二者接受因果關係規律；三者遵循真圓檯球規律；四者「物質、精神不一不異」規律，接受此四條基本規律，便是踐行全息智慧養生之「合氣至道」。

「合氣」，通假「和氣」，本義為兩個或兩個以上事物之物質、精神信息能量的正向積極交流，否則為「不合氣」或曰「矛盾」。天地萬物的運動形態以「合氣」為主「矛盾鬥爭」為輔，於是一切事物都可和諧一統，大系統的穩定性得到維護。如果「矛盾鬥爭」為主，個體的小系統及外在大系統，都會紊亂、不安甚至崩潰。試想，我們的機體細胞如果時刻矛盾鬥爭（疾病狀態），我們的生命可否延續到下一刻？答案不言而喻。同理家庭、社會、民族、宗教、國家，天地萬象無不如此！

世界觀或多或少，違背以上四種根本規律都是偏狹的！「矛盾鬥爭」只會導致個體的肉體疾病、精神障礙，導致家庭破裂，導致社會動盪不安，導致宗教傾軋瘋狂，導致民族內訌滅亡，導致國家分崩離析，導致世界戰爭不斷。

天、地、人「矛盾鬥爭」，人類必然毀滅，物種必然消亡，星系亦會毀滅，談何養生！故，人類迄今文明中，任何倡導「矛盾鬥爭」的，最終都成為殘垣斷壁，而以「和為貴」的炎黃文明則延續至今。人、動物、植物之間及與天地自然之間，皆以「合氣」而共生共存！

中華民族的傳統哲學思想「天人合一」，即是全息合氣之智慧典範，是以「家和萬事興」、「兄弟齊心」、「一心一意」、「夫婦和睦」等等成為中華傳統文化的典範標識。完善的世界觀，才有完善的語言表達和行為方式。所謂「性格決定命運」，實則「世界觀決定命運」，緣

世界觀會轉變性格！系統以合氣為主，矛盾鬥爭為輔。有些有情很不以為然，試想觀察者個體是否依賴於其外的一切因素支持？若然則為合氣，若非則個體滅亡！陽光、空氣、水、食物與個體是合氣還是鬥爭？故，誕生乃因合氣，死亡則為不合氣！

依照真圓檯球規律（獨一性規律），天地萬物皆是獨一無二的，亦是系統不可或缺的。系統缺少或者多餘任何因素，系統的結果都將大相徑庭。從此意義上言，系統中的全部觀察者亦是不可或缺的，所以才是平等的！

事物之當下表現，皆是往昔因、緣之果，夙因、緣（外緣為政策、制度、各種環境因素，內緣為個體三業）不同，果相則千差萬別，於是便是社會現實中的貧富、壽夭、尊卑、順蹇之別。如此一來，追求理想的社會平等，便是違背因果關係規律的！每個觀察者在夙地三業所作「業因」不同，今生的「果報」必然不同。故而「普世價值」乃是愚痴的表象平等論，其所訴求「人人生而平等」，好比無論種什麼種子都必須結出「瓜」一樣不可理喻！「因」不同求「果」相同，焉是智者所為！

即使觀察者處身一個十分悲慘的境地，這種「果」既然是觀察者自己承受，必然是往昔自己所種之「因」。當一群或者一個時代的觀察者處身同樣的悲慘境遇，就是大家往昔三業「惡因」成熟的果報，此即佛家所謂眾生共業。抱怨、對抗，只能是不斷地惡性因業循環，智慧而全息的態度便是佛家的三業十善道！

理論上和實際上，天地之間任何系統中的因素都不存在平等，因素不平等，何來系統的平等結果！世間的一切顯現都是受因果關係規律制約，故不平等的表相其因果關係作用結果是平等的（普遍性），換言之規律是平等的，任何違背規律的言論、世界觀和行為都是幼稚的！

生老病死規律是平等的，因果關係規律是平等的，真圓檯球規律

是平等的，物質精神不一不異規律是平等的，觀察者在「生死」之間合氣為主不合氣（矛盾鬥爭）為輔的行為選擇，是順應平等的「德行」！於表象上求平等，必然是違背規律的！故而完善的世界觀或曰全息世界觀，必須含納生老病死規律、因果關係規律、真圓檯球規律、物質精神不一不異規律！是以，不平等的現實才是平等的！若期望現實平等，必須是往昔之因與緣皆相同，這顯然是不可能的，如真圓檯球規律所揭示。

　　因、緣的不平等性而導致當下果的不平等，試圖使果接近平等，每個個體當下投入系統可以把握的主觀因素之意義便凸顯出來，亦即世界觀、語言和行為趨同變得至關重要，至此人類全息養生的意義便昭然若揭。然不同文化、不同宗教，決定人類世界觀的千差萬別，一種全新遵循宇宙與生命本然規律的完善世界觀，便成為人類當下亟待解決的問題，全息哲學正是滿足不同文化、不同宗教的最完美世界觀！

　　全息哲學是對生命與宇宙發生發展變化規律的闡釋，是對人類世界觀的修正，旨在人類文明良性發展，以避免重蹈世界以往數大隕落古文明的厄運！種族、國家、宗教等的偏見（教條主義）已深，改變則要從觀察者個體開始！惟有幾大宗教放棄自身與規律相悖的教條主義，人類文明的大同和興盛才會真正實現！

（十七）宇宙、生命（觀察者）「生、滅」的俗諦與真諦

　　任何哲學流派都會涉及宇宙、生命的起源問題，且此問題為哲學的根本問題，迄今為止能在邏輯上合理闡釋此問題的哲學唯佛家和道家，其他如唯物及唯心哲學流派都墜於狹隘的知見之中！

　　姑且就唯物與唯心流派的基本出發點作簡單分析，唯物主義認為物質第一性，唯心主義認為精神第一性，然天地之間並無任何系統有永遠「第一性」的因素，且各呈現主、次因素地位的交互變換，故此

二哲學流派的出發點已經墜入非理性思維中。假設物質第一性，這個宇宙就是純粹物質的，精神即便有亦會隨時被第一性的物質否決，猶如皇帝可以任意生殺予奪一般；設若精神第一性，此宇宙便是精神創造的，於是必須存在「上帝」，在「奇點」大爆炸時刻上帝何在？顯然此二哲學流派的出發點是荒誕不經的，合理的假設必須是物質、精神是平等的，其主、次作用不斷交替變化！佛家的「色空不二」、道家的「陰陽太極」闡明了物質、精神的平等性，同時又肯定了物質、精神主次作用的交替變化，故屬完善的物質、精神哲學觀。

　　關於宇宙與生命的起源，佛、道二家幾乎完全相同地認為是「由無到有，有歸於無，元始反終，周而復始」。

　　全息哲學綜該佛、道兩家哲學觀認為，宇宙、生命無所謂起源亦無所謂終結，如環無端，無有生滅，變化的僅僅是形態。物質、精神平等且同源，時刻發生著互變。

　　唯物主義和唯心主義，都認為物質與精神相互依存、相互影響、相互轉化，此論合理可以採納。然此二流派未認識到物質、精神的平等性及同源性，同時錯誤地認為宇宙、生命有絕對的生、滅。連續態的宇宙、生命變化雖在階段上示現「生、滅」，實質僅僅是表現形態的改變而已。於是「生老病死」或曰「成住壞空」規律在俗諦上成立，在真諦上則不成立。真諦則是「無生無滅」的涅槃，緣一切因緣斷滅，或者說沒有了「觀察者」。

　　「物質不滅定律」、「能量不滅定律」，僅在觀察者有限認知的時空中有意義，如果展開到宇宙、生命的起源，此二條物理學定律便無所適從了。

　　如同「雞與蛋的關係」，宇宙、生命之生、滅如環無端，故無絕對生、滅，只是形態遷變的相對生、滅而已！

　　現代天體物理學的許多假設，因其世界觀的瑕疵而不能自圓其

說,比如現代天體物理學認為「黑洞」吸收、壓縮物質而形成新「奇點」,並認為物質在「黑洞」中被「撕裂」,實則很荒謬,真實的理論當為物質被全息地、等比例地「壓縮」而非「毀滅」,於是觀察者並不能覺知「壓縮」,如此一來,觀察者生存於至微之「奇點」抑或廣袤的「宇宙」中?「莊周夢蝶」不復怪誕,究竟是我做夢夢見了蝴蝶還是蝴蝶做夢夢見了我!

再如某些天體物理學家所言「宇宙無限地向外膨脹」,在俗諦上亦違背了「成住壞空」規律故也不能成立!「宇宙外」、「宇宙內」只是在有「觀察者」存在時的拓撲學中「莫比烏斯環」的表現罷了!

生命亦是此理,故無所謂「起源」亦無所謂「毀滅」,只是循環連續的形態變化!現代人的世界觀,多停留在宇宙還有「東、南、西、北」的狹義階段。生命之「生」非起點,「死」非終點,只是物質-精神形態的循環變遷的狀態。

(十八)物質、精神之相互轉化

物質與精神的相互轉化邏輯推理問題,是迄今為止人類各種哲學思想的根本問題,然惟有佛家、道家究竟了此問題,唯物主義和唯心主義雖然流觴不已卻未能徹明此邏輯!

「物質與精神相互依存、相互影響、相互轉化」,如果此論成立,那麼唯物論的「物質決定精神」抑或唯心論的「精神決定物質」的論調都不足取,其論本來就已經強調了「相互」,故持正之論當為物質、精神主次地位互換而作用,物質為主時決定精神,精神為主時決定物質。此豈非佛家之色空不二、道家的陰陽太極!然唯物主義和唯心主義,均未有令人信服的物質、精神互相轉換的邏輯推理!

在中學時,老師課堂上就水和油裝在一隻瓶子裡,由於比重差異,水在下油在上,水和油之間會存在一個「臨界面」。老師告訴我

們，此「臨界面」會具備水和油的雙向物理、化學特性。

於是，關於物質與精神的轉化邏輯，余假設：物質與精神之間存在一個「臨界系統」，物質進入此系統出而為精神，精神進入此系統出而為物質。「臨界系統」必須具備物質、精神的雙重特性，如物質的功能性或可測量性，同時具備精神的不可測量、不可實證但觀察者可身心感知性。滿足此條件的「臨界系統」是什麼？靈肉一體的觀察者自身！就人類而言即為傳統中醫的「經絡」，經絡的功能性諸如針灸、按摩風靡西方世界，此其「物質性」，而經絡的「精神性」表現為在解剖學上找不到經絡，這也說明了精神及精神現象的「不可物質實證性」。然並非「不可實證」，只有在量子物理學水平上才可以「證實」。

此一「臨界系統」邏輯假設，迄今已經得到量子物理學論證，即英國的希格斯博士之「希格斯玻色子」理論。簡言其論為，沒有質量的基本粒子（表徵精神）經過希格斯玻色子旁邊而獲得質量，成為有質量的基本粒子。沒有質量的基本粒子與精神何殊！余依其論再假設：當存在「反希格斯玻色子」！即有質量的基本粒子經過反希格斯玻色子旁邊失去質量，而成為無質量的基本粒子！既然「臨界系統」在邏輯上成立，「反希格斯玻色子」必須存在！

匈牙利的科學家發現的「伽馬玻色子」大約便是，與希格斯玻色子作用相反，擁有質量的基本粒子經過伽馬玻色子旁邊會失去質量，成為沒有質量的基本粒子。於是「臨界系統」，逐漸得到了量子物理學證實。

依此「臨界系統」邏輯，我們可以推理，物質對應精神、物質能量對應精神能量、物質生命對應精神生命（鬼、神）、物質時空（實時空－陽間）對應精神時空（虛時空－陰間）。由此可知，「無神論」觀點是多麼荒謬！同時「六維宇宙」論，亦邏輯可推！且記，精神及精神現象不可物質實證！如果某人企圖用物質手段證實鬼神，其邏輯

便幼稚的離譜,如果要證明也必須而且只能是由量子物理學世界觀的突破而實現!然而,精神及精神現象由觀察者「身心」可感知!

設若當今的量子物理學家、天體物理學家,能持「全息哲學」的世界觀,此二領域的研究將逐漸接近和證明佛家、道家哲學思想的智慧之博大精深!「全息哲學」,正是汲取佛道智慧、傳統中醫智慧、周易智慧,結合現代科學被普遍認同的理論,而提綱挈領地抽象出來的全系統哲學邏輯思辨!同時,物質守恆、能量守恆定律,將修改為物質、精神守恆,及物質能量、精神能量守恆!

所謂「海市蜃樓」景象、一切「超自然現象」都是在廣義的「臨界系統」顯現的!宇宙中廣大不為所知的所謂「暗物質、暗能量」大約可以理解為「臨界系統」的組成了。

「生公說法頑石點頭」,是一個著名的佛教公案。晉末高僧竺道生為鳩摩羅什的高足,悟解非凡。年十五就登壇講法,二十上江西廬山講授佛法。當時《大般涅盤經》只部分譯出,僅有東晉法顯與佛陀跋陀羅譯出的六卷《大般泥洹經》傳入,在前部分佛經中明確說明除一闡提(斷絕一切善根的人)外皆有佛性,換言之一闡提之人不能成佛。道生大師剖析經旨,認為「一闡提人皆得成佛」,不成想這一論點招致強烈非難,並遂引起著相文字之徒的激烈反對,生公之言論被認為異端邪說、欺師滅祖,生公遂即被擯出僧團。被逐出廬山後,道生大師入吳中(今蘇州境內)虎丘山,傳說他在山中曾聚石為徒,講《涅盤經》,說到一闡提有佛性,群石皆為點頭(見《佛祖統紀》卷二十六、三十六)。

後來曇無讖譯出的全部《涅盤經》傳至建康(今江蘇南京),經中果然也講到「一闡提人有佛性,可以成佛」,證明道生說的正確,大眾這才佩服他的卓越見識。那些撇棄他的人們感到罪孽深重紛紛出外尋找生公,當他們在虎丘找到道生大師的時候,正見道生對頑石講

法，頑石似乎領悟，頻頻點頭。於是「生公說法頑石點頭」的傳說便不脛而走。至於這個典故如何理解，從字面可以理解為生公說法生動且淺顯易懂，然這種理解未必達於實質。

從全息哲學觀講，佛法之智慧就是宇宙精神信息能量，體悟了佛法就是掌握了宇宙精神信息能量，所說所行悉能隨心運用宇宙精神信息能量而帶動色界之物質運動，這也就是「佛陀說法大地震動」、「天降妙花、出妙音」等等之道理所在。試設想如果佛陀說法大地震動，片面理解為地震，豈不是要導致財產的毀壞、生命的死亡，這樣是不是產生「不利益」？佛法是平等利生的智慧真理，所以所謂「大地震動」乃宇宙精神信息能量和我們心靈的共振。這個公案中也可見行者們是多麼地教條狹隘了。

教條主義無獨有偶，就傳統中醫「經絡、穴位」的發現，有些有情「臆想」為神龍氏身體透明，吃了草藥可以看見體內藥液的流動等等。依照全息哲學，人體在「靈性」足夠高的情況下，可以覺知身體中「精氣神」的流動，換言之可以覺知「經絡、穴位」。

一隊士兵過鐵橋，齊步行軍，到了橋中由於共振而致鐵橋斷裂。深究實質即物質能量的共振，導致動量增大，鐵橋不堪重負而斷裂。理論上，精神能量的共振，也必然會引起物質的「神變」現象。

正是由於道生大師掌握了佛法真諦，換言之掌握了宇宙精神信息能量契機，所以其所言說行事契合真如至理，便有精神信息能量之共振發生，精神反作用於物質，引起物質世界事物的相動，在色相上表現出了「頑石點頭」。「相動」乃，感覺到了「動」，實際上物質並未發生運動，屬精神對於物質的反作用。

其實生活中「聽君一席話勝讀十年書」，雖然未必是掌握了真理但其理也是如此。於是，「共振」便是「合氣」的一種具象表達。

附《神僧傳》卷三：

竺道生，本姓魏氏，巨鹿人。生而穎悟聰哲若神，其父知非凡器愛而異之。後值沙門竺法汰，遂改俗歸依。及年在志學便登講座，吐納問辯辭清珠玉。雖宿望學僧當時名士，皆慮挫詞窮莫敢酬抗，年至具戒器鑒日深。初入廬山幽栖七年，常以入道之要慧解為本，故鑽研群經。萬里從師不憚疲苦，後遊長安從什公受業，關中僧眾咸謂神悟。還止青園寺，宋太祖文皇深加嘆重。後太祖設會，帝親同眾禦於地筵。下食良久，眾咸疑日晚。帝曰：始可中耳。生曰：白日麗天。天言始中，何得非中。遂取鉢便食，於是一眾從之，莫不嘆其樞機得衷。時涅盤後品未至，生曰：闡提皆當成佛，此經來未盡耳。於是文字之師，誣生為邪擯而遣之。生白眾誓曰：若我所說不合經義，請於見身即見惡報，若實契佛心願捨壽時據師子座。竟拂衣入吳之虎丘山，豎石為徒講涅盤經，至闡提有佛性處曰：如我所說契佛心否。群石皆首肯之。其年夏雷震青園佛殿，龍升於天光影西壁，因改寺名曰龍光。時人嘆曰：龍既去生必行矣。俄而投蹟廬山肖影岩岫，山中僧眾咸共敬服。後涅盤大本至於南京，果稱闡提悉有佛性，與生所說若合符契。生既獲斯經，尋即講說。以宋元嘉十一年，於廬山升於法座講說涅盤，將畢忽見塵尾紛然而墜，端坐正容隱幾而卒。

譯文：竺道生，河北巨鹿人氏，本姓魏。其一出生就非常聰穎賢哲性若神仙，父母因此特別喜愛。後來碰到沙門竺法汰，便皈依其門下。十六歲前便能登壇講法，如吐珠玉而辭清義明。當時那些稍有名氣的僧人和坊間名士每每與之辯論而無不嘆服，到了十八歲受具足戒，思辨更勝從前。在進入廬山修行的前七年幾乎處於幽閉狀態而鑽研各種經典。如果聽聞何處有名師高僧會不遠萬里去求學。後來遊學

到長安依止於什公和尚座下，所結交的關中僧俗對其談吐無不驚為天人。後來住錫青園寺（今天南京覆舟山），劉宋時太祖文皇深為器重。有一日，太祖文皇設眾僧法會並於地上設宴招待一干人眾。賜下食物好久，大家都覺得天色已晚（過午不食）。文皇說道：才是日中呀。生公接口道：天色正亮，皇帝既然說是中午，就是中午。於是拿起飯鉢便吃了起來，一群僧侶也紛紛效仿，僧眾莫不對其應對機敏得衷而嘆服。當時《涅槃經》的後半部尚未傳來中土，生公在講經中便說「一闡提也能成佛，只是此經中沒有盡義」。於是著相文字的教條之輩僧侶，便對生公橫加非難誣陷生公之言論為邪說，並將生公撇棄出了僧團。生公臨離開前發誓：如果我講的不符合佛經旨趣，那就讓我立刻遭受惡報。如果我所言契合佛經，則願我圓寂之前身居法座（師子座）。說完便去了吳地的虎丘（江蘇無錫），常在身邊聚集石頭想像為徒弟講解佛經，講到一闡提也有佛性的地方，問石頭言：我所說的契合佛旨不？石頭紛紛點頭。當年夏天雷電擊中青園寺佛殿，見龍飛升其光芒潛隱在佛殿西面牆壁上，於是便改名為龍光寺。當時人們感嘆，既然龍已經升天，生公大約也要離開了。然後生公來到廬山，其身影居然顯現於山中岩岫上，這就使得山中僧眾十分敬佩。後來《涅槃經》全本傳至南京，經中果然講到「一闡提也有佛性」，與生公被撇棄前所講完全相同。生公得到全經，立即便開始了講經說法。於宋元嘉十一年（441）在廬山升座開講《涅槃經》，法筵臨閉，生公手中拂塵塵絲紛紛墜地，便見生公圓寂於法座之上。

（十九）智慧地承受果報

觀察者與外在系統的關係，不僅關係到觀察者自身系統的獨立性、穩定性，也對外在系統的穩定性至關重要。儘管內外系統環境全息相關，個體多數時候無能左右外部環境系統。在一個紊亂、充滿矛

盾鬥爭的外部系統環境下，個體要維護自身系統的穩定性肯定十分困難，然並非不可能！

個體系統與外環境系統的關聯，深層次依賴是因果關係，外部系統的穩定抑或紊亂都是個體所種夙因之果報。就觀察者而言，抱怨生於此而非投胎於彼，抱怨和仇恨外環境系統，就是不折不扣的愚痴。因緣法所建立的世界，無不是夙因今果之顯現！

個體系統的和諧穩定，勢必會積極地影響外環境系統，於是個體世界觀、語言、行為表達就至關重要！個體與外環境的相互作用，有物質的也有精神的，起心動念、言語措辭、舉手投足都會釋放物質、精神信息能量，且必然從外環境回饋到相同性質的能量，其真諦便為「合氣」抑或「不合氣」。外環境猶如我們身體支分的全息延伸，於是乎觀察者對外環境的身、口、意表達就只能是感恩戴德的，換言之以「合氣」取代「不合氣」，才是養生的！

現實生活中，當觀察者個體的外環境系統極度紊亂時，智慧的態度唯有調整身口意三業而承受。然而，很多時候觀察者一味責備外環境系統，並將其紊亂作為「因」，而致身、口、意由此「因」向「果」努力去糾偏，形成與外環境系統的嚴重對抗。並試圖重建外環境系統。這樣顯然忘記了外部環境系統當下的極度紊亂乃是「果」，既然此「果」要觀察者自己承擔，便必然是觀察者於「某一時空點」種下了相應的「因」。如果否認此論，觀察者的外部環境顯現便都是「無來由」的「無花果」了，觀察者也不可能出現於此系統（生存），如此便是與因果關係規律相悖的愚昧！

外環境系統的現狀，是每個觀察者當下必須承受的「果」，是觀察者過往三業曾所種下「因」之「果報」！故而，觀察者不僅不能抱怨還必須感恩！依據真圓檯球規律，設若環境系統缺少了某種觀察者認為「不合理、不公平」的因素，系統當下的真實狀態則無從把握，

觀察者將何去何從？反之，設若系統過往多了觀察者所希冀的「合理、公平」因素，外環境當下狀態究竟是現實態還是虛擬態？如果是虛擬態，觀察者可以把握嗎？

緣何感恩？乃是抵銷觀察者個體往昔愚昧之「因」，即酬償夙債！「無債一身輕」，便少了「煩惱」，亦即開發了智慧！感恩方合氣，個體與外環境系統便可諧調穩定！

東西方哲學存在非常顯著的差別，西方哲學多以當下之「果」為「因」，進爾予以糾正，而東方哲學則深究當下「果」之夙「因」，而非以「現果」為「因」予以糾偏，儘管其為「後果」之「因」！於是西方哲學便導致循環不斷的「因果報應」如「以血還血以牙還牙」，而東方哲學則衍生出「息事寧人」、「放下屠刀立地成佛」的中庸智慧之道。智慧之道，方是人類觀察者文明久遠延續的根本保障！

（二十）生命、宇宙乃全息顯現

一切關於宇宙與生命的信息全部儲存於生命本身，因為無論是「奇點」狀態抑或廣袤的宇宙狀態，生命全息生滅於宇宙的運動變化過程中，宇宙或者奇點則含納宇宙之全部信息，同理觀察者身心乃至一個細胞亦含納宇宙及觀察者自身的全部信息。

現代科學偏頗的世界觀，引領人類向觀察者身心之外去馳求，於是便誕生各種曇花一現驚世駭俗的奇譚怪論，比如達爾文的進化論大約是其中迷惑人類觀察者的謬論之一。

如果人類觀察者由類人猿進化而來，類人猿觀察者由何進化而來？由此一系列問題，便引申出觀察者物質生命必然存在一個「起點——誕生點」，不考慮精神生命觀察者（鬼、神）的情形下似乎還可以成立，如果全息考量進精神生命觀察者因素，「生命起點」之說便無能成立。在觀察者物質生命形態的外表下，一條貫穿始終的「心識——

靈魂或曰精神」主線一直未被現代唯物實證主義學派的觀察者所認知或者接納，僅僅在幾大宗教理論中有所涉及，除佛教、道教外，其餘宗教對「心識——靈魂」的流轉認知亦不完善，且因為宗教教義中修行者教條主義思想的夾纏，更使得這一基本問題顯得撲朔迷離！

宇宙與生命是全息的，「全息」顧名思義即全部信息——全部物質的、精神的信息，同時由絲毫因素可以推知其餘因素。假設宇宙與生命有元點，今天宇宙的一粒微塵、生命的一個細胞乃至構成生命的一個元素，也應該含有元點迄今的全部信息！比如觀察者生命從精子卵子的結合開始，記錄全程直到個體生命的出生至於「死亡」，只要閱讀「記錄」便可知悉該個體的全部信息！此理通，則「一微塵涵三千大千世界、三千大千世界入於一微塵」之全息意義昭然！

問題是，誰是宇宙與生命的記錄者？觀察者生命與宇宙自身是也，即記錄者是任何一粒微塵、任何一個細胞！換言之，一個細胞含有宇宙與生命的全部信息！「元點」只是假設，一如前述。如此，人類觀察者認識宇宙與生命該向外求抑或內省？

當現代科學哲學定義「意識是人腦對大腦內外表象的覺察」時，已經超級短視了！就物質生命觀察者而言除人類外，天上飛的、陸上爬的、水裡游的，都沒有意識？若然，「豬也笑不動了」就成為人類對自身狹隘的嘲諷了！

意識，是精神的種屬表達！既然物質與精神是一對矛盾統一體，那麼一切物質皆有精神，換言之有其種屬意識！佛家有九識之論，眼識、耳識、鼻識、舌識、身識、意識、末那識、阿賴耶識（藏識）、庵摩羅識，其中末那識與現代心理學的「人類集體潛意識」有近似處卻比之更為全面，阿賴耶識和藏識則記憶著宇宙、生命的全部歷程信息，庵摩羅識則是明晰一切事物真諦的終極智識，即法界體性智。

生命的一切能力則對應儲存於遺傳基因中，只是基因解碼的差別

而顯示細胞分類、機能的差別！生命、宇宙全息顯現，觀察者生命形態的物質、精神內涵只是宇宙全部信息（或者奇點或者宇宙）的不斷「循環往復」中信息的排列組合，具象化喻之如「萬花筒」！

(二十一) 觀察者身、口、意三業的意義

觀察者與外環境系統無時不刻地進行著物質、精神的信息能量交流。在觀察者自身則體現為起心動念、舉手投足、語言表達，亦即身、口、意。交流的結果便產生新的因果關係，其結果不僅影響觀察者個體亦對外環境的人事物產生同性質的影響。即使不考量觀察者三業的精神因素，而僅僅將其三業理解為物質能量，上述邏輯亦是成立的。然若不考量觀察者三業的精神因素，邏輯推論的結果卻會大相逕庭，因為其三業所作新的因果關係涉及表象的可觀察效應，以及深層次的「不可物質實證」精神效應。

一絲善、惡之念，便向觀察者個體自身及外環境，釋放出善、惡的物質、精神信息能量。通常，觀察者秉著「掩耳盜鈴」的心態，以為「人不知鬼不覺」而自欺欺人。設觀察者的起心動念之物質、精神信息能量，不為自身及外環境所感受，豈非槍膛射出的子彈「一直在飛」？此焉非愚痴自閉！

外環境中的任何個體，不論遐邇都會接受到觀察者「心念」之物質、精神信息能量，只是當其他觀察者的身心時空距離較近且能「識別」時便是「他心通」的表現了，更多的時候因為時空距離太遠和受眼耳鼻舌身意之「知見」約束而無能識別！每個個體都有「他心通」的潛力，其與個體的智慧開發程度成正比。這種潛力，也是個體打開「末那識」乃至「藏識」的能力表現。設若打開末那識，「心識－靈魂」的輪轉軌跡便一清二楚，設若打開藏識，觀察宇宙的全部「猶如觀掌中庵摩羅果」般明晰。

觀察者三業的表達結果，在外環境其他觀察者首先是眼、耳、鼻、舌、身的直觀感受反應，意識的反饋表達則多間接地應激，因為絕大多數觀察者此時並不能真正識別觀察者三業的信息能量之積極、消極，緣於觀察者自身心的「場能」處於低水平狀態。不能識別，並不表示「沒有接收」到其他觀察者三業的物質、精神信息能量。是故，觀察者三業的積極、消極信息能量，必然會引起外環境及其他個體身心的積極、消極能量的「不自覺」效應。在「靈性」提高的觀察者，則可以輕易辨識其他觀察者三業所釋放信息能量的正負！

如果否定此論，亦即觀察者自身及外環境系統的物質、精神信息能量會是「無增無減」狀態，如此何來生老病死規律所體現的成住壞空？何來因果關係規律決定的因果報應？何來真圓檔球規律體現的差異性和三業向善抑或向惡的系統結果趨向性？何來物質、精神不一不異的守恆？故，觀察者個體的身口意不僅影響到自身還影響到外環境！

人類今天的世界觀是偏頗的，在狹義時空中因為擁有權力、財富、名聲，於是乎大多數觀察者便自以為是地「老子天下第一」了，此其時三業正在釋放出消極的物質、精神信息能量，而其他觀察者以及外環境則也會對應地回饋以同等性質的信息能量，此誠「千里之堤潰於蟻穴」之始也。

與此相反，人類觀察者在微觀和宏觀時空的三業所作，卻無知地忽略了作為觀察者自身心的重要性。迄今，只有量子物理學中所謂的「觀察者效應」（指我們幾乎沒辦法不影響我們觀察的事物，只不過是程度高低不同而已），涉及到了這個層面的問題。這個效應在量子物理學研究中闡述，便是「粒子的運動會受觀察者影響」，這大約會成為今後量子物理學實現突破的契點！同時人類觀察者必須醒悟到在宏觀時空的研究中，必須將觀察者自身心作為「一維」因素進行考量！

無論微觀、宏觀時空，沒有觀察者，時空及一切還有意義嗎？！

關於意業（惡意或者消極精神所造業果），請看如下研究結論。精神病現在大約已經成為家庭和社會的沉重負擔，中國目前精神病發病率大約百分之十七左右，一不小心我們就會碰上一個神經病不再是調侃而是現實了，社會的各種跋扈、邪惡戾氣都是精神病患者發作的現實寫照。對於家庭，一個人精神不正常已經慘不忍睹，然屋漏偏逢連陰雨，幾乎精神病患者無一例外地具有家族史（唯有靈魂同性向扎堆投胎可解釋）。

現代醫學至今不能給出令人信服的精神病發病原因，充其量大而化之地做出一些預測性理論設計，對於精神病的家族史更是不能給出具體的因由。精神病的治療現狀在一個發病機理完全不清楚的狀態下，如何能有正確對治策略？我們今天好多人已經明白，教條和偏頗的知識不再是讓我們脫離困境的指導，唯有智慧才能合理地措施一切異常，因為如「十年動亂」中依賴「XX思想治療精神病」的那個瘋狂滑稽時代已經一去不復返，儘管還有些腦子進水或者脫水的有情企圖回溯那個時代！當然，沒有十年動亂，就沒有當下，我們應該感恩那個時代，但並不代表我們要重複那個時代。

余反復強調物質、精神的對應性，物質生命、精神生命的對應性和物質能量、精神信息能量的對應性，旨在將人們逐漸引入宿世因果真諦的探討和擺脫教條主義的束縛。同時在生命與靈魂之小節中談到共生生命和共生靈魂的概念。沒有我們機體內外共生的微小生命體，我們的肉體不可能生存；沒有我們靈魂共生的細小靈魂，我們的靈魂也就不可能正常。

要解開精神病的神祕面紗，就必須對生命「流轉輪迴」予以接納，其實接納與否「蛾子孵卵，卵化蠶，蠶結繭成蛹，蛹化而為蛾」這個生命形態循環的例子就已經明確告訴我們，生不是起點，死不是終點。在佛家的哲學理念中有五逆重罪之說，亦即宿世曾經身口意造

惡嚴重，侵犯天地君親師、善知識、三寶，其累世福報不至於墮落在三惡途而投胎人中便顯智慧、福德不足，且在今生因緣具足時發作曾經觸犯賢聖的罪報──被鬼神制約，而表現出精神疾病。當我們體恤精神病患者的可憐悲慘，就該明白守護我們的身口意多麼重要。父母只是遺傳了子女的物質肉身，靈魂的投胎則根據與父母的善惡因緣，故而投胎要麼報恩要麼索債。因為物以類聚人以群分，故而靈魂性味接近的就在投胎時有扎堆現象，這在物質生命界如此，精神生命界亦不例外，故而有三界九居之分。

美國曾經兩個牧師兩百年家族盛衰史，就是最明顯的例子。兩個同時代的家族，一家是信基督的愛德華茲，另一家是著名無神論的宗師馬克·尤克斯。並且，無神論的馬克·尤克斯對愛德華茲曾說過：「你信的那位耶穌，我永遠不會信，並且我的後代也永遠不會信」！不信「神明」必然誹謗，誹謗豈能無報？若誹謗可以逍遙法外，那犯罪就可以不受制約，對於聖賢的誹謗就是當生或者來世的精神病疾患！

愛德華茲家族和馬克·尤克斯家族兩百年後的情況如下：

愛德華茲家族（信耶穌之家）人口總數：一三九四人，其中有：一百位大學教授；十四位大學校長；七十位律師；三十位法官；六十位醫生；六十位作家；三百位牧師、神學家；三位議員；一位副總統。

馬克·尤克斯家族（不信耶穌之家）人口總數：九〇三人，其中有：三一〇位流氓；四四〇位患有性病；一三〇位坐牢十三年以上；七位殺人犯；一百位酒徒；六十位小偷；一九〇位妓女；二十名商人，其中有十名是在監獄學會經商的。

世人愚癡的表現，對於不知道、不明白的總會想當然地胡亂評論。我們先祖的「一心只讀聖賢書兩耳不聞窗外事」就是教戒子孫慎護三業於不明白、不清楚的人事物。

肉體內外的微生物與我們機體細胞間的微生態平衡破壞，機體就

會發生生理性疾病，同理人的靈魂與共生靈魂的平衡關係破壞，精神就會出現異常！

治病治因，精神病的病因根本乃是宿世觸犯「聖賢」以及共生靈魂關係的紊亂，那麼治療就必須相應地懺悔、修行、積德行善、施惡鬼、放生，目的就是「合氣」鬼神安撫人體的共生靈魂，以便精神恢復到正常，然在精神病狀態下患者為限制民事行為能力人，只能其親屬代勞。且精神疾患的回復，身邊必須有一個具有菩薩心腸的有情，其作用除了物質守護還有精神守護。全息養生的一個重要內涵，就包括針對精神病患者家屬的智慧指導而方便患者精神矯正、恢復！

（二十二）六識僅僅是全息世界觀的基礎

世界觀對於觀察者而言，意味著眼、耳、鼻、舌、身、意六識對於身心內外事物的協同認知，如果六識不能聯合運用，對於世界的觀察勢必會出現盲人摸象的斷章取義。六識之意識更是一種精神活動，超越了前面的物質性五識。也正是在觀察者精神認知的層面上，人類當今的世界觀分為唯物與唯心兩個流派，可惜的是這兩個哲學流派還僅僅停留在六識階段。意識是連通五官之識（眼、耳、鼻、舌、身）與第七識末那識、第八識藏識的橋梁，第九識庵摩羅識則是前八識純淨之後的薩般若智，亦即不生不滅涅槃識性。九識渾然一體，不可分割，如同一隻橘子五識是果皮，意識是果膜，第七識是果肉，第八識為果核，第九識則為果核之再生性。

六識乃是人類觀察者基本的識知能力，於生死輪迴生命形態的不斷轉換中，全部生命的記憶「末那識」和宇宙的全部信息儲存「藏識、庵摩羅識」，才是全息認知解讀宇宙天地事物的核心認知能力，末那識和藏識全息記憶儲存於人類觀察者的全部細胞記憶庫中。如果六識僅僅認知事物表象，末那識和藏識則含納對全部表象之下的因果關係認知。

在宇宙萬象中，沒有任何系統中存在「永遠第一性的因素」，故而「物質第一性」、「精神第一性」都墜入了偏見！

受當今偏狹的唯物史觀的影響，短視且未證悟者便鼓吹「佛教是唯物主義」、「佛教是無神論」等等。而且就當今的修行有情看，被這種愚昧論調忽悠了的觀察者確實不在少數，而甚至有些所謂的大德們一味「唯物歷史史觀」地看待佛家、道家的歷史遷變，短視地將重心放在可以歷史追溯的層面上，以至於在佛教要麼直接、要麼間接變相否認大乘佛法、佛乘佛法，在道教則將精神能力提升後的物質化相動表現認為是怪力亂神。

對於佛教、道教的正確而全息的概括，即佛教、道教既不是絕對的唯物主義亦非絕對的唯心主義，為有神論但非神宰論！在六識層次上，佛教、道教恰恰是唯物主義與唯心主義的完美結合。在更深的認知層次上，佛教和道教的全息哲學思想則是唯物主義、唯心主義難以望其項背的。現代心理學的「人類集體潛意識」也只是觸及了末那識的皮毛，對於藏識和庵摩羅識更是望塵莫及！

唯物主義世界觀割裂了精神（意識），只相信眼、耳、鼻、舌、身而一味地「證實」著世界，唯心主義世界觀則關閉了眼、耳、鼻、舌、身而一味地「臆測」世界，前者墜入「只有物質沒有精神」的「純陽－物質」邊見，後者則墜入「只有精神沒有物質」的「純陰－心識」邊見！

人類的這種自欺欺人今日已經登峰造極，以至於到處是錢多人傻、官大智弱、名聞慧劣之類拜物、拜金主義亂象，或者極端宗教、精神臆想、虛無縹緲的怪力亂神之精神教條主義濫殤！

「娛樂至死」的文化現象正流殤全球，色、聲、香、味、觸幾乎成了人類行為的主導，精神的空虛頹廢正在將人們變成行屍走肉！

西方所有古老文明隕沒的根本原因（割裂物質與精神）幾乎被淡

忘，絕對唯物主義或者絕對唯心主義的偏狹世界觀，正在拉開對現代文明的毀滅序幕！

如果人類作為觀察者，用「純粹唯物主義」的觀點研究微觀抑或宏觀世界而完全忽略精神，那人類「意識」的意義何在？要「意識」何為？現代唯物科學哲學觀，是否將人類自身置於「悖論」的怪圈之中？反之，如果依照「唯心主義」的觀點認識世界，一切都是「心」之幻化，要眼耳鼻舌身五識何用？

三藏中，般若部有七百卷左右經典，分別為「心法般若」和「色法般若」，各統攝若干卷。心法般若主講空性，以《金剛經》總攝；色法般若主講實相，以《理趣經》總攝；而空性般若與實相般若又交會於《心經》，即成理事不一不異，所謂「色不異空，空不異色……」於是只重「空性」忽視「實相」便落頑空，反之只究「實相」不體「空性」亦墮邊見，不得中道！

由此可見，純粹的唯物主義、純粹的唯心主義世界觀都是片面的！正確的世界觀必須是，於物質世界的觀察中不可忽略精神的作用，於精神世界的活動中不可脫離了物質！至此佛家的「色、空不二」，道家的「陰、陽不異」，誠然不失為人類迄今最為完善的世界觀！

意識基於眼、耳、鼻、舌、身五識，又獨立於五識。如果意識完全被五識左右而失去其獨立性，意識便成為物質的附庸而無能上升為精神，今天的人類正陷入這樣深深的悲哀中！

精神糾正意識對物質性識知的過度依賴，從而也矯正前五識的認知瑕疵。當六識失去精神指導，人類的世界觀便是不折不扣的機械唯物主義；反之當精神完全脫離了六識，則會導致絕對唯心主義對人類文明的荼毒！

六識的認知只是全息認知的初級階段，隨著觀察者靈性的不斷提升，第七末那識和第八藏識也將循序漸進地打開！於是，大、小只是觀察者的知見。

觀察者如同宇宙中的一粒塵埃,卻是不可或缺的一粒塵埃,正是觀察者的存在宇宙才凸顯其意義;宇宙是觀察者精神世界的全部,正是宇宙決定了觀察者的存在!究竟宇宙在觀察者身外還是心內?回答身外或心內都是片面的,因為觀察者與宇宙是渾然一體的!東方古典哲學的「天人合一」思想,正是表達了這樣的全息世界觀。當觀察者將自身與宇宙割裂開來而研究宇宙時,已經墜入唯物實證解剖學的窠臼,此正現代哲學科學的軟肋,緣割裂了觀察者與宇宙的精神聯繫!

觀察者在不斷的生死輪迴中,眼、耳、鼻、舌、身意記錄了生命及宇宙的全部信息,這些信息由「心識──靈魂」承載,在今天的人類而言即為末那識和阿賴耶識(藏識)。因為識田(末那識、藏識)信息的全息同源性,觀察者的生命歷程和宇宙運動歷程,便呈現同步性。然觀察者的識田處於封閉狀態,故無從得知生命之輪迴經歷及宇宙的過往及未來,僅僅時不時在觀察者的夢境中有片段性顯示。但由於現代人世界觀的狹隘不可能解開夢的實質,只能從所謂膚淺的「心理學理論假設」中推知蛛絲馬跡。

觀察者的夢,便是觀察者在各種生命形態中「已經發生的、正在發生的、將要發生的一切物質現象的精神表達」,故有些夢為既往的回放,有些夢是當下的現實反映,有些夢則是未來趨勢的預兆!觀察者無論在生命輪轉的何種階段,其全部信息記憶未有絲毫遺忘,全部儲存在識田中。

「唯物」、「唯心」從字面意義上講即「只有物質」、「只有精神」,其所衍生的哲學思想均墜入邊見不得中道。所以,作為觀察者的人類正在分化為兩個極端群體:只用物質衡量世界的精神乞丐和只用精神臆測世界的物質貧民。對於這兩類觀察者而言,打開識田的可能性幾乎為零。如果這類觀察者研究生命與宇宙,便永遠是盲人摸象的偏見或者瞎子點燈的徒勞!

僅就觀察者自身而言，物質肉體的完整、精神活動的健全，方為一個完整的個體，偏偏在對生命和宇宙的研究中，割裂了物質與精神，觀察者有否意識到這是多麼地愚昧？

　　宇宙是觀察者身心的延伸，微觀的量子世界是無限小的延伸，宏觀的宇宙則是無限大的延伸。無限小的極致則趨於無限大，無限大的極致則趨於無限小，猶如一個「莫比烏斯環」！一個平面無限縮小成為無限小的點，而無限伸展則成為無垠的球面。依理任何物體無限縮小都會成為無限小的點，而無限延伸都會成為無垠的球體。由此可以推知：微觀世界、宏觀宇宙中沒有平面、直線和平行線。無限的延伸並非沒有終點，而是回歸於無限縮小，反之亦然，此方為「成住壞空」規律的「空性」真諦！如果明白此理，微觀世界及宏觀宇宙的研究都在觀察者自身心可以找到答案！

（二十三）中道真諦

　　因為物質與精神是一對矛盾統一體，故爾智慧便有空性、實相之別。空性乃不可物質實證的精神，實相即由眼、耳、鼻、舌、身、意而轉識成智亦即對物質世界的識知，或者因觀察者存在而體現意義的物質世界之具象表達。

　　唯識宗主張一切唯識之旨，「識」者心之別名。「唯識無境」，或自萬有現象自識所變稱為「唯識所變」（觀察者能否將自己的父母變化沒了？或者將銀行帳戶小數點前變化多幾位實數？）。

　　簡約之即「三界唯心，萬法唯識」，意為十方三世一切有漏無漏法，皆因八識心王而有而顯，八識心王復依第八識及無明而現於三界，無明業種及上煩惱隨眠，復由各自第八識所持而藉緣變現色身及世界山河，唯依第八識心而有，依第八識心而現，以第八識為根本。

　　然究其根本則核心在「觀察者──六道有情」，沒有觀察者，即

無「心識」，更何來「八識田」？三界意義何在？故因為觀察者「三界」方才有「存在」的意義。且唯識之「八識田」在有情尤其人類觀察者，若無前六識及第七末那識，八識何存？且「唯識所變現」並非究竟之論，在人道觀察者尚可，在畜道觀察者將作何解？在天道、修羅道、地獄道、餓鬼道夫作何解？然六道有情皆有「心識」，三界故因「心識」而安立，若無觀察者，三界何去何存？夫復何益？

如果依以上之論當符合中道，可惜今人只知「三界唯心」，一切皆是幻化等等，這種認知已經違背了「色、空不二」的中道思想。再者「萬法唯識」，若一味強調第八識而忽略眼、耳、鼻、舌、身、意、末那識則又墜入「無根之水」的偏頗思維，緣若無前六識，觀察者如何認知世界？若盡歸前七識為「無明」煩惱，藏識依何而發顯成智慧？六識與第七末那識、第八藏識本來渾然一體，區別僅僅是表裡，若棄前六識誰開顯第七、第八識？

故爾般若部智慧兼顧「心法」與「色法」，心法以《金剛經》為代表，一如「一切有為法，如露亦如電，如夢幻泡影，應作如是觀」，故有「若人言如來有所說法即為謗佛，是人不解如來所說義」之空性達理。而色法則宗該於《理趣經》，故有「十七清淨句皆為菩薩位」之論，亦即強調六識的清淨意義，無眼、耳、鼻、舌、身、意，觀察者無能認知世界，亦即無能轉識成智，便不能開顯第七末那識，如此第八藏識根本無從開顯，成佛何異畫餅？！

般若部的空性智慧與實相智慧，則匯總於《心經》，所謂「色空不二」，換言之「色空互易」，約今日之哲學世界觀名相即「物質、精神不二」、「物質、精神互易」。唯有如此的全息世界觀，觀察者對生命和宇宙的認識才會不失全面，依之指導觀察者對微觀、宏觀世界的探索方能得出正確的認知理論！

觀察者於不同生命形態中積累的六識，全部儲存於第七末那識，

而宇宙發生發展變化的全部信息則儲存於第八藏識中。打開第七、八識都必須依靠前六識，故正確的認知應心、色兼顧！一味講「空」抑或一味講「色」，都背離中道而墜入世界觀的偏頗知見中，即純粹唯心主義抑或純粹唯物主義！

（二十四）觀察者當下現狀為其自身夙因之果

觀察者的身心狀態，完全取決於其主觀及外在客觀因素的綜合作用！外部客觀因素人、事、物如政治、軍事、經濟、氣候、自然、瘟疫、災害等等，它們不依觀察者意志為轉移而無從把握，觀察者可把握的唯有主觀因素。主觀因素無外身、口、意，即觀察者的行為方式、語言表達、思維方式即世界觀。依此邏輯，觀察者當下的現狀（主觀感覺或者外環境對觀察者的客觀評價），只能由觀察者自己負責。觀察者當下身心狀態的優劣作為「果」，其因除夙世三業善惡所種「因」外，今生的三業作為「現因或者緣」便造成當下「現狀——果」。

如果觀察者抱怨自己身心的當下狀態，並歸咎於其他觀察者及外環境，無異於「愚昧的自白」！

觀察者的身心狀態如「自留地」，「雜草叢生」焉是其他觀察者下的「莠種」？不能省察自己的三業之過錯，即使其他觀察者不言其愚昧，觀察者自己的抱怨已經昭示了自己缺乏智慧！佛家懺悔、道家清心、儒家慎獨的全息養生意義，便昭然若揭了！「大道至簡」，此其義也！然，能行者鮮。

絕大多數人，在遭遇挫折時會怨天尤人，很少有人反思「當下現實」是唯一可把握的、最佳的，很少明白其為「夙因」乃至今日三業綜合作用之果報。

觀察者三業釋放的物質、精神信息能量，與所接受的必然相應！亦即「作用力等於反作用力」，換言之「因」與「果」對等，然

「因、果」關係實質不會改變，卻由「緣」信息的介入而使「果」有巨大差異，觀察者當下「三業」亦屬緣，故觀察者以何樣三業待三界，對等收穫同樣回饋。

三界唯心之另一層涵義，若以「幻、泡、影、陽炎、旋火輪」等等而視自三業乃至三界，便是不折不扣的邊見。這也是眾多觀察者不善護三業的原因，緣不相信因果報應。個體的福德，與夙因、今業密切相關，然在追逐功名利祿的途中卻忘記了因果關係規律，當財富、權力、名聲超過其善因，便是「滿招損」的開始，好比舉重者極限一百二十公斤，再多加一根稻草也會將其壓垮！

依照檯球規律，當下最佳，觀察者欲使接下來的身心狀態改變，當下及此後注入系統的主觀因素舉足輕重！故觀察者的一絲念頭、一句話、一個行為，都會對此後的自身心狀態產生極大影響！一絲邪惡的念頭生起，可能就會墜入萬劫不復的逆旅；一句惡口、妄語、綺語、兩舌，便會招致毀滅性災禍；一次惡心的衝動，便會引禍上身！如果僅僅是觀察者自己也罷了，而是其三業會波及系統禍及其他觀察者，是以古訓「莫以惡小而為之」！

同理，一個教條的、偏頗的思想或理論，會對人類文明產生多大的毀滅作用便可想而知了！這便是「道」、「理」，不明白「道」如何有「理」可言？充其量是愚痴者對無知者的忽悠而已！至此，有幾個觀察者敢言自己是真修行者？世界觀健全了？守護口業了？約束行為了？鮮矣！

夙世三業之善惡由靈魂作為載體，在新的不同生命形態顯現出不同的果報。我們無論在何種生命形態，都會完全「儲存」著所經歷的身業、口業和意業，在新的生命形態下依然完全遵循因果關係規律，即「種豆得豆種瓜得瓜」。三業的善惡夙因以靈魂為載體，在生死流轉不同的生命形態與新因緣交互作用而表現出不同的果報，或在天翔

或在水躍或在陸行。尤其於人類觀察者，三業夙因與遺傳基因互為表裡，而在觀察者便有「貧富貴賤壽夭男女」等等差別，於是便是個體命運的完全差別性顯現。故而今生觀察者的貧富貴賤壽夭尊卑，均是夙業之「因」的今世「果」化！

如果我們的全部「記憶」消失了，新生的生命形態應該是完全「平等的」。緣命運的不平等，其「因」必然不平等，故前「因－三業記憶」不可能消失，而是由靈魂承載而流轉於無盡的生滅交替中！明晰此理，我們才能坦然並感恩地接受當下的現實，而不復歸咎於外環境的人、事、物！如此便是智慧，反之則為愚痴！

然，在人類觀察者迄今的數個大宗宗教中，由於其教義的不究竟而至不能自圓其說的教條主義濫觴，以至於其徒眾對於其消極的情境遭遇「睚眦必報」，而不能體解一切消極境遇悉皆「自身三業」之果報。即使在全息哲學思想完備的佛家，其徒眾遭遇消極情境尚且歸咎其他觀察者和環境，遑論哲學觀未能究竟的其他宗教！

余於《日本高野山大學密教碩士論文》中[1]，就佛家修行的神通作了全息闡釋：

神通，乃是生命體細胞本具的潛能，而非所謂怪力亂神的「超自然現象」！既然生命體細胞與生命體全息，與肉體一合相的靈魂也必然是全息的，是以盲人、聾啞人的「靈魂瀕死體驗」與其全部機能正常時的體驗完全相同，且不受物質時空的制約。身體物質機能的殘缺乃夙業果報使然，然則其精神機能完整無缺地「記憶」著宇宙及生命全部流程的消息，此正佛家之「一切有情本具平等佛性」之真如理趣。

由此可以引伸出：由我們的機體可以認知全部宇宙事物，因為我

---

[1] 參見網址：http://www.tmqxys.com/Details.asp?Id=4&Sid=18&Zid=151。

們的靈魂「負荷－記憶」著不斷流轉的各種生命形態中全部的認知！至此，中華民族謂之「龍的傳人」大約會得到合理的解釋了，或許在此前某個紀元中，我們先祖就是以「龍」的生命形態存在過！

(二十五) 現代醫學理論存在嚴重誤區

現代醫學科學觀的誤區有五：

一者，僅僅將人類機體看作物質，儘管有所謂的心理學作為輔助，在疾病的診斷和治療上依然「唯物主義」，而人類機體恰恰是物質與精神的一合相體，各種所謂現代理論技術著重於物質機體，卻嚴重忽略了人類機體的精神活動與物質機體的相互作用；

二者，將與人類機體共存的微生物視為「病」菌，比如錯誤地、誇張地強調「幽門螺旋杆菌」是胃炎、胃潰瘍甚至胃部腫瘤的致病菌等等。若然，人類觀察者中沒有幽門螺旋杆菌者，是否就沒有胃炎、胃潰瘍、胃部腫瘤？為何不能從各種微生物與胃腸道壁細胞的微生態平衡入手進行研究？為什麼不能理解為共生？

三者，完全忽視人類精神對機體的強化抑或抑損能力，一會這個是有害的一會那個是有害的，搞得人們盲聽盲從，卻嚴重疏忽了良好的精神或者意念可以對即使有害的物質進行信息能量轉化，「恰如水分子結晶」受到積極意念的積極影響一般；

四者，嚴重忽略了機體的絲毫物質、精神的改變，均會對機體系統產生巨大影響。比如扁桃體摘除、闌尾切除之後會否對整個機體的物質、精神帶來影響之類的研究幾乎空白。

五者，僅僅在「緣」上作用，未曾涉及「夙因」，故治標不治本。

現代科學中定義意識，「意識是人腦對大腦內外表象的覺察。」「現代心理學界對意識的理解分為廣義和狹義兩種。廣義意識概念認定，意識是賦予現實的心理現象的總體，是個人直接經驗的主觀現

象，表現為知、情、意三者的統一。狹義意識概念，則指人們對外界和自身的覺察與關注程度。」

直解，除人類之外的天上飛的、地上爬的、水裡游的物質生命都沒有意識，這豈非人類愚昧地自說自話？飛禽沒有意識，如何捕獵？走獸沒有意識，如何繁衍？魚蝦沒有意識，如何生存？

意識，是物質生命的全身心精神表達。亦即人類機體的每個細胞都有意識，不特人類，全部天上飛的、地上爬的、水中游的動物都有意識，且與人類機體共生的微生物都有意識，所有植物亦具備意識。

意識是人類及一切物質生命靈魂的外衣，人類觀察者靈魂的內核則是佛家所論及的第七末那識和第八阿賴耶識（藏識）。在精子與卵子結合後，靈魂便會緣同父母的善惡因緣而「入胎」，雖然在理論上精卵結合便決定了胎兒性別，實際上可能未必如此。即使如此，為何異卵胞胎會有性別差異？於是我們就不得不考量性別的靈魂「業力」。

一個完整的個體，靈魂也將是完整的，而現代醫學在診治物質肉體時完全忽略了診治「靈魂」。

人類機體內外共生有五十至一百萬億個微生物，它們並非寄生於人類機體，而是與人類體細胞共生共利。比如我們的胃腸道有問題，必然涉及胃腸道微生物與胃腸道壁細胞的微生態平衡的紊亂，而現代醫學的診治僅僅著眼於調節胃腸道機能，而忽略了與胃腸道微生物的微生態平衡。

現代醫學僅僅將人體作為物質，孰不知人類的精神對機體的健康有非常大的損、益影響，比如喜悅、悲傷兩種不同狀態下機體健康的恢復存在巨大差異。如檯球規律所強調，在我們的機體中介入任何藥物或不良精神因素，如「好不了」、「絕症」，機體系統出現消極結果的可能性會大大提高！

再者，現代醫學研究的方法，也存在諸多嚴重問題。依據檯球規

律,每一個個體都是獨一無二的,那麼如何可以作對比效果研究?故而此類對比研究,皆是似是而非的科學研究。人類未來的醫學研究方向應該是全息醫學,即考量全部物質、精神,考量全系統生物體、考量三業夙因(因果病)!人類的肉體,僅是軀殼。六道(人、天、修羅、畜、餓鬼、地獄)猶如一個圓環,觀察者以靈魂(末那識、藏識)為主線,在不同的生命階段更換不同的「馬甲」,於是便呈現出六種形態。每一階段的新生都是上一階段的死亡,生命形態並非於六道之中有固定的輪迴軌跡,其下一階段的「馬甲」取決於上一階段的「業力」。故爾,「生」非起點,「死」非終點!

作為六道形態之一的人類,肉體僅是靈魂的承載物,靈魂才是重點。然肉體的健康與否對靈魂亦有莫大影響,且肉體的健康與否與靈魂的夙業有直接的因果關係。

單獨的任何一個人類觀察者,都非絕對孤立的存在,現代醫學認為人體內外共生有五十至一百萬億的微生物。

佛家在兩千年前就有《蟲食偈》記述「我身中有八萬戶,一一各有九億蟲,濟彼牲命受信施,我成佛時先度汝」,即有七十二萬億共生有情,同理人類的靈魂共生如許多的次級靈魂,於是人類的健康就成為一個共生健康問題,現代醫學的理論是否存在嚴重瑕疵便不言而喻!

人類的肉身承載著顛沛流離於六道輪迴中的靈魂,於是個體的功名利祿無不受制於靈魂的「夙業」;其次當靈魂離去(生物學上的死亡),共生的微生物在肉身未徹底腐爛前依舊處於共生狀態,而這些共生的微生物之次級靈魂在某些條件具足時完全可以支配人類「屍體」的運動!「詐屍」和「趕屍術」的關鍵,正基於共生次級靈魂的被激發。次級靈魂與主體靈魂的共生互利,才決定個體的精神健康。

（二十六）因緣法

我們要吃飯，米、面、蔬菜是因，做好的飯菜是果，而油鹽醬醋、水、火、廚師等是緣；做好的飯菜是因，我們取食而吸收營養是果，刀叉碗筷、咀嚼、穀道菌群的協助作用是緣……大米、小麥、蔬菜若視為果，各自種子、農夫、糞土、雨水、陽光等則為緣。緣，則又各自具備自己的因果。於是，器世間的全部便是「因緣法」的呈現，雖然如同亂麻，卻因果分明。

因緣，通假「姻緣」。兩個人的相互傾慕是因，走到一起或者分開是果，其中在姻緣中會有許多緣，從而導致不同的果，這一切都必須是觀察者自己承受的。

表象上如此，而一切因果都有其深層次的夙世因緣，恰如常言道「不是冤家不聚頭」。無論世間萬象之表象和深層次因緣如何，這一切又為大地所承載，大地為虛空所承載，虛空依全部因緣果而住，於是因緣果關乎整個宇宙。器世間，便是錯綜複雜的因、緣、果而交織起來的。看似複雜，卻因緣、因果環環相扣，如果打斷這個因果鏈，便不會有觀察者（一切形態的生命體），無觀察者便無宇宙！對於觀察者而言，夙因、今緣致當下果，欲脫因緣糾纏、欲滅來果，便唯有當下身口意不「種」新因！無因便無果，是以「不生」亦「不滅」，此即解脫「輪迴」。此因緣法織就的器世間，若無觀察者，則不復有意義，誠薛定諤的「貓」，然此「貓」之生死態的「量子迭加」也必須依賴觀察者，無觀察者尚無器世間焉有量子！同理，「量子糾纏」亦因觀察者而存在！此誠「三界唯心」之旨趣，無觀察者便無「心」，無心便無三界！

觀察者的全部煩惱，便是糾纏於無量無邊的因緣、因果網路中，而迷失本自清淨「色、空不二」的藏識！

誠然，若我們能斷開因緣、因果的任何一環，便可斷開全部因果鏈，器世間與我們皆不復「生」、「滅」！舊因不續，遇緣不動，果起無怨，隨遇而安，大約是現世修行中最難的事情，因為自負的觀察者很難放下「我見」，而迷失本真之因果鑑別能力！

佛家的十二因緣法與蝴蝶效應原理在全息養生中的意義：十二因緣法是佛教中非常重要的智慧總結，其將一切有情非情之成住壞空，用十二階段因素系統邏輯分析。十二因緣不斷輪迴流轉，前因成後果，後果再成下果之因，如此循環往復無有停歇，而成就世間萬象之成住壞空、交替變化。十二因緣是智慧的名相分析，其直白意義就是「長江後浪推前浪」無有間歇無有停息，此正生命於物質、精神生命鏈上不斷循環往復之最佳寫照，誠六道輪迴的具象化表達。

無明緣行，行緣識，識緣名色，名色緣六入，六入緣觸，觸緣受，受緣愛，愛緣取，取緣有，有緣生，生緣老死憂悲苦。

因無明即貪心、瞋恨、愚痴等煩惱，引致身口意造各種業行，由業行引致識知，由識知而分別大千萬有名色，名色從眼耳鼻舌身意六根攝入，六根辨別色聲香味觸法之內涵，色聲香味觸法引致心之覺知，心之覺知對境執著便產生愛欲，因愛欲而逐取，因逐取而成擁有，擁有而再生身，生身而老死憂悲苦惱，如此循環不盡，便成六道輪轉不得出離。

十二支因緣互相為因果，一個因緣生起，造成另一個因緣，故佛經中云：「此有故彼有，此滅故彼滅。」如果借用「蝴蝶效應原理」，可以很好地詮釋十二支因緣法。

「蝴蝶效應原理」，是美國氣象學家愛德華·羅倫茲一九六三年提出來的，其大意為一隻南美洲亞馬遜河流域熱帶雨林中的蝴蝶，偶爾扇動幾下翅膀，可能兩周後在北美洲的美國德克薩斯引起一場龍捲風。其原因在於蝴蝶翅膀的運動，導致其身邊的空氣系統發生變化，

並引起微弱氣流的產生,而微弱氣流的產生,又會引起它四周空氣或其他系統產生相應的變化,由此引起連鎖反應,氣流的諧振,逐漸增強最終可能導致龍捲風。其實不特在德克薩斯州,在紐約、法蘭克福、倫敦、巴黎、莫斯科都有可能產生龍捲風。

此效應說明,事物發展的結果,對初始條件具有極為敏感的依賴性,初始條件的極小偏差,將會引起結果的極大差異。完善歸納,即系統的全部條件決定了系統的最終結果,系統中任何因素的微小變化都會導致系統結果的徹底改變。

簡單理解,則是系統的一個微小因素的變化,都會導致系統結果的巨大變化。狹義的「蝴蝶效應原理」指「在一個動力系統中,初始條件下微小的變化,能帶動整個系統的長期的巨大的連鎖反應。」廣義,則可以泛指宇宙中一切萬象運動形態之連續變化——成、住、壞、空(生老病死),即「因緣法」。

余讀「蝴蝶效應原理」,覺其並未究竟,於是將之上升為《真圓檯球規律》。打檯球就可以很好地說明這個道理,理論上一個人同一時間用同一根球杆,擊打完全相同的擺放在同一地點的兩桌球,結果球的運行軌跡應該完全相同(全部因素相同的系統只有一個結果)。然實際上不可能,然因為時間、用力、風向、球的擺放位置、出杆的角度等等無數因素之一發生變化,擊球之後的結果便會產生無數排列。此誠「差之毫釐,謬以千里」的最佳智慧闡釋。由此故知,世界上沒有兩片完全相同的樹葉,沒有完全相同的兩粒沙子,沒有完全相同的兩片雪花,一言以蔽之,沒有完全相同的任何事物。

明白了因緣法,身、口、意微小善惡,都會導致身心健康巨大的善惡效應。當然不養生也會生老病死,養生也會生老病死,關鍵是於全息養生中,生活的意義和質量與不養生狀態有天壤之別。如何胎教、如何護嬰、如何教育、如何吃飯穿衣、如何休息、如何工作等囊

括人類全部的身口意活動，都屬全息養生的內涵。

　　在現代醫學如此發達的情況下，為何人類的疾病反而越來越多？為何健康狀態反而越來越差？

　　人們在還原法的實證主義觀念下，簡單地分析判斷做出各種解釋，其實都在哲學邏輯上存在嚴重瑕疵。因為唯物實證主義幾乎遺忘了，「因緣法」在整個人體系統中舉足輕重的作用。

　　人體是一個非常複雜且靈肉一體的，可以類比為宇宙的系統，而且機體的各個組織器官雖然功能各殊，然整體的諧調一致乃是根本，從此意義上言，即便一個細胞發生的細微變化，也會影響到機體全部。那麼用在實驗室生產出來的與生命構成相比簡單的不能再簡單的「西藥」，針對某一部位的疾患進行所謂「治療」，是否等同於在系統中介入了新的「因素」？即便這種藥物解決了「症狀」，然其對整個系統的「蝴蝶效應」哪個做了全面觀察？如果沒有，那麼介入人體的「西藥」是否會導致人體其他組織器官的機能發生變化？誰敢言那種影響很微小，可以忽略不計？若是敢做如此判斷，就是在邏輯上否認自己的「治療」之依據理論。因為很明顯，如果心臟的問題被「糾正」了，可能引起了「肺臟」的問題，繼而「肝臟」，繼而「腎臟」等等，會產生連鎖效應。所以西醫的治療是治標不治本，誠不為過。

　　鏈黴素具有抗炎消菌作用，在其被大量臨床使用的時候，醫學家考慮到了該藥物會造成腎臟損害嗎？會造成聽覺神經損害嗎？四環素被大量使用的時候，醫學家考慮了其會對牙齒造成不可逆損害嗎？討論這些並非否定西醫，而是就西醫哲學邏輯的嚴重瑕疵舉例說明而已，換言之說明物質實證主義邏輯中遺忘「因緣法」的瑕疵。

　　再比如，現代科學認為人體的維護基本成分是氨基酸、糖、維生素、微量元素等，那麼科學原教旨主義者自己為何不每天就喝點氨基酸、吃點糖、補充點維生素、微量元素呢？何必要五穀果腹？因為一

旦如此便小命不久矣！

　　反觀傳統中醫的治療所用藥物都是最為複雜的成分如植物、動物或者礦物質，這正是中醫的全息觀之體現，原則上不會對人體大系統造成不可逆的「蝴蝶效應」損害。再者人體是靈肉一體的，還原法遺忘了精神因素對於身心健康的系統性影響。

　　借用心理學的一個例子：一位美國心理學家以一死囚犯為實驗樣本，告訴他：「我們執行死刑的方式是使你放血而死，這是你死前對人類做的一點有益的事情。」這位犯人表示願意這樣做。實驗在手術室裡進行，犯人在一個小間裡躺在床上，一隻手伸到隔壁的一個大間。他聽到隔壁的護士與醫生在忙碌著，準備對他放血。護士問醫生：「放血瓶準備五個夠嗎？」醫生回答：「不夠，這個人塊頭大，要準備七個。」護士在他的手臂上用刀尖點一下，算是開始放血，並在他手臂上方用一根細管子放熱水，水順著手臂一滴一滴地滴進瓶子裡。犯人只覺得自己的血在一滴一滴地流出。滴了三瓶，他已經休克，滴了五瓶他已經死亡，死亡的症狀與因放血而死一樣。但實際上他一滴血也沒有流。心理暗示實質乃是精神意念的作用，因此就必然具備有積極的和消極兩面性。由此可以推論積極的精神信念可以對人的情緒、智力、生理都能產生良好的影響，幫助人樹立起信心，調動人內在的潛能；而消極的精神信念，對人的情緒、智力、生理都能產生不良的影響。

　　儘管心理學比起佛法的全息哲學思想來差別不異雲泥，然這個例子確實很好地說明了精神因素對於生命的重要性，那麼養生中精神養生也就必須全面考慮了。

　　我的身口意三業中如果具備積極的、樂觀的、慈悲的、感恩的精神心念，便會對身心健康與心理愉悅產生非常大的影響。

　　傳統中醫的哲學邏輯，恰恰綜合考量了因緣法，或者說考慮到了

「蝴蝶效應原理」，所以中醫理論的哲學邏輯是無瑕疵的，然中醫被現代人詬病，緣今天的所謂中醫去傳統中醫已經太遙遠了，已經成為物質實證主義的附庸。

　　權且將中、西醫哲學觀的全面與否討論放在一邊，我們需要的是身心健康的結果和生命質量、生活質量的提高，所以從全息養生角度上就必須考慮到任何一絲一縷細小環節。因為「差之毫釐，謬以千里」的蝴蝶效應原理，無時不刻在發生著重要作用。飲食、飲水、空氣、環境、著裝、睡眠、休息、工作、心理調節等等無不關乎養生，概括言之即我們的起心動念意識活動、舉手投足的絲毫動作、言語等等的微小因素，都會對我們身心健康帶來巨大的蝴蝶效應般影響。

　　一九五三年在日本熊本縣水俣市發現首例怪病，患者症狀初始是口齒不清、步態不穩、面部痴呆；進而耳聾眼瞎、全身麻木；最後神經失常、身體彎弓高叫而死。一九五五年五月又出現了五十多例。醫學專家經調查分析，是由於含甲基汞的工業廢水持續排入水俣灣中，經過浮游生物、小蝦小魚大魚等食物鏈的各個層次生物濃縮後使魚和介殼類動物中毒，人食用有毒的魚和介殼類動物後，由於攝入甲基汞而引起發病。因最早發現在水俣灣而命名為「水俣病」。據一九七二年日本環境廳統計，水俣灣和新瀉縣阿賀野川下游中毒患者二八三人，其中六十人死亡。孕婦吃了被甲基汞污染的海產品後，可能引起嬰兒患先天性水俣病，就連一些健康者的後代也難逃惡運。許多先天性水俣病患兒，都存在運動和語言方面的障礙，其病狀酷似小兒麻痺症。

　　水生態環境中浮游生物幾乎可以說是水源中的淨化器，它們可以蓄積水源中的一切有毒物質，然作為生命鏈低端的微生物，卻不幸成為稍高於其的生物的食物，於是逐級蓄積，最後在高級生物中引發疾病。不幸的是人類恰恰在生物鏈的最頂端，那設想一下，低級生物鏈

被「毒化」後會對高級生物造成什麼影響？將是毀滅性的！

再回到多吃一粒藥片的問題上，是否也會有消極蓄積的毒副作用逐漸表現出來？延伸思考一下，工業廢氣、廢水的排放等等會否出現類似「水俁病」一樣的疾病？長期作業於工業粉塵環境中的人員矽肺、肺癌的發病率是否高？轉基因食品未來的消極效應是否存在？似乎無需贅言了！

再者，人類長期的飲食習慣，使得機體建立起了對於蛋白質、脂肪、纖維素等的消化代謝的平衡系統，而要代謝生物化學製劑的平衡系統之建立大約要很長時間，故而應該慎之又慎。

所有的西藥幾乎全部是實驗室合成的，而且所謂的研究只是很短暫的，今天推出來使用到臨床或許不久，明天就宣布其有害而禁止臨床使用。每年會有西藥被淘汰。據世界衛生組織統計，從西藥產生到現在總共生產了一萬多種西藥，現在用於臨床的西藥僅有一千種左右，有九千多種西藥已經被淘汰，而且這種淘汰趨勢還在不斷的增加。這說明什麼問題？

反觀中藥，除了鴉片和巴豆、砒霜等被禁止使用外，其餘幾乎還是全部在使用中而且已經使用了數千年之久。因為中藥是天地萬物之精華所成，非實驗室簡單製造出來的「毒品」！但我們也應該看到現在中草藥，已經和以前傳統的中草藥有了很大區別，來自與環境的污染、農藥的使用、加工炮製的粗製濫造等等，再者中成藥的加工已經失去了「人文」意義，換言之「精神信息能量」加持已經不再。

西藥有非常嚴重的毒副作用，今天已經逐漸成為醫學界的共識。

多吃一粒藥，多一次輸液，多一次 X 光等等，會否日積月累使得蝴蝶效應效果如滾雪球般越來越大？人類今天疾病之多是否該重新認識？就醫藥的發展，末學更傾向於大力發展中醫尤其是民間中醫，至於現在的學院式中醫專家們則必須改變思維模式，重新審視傳統中

醫的哲學思想,並認真將這一偉大智慧集成繼承發揚下去。

全息養生,順應因緣,善了因緣。善念、善語、善行會連鎖效應善的福德;惡念、惡語、惡行亦會連鎖效應惡的後果。所以全息養生唯有行在十善道上,才是真正促使我們身心健康適悅的養生方式。

(二十七)觀察者的記憶儲存

從出生迄今,我們的眼耳鼻舌身所感知的全部人、事、物,為何僅有部分記得而很多遺忘了?遺忘難道是消失了?比如我們昨天忘記了某些人、事、物,然後的某一天又會突然憶起起來,這就說明我們所經歷的一切並未「消失」或者「遺忘」。

人類的腦細胞(甚至全部的機體細胞)具有「記憶」功能,我們所經歷的全部往昔都會被記憶,然「記憶細胞」並非全部處於活躍狀態,如同不同種類的體細胞遺傳基因的解碼不同,而表現出不同的功能,如果記憶「往事」的非活躍細胞一旦被激發為活躍細胞,大約我們可以回憶起過往所經歷的全部。若被記憶在非活躍細胞中則會被「遺忘」,一旦非活躍細胞被激活,記憶又重新恢復!記憶是一種「精神狀態」,在生命體存在的「生」的階段會與腦細胞、神經細胞息息相關,而在生命體「死」的階段則以「靈魂」的方式「存在」。

物質與精神一合相,如果我們的肉體消亡了,這些曾經經歷的一切過往記憶也會憑空消失嗎?如果會,將不會有下次業報,緣生前三業的記憶全部是善、惡記錄,如果沒有業報,因果關係規律就不成立,所謂「自業自得」便顯荒謬,人與人之間不可能有各種貧富貴賤的差別等。

依因果關係規律可推斷出,肉體消亡記憶則不會消失!如果記憶不會消失,肉體消亡後,記憶儲存在哪裡了?換言之記憶的載體是什麼?捨「靈魂」無他!正是靈魂攜帶三業之記憶即「業」,在更換了

新的生命馬甲形式之後，其三業記憶便於新的生命形態下顯出其果的差別來！在我們的生命生存狀態下，靈魂以「心、識」與肉體不可分離地存在，在肉體死亡後即將過渡到新生命形態時，靈魂以「精神體」表現。

人類的第七識，儲存著生命流轉過程中全部的痕跡記憶，此識開顯便是宿命通智！我們經常會做夢，迄今為止的全部關於夢的理論都欠缺圓滿。如果明白我們的靈魂記憶了生命各種形態的全部痕跡，夢即為過去已經發生、現在正在發生、將來將要發生的一切物質事件的精神性全息表達！

（二十八）時間的全息涵義

現代科學中，「時間」被看做是物理學中的七個基本物理量（長度 m，時間 s，重量 kg，熱力學溫度（Kelvin 溫度）K，電流單位 A，光強度單位 cd（坎德拉），物質的量 mol）之一，符號為 t。而且現代宇宙學理論認為，「宇宙大爆炸之前」沒有時間可言。

在「六維宇宙觀」中，將時間列為第四維因素（三維空間、第四維時間、第五維觀察者、第六維精神或者虛時空體系）。

如果「宇宙大爆炸之前無時間可言」，而「大爆炸之後」產生了時間，「時間」便是「無中生有」的因素，亦即宇宙有個「起點──奇點」，而「奇點」之前「什麼也沒有」，一切開始於「奇點爆炸」，這便如同生命「何時、如何誕生」哲學問題一樣，將現代人類觀察者帶入「不可知」的「上帝創造了一切」的謎團中！因為人類觀察者設定了一個「萬物發生的時間點」，好比在圓環上設定了一個起始點。然則，如果我們假設「當下」為「起始點」，「終點」在哪裡？「終點」邏輯上應該是「當下之前的那個時間點」！同理如果「宇宙大爆炸」開始了時間的「起始點」，大爆炸之前的「時間點」理論邏輯上

便應該是「宇宙的時間終點」。如此，基於宇宙的發生發展變化「如環無端」的全息哲學邏輯，認為「大爆炸之前沒有時間」便成了悖論。如果人類觀察者認為「宇宙」是由「原點」起始的直線或者曲線延伸，那麼在此過程中，觀察者永遠不可能認識宇宙和生命。

宇宙的起、滅如環無端，處於無限的循環之中，因此時間亦是如此！在道家具象化表達為太極陰陽魚，在佛家抽象表達為空有不二。然則這種認知僅僅是對規律的認識和概括，屬因緣法的範疇。如果從大乘般若的中道義上體解，時間因為「觀察者——有情」的存在而存在！如果沒有觀察者，時間便失去意義。不特時間，沒有觀察者三界亦無意義。此即佛家「萬象唯心造」，誰之心？無觀察者，心主何物？是以愛因斯坦言「時間和空間是人們認知的一種錯覺」，雖不中的亦離智慧不遠！

現代科學的世界觀是連續不斷的存在瑕疵的邏輯之延伸，其瑕疵便是將人類觀察者「置之度外」，如果觀察者不涉入物質或精神的系統，系統根本不存在！並非否定現代科學世界觀的全部，畢竟科技空前地發展了，人類觀察者在享受科技所帶來利益的同時，也將逐漸日益明晰不完善的世界觀及哲學邏輯所導致的毀滅性威脅。從全息哲學的意義上看，時間便可定義為觀察者的當下。過去已逝不復再來，未來未知徒思無益！

因為人類觀察者現下不能打開「末那識和藏識——宇宙與生命發生發展變化的全部記憶」，於是只囿於在物質時空中根據考古學研究推測當下之前，以及以現有的知識預測未來的趨勢，然則過去、當下及未來都全息記憶於人類觀察者的識田中（對應於物質即儲存在每個細胞的遺傳基因中），不特只在人類觀察者，實際上在一切有情乃至非情的全息「記憶中」！畢竟現代科學哲學觀距究極完善的佛、道全息哲學觀，尚有遙遠的距離！

如果將地球「誕生」迄今的四十六億年計為二十四小時，人類觀察者於二十四小時末「誕生」迄今尚不足一分鐘！因為我們不能打開與生俱來的「識田」，此前的二十三小時五十九分鐘僅只靠考古研究推理！地球尚且如此，廣袤無垠的宇宙又將若何！

科學家普遍認為，時間是較為抽象的概念，是物質的運動、變化的持續性、順序性的表現……時間是人類用以描述物質過程或事件發生過程的一個參數，確定時間，是靠不受外界影響的物質周期變化的規律，如此等等。愛因斯坦認為時間和空間是人們認知的一種錯覺。大爆炸理論認為，宇宙從一個起點處開始，這也是時間的起點……

綜該現代科學的時間概念，其中只提到了物質及其周期變化規律，那麼「精神」呢？愛因斯坦在相對論提出「不能把時間、空間、物質三者分開解釋，時間與空間一起組成四維時空，構成宇宙的基本結構。時間與空間在測量上都不是絕對的，觀察者在不同的相對速度或不同時空結構的測量點，所測量到時間的流逝是不同的」。廣義相對論預測質量產生的重力場將造成扭曲的時空結構，並且在大質量（例如黑洞）附近的時鐘之時間流逝，比在距離大質量較遠的地方的時鐘之時間流逝要慢。另外，狹義相對論中有「時間膨脹」效應即在觀察者看來，一個具有相對運動的時鐘之時間流逝比自己參考系的（靜止的）時鐘之時間流逝慢等等。

愛因斯坦所提到的「觀察者」並非全息哲學意義上的系統之內的觀察者，而是「置身事外」的觀察者，觀察者可以置身系統之外嗎？如果可以，偉大的愛因斯坦焉能提出「相對論」？霍金解釋廣義相對論中的愛因斯坦方程式，認為「宇宙的時間是有一個起始點，由大爆炸開始的」。「奇點沒有『之前』一說，討論在此之前的時間是毫無意義的。而物質與時空並存，只要物質存在，時間便有意義」。若然，精神呢？焉非宇宙沒有「精神」？那麼物質生命體的「精神」亦屬荒

誕之說了！如果這個宇宙只有物質，便不會有一切「觀察者」的「誕生」，誰在觀察宇宙？

在動態系統中，時間是「刻痕」，在靜態系統中，時間「無」！宇宙大爆炸之前如果是靜止態（顯然不符合全息哲學觀），沒有時間；如果大爆炸之前是另外一個宇宙大坍縮，則非靜止態，必然有時間！同理，在動態連續系統中，無所謂時間「始、終」之論。是以，時間便是「當下」！

（二十九）觀察者內外系統的平衡

觀察者首先會影響自己的小系統，小系統與外在大系統一直會處於動態平衡中。如果平衡破壞，便意味著觀察者這個階段生命「形態馬甲」使命的完成。而觀察者在「生死之間」維護個體小系統的相對穩定，便不得不依賴觀察者物質的、精神的因素，具體而言便是身、口、意的守護！

大系統對小系統的影響是連續的，且是觀察者無能掌控的。從觀察者主觀角度言，身、口、意的物質、精神信息能量如何向大系統釋放，大系統便會對應回饋相同性質的物質、精神信息能量。正所謂「作用力等於反作用力」，亦即佛家的「三界唯心」。

諸多有情以為，唯識論的「三界唯心」乃指三界如幻不實，則墮入邊見，若然，便違背了色空不二亦即虛實不二之真如理趣。

個體系統的主觀感受及來自大系統的客觀評判，取決於觀察者的世界觀（意）、語言表達和行動方式，觀察者起心動念便會引發大系統的對應回饋。個體小系統當下的狀態，與過往存在潛在因果關係，大系統的因素則作為「緣」誘「因」成「果」。

由真圓檯球規律推知，每個觀察者都是獨一無二的且必須依靠大系統的全部因素，小系統的相對穩定及與大系統的互動方式就至關重

要,此正道家哲學思想之核心理趣天人合一所倡導的智慧。每個觀察者當下的主觀感受、客觀情境,都是往昔「因」與當下大系統的「緣」之互動結「果」!當觀察者主觀感受不佳並歸咎於大系統中因素時,便已經迷失了本真(體悟真諦)!

本真,恰如「成住壞空規律」、「因果關係規律」、「真圓檯球規律(獨一性規律)」和「色空不二規律(物質精神不一不異)」所釋!

小系統可以是觀察者個體、家庭、單位、社區、民族、國家乃至星球、星系等,考量進「精神生命」,便會意義無量!在虛實時空中,各個小系統都是有限獨立系統。無論天地萬物抑或觀察者,相對獨立穩定的小系統才能對大系統的穩定性起保障作用。雖然小系統不能左右大系統,而小系統的崩潰則大系統亦會受到消極影響乃至崩潰。

比如觀察者,機體的每個細胞都是相對獨立的,細胞之間的交流乃通過細胞膜,細胞膜選擇性地吸收或釋放一些因素,同種類的細胞又協同作用以完成種細胞的職能。設想每個細胞無相對獨立穩定性,機體會如何?同理,當機體崩潰,細胞亦分崩離析!

個體、家庭、社區、城市、地區、民族、國家、宗教,亦是如此。「天下國家本同一理」,國家的基本單元「家庭」不穩定,國家如何能安泰?國家滅亡,家庭安得存在?系統的相對穩定性、獨立性便形成「秩序」即規範,在釋家是為律,在道家是為德,在世間是為律法、文化、傳統、禮儀、風俗、習慣。儒家哲學中「長幼有序、男女有別」並非「歧視」,恰是對小系統規範遵守的約定。比如人們動輒講「祖宗重男輕女,男尊女卑」,誠然如此嗎?只是在男女不同的角色扮演階段有高下之別,一個女性成了家庭的尊長,其威嚴和地位其時還是女卑嗎?這才體現了真正的男女平等!

「男女平等」,從因果關係規律的哲學邏輯上分析乃屬偽命題,既然外相不同,說明內涵(因、緣)有別,平等何從談起?

宇宙與生命的本然規律是陰陽有別、高低有序、前後相隨、長幼尊卑，妄求「男女平等」即是與「道」相悖。

在一個運動的大系統中，「均等因素存在」就是一個悖論，任何一種因素一直處在「尊位或者說主導地位」，絕對是不可能的。太極的陰陽魚就是具象化闡釋這一命題，並徹底解決了「主次」問題，主次因素是不斷變化的，非一成不變的。同理家庭、社會關係中，男女的地位亦是此起彼伏地轉換變化著。

家庭、社會賦予男女的分別責任，便成了「德」的一部分，且必須被遵守。故而，不是一直男尊女卑，亦非女權至上。如果言昔日完全「男尊女卑」，何至於有「舉案齊眉」？如果女性地位一直低下，何至於有「小媳婦熬成婆」的訓戒？我們祖先的傳統文化中，實質男女是平等的。從家族繼承的角度言，「重男輕女」思想普遍存在，然在一個大家庭中，新生嬰兒無論男女都會被同等撫育和愛護，儘管生母或許因為育女、抑或生兒而被其他家庭成員之憂悲、喜樂情緒影響，而鬱鬱寡歡或者興高采烈，其實都是涉及到了對於養老和財產繼承而衍生出來的問題之長遠憂慮。在女孩出嫁為婦後，儘管在夫家會受到各種「折磨」，比如婆婆的呵斥、妯娌的嫉恨、丈夫的冷遇等等，然一旦「媳婦」熬成了婆，其在家族中的地位難道還會「低三下四」？

在不同階段的家庭、社會角色扮演中，約定俗成的「規矩──德」，規範出了男性與女性的社會學角色差別，此誠智慧意義上的「男女平等」！

「人人平等」，在因果關係規律面前便成為不折不扣的偽命題。正如宇宙萬物皆遵守因果關係規律般，任何獨立小系統均無例外，「因」不同，即使「緣」同，「果」焉平等？種下小麥、稻穀、高粱，能否全部收穫土豆？就觀察者之一的人類而言，貧富、貴賤、夭壽、順蹇乃「果」之顯現，既然「果」如此，其「因」必然與之對

應！然而諸多有情不能勘透此規律，而動輒「喊怨叫屈」，甚或有些有情不能自圓其說地歸納為觀察者個體的「選擇」，豈不荒謬！

當各種宗教中智慧不圓融時，教條主義便會甚囂塵上，結果便是偏激有情蠢動而不斷破壞自身及其他系統的相對獨立性及穩定性，以至於使包容其的更大的系統處於混亂狀態！

宇宙萬象無不是因果顯現，即使不可物質實證的精神、精神現象、精神生命，亦復如斯！正是因果關係的交替延續，形成「奇點」到「宇宙」再到「奇點」的無限循環，如同「蛾」－「卵」－「蠶」－「蛹」－「蛾」－「卵」……變化的只是形態，且無完全相同地重複循環著！前者為接續者之因，接續者復為次續者之因，如此周而復始無有窮盡！

觀察者的生死、恩怨情仇等等，無不如此。當觀察者對現狀不滿時，便會責備其客觀系統，而未認識到客觀系統的當下乃與自體三業密切相關的無間斷因果鏈的必然結果！觀察者若能約束自己的身口意，則無不裨益於個體的小系統及大系統的相對獨立性及穩定性！

平衡，基於宇宙中全部物質與精神的守衡。由於物質與精神可以互相轉化，單純的「物質守衡、能量守衡」在全息宇宙的層面便不復成立，而呈現物質與精神的全息性守衡。且此全息守衡不悖於「零等於無窮大」、「奇點等於宇宙」。

處於宇宙中的全部有情（觀察者）與非情本來與宇宙全息統一，故宇宙的平衡亦是通過觀察者內外環境的平衡來實現。簡言之，包括觀察者在內的任何系統的平衡，都是由性質相對的因素相互制約完成的，比如陰與陽、明與暗如此等等。在觀察者，內外環境平衡與否，則完全取決於三業身、口、意的作為，比如得之貪、失之瞋、愛恨之痴、惡口、兩舌、綺語、妄語、殺生、偷竊、邪淫。內外環境的平衡，無不受制於因果關係規律、成住壞空規律、真圓檯球規律、色空

（物質精神）不一不異規律！於是乎對於觀察者，財富、地位、名聲、健康、壽命等，無不是「命裡有時終須有」而「平衡地」體現出來！

　　觀察者處身系統之中，全身心與系統發生著連續不斷的物質及精神信息能量交流。交流的表象便是觀察者的衣食住行，同時受到系統的全部客觀因素的制約，比如他人、政治、經濟、軍事、文化、宗教、傳統、環境等等。儘管觀察者對自己的身心狀態，可以作出優劣的主觀評價，抑或由自身之外的環境中其他觀察者，作出好惡的客觀評價，都是觀察者自己所必須承擔的後果。無論觀察者以什麼樣的方式和標準評判系統，系統的呈現也是全息公平的。

　　比如，某些宗教對於觀察者的貧富作出的解釋是「觀察者的選擇」，卻嚴重忽視了「選擇」深層次的因果，所謂「種瓜得瓜，種豆得豆」亦即「種貧得貧，種富得富」，同理權力、名聲。如果觀察者明晰因果，就不復抱怨系統的客觀現狀，就是生起了智慧。由此可知，系統的全息呈現乃是公平公正的，一切呈現均是因果報應使然！

　　當觀察者抱怨系統的「不公正」時，便是否認因果關係規律，自然墮於愚痴。觀察者處於系統中，其自身三業夙行就對系統當下的呈現，負有承擔因果的責任。不特過往三業，當下及未來三業，無不影響並決定系統的表象呈現。

　　觀察者由於多數時候智慧未開發，對於系統中其他的觀察者、事物、現象以一己私欲橫加評判，殊不知自身心在系統中至少應該先生起感恩心！然觀察者卻比比皆是忘恩負義的「吃誰家飯砸誰家鍋，過誰家河拆誰家橋」，於是乎到處是「傻子吃饅頭現象」！而聖人則對全系統感恩並思報恩，這也就是釋迦世尊出世行教的根本原因。

　　系統因素的生滅、系統當下的結果呈現，都與觀察者的三業過去、當下、未來密不可分。系統過去、當下、未來的表現，都取決於觀察者自身，系統的客觀因素亦是受觀察者夙因的影響而表現出所謂的客觀顯現。如是因，如是果！

（三十）觀察者的健康

觀察者存在於系統中，必然與系統中的全部因素發生關係，亦即與系統中的全部因素發生著物質的、精神的信息能量交流。積極的正向交流為「合氣」，消極的負向交流為「不合氣」。觀察者與系統全部因素的交流，並非僅僅通過眼、耳、鼻、舌、身，還有意及深層次的觀察者未覺察的靈魂精神活動。因此，觀察者的健康狀況，便是與系統全息「合氣」或「不合氣」的結果表達。

五官層面的影響是顯而易見的，意識和深層次靈魂的精神影響則隱晦不易覺察，且恰恰是絕大多數觀察者所忽略的。當唯物實證主義甚囂塵上，心靈與神鬼的合理唯心主義則步履維艱，於是乎「無神論」的荒謬之論更大行其道，如此觀察者的健康就缺少了至關重要的一環——與精神生命的「合氣」與否。故爾，當下觀察者所言健康，是有嚴重瑕疵的概念。

如果觀察者所接受的健康概念是「生理、心理、社會（系統）適應」三個方面，其實亦然是殘缺的健康概念，緣系統中既有物質生命，還有精神生命。心理健康的更深層次，便是觀察者與精神生命（鬼神）的「合氣」與否。

精神生命不能為五官所認知，這也是許多觀察者不予承認的主要原因。

全息哲學中一個重要結論，即精神及精神現象（包括精神生命）不可物質實證。比如，某一觀察者昨晚作了一個夢，能否用物質實證研究的方式（可操作、可重複、可測量）再重複此夢？顯然是不可能的！再如精神生命，看不見、摸不著，但並不表明「不存在」，噩夢、鬼壓床、精神病人的「幻視、幻聽」等等，就是觀察者自己靈魂與精神生命互動或曰「不合氣」而物質化的結果。任何試圖物質實證精神

生命的努力，注定是無功而返。這並非表示精神生命不可認知，在前面的章節中論述了物質、精神相互轉化的「臨界系統」，認識了此邏輯系統，即可認知精神及精神生命，當然最終取決於量子物理學突破「物質桎梏」才能徹底釋疑！人體的經絡系統，就是「臨界系統」！

故處身系統中的觀察者健康狀態便是全息的健康狀態，表現結果則是健康抑或疾病、長壽抑或夭折、富足抑或貧困、尊貴抑或卑賤。

全息健康的含義：個體身心，最大限度與內外環境「合氣」的一種狀態。

合氣鬼神：鬼神是精神生命，是物質實證主義手段所不能監測的。精神生命屬精神現象，只能依靠具備「臨界系統」的人身來感知。

生命由物質與精神「一合相」構成，換言之由物質與精神完美「一合相」地組成。肉體要健康生存，就必須與體內的微生物協同平衡地共生，如果我們機體內的微生物稍微「騷動」一下子，機體是否會生病？比如大腸菌群失調？比如外來微生物打破了我們機體微生物與肉體的共生平衡關係？

既然肉體共生有細小生命體，那麼理論上靈魂也可以「共生」其他靈魂，佛家所講的「冤親債主」大概就是這個意思。與我們靈魂共生的其他靈魂——精神生命，一旦「騷動」是否會引起我們精神系統的疾患？一旦有外來「靈魂」影響到我們靈魂與共生靈魂的平衡狀態？鬼上身、鬼剃頭、噩夢等等，難道僅僅是因為勞累、營養不良、睡眠體位不當？

佛教的某種特殊修行方式，能使機體呼吸和心跳停止後肉身不壞，就是機體內的微生物與我們機體細胞之間的關係，被馴化成了人類與狗的密切關係。理論上，與我們靈魂共生的靈魂之間，是否也可以建立更為密切合作的關係呢？

我們與人交往，是否慈悲、謙卑人際關係會更和諧？那麼及於鬼

神，慈悲謙卑是否可以與之更「合氣」？我們真實地從內心景仰一個人，是否基於對其品德修為的認同而非因為其顯赫的功名利祿？那麼如果我們修身養性具備良好的品德，外環境的精神生命是否也會「景仰」我們、認同我們？如果物質、精神的辯證關係真實不虛，那麼物質生命、精神生命對應，邏輯上也成立。「他心通智」沒有開發，能知道別人內心世界嗎？不能！我們能「聽見」、「看見」、「摸到」精神生命嗎？不能！但如果某人精神系統出現障礙則很有可能，比如精神病患者的「幻視」、「幻聽」等等。修慈悲心、感恩心、積德行善，就是完善我們的物質、精神「場」，如此才能與內環境、外環境的一切物質、精神生命更好地「和睦相處」，也就傳統意義上的「風水」之「合氤」了。如此一來世間功名利祿大約易得，出世間成就也更可期，此即全息養生。

如何維護健康，就取決於觀察者如何行使眼、耳、鼻、舌、身、意，換言之如何守護身、口、意三業。即觀察者的健康狀態，取決於是否行於十善道（身三：不殺、不盜、不淫；口四：不惡口、不兩舌、不綺語、不妄語；意三：不貪、不瞋、不痴）！唯十善道是與內外系統全息合氣的最佳途徑，亦即全息養生途徑！

（三十一）臨界系統

臨界，顧名思義相鄰兩個乃至多個系統的區間；系統則是具有相同或近似特性的一系列因素集合。臨界系統，便是兩個或兩個以上的系統接壤，而形成的有別於接鄰各系統的居間系統。

最簡單直觀的臨界系統，就是將水和油裝在一個容器中形成的水油鄰接面；最普遍易識的，便是水面與空氣鄰接處。不同的物體因為距離的近遠，都會形成強弱不同的臨界系統，人與人之間更不例外。臨界系統可以呈點、線、面，亦可以為空間。臨界系統的相互作用，

猶如同類細胞與不同類細胞之間的物理、化學、生物乃至「精神信息」相互影響。觀察者的身心，與外環境不斷進行的物質、精神信息能量交流，就是通過臨界系統實現的。

從嚴格的哲學邏輯上言，如果物體之間不存在「臨界系統」，那麼物體便勢必「融為一體」，融合的結果就是崩潰。故爾無論觀察者覺知與否，臨界系統必然存在！一如前面章節所述，既然物質與精神可以互相轉化，必須存在一個實現轉化功能的臨界系統，此臨界系統便是兼具物質與精神特性的觀察者的機體！人類觀察者與動物植物的交流、物質生命與精神生命的交流或言「六道輪迴」的交流等，無不是通過「臨界系統」實現。如果沒有臨界系統，宇宙將是混沌！

就觀察者所存在的社會體系，亦是由無數的臨界系統隔開並聯繫起來的，兩個觀察者之間、一對夫妻與另一個個體或夫妻之間、家庭之間、社區之間、行政區劃之間、國家之間、不同的文化之間、不同的種族之間、不同的宗教之間如此等等！

臨界系統的作用，一者分隔，二者聯繫。如果沒有分隔作用，細胞會隔合，便是混亂乃至混沌、死亡；如果沒有分割，所有的有情非情便會心志如一渾然一體；如果沒有分隔，一切規律都將不存，於是一切崩潰。兩個乃至兩個以上的觀察者「融合」、兩個乃至兩個家庭「融合」、人類觀察者與其他動物觀察者「融合」、生物觀察者與植物觀察者「融合」、物質生命與「精神生命」融合，結果便是崩潰！

同理，如果沒有聯繫，觀察者必然滅亡；如果沒有聯繫，生物鏈將不復存在；如果沒有聯繫，宇宙亦是混沌，語言不通、行為不通、精神不通，亦是混沌狀態！

臨界系統的最大特點便是交流，即物質、精神信息的能量交流。有交流才有互補，物質及精神的互補；有交流才有互動，才能發展；有交流才有多樣性，才有精彩紛呈；有交流才有軌範，於是有了自由

和非自由的約束。交流的根本目的是為了互惠互利，緣大系統的生存發展所必需！然而觀察者認識不到共生的重要性，於是人類世界便是今天的這種現實狀態！

　　無始無終的時空中，最重要的臨界系統是物質與精神的轉化系統！

　　臨界系統的共性，是其具備相臨系統的特性。物質與精神臨界系統，就必須具備物質性（物質的功能性、可測量性）和精神性（不可物質測量性），滿足此條件的惟有觀察者自身（六道的全部有情），就人類觀察者而言便可更準確地落實到傳統中醫的「經絡」與「穴位」！

　　當觀察者的世界觀僅僅局限於「唯物」，那何必有「精神、意識」？試圖牽強附會地解釋「意識是物質的產物」，為何就不是「物質是意識的產物」？「奇點」究竟是物質還是精神？

　　姑且不論物質與精神的地位（前已論及），人類觀察者是物質與精神的「一合相體」大概不會有疑義，亦即肉體與靈魂「一合相」！物質與精神各自具有截然不同的特性，在人類觀察者實現「一合相」，必須存在一個可以相互轉化的「臨界系統」，大即全身心，小則「經絡」！

　　人類觀察者己身之外都是「客觀」事物，「客觀存在不依人的意志為轉移」，如此「主觀」的自我身心，便決定了自己在大系統的狀態！此時方顯現出人類自身「臨界系統」的意義，具體則落實在「身、口、意」三業上！所以當下的狀態都是「三業」之果，怨天尤人於事無補。唯有當下及來時的身口意三業矯正，才能改變自己的命運並對大系統產生積極的影響！修行的全息意思，就是對自身心「臨界狀態」的不斷完善！

三　全息哲學的典型代表──經絡（臨界系統）

經絡是流傳數千年之久的中華傳統醫學概念，即經脈和絡脈的總稱，是人體信息聯絡、運輸和傳導的體系。「經絡」不僅是人體物質信息的傳導體系也是人體精神信息的傳導體系，或者說是人體肉身和靈魂信息交流的轉換體系，全息體解即為人體物質與精神的「臨界系統」。

迄今為止，現代科學技術還無法確定經絡的物質基礎，緣於現代科學的研究方法偏頗，故不可能用物質實證手段測量經絡。因為不可測量，按照現代科學的觀點，沒有實驗支持的理論就是「不科學」理論，那麼「經絡」以及中醫理論就似乎確實是「錯誤的、不科學的」了，這也正是許多現代科學崇尚者批判中醫為「偽科學」的立足點，其觀點的錯誤之處正是由於割裂了物質、精神的辯證關係。「精神」現象，是不可能「物質實證」測量的！

東方哲學是全息宏觀哲學，其一統性的哲學理念不會將任何待研究的「現象」孤立起來絕對地研究，而是綜合全部系統因素進行全面衡量；相比較而言西方哲學則是片面局限的哲學科學，其研究方法是「分析解剖」，於局部深入研究進而簡單推斷全部系統因素。

經絡雖然在實驗室未能用物質實證手段測量出來，然經絡的「調節作用」卻無時不現。不能測量屬於經絡的「精神性」，具備物質功能屬於經絡的「物質性」。風靡世界的針灸術、穴位按摩等就是在經絡理論的基礎上發揮著它不可輕視、不可思議的積極作用。盲人摸象的西方哲學科學是永遠也不可能理解經絡的意義以及傳統中醫的博大，這就是矛盾統一體中「精神性」的玄奧。

人體既然是物質之身與精神之身的「一合相」，那麼從理論上精神和物質，換言之靈魂與肉體之間，必然「存在」有溝通的渠道途

徑,但這個「途徑」究竟是什麼呢?全息體解傳統中醫的哲學思想,毫無疑問該「途徑」便是經絡!現代醫學認為人體有兩大調節系統即神經系統和內分泌系統,人體全部機能的調節就是依靠這兩個系統發揮作用。然傳統中醫卻存在「經絡系統」,這是令西方科學界百思不得其解的問題,一方面這種區別是東、西方哲學中世界觀不同的必然結果,另一方面這種區別導致了「科學」與「偽科學」之爭。

經,本意線,取路徑的含義,經脈貫通上下,溝通內外,是經絡系統中的主幹;絡,線繩編成的小網袋,有網路的含義。絡脈是經脈別出的分支,較經脈細小,縱橫交錯,遍布全身。《靈樞・脈度》云:「經脈為裡,支而橫者為絡,絡之別者為孫。」這裡經絡的描述非常明白,可是現代物質實證科學手段至今無法測量,於是乎個別有情就會得出「無法測量的就是不存在」的幼稚結論。

如果假設經絡為「臨界系統」,且可比擬油、水之臨界狀態,所區別的是經絡的「臨界系統」是物質精神「一合相」的臨界狀態,是不可分割的。在物理化學中,臨界狀態具有多重特性,因此「經絡」的「臨界狀態」特性就是物質與精神二象性,物質性與精神性之相互轉換就從理論上比較容易接受了,這也解決了唯物主義與唯心主義一直夾纏不清的爭論。

經絡內屬調節臟腑,外絡周被於肢節,溝通臟腑與體表的信息、能量,從而將人體臟腑、組織、器官聯繫成為一個有機的物質、精神信息整體;經絡的物質化作用可以「行氣血,營陰陽」,使人體各部的功能活動得以保持協調和相對的平衡。針灸臨床治療時的辯證歸經,循經取穴,針刺補瀉等,無不以經絡理論為依據。《靈樞・經別》云:「夫十二經脈者,人之所以生,病之所以成,人之所以治,病之所以起,學之所始,工之所止也。」說明經絡對生理、病理、診斷、治療等方面的重要意義。

故而，經絡的全息哲學意義，乃是精神與物質相互作用的物質、精神信息能量轉化體系。如果將經絡理解為人體的物質與精神之臨界狀態，那麼佛乘密法修行三密相應之月輪觀、阿字觀以及瑜伽的三脈七輪就很容易理解了。

廣義上，「臨界系統」乃是物質精神的轉化系統。物質與精神的相互轉化之邏輯推理問題，是迄今為止人類各種哲學思想的根本問題，然惟有佛家、道家究竟了此問題，唯物主義和唯心主義雖然流觴不已卻未能徹明此邏輯！

「物質與精神相互依存、相互影響、相互轉化」，如果此論成立那麼唯物論的「物質決定精神」抑或唯心論的「精神決定物質」論調都不足取，其論本來就已經強調了「相互」，故持正之論當為物質、精神主次地位互換而作用，物質為主時決定精神，精神為主時決定物質。此豈非佛家之色空不二、道家的陰陽太極！

關於物質與精神的轉化邏輯，余假設：

> 物質與精神之間存在一個「臨界系統」，物質進入此系統出而為精神，精神進入此系統出而為物質。「臨界系統」必須具備物質、精神的雙重特性，如物質的功能性或可測量性，同時具備精神的不可測量不可實證但觀察者可身心感知性。滿足此條件的「臨界系統」是什麼？靈肉一體的觀察者自身！就人類而言即為傳統中醫的「經絡」，經絡的功能性諸如針灸、按摩風靡西方世界，此其「物質性」，而經絡的「精神性」表現為在解剖學上找不到經絡，這也說明了精神及精神現象的「不可物質實證性」。然並非「不可實證」，只有在量子物理學水平上才可以「證實」。

此一「臨界系統」邏輯假設，迄今已經由量子物理學接近論證完成。

英國的希格斯博士之「希格斯玻色子」理論認為，沒有質量的基本粒子（表徵精神），經過希格斯玻色子旁邊而獲得質量成為有質量的基本粒子。沒有質量的基本粒子，與精神何殊？

余依其論再假設：當存在「反希格斯玻色子」！既然「臨界系統」在邏輯上成立，「反希格斯玻色子」必須存在！即有質量的基本粒子，經過反希格斯玻色子旁邊失去質量。而成為無質量的基本粒子！匈牙利的物理學家所發現的「伽馬玻色子」或許正是「反希格斯玻色子」，緣「帶有質量的基本粒子，經過伽馬玻色子旁邊會失去質量，成為沒有質量的基本粒子」。於是延伸假設：「臨界系統」即是諸如「希格斯玻色子」和「伽馬玻色子」等組成的一個系統。或許現代物理學家所謂的「暗物質、暗能量」，大約亦可如此理解。依此「臨界系統」邏輯，我們可以推理物質對應精神、物質能量對應精神能量、物質生命對應精神生命（鬼、神）、物質時空（實時空──陽間）對應精神時空（虛時空──陰間）。由此可知「無神論」觀點很荒謬，同時「六維宇宙」論亦邏輯可推！

且記，精神及精神現象不可物質實證！如果某人企圖用物質手段證實鬼神，其邏輯便幼稚的離譜，如果要證明也必須而且只能是由量子物理學的突破而實現！

然而，精神及精神現象，由觀察者「身心」可感知！

設若當今的量子物理學家、天體物理學家能持「全息哲學」的世界觀，此二領域的研究，將逐漸接近和證明佛家、道家哲學思想的智慧之博大精深！全息哲學正是汲取佛道智慧，結合現代科學被普遍認同的理論，而提綱挈領地抽象出來的！同時，物質守恆、能量守恆定律將修改為：物質、精神守恆及物質能量、精神能量守恆！同理，所謂「海市蜃樓」景象、一切「超自然現象」都是在廣義的「臨界系統」顯現的！

關於精神生命，可以通過「夢魘」與「夢動」加以說明：幾乎很多人有過「夢魘」的經歷，夢魘俗稱「鬼壓床」，指在睡眠時，因夢中受驚嚇喊叫卻發不出聲音，抗拒卻手腳不能動，而神志清晰的睡眠現象。現代人給夢魘的原因解釋如「一種正常的心理現象，和鬼怪無關，它通常在壓力比較大、過度疲累、作息不正常、失眠、焦慮的情形下比較容易發生。科學表明夢魘是人類睡眠時發生一過性腦缺血引起的，人體白天發生一過性腦缺血時，會產生眩暈、心悸、胸部壓迫感、眼發黑、耳鳴和各種神經功能障礙的症狀。」此定義值得商榷的是，哪個個體在「腦缺血」狀態下能意識清醒？如果能，那就如同機體在饑餓狀態也可以精力充沛了，故而顯然屬於悖論！

現代科學、心理學、精神病學對於夢魘，都未能作出令人信服的原因解釋，只是偏頗哲學邏輯指導下似是而非的概括。現代科學根本不相信「鬼神」，所以必然要繞開「鬼神」去解釋。真的與鬼神無關嗎？非也！關於「鬼神──精神生命體」別章論述。

其實夢魘雖然短暫，五官和身體不能發生正常機能，與腦幹、脊椎神經受到「損傷」引起的症狀幾乎一致，只是後者持續時間長久而已。兩者很明顯都是神經系統被「阻斷」而發生的症狀，神經被阻斷就不僅僅是「缺血」那麼簡單。「夢動」則是夢中舉手投足且如白天清醒時一樣，也是夢中意識清醒，發生睡眠狀態下「不可能」的身體支分運動、語言、哭泣等等，但確實「運動」了的表現。夢魘是神經阻斷，而夢動則是神經活動的加強。

還有一種特殊夢動即「夢遊症」，是睡眠中突然爬起來進行活動，而後又睡下，醒後對睡眠期間的活動一無所知。與夢魘和夢動症狀不同的是，夢遊症沒有神經阻斷現象，然卻完全「無意識」。

交通要道被阻斷，如果沒有相應的應急道路可以疏通，必然是交通的癱瘓。同理人體血管的中斷，會造成供血區的器官失去「動力」

而停工,神經傳導中斷則是眼、耳、鼻、舌、身、意等機能的停工。依照中醫理論,經絡氣血的壅滯,也會造成五臟六腑的各種症狀。然既沒有血管、神經中斷,也沒有經絡氣血的壅滯,夢遊卻發生了,而且意識完全無知覺,只能說明是「靈魂」被阻斷了(或者臨界系統出現了故障)。

人類的機體大約共生七十二萬億微生物(三至五公斤),人類的靈魂呢?莫不成是孤立的?如果是僅僅有人類主體靈魂沒有共生靈魂,夢遊症、鬼上身、詐屍、趕屍術等等現象就無法得到合理詮釋,一九四九年臺灣發生的轟動全球的借屍還魂事件、二〇一四年南非埃博拉死屍的「詐屍」現象就是最好的例證。

所以要生理健康,就不僅要每個細胞健康,還必須和肉體共生的微生物與細胞之間的微生態平衡處於健康狀態,同時精神健康不僅自主靈魂健全,還要主體靈魂與共生靈魂的平衡關係健全,乃至包含與外環境精神生命——鬼神的和睦和諧。要做到身心健全,正是佛乘密法所踐行的全息養生之途!

四 因緣法的奧旨——蝴蝶效應原理與真圓檯球規律

一九六三年美國氣象學家愛德華・羅倫茲,提出了「蝴蝶效應原理」。歸納理解,則是系統的一個微小因素的變化,都會導致系統結果的巨大變化。狹義的「蝴蝶效應原理」,指「在一個動力系統中,初始條件下微小的變化能帶動整個系統的長期的巨大的連鎖反應。」廣義則可以泛指宇宙中一切萬象運動形態之連續變化——成、住、壞、空(生老病死),即「因緣法」。

西方有首民謠:

> 丟失一個釘子，壞了一隻蹄鐵；
> 壞了一隻蹄鐵，折了一匹戰馬；
> 折了一匹戰馬，傷了一位騎士；
> 傷了一位騎士，輸了一場戰鬥；
> 輸了一場戰鬥，亡了一個帝國。

究其實質，不脫因緣法之範疇。人類最偉大的智者釋迦牟尼於兩千五百多年前，就已經告訴我們這個世俗真諦，因緣法可以及於世間和出世間一切萬象，及於「色空不二」，及於「零」等於「無窮大」，「無窮大」等於「零」。

人類從出生到老死，一切都是因緣法的必然顯現。今天的人類，就是緣於過去每一日乃至前世、前前世每一起心動念、舉手投足，換言之身口意三業之果，故而無論今日人類現狀如何，都是過去的一切善惡因緣使然的結果，是以有「欲知過去因，便看今生果」之論。

比如去年向他人借了三百元錢，今年連本帶利還清了並表達了感謝，似乎借貸之恩已經還清，其實不然。雖然僅僅是三百元的借貸，可以說是很微小的事件，然因為三百元的借貸導致後來借貸者的一切變化，都與三百元借貸行為產生了直接和間接的聯繫，這種影響必然及於將來的一切。從此角度，酬償債務的感恩之心就應該是持續不斷的，並非三百元連本帶利還清就了事，這也正是祖訓「滴水之恩當湧泉相報」的全息闡釋。故而佛陀「感恩無明」，並言「眾生為根莖枝葉菩薩如來為花果」，沒有眾生何來菩薩諸佛如來？沒有「無明」何來智慧？沒有社會其他相關人員，富翁何來財富？官吏何來高位？聞人何來名聲？大V何來粉絲？那麼富翁做慈善了沒有？官吏為民做主了沒有？聞人作表率了沒有？大V喚起人們的慈善了沒有？

明白此理，今日的起心動念舉手投足，都決定了明天甚至來世的

必然結果，哪怕微不足道的十惡業也會造成極大重罪，即使微不足道的十善業也會成就無盡功德。一句善言、一念善心、一絲善行都將使我們在證悟無上菩提的道路上前進一大步；反之一句惡語、一念惡心、一絲惡行都將使人們在六道泥淖中增加無數輪迴！

所謂「因緣法」，實質乃是「因果法」，比如大米種子是「因」，水稻是「果」，土壤、水肥、空氣、陽光、護作等等乃是「緣」。有「因」無「緣」不得成「果」，「緣」之差別，決定「果」之豐欠。

余讀「蝴蝶效應原理」，深有同感，然覺其義並不究竟，於是便以斯諾克檯球為例，將此「原理」上升為「規律」，如前所述《真圓檯球規律》。

觀察者通常怨恨、後悔「如果當時我如何如何，抑或不如何如何，現在當如何如何」，從邏輯上思考，系統過去一絲一毫因素的改變，觀察者的「當下」便是理論上假設的不可把握的、虛擬的「理想狀態」，然則可能更好抑或更壞呢？既然虛擬態不可「把握」，能夠把握的現實「當下」豈非最佳？不能把握的理論狀態於觀察者何益？徒增懊惱而已！故當下的現實結果是唯一且最佳的！

真圓檯球規律（獨一性規律）的意義：

一、虛實宇宙（一合相宇宙）中沒有兩個完全相同的事物，即一切皆有差別。沒有兩片相同的樹葉、沙子、個體，一如古希臘哲學家赫拉克利特的話「人不能兩次走進同一條河流」。於是物理學家反駁：所有的電子都相同，所有的質子都相同。余反問：兩個相同的電子或者質子在空間矢量上能占據同一位置否？

二、系統當下的現實結果是唯一可以把握的，無論主觀客觀評價如何，故爾是最佳的（佛家「當下」之真諦）。

三、觀察者對於系統以前的全部因素，唯有感恩才是正確心態，緣系統過去絲毫因素的改變，觀察者的現實當下將大相徑庭，且

在邏輯上不可把握！正是不可改變的系統過往因素，造就了觀察者的當下，設無感恩之心，變成了「過河拆橋、吃飯砸鍋」的忘恩負義之輩，已然喪失了作為人類觀察者的根本「德」之底線。然，觀察者感恩系統過去的全部，並非要重複系統過去觀察者的「錯誤——三業的瑕疵」。

四、系統過去的全部因素，不僅決定了觀察者當下的現狀，還依然對觀察者的未來發生影響。

五、欲系統未來的結果改變，系統當下介入的因素就至為重要。

六、當下介入系統的因素包羅萬象，但不外客觀、主觀兩種，客觀因素不依觀察者（有情）的意志為轉移故不可把握，唯一可以把握的為觀察者的主觀因素。

七、主觀因素，便是觀察者（有情）的思維、語言和行為。

八、存在的就是合理的，因為系統當下結果已定（可以把握的最佳），系統內部全部因素都是合理的（黑格爾、薩特）。

九、修行的意義，捨修正身口意無它，十善道之義大矣哉！此即人類全息養生之核心！

就個體而言，系統迄今結果便是最佳的「當下」！期望系統接下來出現良性效果，就取決於系統既往因素和當下「輸入」的因素，既往因素已經不可改變且依然發生著影響，唯有「當下」注入系統的「新」因素才能改變接下來系統的結果！當下注入系統的「新」因素，無非客觀、主觀兩類，客觀因素不以個體的意志為轉移是不可操控的，唯有主觀因素完全取決於個體自身且是能真實把握的，即是我們當下的思維——世界觀、語言的措辭表達和行事方式，全息養生的身口意之智慧意義便一清二楚了！

在修行，當下身、口、意的十善道調整，就是唯一的選擇！

簡言之，依照真圓檯球規律，即任何一個系統無論是微觀的抑或

宏觀的，其當下的現實結果，是唯一可把握的最佳，無論觀察者主觀感受或者外界客觀評價如何！期望系統接下來出現積極、良性的效果，系統當下注入的新因素意義至巨！這也是全息養生的核心論點！

既然當下結果注定，對於過往只能感恩。生活中「傻子吃饅頭」者比比皆是。比如某甲，其家族在清代乃是晉商，在帝都王府井附近擁有一條胡同的產業，當然後來因為歷史原因沒了。到其父親，又因「勞動改造」被發配到了江西，便在其地認識其母並結婚生下某甲。其人移居國外，一談現狀無不是怨恨之詞。因緣際會，余問之：設若你們家族的產業依舊，你父親會娶你母親嗎？你會出生嗎？再比如某乙，在改革開放的大潮中賺了幾桶金，移民海外，於是乎天天罵東罵西。余詰之：沒有你所罵的東和西，你能賺了大錢並移民海外？再比如原來著名節目主持人某丙，沒有他所嘲弄的歷史人物，他會擁有當時的名利地位？所以「傻子吃饅頭」者比比皆是。有次，我在微信圈發了一篇「懷念已故轉輪聖王毛澤東」的小文，便有有情忿怒異常，出口「毛賊長毛賊短」。姑且從佛法角度言，今世能為國王，乃在因地修行殊勝，福報積累具足；撇開佛法，如果沒有毛澤東便沒那些辱罵者的出生。有情對曰：我出生是我爹媽生的和毛賊沒把半毛錢關係。余詰之：沒有毛澤東，你父母都尚且未出生，何來你的現世！

不特普通有情，有些所謂的佛教研究家、身披袈裟者也是「吃佛菩薩的、用佛菩薩的，且因此獲得世間功名利祿」，然其行文、行為很多時候卻是「誹謗佛菩薩」，悲乎哉佛菩薩！在某次「密教研討會」上，我惴惴不安地問一佛教研究「泰斗」：「佛法是最完美圓融的智慧體系，您一生數十年研究寫了那麼多文章、出版了那麼多書籍，但有多少智慧可以指導人們的學習生活和工作？」老先生瞬間滿面通紅，而另外一位比我年級尚青的教授立即大怒：「以後再也不請你參加云云」，我因此而懺悔，因為他們是未來佛，我卻執著於「究

竟」！在這件事情上，我自己也是「忘恩負義」的，因為人家邀請了我，我的直白無異於「拆臺」。

真圓檯球規律可以及於宇宙天地一切事物現象，如同生老病死規律、因果報應規律、物質精神不一不異規律，乃放之四海皆準之真理！

大乘佛理云：「天地萬象皆如來等流法身」，換言之六維虛實時空中的全部有情悉皆法身等流顯現，此豈非「我」在法身中，比比皆法身！如此便可徹透如來之嘆「無明之恩深重」！當處於物質生命鏈頂端的人類，不能感恩報恩其下生命鏈的生物，且生命鏈斷裂會如何？人類還會存在嗎？故爾六維宇宙的一切有情非情皆是不可或缺的，是同等重要的！悟透此，方能真正發「無上意」！當觀察者用偏頗的世界觀判斷事物時，已經遠離了智慧流於愚昧！

感恩二字從構成上解析開來，便是「心中懷有全部因」亦即，我們唯一正確、智慧的態度，便是感恩過去、當下的全部因素，推論之也必須感恩未來的全部因素！感恩過往的全部並非重複過往的消極三業，而是借鑑和鞭策當下及以後。

一有情於是乎質問：我上週被人搶劫了，你教我如何感恩？余告之：世間一切顯現都是因果關係規律表現，最為直觀的便是「作用力等於反作用力」。他立刻回擊：我今生沒有搶劫過別人，如何有此「被劫之果」，並進而惡語道：怪不得人家說你們佛道二家助紂為虐！余反問：請你舉出宇宙空間中任何一個獨立封閉系統或者開放系統中，什麼「事物」的發生是「無因」的？他便默然了！

這便從哲學邏輯上引申出：他必然在什麼時間「搶劫」過別人！可是他今生沒有搶劫過他人，那「被劫」之果豈非「無花果」？非也！既然有昨天、今天、明天，生命的表現狀態，為何邏輯上不可以有「前生、今生、來生」？湖南的「再生人村」和世界上不勝枚舉的前世記憶事件，都充分說明往世、今世輪轉之不虛，緣我們的「末那

識」未曾打開，故而「忘記」了前生。今生善良、邪惡、高貴、卑賤、富裕、貧窮等等，都是前生所種「因」之「果報」！

依檯球規律，觀察者及系統的當下是唯一可把握的結果，無論觀察者接受與否都是最佳的！因為絕大多數觀察者世界觀背離了因果報應規律，而對系統過去的因素作出「深惡痛絕」的判斷，便以為系統當下的結果是「錯誤」的，於是便有三業的消極應對等「愚痴」作為。

既使以當下觀察者的普遍價值觀，判斷系統過往的某些因素是完全錯誤的，也必須接受系統當下的結果是唯一可把握的，緣既往已成歷史不可改變！欲使系統和觀察者自身未來的結果趨於「合理」，當下注入系統的因素便至關重要，亦即每個觀察者身口意三業的調整！對於歷史錯誤的批判，以為借鑑不使觀察者重複類似的錯誤，如果僅僅為了批判而批判卻不思借鑑的「以血還血以牙還牙」，則是徹底的愚蠢和墮於永無休止的惡性循環中！佛家的「斷捨離」之真諦，便是「斷因、緣、果」！唯有對系統過往「感恩」方能「消業」，而於當下矯正「三業」，不種新的「惡因」，出離才可期，此即「全息養生」也！

五　全息哲學與全息養生前瞻

二十一世紀下半葉將迎來「全息哲學」的時代，偏頗的現代科學已經將人類推向滅亡的邊緣，惟有糾正「唯物實證主義」所造成的人類價值觀體系和精神、行為理念的偏離，人類的文明才能得以延續，而拯救地球和人類文明途徑亦將是全息哲學指導的全息智慧養生。

「全息」即「一點含括系統的全部信息」，概言之宇宙的發生發展變化，都「全息」體現在「物質」與「精神」的關係上，依照佛法真如理念即「色」、「空」之「全息不二」。父親的精子、母親的卵子結合成一個受精卵，孕育一個新人類個體，也就是說「一個受精卵」

與一個人體「全息」。

依照「宇宙大爆炸理論」可以推理，一個「基本粒子」與整個宇宙「全息」。同理人類機體自身和宇宙「全息」，這也正是東方哲學的核心「天人合一」的具體表達，更是佛法之「一微塵涵三千大千」之真如理趣。

構成生命的基本因素，於宇宙誕生之初就已經同時存在，隨著「奇點」到「宇宙」，再到「黑洞、奇點」的周而復始運動，生命亦是隨之生滅變遷，故而無所謂「誕生」亦無所謂「消亡」，只是流轉中形態的變化，故而有佛家「六道」輪轉之智慧教戒。猶如萬花筒，在生滅守恆的時空中，交替不斷地展現各種不同形態。

東方哲學的佛教、《道德經》、《周易》、《中醫》都是全息哲學思想的智慧結晶。炎黃文明能夠延續超越五、六千年而不中斷的關鍵，正是其全息哲學觀的「天人合一」思想。佛法，是「物質」與「精神」「全息統一」的最完美哲學科學體系。靈魂與生命「全息」，所以人類的DNA、RNA，含括了六道輪迴中靈魂經歷的一切業因，緣因果關係規律是天地間真實不虛的公理，故而在人類便有健康疾病、夭壽、窮通等種種差別。

今天的一切，如地位、財富、名譽、健康等，都是「物質」與「精神」全息「合氣」與否的物質化表徵，一切「天災人禍」都是人類的身、口、意三業之「物質」與「精神」「非全息合氣」的必然結果。「合氣」不僅指當下，亦含括與過去、未來的「合氣」。

生命、物質、靈魂，無所謂起源亦無所謂終結，表象只是圓環上周而復始的變化；地球內文明和地球外文明亦「全息」，生命與「鬼神」亦「全息」。任何試圖詮釋宇宙和生命起源的嘗試都將徒勞無益，何以故？宇宙的內在規定性就是「虛、實」的形態轉換，誠如「太極圖」的涵義所揭示「如環無端無有窮盡」的「萬花筒」，沒有

起點也無終點。發展或者毀滅，只是「合氣」與否的物化表現，「合氣」則健康有保、人類文明延續，「不合氣」則疾患、人類文明滅亡。全息養生的核心，乃是「合氣」。

「瑜伽」，梵文本義即「相應」，佛乘密法之「無上瑜伽」即與法界（廣義十法界）、本尊（佛菩薩、明王、諸天、金剛等等）的「無上相應」，即「感應道交」。還有人將「瑜伽」解釋為「一致」、「結合」或「和諧」。愚以為惟有「相應」二字最為貼切，如果對應為漢字，莫過「合氣」二字之義可以含納，亦是傳統儒、道哲學文化之核心「天人合一」之旨趣也。

現代人理解「瑜伽」，為提升身心能量和靈性的修煉方法，於是乎便有「靈修」一詞的誕生。智者見智仁者見仁，「瑜伽」，無非表達的是肉體、靈魂與宇宙、神明的「信息能量交流」。

儒家之「慎獨」，大約與「瑜伽」有異曲同工之妙，緣「慎獨」的宗旨乃是為了與人、事、物「合氣」。《禮記‧中庸》云：「道也者，不可須臾離也，可離非道也。是故君子戒慎乎其所不睹，恐懼乎其所不聞。莫見乎隱，莫顯乎微，故君子慎其獨也。」全息體解即待人、處事、接物，必須遵守天地環宇與生命之本然規律。獨處時，即使人所不知見處都要謹慎戒懼，以修德束身。南宋朱熹云：「君子慎其獨，非特顯明之處是如此，雖至微至隱，人所不知之地，亦常慎之。小處如此，大處亦如此，顯明處如此，隱微處亦如此。表裡內外，粗精隱顯，無不慎之，方謂之誠其意」。唯有如此方可「品德完善」，與人事物的互動交流更為積極、健康，此豈非「合氣」之妙趣！

道家之「服食煉氣」，即經絡導引和呼吸，採納天地環宇五行之「炁」——物質、精神信息能量，以融會吸納天地之精氣於自身，祛除疾病延年益壽。故而道家的修煉根本亦是「合氣」，充分體現了「天人一體」的「合氣」之道。

無論是古老的印度瑜伽，以及借鑑瑜伽而豐富了的佛乘密法，儒道哲學思想的「天人合一」，都基於「宇宙、生命全息統一」，是以離開了「全息」則「瑜伽」之相應、合氣、平衡、諧調、一致等等，都是「海市蜃樓」般的說辭了。此一切又「以人為本」，歸根結底都是服務於天地之靈體——人！

　　列子《沖虛經・周穆王第三》云：「一體之盈虛消息，皆通於天地，應於萬類。」即是道家、傳統中醫，對於人體與環境、有情、非情共生關係的最佳表述。全息解讀，即我們的身、口、意無時不刻通過精、氣、神與內、外環境進行溝通交流，此誠「合氣」無二也！《黃帝內經・素問》第六十七卷云：「上下相遘，寒暑相臨，氣相得則和，不相得則病。」這段經文大意是：主次（上下對應天地）物質、精神信息能量相互感應道交，則具象化顯現為寒暑節氣之變化，如果陰陽相輔相成且平衡即為「合氣」，否則為「不合氣」即疾患。

　　一方水土養一方人是合氣，水土不服是不合氣；人傑地靈是合氣，窮山惡水出刁民是不合氣；相安無事是合氣，雞犬不寧是不合氣；平心靜氣是合氣，劍拔弩張是不合氣；冤家宜解不宜結是合氣，怒向刀叢覓小詩是不合氣；相敬如賓是合氣，同床異夢是不合氣；寬以待人嚴以律己是合氣，馬不知臉長是不合氣；中庸之道是合氣，鬥爭哲學是不合氣；隨喜讚嘆是合氣，嫉妒瞋恨是不合氣……

　　衣飾得體是合氣，不得體是不合氣；莊重賢淑是合氣，邋遢輕浮是不合氣；服飾性別正常是合氣，服飾性別錯亂是不合氣；四季色彩諧調是合氣，四季色彩顛倒是不合氣；衣冠禽獸（取其本義非衍生義）是合氣，骷髏塗鴉不合氣；冷暖適宜是合氣，美麗凍人是不合氣。

　　素食是合氣，葷腥是不合氣；味道適中是合氣，味道厚重是不合氣；感恩飲食是合氣，挑肥揀瘦是不合氣；粗茶淡飯是合氣，精米細麵是不合氣；食量適中是合氣，過量、饑餓是不合氣；飲食規律是合

氣，飲食無節制是不合氣；適當零食是合氣，零食繁多是不合氣。

依山傍水是合氣，鋼筋叢林是不合氣；窗明几淨是合氣，雜亂無序是不合氣；住宅大小適中是合氣，廣庭深院是不合氣；空間適宜是合氣，人少屋大、人多室少是不合氣；居室溫馨是合氣，居室奢華是不合氣；雅樸得體是合氣，堆金積玉是不合氣；中規中矩是合氣，夾角曲拱是不合氣；與自身福德相宜為合氣，逾越自身福德是不合氣。言行思慈悲惻隱是合氣，反之是不合氣。氣者，物質、精神信息能量流，在人身曰「氣場」，在環境曰「風水」，在道曰「福慧」。

六　佛家三皈依的全息哲學意義

> 皈依佛，當願眾生，體解大道，發無上意；
> 皈依法，當願眾生，深入經藏，智慧如海；
> 皈依僧，當願眾僧，統理大眾，一切無礙！

佛，是一切有情各種善惡因緣之果報滅淨後最終的歸宿，是解脫輪迴（斷離一切因果）的智慧法身，是與物質宇宙全息「一合相」的精神宇宙。兩千五百多年前，釋迦牟尼佛證悟宇宙至極真理，並成為「覺行圓滿」的最大成就者，於是「佛法」便被這個娑婆世界所認識並得以流行弘揚。佛者，不住生死，無生無滅，猶如不斷循環往復的「奇點——宇宙——奇點……」無有始終的「不一不異」的物質、精神信息能量體。

佛法何謂？實質即闡述宇宙物質、精神以及二者辯證關係的真實理趣之智慧，換言之，佛法是揭示宇宙本然規律和秩序的真理。釋迦牟尼證悟了這一真理，並非開創或者發明了這一真理，無論釋迦牟尼證悟與否，宇宙真理恆常一如，好比牛頓「發現」了物理學三大定律

而非「發明」了三大定律。正因為釋迦牟尼證悟了宇宙至極真理,故而後人稱讚釋迦牟尼為「本師──根本導師」。

佛是一切智慧、功德、光明的典範,簡言之猶如最大的信息能量體──太陽,所以我們應該順從、依從、遵從,以便獲取能量。佛為利益一切有情者,因為佛「知恩報恩──證悟自娑婆,施恩於娑婆」,故「皈依佛」就是發願利益一切有情,如此才能與精神宇宙「相應合氣」。佛,無處不在,遍滿虛空,故而「皈依佛」,就是與精神宇宙的「同氣相應」。如果我們的身口意有絲毫「不利益」有情的成分,就不能與有情「合氣」,就是破戒(戒的真諦乃是利生),「皈依佛」就是一句空話。

「當願眾生,體解大道」,便是體解宇宙本然秩序和規律,放下「小我」,置身於宇宙的「大我」,當下明瞭「三千大千」悉皆納於行者身心,且宇宙萬有與行者別無二致,一體相應,同氣連理。悟入規律,順應規律,就是「合氣大千萬有」。

「發無上意」,便是「誓證無上菩提,救度無量眾生」的大弘誓,亦即本然意義上的「持戒」。「戒」本為利益有情,故「持戒」若無利益有情則非然。隨喜有情、利益有情,就是與有情「合氣相應」,就是「無上意」之體現。

「法」是方法,是認識宇宙本然秩序和規律或言宇宙之「理」的途徑。「皈依法」,就是順從宇宙本然規律,遵從宇宙萬有秩序。宇宙的規律和秩序是恆常的,然認知的方法卻非一成不變的,是以「法法無定法」、「條條大路通羅馬」。不同的有情,從不同的角度所獲認識就完全迥異,然最終成佛,識轉智便是「色空不二」的圓滿真如。

現代科學的研究方法,亦屬於「法」之範疇,然其研究僅僅著眼於「色──物質」,割裂「空──精神」,換言之僅僅研究物質,忽視研究物質的對應面──精神,而成為一種不折不扣的教條。

「三界唯心」的前提乃是「色空不二」，因為「心、色」不二不別。並非三界「不存在」或「僅是心識使然」，而是有情以何種心態對待三界，三界必定相應回饋。設無有情，三界意義何在？正是有情之心識，方能識知三界，三界才具有意義。

　　「當願眾生，深入經藏，智慧如海」，釋迦牟尼及古來先賢大德，將自身修證中對於宇宙本然秩序和規律認識的最高結晶，歸結為三藏十二部經典，只要攝取吸收，便能與我們本具之如來藏——蘊涵於有情自性中的宇宙本然規律之理相應，而開發為行者自身的智慧。不深入經藏，行者苦思冥想，難行苦行，儼然「磨杵成針」之舉，非智者所為。廣義言，即攝取一切智慧，唯有智慧能正確規矩我們的身口意，於是乎「合氣」有情非情順理成章。

　　「皈依僧」，僧乃佛陀涅槃後之法相住世的代言人，是混沌中建立規矩、秩序的表率，僧的主要使命便是將如來法教發揚光大，將智慧傳達於有情並覺悟有情，故而應該尊敬。

　　然，在佛法走向滅亡的時候，「僧」正是加速滅亡的媒介。作為佛子，謹當守護好自己的菩提心，不言「是非」，慎造口業。「皈依」是「怖魔」，三皈依如果理解為與積極健康精神信息能量相應的話，消極的精神信息能量便被逐漸轉化，亦即「怖魔」也。佛法的三藏十二部全部智慧，可以歸納為十六字：感恩、利生、懺悔、修正、祈福、迴向、合氣、養生。

七　「合氣」的全息哲學理趣

　　在生活中，我們看見別人面紅脖子粗地爭吵，會勸人「有話好好說，別傷了和氣」；看見夫妻橫眉豎眼地鬧矛盾，會勸「要和和氣氣」；看見別人板著面孔不苟言笑，會覺得其人不和藹不可親「缺乏和氣」

等等。如果膚淺理解，不和氣就是人際關係中的微妙平衡，被瞬間打破而引致的身體的舉動、思維以及語言的消極反應，語言會是針鋒相對的，身分舉動會是誇張激烈的，情緒會是憤怒、怨恨而非愉悅的。

合氣，則是肉體與靈魂與內外環境中人事物的和諧和睦狀態。內環境指與我們機體共生的微生物、與我們靈魂共生的次級靈魂，外環境則指一切人事物、精神生命（天地神明、鬼神等等）。簡單闡釋即我們自身心的「場」，與內、外環境的「相生相合」關係。我們睿智的先祖用五行——土、木、水、火、金的相生相剋關係來描述，在佛家用五大——地、水、火、風、空來表達，然佛道二家的名相雖殊所表達的涵義異曲同工。

緣漢字同音、同形的通假使用，「和氣」通假「合氣」。因此就不是現代人膚淺理解的和氣二字了，而是物質、精神信息能量的交流互動。傳統中醫，認為「氣」是構成人體及維持生命活動的物質、精神單元，同時也具有生理、精神機能的含義。道家哲學思想中更將「氣」標寫成「炁」，其與現代物理學意義上的「氣」、我們現實生活中的「氣不過」「氣憤——情緒」和「天氣」等完全不同，然含括這一切「氣」在內。

「氣」乃是物質、精神一合相的一種宇宙運動表徵，一切生命體無論物質化生命體抑或精神性生命體，無不因「氣」而存在，一切萬有物象無不因「氣」而生滅。所以只有在物質能量和精神能量的層面理解「氣」，才更順應宇宙與生命的本然規律。換言之，「氣」乃無處不在的物質、精神信息能量場。這就是那些德高望重者、修身養性者、慈悲惻隱者等等「氣場」很強人，卻讓人身心愉悅的道理所在，同樣那些大惡之徒、大奸之輩的「氣場」也很強大，卻是會讓人渾身起雞皮疙瘩。從這個意義上講，一個人修為好壞不用語言溝通，我們自己的身心就可以判斷。與之相處身心覺得祥和安寧的，其人必然修

為深厚德行具足可以親近；反之如果渾身不自在，那麼其人的修為就是「消極」強大了，最好敬而遠之！如果不得不與後一種人打交道，就必須學會忍辱負重或者逆來順受，否則就是不養生。如果身心感覺舒暢就是「合氣」，否則就是「不合氣」。

《理趣經》：

> 妙適清淨句是菩薩位；欲箭清淨句是菩薩位；觸清淨句是菩薩位；愛縛清淨句是菩薩位；一切自在主清淨句是菩薩位；見清淨句是菩薩位；適悅清淨句是菩薩位；愛清淨句是菩薩位；慢清淨句是菩薩位；莊嚴清淨句是菩薩位；意滋澤清淨句是菩薩位；光明清淨句是菩薩位；身樂清淨句是菩薩位；色清淨句是菩薩位；聲清淨句是菩薩位；香清淨句是菩薩位；味清淨句是菩薩位。

就是無上瑜伽的「合氣」之道，緣菩薩行以利益眾生為目的，亦即與一切有情「合氣」相應，並予以利益使之智慧開發、身心適悅。

「瑜伽」，梵文本義即是「相應」，相應就是「合氣道交」，故而這「十七清淨句」，誠《理趣經》之龍眼精要。所謂「妙適清淨」，「妙」則不可言說，惟身心自知。「適」者適樂，感官性強，即身心感知到無窮「妙樂」。此「妙適」非世間欲望所可比喻，惟住三昧耶境界方能感受，若拘泥字面意思，可謂差之毫釐，謬以千里，就是「不合氣」了。緣佛法乃最究竟之全息養生至理，外道之徒，私窺聖典，竊以為世間娛樂，故縱情歌舞聲色而自慰曰「佛祖心中留」，不僅無益反而有害自他身心。惟佛可證、惟佛可知此妙樂至境，但凡行者一心清淨，不為外緣所遮，深入禪定稍得妙味也，故而三昧境界（臨界狀態）乃全息智慧養生之至妙法門。「句」，有所言辭皆不離諸

佛內證法樂，體現法界梵音，如《觀世音菩薩普門品》中偈讚觀世音菩薩「妙音觀世音，梵音海潮音，勝彼世間音，是故須常念」，此即「合氣」愉悅的言辭歌詠。「菩薩位」，真言門行者一俟入壇灌頂，便獲不可思議妙加持，此位同菩薩位，亦即身心與十法界一切有情「平等合氣」。「妙適清淨」乃與金剛薩埵位或曰普賢菩薩相應之身心感受。「欲箭清淨」，「欲箭」者，「欲望」至極之意。欲望至極，猶如箭在弦上不得不發。然此「欲望」非解為「色、聲、香、味、觸」之類欲望，乃欣求無上菩提，誓證無上法樂之欲望，救度、利益無量有情之欲望，故而清淨。因心清淨，一切皆是方便法門，緣大菩提心、大悲心使然。此「欲箭」，乃大智慧之箭矢。菩薩行隨順眾生，導以世間利益，激發其被利益纏縛之智慧。「觸清淨」，「觸」者就字面言有抵、頂、碰、撞等義，或因刺激而起身心變化。一俟沾得法露，喜悅遍盈自性法身，本具般若智藏漸漸開顯。因我等有情無數劫為煩惱所纏縛，罪孽深重，猶如花崗石，非金剛之器「抵、頂、碰、撞」，無明結使莫開斷之，更無能轉，始終流離六道三惡趣中。若本具法性開顯，即是金剛漸成，三毒纏縛方能轉之。「愛縛清淨」，諸佛慈悲不捨眾生，愛如幼子。「愛」超越世間情愛乃大丈夫之愛。「縛」有捆綁、拘束義，如肢體纏縛喻不得自由也。眾生身處三界火宅，糾纏塵世愛網，如被縛蛛網之蠅蟲，生死須臾而不得解脫。然毗盧遮那之「愛縛」，是對眾生之不棄不捨，清淨法身流出之愛。「一切自在主」者惟有諸佛，諸佛「清淨句」所演一切音聲皆是般若真如至理。「見清淨句」，「見」者不離眼根，不離心識，因自性清淨，故所見清淨，猶如佛印見東坡謂佛，而東坡見佛印謂牛糞，誠清淨意念與否也。清淨法身之見，離於世間諸色相。「適悅清淨」，「適」意舒服，「悅」指愉快、興奮。一切如來法體輕安，常處禪定適悅，安詳於寂靜即是適悅。「愛清淨句」，此處愛是敬愛，乃相互供養、平等供養義。「慢清

淨」,「慢」意遲緩、冷漠、傲然,諸佛證得薩般若智,是一切三界自在主,其位至尊至崇,傲岸、冷峻對於一切天魔外道。「莊嚴」是一切如來之自然光明智慧,性莊嚴、相莊嚴,皆由具足三十七菩提分故,三十二大丈夫相八十種隨形好,不假言辭莊嚴至上。「意滋澤」,「意」者心思,「滋」含出生、噴出、增益之意,「澤」有聚集、恩惠意。諸佛教誡訓導有情以智慧,堅固有情之菩提心,增長有情之福德。「光明」乃一切如來自性顯發,不假燈燭,炳然三千大千世界,照耀之處,幽冥消失熱惱轉為清涼。「身樂清淨」,身體歡樂乃緣清淨,清淨之樂,即為大樂,超越凡夫身色之樂。「色清淨」「色」者種類、品質之意,及於一切世間事物,包羅萬象,便是清淨器界。「聲清淨」,振動、消息盈虧、音樂歌舞是為「聲」,因清淨故,直擊有情心房,連動愉悅清淨。「香」者清香舒服,能至清香欣悅。「味清淨」,「味」是體會、情趣,換言之所體味、所趨情趣因為清淨。此十七清淨句,句句不離色、聲、香、味、觸五根,乃五根是一切煩惱之本,亦是菩提之源泉。諸大菩薩摩訶薩住五欲,然不著相五欲,是為利益救度有情之大願、悲心、法性清淨使然也。清淨的根本乃是心清淨,同時語言清淨,身分舉動清淨,這才是佛家意義上的全息智慧養生。

　　佛家修行反復強調六度萬行,其實質乃是行者與環境的「合氣」,與一切有情「合氣」才能真正落實「持戒」——即念念不斷慈悲利益眾生的宏願菩提心。與環境「合氣」可以得天時、地利,與人「合氣」可以得「人和」,與鬼神「合氣」可以安穩無災,與佛菩薩「合氣」可以得佛菩薩慈悲加持。所言「接地氣」,亦是「合氣」的另外一種表達。

　　佛乘密法之所以殊勝,根本原因乃是密法的一切修行法門都是「合氣」之道,與本尊無論是如來、菩薩、明王、諸天、仙、外金剛部等之「相應」,就是「合氣」的精神信息能量互動交流,即修行人

所言之「感應道交」。瑜伽本義「相應」，相應就是「合氣」。行者與三千大千「合氣」，自然「悉地——成就」迅速獲得。故而佛乘密法的「相應——合氣」，就是「積累」福德資糧和開發智慧的行法。

大道至簡！常識告訴我們，一套新家具一直不用很快會舊掉。比如新買的紅木家具擱置起來和使用著，兩年後會發現擱置的開裂、乾澀，而使用著的光鮮、潤澤。一套新居裝修完畢而兩年不住人，兩年後去看灰塵暫且不表，天花板可能掉落、牆壁可能脫落、地板可能翹裂，然如果一直居住使用卻不會發生這種破敗現象，何以故？缺乏人與之交流的「合氣」。這就是祖先們《風水術》或者《堪輿術》的真諦所在，風水就是「合氣」，是人與環境諧調、和睦的關係。從全息哲學科學角度分析，風水還是迷信嗎？養生的境界到了這個層面，大約很多時候煩惱減少身心會確適悅了。

瑜伽的修行、氣功的修煉，其實都是「合氣」之道。通俗點講，「合氣」就是我們身體經絡氣血的運行，以及與外環境不斷的物質、精神信息能量交流活動。故而，衣食住行無不是「合氣」之道，言談舉止無不涉及「合氣」之妙，起心動念無不關乎「合氣」之玄。明晰此理，並努力踐行就是全息養生。

夫妻「合氣」，家庭和睦。今天社會夫妻和氣的比例似乎不很高，「十年動亂」期間尤甚。所以「十年動亂」在這個層面上是徹底反人類的瘋狂時代，所謂的「破四舊立新風」，對於傳統文化精髓的毀壞幾乎到了毀滅性的程度。終究是眾生共業，警戒人們今後盡可能避免重蹈覆轍。夫妻不和睦家庭幸福何談？家庭不幸福養生豈非空話？所以夫妻雙方應該互相感恩，至少在結婚的時候他、她沒有娶、嫁別人，而是和自己走到了一起，這點就必須感恩。如果因為感情破裂或者經濟的原因而分崩離析，那是不懂「命運」，不懂命運更談不上和氣，養生只是幻想了。

兄弟「合氣」，家業興旺。在一個金錢至上、權力至上的社會，做到兄弟和睦實在是件困難的事情。一個家庭如果有數個兄弟姐妹，其中一個發達了，家庭兄弟姊妹關係很多處於不和睦狀態，如果大家都差不多同一層次尚好。五個手指頭伸出來不一般齊，是說心性品行修為等有差別，這是先天和後天共同決定的。先天的取決於緣分，然如果後天努力應該可以做到更「一統化」，這樣在出現經濟、權力、名聲差別的情況下，兄弟姊妹會互相祝福恭喜而不是羨慕嫉妒恨了。其實如果兄弟不和，多數是現行教育惹的禍。所以傳統文化中仁慈、關愛、互助的精神，就該大力弘揚，至少要兄弟和睦，家庭和睦才有希望，鄰里和睦才有可能，社區安寧才有保障。古人教戒：「兄弟齊心其利斷金」誠不我欺！有了慈悲感恩心，就會少了冤家多了朋友。是以百姓言「少個冤家少堵牆，多個朋友多條路」。表面是和平共處，實質是「合氣」，乃養生之道也。

父子「合氣」，道統有繼。俗話說：「打虎親兄弟，沙場父子兵」。家道傳承在父系氏族社會基本上是父傳子，如果父子不和氣，那麼家庭的產業等繼承就會出現問題。雖然表象上可能是父子性格不合，實質上乃是父子因緣善、惡使然。恁誰家也不希望出現忤逆不孝之子，然天不作美，惡因緣成熟就會生個討債的，如此家業就不可能繼續興旺，家道中落就成必然了。在養生中，就是努力互相感恩，尤其是子當孝父，父亦愛子，既是倫常的維護也是化解宿世冤孽。惡因緣化解了，就轉化為善因緣，必然是「合氣」了。

人人「合氣」，社會和諧。這在今天就是個高難度的課題，百姓對於貪婪的利益集團和飛揚跋扈的貪官汙吏之仇視，勢同水火，讓社會「合氣」似乎非常艱難。然在目下蒼蠅老虎一起打，在「貪腐零容忍」的官方立場下，在到處打黑除惡的形勢下，百姓似乎看到了希望，民心有所趨緩。如果真的將大老虎、老老虎、蒼蠅、黑社會等

等，揪出來晒晒甚至繩之以法，民心大概會舉天同慶，那時再提倡「和諧」社會似乎更有群眾基礎。吏治之廉潔，乃國家強盛昌化的根本！這點能做到民族養生、國家養生就有了可能，世界和人類養生大概就看到了希望的曙光。

天地「合氣」，風調雨順。天災是人類往昔身口意三惡業積累的消極精神信息能量的物化表現，在佛家謂之「眾生共業」，其實無異於「人禍」。大自然在漫長的歷史歲月中，建立起了合理的生態平衡系統，這才使得風調雨順，節氣順暢。任何破壞大自然生態平衡的行為，都會被大自然「報復」。這就是我們睿智的先祖，不發展「技術」的根本理念，即「天人合一」哲學思想踐行。我們的先祖明晰地認識到，發展技術意味著不斷改變環境，遲早環境會反報復到人類身上。而今天的幼稚有情，動輒我們先祖「保守」、「守舊」等等胡言亂語地對先祖進行誹謗。設想如果我們先祖在三四千年以來一直發展技術，那麼有兩種結果：一者，西方的現代技術給我們繫鞋帶我們會嫌他們礙手礙腳；二者，炎黃文明如同曾經輝煌的古羅馬、古希臘文明一樣成為「歷史的殘磚破瓦」！

人類必須守護自己的身口意，必須愛護珍惜大自然，這樣大自然才會真正關愛這些寄居者。在缺乏全面知識，尤其是缺乏全息哲學思想智慧的人們，為了利益就在炎黃文明的發祥地長江上橫刀斷流。長江生態領域的平衡對於大江南北的氣候，至關重要，大壩的建立毫無疑問破壞了長江流域的生態平衡，此後經年地震、旱災、洪災接連發生大約不無關係。曾經有先例，埃及的尼羅河上所築的阿斯旺大壩，起先是為了灌溉、發電、防洪等目的。尼羅河畔肥沃的土地，要功歸於尼羅河千百年來有規律的泛濫，在泛濫的季節，洶湧的河水漫過河床，淹沒兩岸大片土地，然而洪水退下後留下的淤泥卻是農田寶貴的肥源，這肥沃的土地是埃及人的生命保障，也是支撐埃及文明的基

石。阿斯旺大壩的建立破壞了固有生態平衡，大壩建成後僅二十多年，消極作用就逐漸顯現出來，隨著時間的推移，大壩對生態和環境的破壞也日益嚴重。這些當初未預見到的後果，不僅使沿岸流域的生態和環境持續惡化，而且給埃及的經濟發展帶來了極大地消極影響。有前車之鑒，今人反而趨之若鶩，豈非無知？如果能對此類行為徹底治理，才能真正「風調雨順」，這才是國家生態養生！

　　山川「和氣」，萬物滋榮。前提是，山川不被「無理性地」瘋狂亂採亂伐。山西的煤產業興旺，然山西的空氣汙染以及山西煤礦因為挖掘，空洞的地下將會帶來什麼樣的環境災難？蒙古草原煤礦的瘋狂開採，環境受到了消極影響沒有？現在動輒「霧霾」與之是否關聯？專家們在該出面研究的時候在幹什麼？當專家教授被利益集團「綁架」了的時候，違心的、害人的、傷陰節的言論便層出不窮，那樣豈能「合氣」有情？山川草木河流都是有「靈性」的，即是有「精神生命」的，善待之、敬畏之，百姓才能得萬物滋榮之利！

　　人鬼「合氣」，平安吉祥。全息養生的哲學宗旨，是肉體、靈魂與體內、體外各種物質的、精神的信息能量的交流互動，實質就是物質、精神信息能量流的相互「合氣」。我們的思維、語言、行為，通常是自我身心的真實表達，因此在內、外環境所引起的也是相同性質的回應。慈悲獲得慈悲的信息能量，邪惡獲得邪惡，淫穢獲得淫穢，狂妄獲得狂妄，是非獲得是非。

　　從這個意義上言，除了我們喝的水、呼吸的空氣、吃的食品、穿的衣服、居住生活工作的環境等等問題外，養生的主觀內在因素很大程度上，取決於我們自己的思想、語言和行為。在外在物質條件已經基本確定的情況下，養生與否就完全決定於我們自身了（誠然我們不能改變環境，那就只有改變自己）。

　　從生理上言，我們機體不是孤立的，而是與無以計數的微生物

「共生」存在的。科學家研究發現，人類體表和體內的微生物數量大約是人類細胞總數的十倍，在人體與微生物之間維持平衡關係時，沒有微生物會是有害的，人們罹患生理性疾病就是因為平衡被打破（先天性疾病除外），平衡的破壞成為炎性過程的開始，於是便有病徵發生，勢必會危害到健康。

地球上一半居民的胃裡生活著幽門螺杆菌，研究者認為「這種細菌平衡失調就會導致胃黏膜慢性發炎，並導致發生胃炎和潰瘍」，也就是說一半以上的個體都存發生這類疾病的可能性。

人體本身就是一個微生物世界，寄居在人們口腔中的細菌有八十多種，而人類皮膚上大概存活有兩百五十種以上的細菌。據統計，每平方厘米的皮膚上生活著約一千萬個細菌，我們的腸道內一平方厘米有大約一百億個細菌。人體內的微生物，多數情況下都會保持「和平共處」的原則，菌群之間也存在生態平衡關係，也正是細菌協助維持人體的代謝正常。例如在腸胃裡的大腸埃希菌，能向機體提供必須的硫胺素、核黃素、煙酸、維生素 B12、維生素 K 和多種氨基酸等營養物質。而當腸胃功能出現紊亂的時候，乳酸菌就會發揮它的功能，幫助消化食物並抑制有害物質的產生，故而對維持微生態平衡和腸管機能起著舉足輕重的作用。

換句話說，如果離開這些微小的生命體，人類是不可能存活的。習慣上以前人們將機體內的微生物稱為「寄生微生物」，並以為人體是「宿主」，其實事實並非這樣，它們與我們的機體是互惠互利的「共生關係」。人類自以為是地認為這些微小的生命體是沒有「意識」的，因為只有人類人腦「能思維」，這種論點不得不說是人類的「坐井觀天」，難道天上飛的、地上爬的、水裡游的動物都沒有「意識」？

從生理角度言，如果我們希望機體不生病，那麼是否應該和這些微小生命體「和睦相處」？然而當我們聽到細菌、病毒時幾乎都是用

恐懼、敵視的態度對待，何曾生起過感恩心？我們吃飯、飲水、吃藥、打針可曾為它們著想？曾經的鏈黴素致腎臟中毒及耳聾、四環素牙等等對人體尚且危害如此巨大，那麼對我們機體內外的這些微小生命體的影響自不在話下。當科學家發現微生物基因突變的時候，是否考慮過突變是人為造成的？我們國內當前致死率最高的十大疾病：

一、心臟病，國內健康死亡率第一為冠心病；

二、惡性腫瘤（癌），大約全球每十個死亡者中，就有一人死於癌症；

三、腦血管病變，心腦血管病是中國成人主要死亡原因；

四、胃腸炎（包括痢疾）；

五、流行性感冒及肺炎；

六、支氣管炎（包括肺氣腫和氣喘）；

七、糖尿病；

八、肝硬化；

九、結核病，結核病是世界上主要傳染病的死因，特別是多重耐藥性結核病的暴發流行有嚴重危害性；

十、感染性疾病及外傷。

以上疾病無一例外與我們體表、體內的微生物存在十分密切的因果關係。當疾病發生時，說明我們機體與微生物之間的平衡關係被破壞，如果維持平衡關係是否可以不生病？如何才能維持機體與微生物之間的和諧平衡關係呢？這又回到一個根本問題上，即人類身體的舉動如飲食、飲水、作息習慣，乃至於一舉手一投足、語言、思維三個方面。

在佛家修行中的《蟲食偈》：「我身中有八萬戶，一一各有九億蟲，濟彼性命受信施，我成佛時先度汝」，意義就非常重大了。在人類還不知道微生物的兩千多年前，佛家就已經如此明晰地刻畫了人類機體中無以計數的微小生命體，佛法的偉大由此可見一斑。

《蟲食偈》已經告訴了人們，如何與機體內外的微小生命體「合氣」之道理了，那就是意念和語言的感應道交，也就是我們身口意對微生物的「感化」。

　　關於靈魂，對於現代科學原教旨主義者而言是個「偽命題」，因為靈魂無法實證。當他們被反問「你是否有靈魂」時，他們便會用所謂唯物實證主義關於「意識」產生的言辭來搪塞。如果不搞清楚好物質、精神轉化問題的哲學邏輯，靈魂之爭將無休無止。

　　距今二萬五千年至五萬年前，人類已具有靈魂或人死後靈魂繼續生活的觀念。在古印度的佛教、印度教、中國的道家、儒家以及天主教、基督教乃至伊斯蘭教，都認為靈魂是「存在」的。雖然各種宗教承認靈魂存在，然在不同宗教對於「靈魂」的定義差別很大。共識則是人體死亡後，靈魂脫離軀體。在佛教，靈魂是最後成佛之法身的「種子」，在道教、傳統中醫中「靈魂」被分別為三魂七魄，認為人的元神由魂魄聚合而成，天魂、地魂、命魂，一魄天沖、二魄靈慧、三魄為氣、四魄為力、五魄中樞、六魄為精、七魄為英。道家的「飛升」成仙就是「魂魄」完全脫離肉體並自主意識化的過程，類似於佛家主張的有餘涅槃。然佛教不提靈、肉二元觀或者靈魂不滅論等，而提倡「心」，此心便可籠統地看做「靈魂」，在藏傳的「中陰身」也是這個意思。大乘佛法認為心、物二者自性皆空，是以修行者不執著於此。

　　佛法傳入中土後曾經有過重大論爭，如南北朝時之「神滅不滅論爭」等，論爭結果則認同輪迴主題「自性」，在中土類似於對靈魂的認知。承認佛教輪迴報應說者以為，人死後，宿於肉體之靈魂——神識不會隨之死滅，而將繼續轉宿於另一肉體，且人經三世，輪迴於六道中，必定身受自己的善惡業報。反之，神滅論者否認三世、輪迴報應、心神不滅之說，認為人死之後，心神必隨形體散滅。漢代末期的牟融所作之《牟子》中，在回答佛道儒的關係問題時就提到這個問題。

儒家的宗廟祭祀儀式，就是承認靈魂的「存在」，道家「飛升」自然不會否認「靈魂」。當然歷史上對於靈魂是否「存在」一直有爭論，爭論歸爭論，如果我們從物質、精神關係角度分析，則靈魂「存在」在哲學邏輯上成立。依照全息哲學，如果人在死亡後，心神也斷滅，就不會有因果報應，也就不會有這個多姿多彩的娑婆世界。

美國著名心理學家雷蒙德‧艾‧穆迪博士，曾經研究過一百五十個瀕死體驗者案例，從而能在某種程度上說明「靈魂」在臨死時的感知。簡單歸納為以下十四點：

一、明知死訊，瀕死者親耳聽到醫生或是在場的其他人明確宣告自己的死亡，並瞬間感覺到生理衰竭而到達極限。因為在現代醫學上，當生物學生命體徵停止的時候，醫生會宣布「死亡」，在自己「死亡」後聽到、感知的，是誰感知的？非自己的靈魂莫屬。

二、體驗愉悅，「瀕死體驗」的初期有一種平和安詳、令人愉悅的感受。首先會感到疼痛，瞬間的疼痛過後，會發覺自己飄浮在黑暗中。一種從未體驗過的最舒服的氛圍將自己包裹。感受到疼痛，說明靈魂依然在生理機體內，當不再「疼痛」就是脫離機體到了純粹的「精神時空」了，然物質時空、精神時空實質是「一合相」的，只是肉體感知物質時空，靈魂感知精神時空。

三、奇怪聲音，在「瀕死」或者「死亡」的時候，有奇怪的聲音飄然而至。有的人回憶說，是一種類似樂曲的調子，那是一種美妙的曲調。這種瀕死感知到的「聲音」是物質世界中的人所不能感知的，屬於精神生命於「虛時空」中的交流方式。

四、進入黑洞，也有人反映他們感到被突然「拉入」一個黑暗的空間。開始有所知覺，那就像一個沒有空氣的圓柱體，感覺上是一個過渡地帶，一邊是現世，一邊是異域。為什麼感知到「被拉入」黑暗？其實物質肉身還在手術室或者病床上，而是「靈

魂」移動了，這說明還有其他「精神力量」「存在」。

五、靈魂脫體，發現自己站在了體外的某一處觀察自己的軀殼。類似於道家的元神出竅，這種體驗說明靈魂的「真實性」。

六、語言受限，他們竭力想告訴他人自身所處的困境，但沒有人聽到他們的話。精神生命所處在與物質時空對應一合相的精神時空中，靈魂的「語言交流」只有精神生命才可以知覺，其他的物質生命是感覺不到的，這也說明精神現象的不可物質實證性。

七、時間消失，靈魂脫體狀態下，對時間的感受消失了。時間只是在物質時空中有意義，在精神時空中時間概念即使有也與物質世界截然不同。所以道家有一種說法「天上一天，地上一年」，大約表達的就是時間概念的變化。

八、感官靈敏，視覺、聽覺比之前更加靈敏。感覺的靈敏，其實是脫離物質肉體束縛，換言之不再有世間「功名利祿」的纏縛，所還原的知覺之本能狀態。

九、孤獨無助，在這之後，會出現強烈的孤立感和孤獨感。靈魂在這個時候會有先前世界和現在的比較，這種孤獨感應該是真實的。

十、「他人」陪伴，這時，周圍出現了別的「人」。這個「人」，要麼是來協助他們安然過渡到亡者之國，要麼是來告訴他們喪鐘尚未敲響，得先回去再待一段時間。他種精神生命的存在在這個研究中得到了較好說明。

十一、出現亮光，在「瀕死體驗」最後的時刻，會出現亮光。這道光具有某種「人性」，非常明確的「人性」。出現亮光，而且非常「人性」，換言之是仁慈惻隱的感覺，實質就是我們身口意三業善的體現，如果是惡業重大約會是黑暗和恐懼的「牛頭馬面」相類似的場景。

十二、回望人生，這個時候，當事人會對一生做一次全景式的回

顧。當親歷者描述時，都是「一幕接著一幕，按事情發生的時間順序移動的，甚至伴隨著畫面，當時的一些感覺和情感都得以重新體驗」。靈魂會記憶往世的一切，並在以後的輪迴轉世中由習性顯現出來。

十三、邊界阻隔，在這時，人會遇到一道可以被稱作是「邊緣」或者「界限」之類的東西，阻隔你到某個地方去，關於它的形態有多種表述：一攤水、一團煙霧、一扇門、一道曠野中的籬笆，或者是一條線。實際就是物質、精神轉化的臨界狀態。或者說是善惡業力的分道口，決定靈魂的歸屬，要麼繼續轉世，要麼下地獄、淪為餓鬼、或者投胎到畜生，或者生天、修羅中等等。

十四、生命歸來，如果有幸被救活了，在「瀕死體驗」進行到某種程度後，人們必須「回來」。在最開始的時候，許多人都想趕快回到身體中去，但是，隨著瀕死體驗的深入，他開始排斥回到原來的身體，如果遇上了光的存在，這種情緒就更為強烈。拒絕回到原來的軀殼，大概因為「解脫感」的安詳使然。

回到我們關於靈魂是否有「共生」靈魂的問題，因為我們只有借助現代化儀器才知道我們的身體是個微生物宇宙，微生物是否有「靈魂」，估計很少有人思考過這個問題，其實在佛家的哲學概念中，我們機體內外的微生物都是「有情」，言外之意應該是有「靈魂」的。

靈魂正常與否，就必須用「共生靈魂」的和諧平衡關係來判斷。共生靈魂的和諧平衡關係被打破，就會表現出精神性疾患，似乎也可以順理成章。至此現代醫學關於精神病發病機理不清楚的結論，可以由此揭過，而且精神病的家族史現象可以由靈魂投胎的「物以類聚」性加以解釋。

環境如果已經確定，要養生就必須從我們的「共生」微生物、「共生靈魂」來入手了，這就是全息智慧養生。保持共生關係的和諧

平衡狀態就是「合氣」的真諦，身心健康快樂、生活質量提升，從此大約都不再是難題。

佛乘之真言關乎與宇宙萬有之「合氣」，手印涉及身心內外物質、精神能量之「合氣」，觀想本尊形象、壇場則是行者與法界之「合氣」。經絡氣血的運行、三脈七輪的瑜伽觀想，都是「借假修真」的全息養生途徑。「合」則為一，天地萬有與行者渾然一體，亦是祖先之「天人合一」的精妙智慧所在。能夠身口意與宇宙萬有協調一致，就是真正達到了「天人合一」狀態，此時六通、智慧便會顯發，遑論身心適悅！

佛法的修行，無非世間成就和出世間成就，世間的功名利祿健康長壽快樂正是養生的世間目的，必須「合氣」才能獲得。出世間成就佛果，就必須與十法界一切有情「合氣」，亦是全息養生的終極目標。

「三才」之一的「天時」，是人類六道輪迴中積累功德多寡的具體反映。能投胎到官宦、富裕之家，緣於累積功德使然，反之投胎人中則只能遭遇貧窮卑下。投胎到富貴家庭，那就要學會惜福，不可作威作福，不可非法聚斂，因為權力大、地位顯赫、名聲響，為惡尤甚；投胎到貧窮家庭也莫自憐自哀，需努力行善，積累福德，以便實現世間功名利祿。「天時」換言之可以理解為緣、運勢，如果堅持「十善道」運勢必然改變，在「《了凡四訓》與全息養生」中已經闡釋。

「時運不濟」，就是不合「天時」，如果一味抱怨則於事無補，因為累劫未曾積累足夠功德。設欲改變，就必須積累福德資糧。「天時」的本質，則是與「佛菩薩」、「三界九居天王天眾」、「太歲」、「行疫流行神祇」、「王城鎮守神將」等精神生命體的「合氣」程度，亦即與精神生命鏈的「遙相呼應」，設若不行「十善道」，欲得「天時」則根本不可能。身口意守護十善道，便能不斷獲得精神信息能量加持補充，從而改變自身「命局」中的不良格局，所謀便能如意順遂，便會風和日麗了。

「三才」之「地利」，則是與周圍環境的「合氣」。狹義是與所謀事之環境，廣義則是與生活學習工作相關的一切環境因素，換言之一切「五行因素」即土——土地、居所、辦公場所、活動場所；木——花草、植物；水——河流、湖泊、天雨、海洋；火——晴朗、暖和、乾燥、陽光等；金——律法、行為規範、達官貴人、至親好友、導師尊長等因素，另外還包括代表土地和植物的各種「地神、山神、河流湖泊之神、樹神花仙子」等精神生命體，唯有十善道之行，且善待我們寄居的地球，遏制瘋狂採伐，讓資源再生性利用，才能讓我們自身「風水」與外環境很快「合氣」起來，「地利」便會因緣滿足。

「天時、人和」具備，「地利」不足，亦不足以成就事業。人類僅僅是寄居於地球的生命體，不善待地球能得「地利」？脆弱的生態系統下，由於人為過度的經濟活動，破壞其平衡，使原非沙漠的地區出現了類似沙漠化過程。距離地球二十五至三十公里處臭氧分子相對富集的大氣平流層，它能吸收百分之九十九以上對人類有害的太陽紫外線，保護地球上的生命免遭短波紫外線的傷害。可是正是人類瘋狂地工業化、化學化行為，使得我們賴以得到保護的臭氧層受到破壞。工業廢水、遠洋垃圾扔排等等有害物質，進入海洋環境而造成的海水資源污染，損害到海洋生物進而危及人類健康。今天的「溫室效應」使帝都的居民開始不知道什麼叫春天了，我們生存的環境被我們自己不斷破壞著而不知不覺。如果對於天地神明多些敬畏，還會這樣瘋狂無序嗎？農民不善待土地，莊稼能豐作嗎？牧民不善待草地，牛羊能肥壯嗎？漁民不善待水資源，漁利能如意嗎？欲得「地利」，無論個體抑或群體，不行「十善道」猶如「望梅止渴」。

「三才」之「人和」，孝敬、孝順父母，尊敬長輩，兄弟姐妹和睦，愛護晚輩，友好鄰里，關心同事等，是與人「合氣」的第一步。忤逆、不敬師長、不護幼稚、鄰里交惡、同事冷漠等，世間成就便失

「三才」之「人和」而大打折扣，甚至完全妨礙「天時、地利」的優勢，而導致徹頭徹尾的失敗！人和必然朋友多，即便能力差，但凡要做事情朋友都會來幫忙；人不和，即便事業成功，一旦風吹草動，也會遭遇眾叛親離牆倒眾人推落井下石的結局。

「人和」的首要，是善待和感恩他人，緣一切有情「佛性平等」且最終皆得成佛。慈悲心，方能保護我們與他人更好相處，感恩心則能轉化「違緣」有情帶來的消極影響和煩惱並成就明天和後天。

任何形式的殺生、任何冠冕堂皇的偷盜、邪淫，都不可能得「人和」；開口惡言惡語、張嘴空話大話、動輒胡說八道、到處搬弄是非顛倒黑白，能使有情「歡喜」？能使自他身心愉悅？貪婪、仇恨、愚昧，不可能利益有情！是以欲得「人和」，非「十善道」莫屬！

即便今生我們很努力地以慈悲和感恩心「合氣」一切有情，可能我們的命運並無多大改變，緣我們只是在酬償六道輪迴中所有「不合氣」的惡因，所以更當努力，惟有「舊債還清」才能享受「人和」的利益！究其實質，天時地利人和，依然只是「緣」而已，並非真正的因果關係。

瑜伽的梵文本義為「相應」，字面體解「相應」就是漸漸「同圓一致」。佛乘密法的瑜伽，與今天人們健身所樂的瑜伽不可同日而語。

佛乘密法的修行，最為講究行者和本尊（佛、菩薩、明王、天）之身口意三密相應，惟有相應才能漸漸趨同於本尊，即所謂「入我我入──本尊入我身，加持施護念，我入本尊身，殷勤行供養，如是證悉地，尊我同一體」，正是「合氣」至道的最完美實踐。

然行者在實修中，如何與本尊相應？本尊者，無色、無聲、無香、無味、無觸、無淨、無染、無生、無滅，究竟是何？四種曼陀羅本尊即大曼陀羅、法曼陀羅、三昧耶曼陀羅、羯磨曼陀羅，為本尊智慧品德之具象權宜表達，若體解「諸法本不生」之奧義，便知權宜具

象乃方便表達，非究竟之理趣，故而若行者執著四種曼陀羅為本尊，便如「緣木求魚、刻舟求劍」。那麼究竟如何與本尊「相應」呢？除了身口意三密，落實到行者的生活「相應」又是什麼？就是十善道，就是全息養生。本尊屬於智慧「有情」，是一切有情之最高典範形象代表，其根本不能脫離一切有情，故而與本尊的「相應」，實質就是與一切有情「同氣連枝」的相應，廣義則是與一切宇宙萬有之「合氣相應」。身口意三業十善道的真如理趣，方才是佛乘密法「三密相應」的根本，也是與一切本尊「相應」的契機。是以，不與身邊的每一有情「合氣」，就不可能與本尊之大曼陀羅「合氣」相應；不與六大——地水火風空識「合氣」，就不可能與本尊法曼陀羅「合氣」相應；不與具象世界萬有合氣，就不可能與本尊羯磨曼陀羅「合氣」相應；不轉化貪瞋痴為智慧菩提，就不可能與本尊三昧耶曼陀羅「合氣」相應。落實到生活，行者的身口意三業之修行至為關鍵。

「合氣」有內外之別，內為行者身心機能器官組織的協調平衡，以及與身體內共生之微小生物「有情」之「合氣」；外則指與外環境中一切有形、無形之物質生命體與精神生命體的「合氣」，乃至與山川、草木、飛禽走獸之「合氣」。

內「合氣」是成就金剛不壞肉身的前提，養生自不在話下；外「合氣」是積累福德開發智慧的必由，世間功名利祿易得。內外「合氣」，才能漸漸達到「五明六通」，成佛不遠！如此佛乘密法的修證實質，乃行者「言、行、思」的「合氣」修行。外「合氣」也就是「合緣」，換言之「合運氣」。《理趣經》所云：

> 持一切如來身印即為一切如來身，持一切如來語印即得一切如來法，持一切如來心印即證一切如來三摩地，持一切如來金剛印即成就一切如來身口意業最勝悉地。

落實到行者的言行思，就是十善業道！天地萬物的生存、發展之道，乃是「合氣」。若不「合氣」，終歸便是「滅亡」。

給植物聽美妙的音樂，其果實質量、數量會增加；給動物如乳牛聽美妙音樂，其奶質量、產量提高，這就是「合氣」。所以人類的「關心、冷漠」，也會關乎動物、植物的生長。這個道理，可以延伸到衣食住行中身口意三業運行的任何環節！

在全息養生中，個體必須盡可能熄滅「貪瞋痴」，開發智慧，培植福德，才能更好地與宇宙萬有「合氣」，從而達到生活質量的真正提高！

筆者自己有這樣一個有趣的經歷：二〇〇二年從泰國撿回的「海芒果」又名「古城玫瑰樹或者雞蛋花」的種子，種下去後陸陸續續長出了可愛的小苗。隨著小樹苗的長大，原來種植的小盆已經不能容納同時生長的五顆小樹，於是決定為每一棵樹苗分盆。分盆就需要土壤，正巧有一盆其他植物缺水萎縮並逐漸凋謝，眼看其難於存活，於是便將其從盆中挖出扔掉了，而原來盆中的土壤正好作為「海芒果」的新土壤。接下來的現象令人詫異。五顆「海芒果」樹，因為土壤的不同狀態迥異。兩顆仍舊用原來發芽時盆中的土並添置了護城河邊的土壤，至今長勢正常。兩顆使用了「枯萎」植物原來盆中土壤的「海芒果」從移植至今月餘，發展居然處於停頓狀態，即新芽不再萌發。更有甚者，這兩盆中居然不時長出各種雜草。另外一顆儘管也使用了「枯萎」植物的土壤，但填土數量少，而且該顆「海芒果」由於先前動土時傷了早發的芽，移植時是新芽剛出土，所以至今也長勢良好。

生長差別的原因何也？與土壤「合氣」與否。本來即將枯萎的那盆植物還沒有完全死亡，至少其根須應該還是活著的，被「殘忍」地從盆中挖出扔掉了，然「傷害」的「信息」卻留在了原來的土壤和未完全清除的根須中，當這些土壤添到兩顆「海芒果」的盆中時，「傷

害」的信息也隨即被兩顆海芒果「感知」到，消極的「傷害」信息便造成了海芒果生長的停滯狀態。

如此古訓「地靈人傑」和「窮山惡水出刁民」便是誠不我欺的智慧總結了。

植物的「合氣」，還表現在對於人類態度的反應。原來一盆「文竹」由於疏於澆灌即將枯萎，然繼續澆水後新芽發出，於是在其盆中撒了幾粒「菩提樹」種子，不久菩提樹種子發芽，因為關心菩提樹勝於關心文竹，所以文竹至今的長勢處於活著但生長很緩慢狀態，本來依照去年的長勢，至少文竹已經非常茂盛了，但是菩提樹苗卻越來越欣欣向榮。所以人類的「關心、冷漠」，也會關乎植物的生長。這個道理，可以延伸到衣食住行中身口意三業運行的任何環節！

佛法的修行，更是「合氣」之道。我們能念念不斷心心相續，落實慈悲喜捨四無量心，時時處處事事貫徹六度萬行，才能與宇宙萬物「合氣」，「合氣」的最終結果便是行者與宇宙的「合一」。

如來，即是與宇宙「合一」的精神宇宙。然如果行者沒有熄滅「貪瞋痴」，則不可能與宇宙萬有「合氣」！

在佛菩薩眼裡的娑婆世界有「不平等」的差異嗎？應該沒有。因為一切表相的深層都是因果關係規律在起作用。所以不能「利益」有情的「好壞、善惡」判斷取捨，都會妨礙行者的修證。人類的五蘊六識如果不能與「有情」「合氣」便是「障蓋」，如果能「合氣」便會逐漸打開第七識、第八識，並漸漸轉化為清淨智慧。

八　《道德經》的全息哲學闡釋

《道德經》第一章開明宗義道：「道可道，非常道。名可名，非常名。無名天地之始；有名萬物之母。故常無，欲以觀其妙；常有，

欲以觀其徼。此兩者，同出而異名，同謂之玄。玄之又玄，眾妙之門。」

「道」，直觀體解為「途徑」，乃宇宙萬象所遵循之途徑，即宇宙的本然規律和秩序，「無，名天地之始」換言之「無」即「起點──奇點」或曰「精神」，「有，名萬物之母」亦即「有」為物質萬象之起源；「故常無，欲以觀其妙」即言精神，「常有，欲以觀其徼」則言物質。「此兩者，同出而異名」則闡釋物質與精神之不二性，亦即佛家的「色空不二」全息哲學觀。如同現代天體物理學所謂「奇點」爆炸成為「宇宙」，宇宙發展變化形成「黑洞」，再成為新「奇點」，復爆炸，周而復始地運動，生命孕育其中，亦是如此周而復始地變化著形態。《道德經》第四十章云：

　　天下萬物生於有，有生於無。

正是《道德經》全息哲學觀的最精確表達，即「無中生有，有歸於無。」現代天體物理學理論對於宇宙的起源可以歸納為：質量無窮大體積無窮小的「奇點」爆炸形成今天的宇宙，而宇宙被「黑洞」吸收壓縮會再次成為「奇點」。假設這個理論正確，就揭示了宇宙的生滅「如環無端」，換言之如果宇宙起於「奇點」也必然終止於「奇點」，如果宇宙本身為起點，終點就是宇宙本身。然全息哲學觀之「奇點」與「宇宙」等同無二，如果宇宙正在演變成新「奇點」，也就意味著宇宙中的萬物「全息壓縮」，人類能感知宇宙的「全息壓縮」嘛？那人類究竟是生存於宇宙中還是「奇點」中？一如前述，「誕生」一詞，本來就有瑕疵。

一個平面無限壓縮將成為一個「點」，而一個平面無限延伸將成為一個無限的「球面」。比如海洋「平靜如鑑」，在外太空觀察，「海

平面」還是平面嘛？如此可以推論，宇宙中沒有「平面」亦沒有「直線」，更可以推論一個「點」可以演變為「一個平面」，也可以演變為無限大的球，這正是宇宙的全息統一性表現。

如果我們體解了「有」「無」的全息統一性，那麼「精神」的重要性也就完全體現出來。挽救地球和人類文明的重要手段，就是精神的提升，落實到行動就是「十善道」之實施。

《周易》的哲學科學觀之「周而復始」、「原始反終」正是「有」、「無」轉化的全息表達。

假設在宇宙大爆炸瞬間，同步做一切音像記錄，並假設「奇點」爆炸形成「n」個碎片，在漫長的歷史演變後形成今天的宇宙。一個「碎片」進入「我」的身體，其他「碎片」進入其他「n-1」個生命機體或者物質中。因為從「奇點」爆炸開始做了全面的記錄，那麼將「我」身體中「碎片」的記錄調出來，就可以了解整個宇宙的演變過程，也必然能了解其他「n-1」個碎片的全部演變過程，也就能了解全部宇宙和生命。至少從理論上這個推論是成立的，這也正是宇宙全息統一的精妙之處。因此佛家的「他心通」、「宿命通」、「天眼通」、「天耳通」，都可依據此推理得到全息闡釋。故而偉大的釋迦牟尼世尊教戒我們「莫身外馳求」真如，「觀心」可知一切因緣生滅之「法」。關於生命與與之發生發展變化的記錄，正是儲存在有情的「末那識和藏識」中，對應到人類機體，則儲存於細胞遺傳基因中！

生老病死，窮通夭壽也就是「全息統一」的了，這也正是炎黃文明中《相術》、《六壬》、《太乙》、《奇門》等古典術數著作的全息哲學性所在，這種哲學觀貫穿炎黃文明始終的就是「天人合一」思想。

（《道德經》全息哲學詳解與全息養生見後）

九　「超自然」現象之全息哲學闡釋

　　人們將所謂「超自然現象」，理解為超越自然科學的常規可知性範圍的現象，或者說超越了現代科學知識的極限，而被認為不可能產生或無法解釋的現象。如果一切現象發生並存在於宇宙間，那麼它就必然屬於自然現象，而非「超自然現象」。現代科學知識不能闡釋諸如此類現象，緣於現代科學認知的片面性，即現代科學觀割裂了物質、精神的矛盾統一體關係，精神的因素被完全放棄，故而導致所謂科學理論愈來愈不科學。

　　當片面的世界觀，認為宇宙只是物質在進行著各種運動時，精神現象的發生便超乎了其認知能力。於是乎「超自然」現象便刺激著人類的神經，已經固著的世界觀更對此諱莫如深，更有甚者物質實證主義者們從未嘗試改變自己的思維方式和觀念以便澄清此類問題。

　　如果簡單定義科學，應該是嘗試了解生命、瞭解宇宙真相的一切方式，而不應該僅僅機械地定義，「科學」為「經驗的基礎上累積起來的可以觀察、操作、測量、重複的認知」。如果追求真理的哲學觀，符合宇宙的全息統一觀，那麼「科學」就應該是「物質——精神全息統一的哲學科學」，只有如此才可以合理解釋所謂「神奇」，便無所謂「超自然現象」，一切宇宙萬象之表現形式都是可以解釋的宇宙自然現象。

　　物質科學的研究必須遵守「可觀察、可操作、可測量、可重複等」原則，然精神的研究如果也用物質研究的同樣手段進行，就徹頭徹尾地犯了哲學基本邏輯幼稚病。當人們不能合理解釋「超自然現象」的時候，自然而然便會產生宗教的好奇和幻想並嘗試從「神學」的角度來予以解釋，即人類的認識從一個極端走向另一個極端，結果依舊於事無補。

物質與精神是一對矛盾統一體，互相影響、互相依存、乃至互相轉化，這是無論唯物主義者抑或唯心主義者，都必須接受的基本哲學邏輯。但是，物質如何轉化為精神？精神如何轉化為物質？物質與精神如何互相轉化？換言之「有」如何轉化為「無」？「無」如何轉化為「有」？如果依照現代科學機械的邏輯或者唯物實證主義的觀點，「轉化」顯然是不可能的。如果不能轉化那麼哲學的基本邏輯便受到了致命挑戰，否定了這個邏輯，人類今天的文明就完全被否定了。

　　一如前述，物質和精神應該而且必須能相互轉化，才符合哲學的基本邏輯，如此我們可以假設存在一個「轉化點」，或曰「物質、精神的臨界點或臨界系統」。「臨界點或臨界系統」，在物理化學中有「n相」特徵，即臨界的 n 種物質的特徵都會表現出來，比如水和油的臨界狀態同時具備水和油的物理化學特性，那麼物質與精神的「臨界點或臨界系統」就應該具備物質與精神的雙重特徵，即物質的可觀察性抑或功能性和精神的不可測量性。在此「臨界點或臨界系統」上，物質、精神互化，正是在「臨界點」上表現出來的狀態便是「超自然」現象。人體的「經絡」、瑜伽術的「三脈七輪」，就是典型的例子。

　　傳統的「超自然現象」大致歸納起來，有「人體的特異功能」比如佛家的六神通（他心通、宿命通、天眼通、天耳通、神足通、漏盡通）、舍利、肉身不壞、虹化、人體自燃，物質的憑空消失如「時空隧道」，UFO 之外星生命，「神鬼」如精神病患者的「幻視、幻聽、妄想」等。

十　神通力之全息哲學闡釋

　　所謂神通力即天眼通、天耳通、他心通、宿命通、漏盡通和神足通。

神足通：如字無處不可至、或者分身而至之能力。神足通，實則化身、分身能力。諸多佛經均記載諸佛菩薩可以化身萬千，比如《妙法蓮華經——觀世音菩薩普門品》中就描述觀音菩薩化身三十三種：

> 佛告無盡意菩薩：善男子！若有國土眾生，應以佛身得度者，觀世音菩薩即現佛身而為說法；應以辟支佛身得度者，即現辟支佛身而為說法；應以聲聞身得度者，即現聲聞身而為說法……應以執金剛身得度者，即現執金剛身而為說法。無盡意！是觀世音菩薩成就如是功德，以種種形，遊諸國土，度脫眾生。是故汝等，應當一心供養觀世音菩薩。是觀世音菩薩摩訶薩，於怖畏急難之中能施無畏，是故此娑婆世界，皆號之為施無畏者。

延伸體解「應以基督身得度者即現基督身而為說法，應以穆罕默德身得度者即現穆罕默德身而為說法……」

我們可以將觀世音菩薩的化身，看作化身也可以看作分身。所謂化身就是變化身，由一身變化出其他形象身；分身，則是由一身分化出許多其他相似形象身。人類小時候、少年、中年和老年就可以理解為人類自己的化身，如果可以變化為他人也屬於化身；如果人類身體分化成許多新個體，就是分身。實際上人類只有一身，那麼佛菩薩為什麼可以有分身和化身？佛經中認為，必須成就「無量功德」才能做到，那是強調修行的重要性。佛教有一個非常重要的概念「輪迴」，如果這個概念成立，那麼過去現在和將來的「我們」，就是我們的化身。密法的行者與本尊三密相應中，本尊可以看作是行者的化身，道理亦如此。

如果從理論上人類自身的化身問題可以解釋，那麼可以隨時隨地

隨意處於任何時空都應該從理論上成立。然而要達到成就「神足通」，必須做到人類機體的每個細胞之全部儲存的潛能發揮出來，這不是紙上談兵的簡單事情，顯教的修行要通過「三大劫」不斷精進才能實現；即使密教的「即身成佛」理論實踐，也必須三密相應嚴格如法持戒修行。可是畢竟現代人接受了物質實證科學理論之後，已經認為「成佛」屬於天方夜譚了，儘管理論上的修行者多如牛毛，如法實際修行的已經成為鳳毛麟角。但是，至少經典和佛教歷史記載，證實了「神通」是可以實現的。

如《神僧傳第三卷》中云：

> 杯渡者，不知姓名。常乘木杯渡水，人因目之。初在冀州不修細行，神力卓越世莫測其由……少時遊止無定，請召或往不往。時南州有陳家，頗有衣食，渡往其家甚見迎奉。聞都下復有一杯渡，陳父子五人咸不信。往都下看之，果如其家杯渡，形相一種。陳設一合蜜薑及刀子薰陸香手巾等，渡即食蜜薑都盡，余物宛在膝前。其父子五人恐是其家杯渡，即留二弟停都守視，余三人還家。家中杯渡如舊，膝前亦有香刀子等，但不啖蜜薑為異爾……

譯文：有乘杯而渡者，無人知道他的名字。人們經常看見他乘杯渡河。起初在冀州（包括現在北京、天津、河北、山西、河南北部和內蒙部分地區）不修邊幅。但具備神通，世人難知其深淺……年輕時杯渡到處遊逛居無定所。人們召請他，時而應答時而拒絕。當時在南州（古時南方）有一戶陳姓人家家境頗豐。杯渡到了陳家，陳家闔家上下殷勤招待。陳家聽到傳言說京都還有另外一個「杯渡」，陳家父子五人起先都不相信。經不住傳言所困，於是便到京都去探查另外一

個杯渡。到了京都，另外一個杯渡和自家的杯渡居然一模一樣。當時看見京城的杯渡面前一盒蜜薑、一把刀子，還有薰陸香、手絹等，並看著其吃完蜜薑，其他東西依然陳設面前。於是陳家父子五人懷疑是自己家中的杯渡，便讓兩個小兒子留守京都看視，其餘三人返回自家。結果回家看到自己家的杯渡和京都的杯渡一樣面前亦放置刀子和薰香，只是沒有吃蜜薑而已……

如果不能用全息哲學觀分析，杯渡事件只能被看做「神奇不可思議」的「超自然」現象。

天眼通：無論遐邇巨細，皆可明確辨別的眼力。

眾所周知，人類的視力範圍和距離具有限度，比如紅外線和紫外線就非人類目力所及。然借助現代科學儀器則可看見紅外線與紫外線，借助射電天文學望遠鏡可以遙知很遠的星體，這也從理論實踐上確立天眼通是可以實現的，而且絕大多數人認為必須借助於科學儀器。

佛教中的天眼通是否可以實現？諸佛菩薩畢竟皆由人修成，也就是理論上人類本身具備了回答這個問題的可能性。這裡的天眼通不僅可見物質宇宙，而且可見「精神宇宙」──即十法界。天眼通對於「精神宇宙」的審視，可以直觀理解為「意念視力」。如果人類的視力極限是十公里，要看見二十公里外就必須站在十公里處，如果設法移身在十公里處則不能稱為天眼通了。只能有一種情形可以做到，那就是人類的「意念」將「眼睛」放在十公里處。而意念力屬於精神力量，如果具備神足通能力，自然也就具備了天眼通能力。實際一切答案還在人類的機體和靈魂本身。十法界的全息意義本身就蘊含於人類的自心中，所以天眼通更是一種精神能力。

現代分子遺傳學發展的結果從理論上告訴人們，人類的機體有無數個細胞，每個細胞從理論上都可以克隆出一個新個體，如此可以克隆無數個新個體，克隆出來的一個新個體，又可以克隆無數個新個

體。這就是天眼通和天耳通的全息哲學觀理論闡釋的基礎。

宇宙是全息的，所謂全息就是由一物質推知其他全部物質，由局部推知全面，由一個細胞可以推知全部生物體。推而論之，可以由一粒微塵推知地球，由地球了解太陽系全部，由太陽系而推知銀河系全部，由銀河系而推知宇宙。這種邏輯推理就是思想活動或者說是意念活動。假設「宇宙全息」概念成立，那麼人類意念就可以了解全部宇宙，換言之人類的「眼睛」可以看到全部宇宙，人類的耳朵可以「聽」到全部宇宙的聲音。其實中國古代著名經典《易經》就是一部表述宇宙萬象的全息哲學著作，它的思想以及道家祖師老子《道德經》的哲學科學思想都可以完全含括於佛教的全息哲學思想中。

《一切如來全身舍利寶篋印陀羅尼經》云：

> 佛言諦聽汝金剛手：後世若有信男信女及複我等四部弟子，發心書寫此一經典。即准書寫九十九百千萬俱胝如來所說一切經典，即過於彼九十九百千萬俱胝如來之前久植善根。即亦彼諸一切如來，加持護念猶如愛眼，亦如慈母愛護幼子。若人讀誦此一卷經，即為讀誦過去現在未來諸佛所說經典。」「復次佛告金剛手言：若有眾生書寫此經置塔中者，是塔即為一切如來金剛藏窣都婆，亦為一切如來陀羅尼心祕密加持窣都婆，即為九十九百千萬俱胝如來窣都婆，亦為一切如來佛頂佛眼窣都婆，即為一切如來神力所護。

這段經文的旨趣，就是佛法真如理趣的全息性。可以背誦三藏未必理解體悟佛法，醉心紙面文章則去佛法更遠。故弘法大師有名句「佛法非遙，心中即近；真如非外，棄身何求」。

「物質不滅定律」和「能量守恆定律」是物理學中兩條基本定

律，這也和佛教的「色」「不生不滅」觀相同，唯一區別是佛教認為物質和精神可以互相轉化，這樣物質不滅定律和能量守恆定律就產生了歧義。如果物質轉化為精神，物質如何守恆？如果物質能量轉化為精神能量，能量如何守恆？物質與精神的哲學關係，是相互依存、相互轉化。如此佛法的研究，就不能只像研究歷史那樣，還必要研究「心靈」活動。佛由人中修成，那麼佛法的研究更不能離開對人的研究，也就不能只研究人類的生物學方面，還應該研究人類的精神方面，換言之研究人類靈魂之實質。按照守恆定律，如果全息理解，理論上應該是宇宙中的物質和精神全部遵守守恆定律。流轉於六道中的一切靈魂也應該遵守這一定律。既然物質宇宙是全息的，那麼對應的精神宇宙也應該是全息的，靈魂是對應於物質的精神「體」，換言之可以根據一個靈魂推知宇宙的全部精神。

在此意義上，現代科學要取得突破性進展就必須結合「精神」內容才能使其理論完善起來。

天耳通：分辨陰、陽世界——精神宇宙與物質宇宙一切音聲言辭的能力。與天眼通的全息哲學觀詮釋相同。

他心通：熟知他人起心動念內容之能力。

依然借助全息哲學理論假設，同時借助於「宇宙大爆炸」理論，設若宇宙中的萬物皆始於大爆炸，假設大爆炸之初對由於爆炸而產生的一切物質成分進行跟蹤觀察，那麼在漫長的歷史歲月中，宇宙的全部物質之運行軌跡以及所發生的變化應該可以由跟蹤觀察的數據全息知悉。構成生命體的最基本元素為碳氫氧氮四種，而就人類而言，機體的構成元素完全相同，而且這些基本元素由宇宙大爆炸後同時產生，根據人類身體中碳氫氧氮元素在漫長歷史歲月中運行的全部數據，也就可以推知一切人類機體中碳氫氧氮元素的全部歷史。如此，即使在地球另一面的任何一個個體，儘管素不相識，也可以由此相關

原理推知，這正是他心通的物質學基礎。然而人類畢竟是有靈魂的，如果可以根據某一靈魂的全部信息，推知其他靈魂的全部信息，那麼就可以瞭解其他人類的全部精神活動，一切生命體同理。

宿命通：瞭解自身、他人、它種類含靈動物、神鬼等於六道輪轉實際的能力。宿命通，就是靈魂運行軌跡的全部信息活動，和與之相關的物質活動的歷史再現、現現和將現。實質就是精神信息的全息性，和夢境異曲同工。

漏盡通：煩惱已斷、所做成辦的能力。這裡引入一個全新概念「攝食」。按照字面意思理解「攝食」就是攝入、食入、消化吸收的意思。但在此「攝食」不僅僅指攝取物質之意，還指攝取「精神信息能量」之意。《金剛界五悔》、《胎藏界九方便》、讀經、打坐、三密相應修法其實都是精神能量的交流，是行者的精神能量與佛菩薩精神能量的相互作用。

如果因被人讚美而開心，那是因為讚美包含有對其而言積極愉快的「精神信息能量」。同樣，皈依、懺悔、勸請、隨喜、迴向等，都可以體解為精神信息能量的交流。佛菩薩是與宇宙全息一合相的精神體，行者對佛菩薩的供養就是精神能量的供養，佛菩薩對供養的接受可謂攝食。

在前面已經討論過物質與精神可以互相轉化，設若人類可以攝取精神能量，那麼精神能量就可以轉化為物質能量。道家修行中有一重要概念「辟穀」，就是不吃不喝數日可以維持生命活動機能正常。通常在佛壇上供養的花香燈塗不僅僅表明人們的虔誠，更重要的是與佛菩薩精神體的信息能量交流。

漏盡通顧名思義就是諸漏已盡之意，簡言之就是停止新陳代謝。假設人類可以「攝食」，代謝機能就可以休息了。

神通力的例子：

（一）鳩摩羅什

歷史上有名的佛經翻譯者。《大正藏──神僧傳》卷二如下記載：

> 什未終少日，覺四大不寧，乃口出三番神咒，令外國弟子誦之以自救。未及致力轉覺危殆，於是力疾與眾僧告別曰：因法相遇殊未盡心，方複後世惆悵何言，自以暗昧謬充傳譯。凡所出經，論三百餘卷，唯十誦一部未及刪繁，存其本旨必無差失，願凡所宣譯傳流後世咸共弘通。今於眾前發誠實誓：若所傳無謬者，當使焚身之後舌不焦爛。以弘始十一年八月二十日卒於長安，是歲晉義熙五年也。即於逍遙園依外國法以火焚屍，薪滅形碎惟舌不灰爾。

鳩摩羅什大師在入滅前誓言「設若我所譯經典無有錯謬，荼毗之後舌當不爛。」然亦確實如此。

譯文：鳩摩羅什圓寂前數日，忽然身心不適，便口念三遍真言，並命令隨同的弟子持誦以自救。然而還未等到弟子們齊心合力持誦，鳩摩羅什大師便覺得自己性命快要終結，於是努力與其他僧人辭別，並說道：我和你們因為佛法相遇，中間諸事很遺憾尚未盡心盡力，不論後世人們如何悲傷評論，我總覺得作為譯經師自己智慧不足。我總共翻譯經論三百多部，只有十誦律一部尚未來得及刪繁就簡，保留原本應當無差錯。我祈願所翻譯的經論能傳之後世廣為弘揚流布。今天在眾僧面前起誓，如果我所翻譯經論沒有錯謬，於我荼毗（火化）之後只有舌頭不焦不爛。弘始十一年（410）八月二十日圓寂於長安。當年正是晉義熙五年。於是在逍遙園（後秦皇帝姚興在長安城西南修建的居所）以古印度荼毗法火化，待到屍體成灰，只有舌頭不焦不爛。

（二）金剛智

《大正藏——神僧傳》卷第七記載：

至開元中達於廣府，後隨駕洛陽。其年自正月不雨迄於五月，嶽瀆靈祠禱之無應，乃詔智結壇祈請。於是用不空鈎依菩薩法，在所住處起壇，深四肘，躬繪七俱胝菩薩像，立期以開光明日定隨雨焉。帝使一行禪師謹密候之，至第七日炎氣爟爟天無浮翳。午後方開眉眼實時西北風生，飛瓦拔樹崩雲泄雨，遠近驚駭。而結壇之地，穿穴其屋洪注道場。質明京師一庶皆云，智獲一龍穿屋飛去，求觀其處日千萬人。

初帝之第二十五公主甚鍾其愛，久疾不救移臥於咸宜外館，閉目不語已經旬朔。有敕令智授之戒法，此乃料其必終故有是命。智詣彼擇取宮中七歲二女子，以緋繒纏其面目臥於地。使牛仙童寫敕一紙焚於他所，智以密語咒之，二女冥然誦得不遺一字。智入三摩地，以不思議力令二女持敕詣琰摩王。食頃間王令公主亡保母劉氏護送公主魂，隨二女至。於是公主起坐開目言語如常，帝聞之不俟仗衛馳騎往於外館。公主奏曰，冥數難移，今王遣回略覲聖顏而已，可半日間然後長逝。自爾帝方加歸仰焉。

至二十年壬申八月既望，於洛陽廣福寺命門人曰：白月圓時吾當去矣。遂禮毗盧遮那佛旋繞七匝，退歸本院焚香發願，頂戴梵夾並新譯教法，付囑訖寂然而化。

譯文：於開元年間，到達廣州府，後隨唐玄宗至洛陽。當年從正月到五月乾旱不雨，人們祈禱於山河祠廟而不見效果。於是唐玄宗下

詔，讓金剛智開壇請雨。金剛智祖師便運用金剛鉤菩薩法，在其住處建立壇城，深有四肘，親自繪製七俱胝菩薩形象，並約立於七俱胝菩薩像開光第二天必雨。唐玄宗讓一行和尚，伺候金剛智。到了第七天，天氣依然炎熱天空不見一絲雲彩。在下午菩薩像開眼之後突然刮起了西北風，風勢掀瓦拔樹，隨即大雨傾盆。風雨之勢太過猛烈嚇到了很多人。而在金剛智祖師結壇的地方，屋子也被風雨打穿，以至於道場水漫。長安城中士庶就此事議論紛紛，都傳說金剛智祖師修法中讓一條龍從道場屋中飛了出去。於是，每天至此壇場參觀者成千上萬絡繹不絕。

　　唐玄宗非常喜歡第二十五公主。然而公主身弱多病，久治不愈，於是從宮內搬到了宮外的咸宜公主曾經府館，不能睜眼不能說話差不多快一個月。唐玄宗下詔，讓金剛智祖師為二十五公主授戒，因為知道女兒不久於世。金剛智到了咸宜外館找了兩個七歲的女孩，用紗絹纏縛她們的面孔並讓躺在地上。同時寫了一道符敕讓內給事牛仙童在別處焚燒，金剛智以念誦真言加持，兩個女童於冥冥中不差一字地牢記。然後金剛智祖師入於三昧耶定中，命令二女童持符敕拜見冥府主宰琰摩王。大約一頓飯的功夫，琰摩王策令二十五公主已經過世的保姆劉氏護送公主魂魄返回陽間。隨著二女童醒轉，二十五公主竟然從臥榻上坐起睜開眼睛說話如常。唐玄宗聽聞傳報連侍衛也沒帶急忙趕到咸宜外館。公主對父王講，命中注定不能改變，今天琰摩王差遣我醒轉就是為了見父王最後一面。半天後公主圓寂。從此以後，唐玄宗對金剛智祖師頂戴有加。

　　開元二十年（733）八月十五，金剛智祖師在洛陽廣福寺對門人弟子宣布，今夜月圓我將圓寂。說完繞毗盧遮那佛像七圈，然後回到自己的院落，焚香祈願，並一一頂戴所攜帶來東土的梵文經夾和所翻譯的經典，吩咐完畢門人弟子遺願，便溘然長逝。

（三）無畏三藏

三藏飲酒食肉言行粗易，往往乘醉喧競穢污茵席，宣律頗不能甘之。忽中夜宣律捫虱將投於地，三藏半醉連聲呼曰：律師律師撲死佛子耶。宣律方知其為異人也，整衣作禮而師事焉。

在洛時有巨蛇高丈餘長且百尺，其狀甚異，蟠繞出於山下，洛民咸見之。畏語曰：此蛇欲決水瀦洛城，即說佛書義。其蛇至夕則駕風露來，若傾聽狀。畏責之曰：爾蛇也，當居深山中用安其所，何為將欲肆毒於世耶？速去無患生人。其蛇聞之若有慚色，遂俯於地頃而死焉。

開元十年七月旱，帝遣使詔無畏請雨。畏持滿鉢水以小刀攪之，誦咒數番，即有物如蚪龍從鉢中矯首水面，畏咒遣之，白氣自鉢騰湧。語詔使曰：速歸雨即至矣。詔使馳出，頃刻風雷震電。詔使趨入奏，禦衣巾已透濕。霖雨彌日而息。又嘗淫雨逾時，詔畏止之。畏挩泥媼五軀向之作梵語叱罵者，即刻而霽。

譯文：善無畏三藏飲酒食肉而且言行粗鄙，經常會借醉酒喧嘩吵鬧或嘔吐床席，同寺僧人宣律對於無畏三藏習氣頗不能忍。有天半夜，宣律捉到身上一隻虱子，準備扔到地上。善無畏三藏張氏醉酒半酣狀態，於是連聲呼叫：宣律和尚想要殺死佛子呀。自此，宣律和尚方知善無畏三藏乃是奇人高士，對之禮拜而服侍如師。

在洛陽時，有巨蛇現世有一丈多高百尺長，形狀奇特。經常出沒山下，洛陽百姓都曾經看見。善無畏三藏說道：此蛇會引發河水泛濫肆虐洛陽城。然後就對巨蛇講經說法，晚間巨蛇駕風乘露來到寺院，悉心聆聽三藏說法。善無畏撒呵斥巨蛇：你是蛇畜，應當安居住山野之中，卻為何想跑出來荼毒世人？快點離去，不要禍患百姓。巨蛇聽

後，其狀如同感覺慚愧，便匍匐於地一會兒死去。

開元十年（723）七月大旱，唐玄宗下詔善無畏三藏修法祈雨。無畏三藏於是在飯鉢中盛滿水，持誦真言咒語，並同時用小刀攪拌鉢水。一會兒飯鉢中出現一個小生物形似蝌蚪和龍，在鉢水中探頭探腦。無畏三藏用真言發遣，便見鉢中翻騰升起白氣。然後三藏告訴下詔的使者，快點回宮去，很快便大雨傾盆。詔使快速離去，瞬間風起雲湧電閃雷鳴。當詔使趕到宮中向唐玄宗稟報時已然被大雨澆透，雨幾乎下了一整天才停止。又一次，陰雨連綿很長時間，再次下詔讓無畏三藏止雨。善無畏三藏捏了五個形似老太泥人，並持誦真言咒語呵斥泥人一陣，不一會，陰雨停止。

（四）一行

《大正藏——神僧傳》卷第七記載：

一行因窮大衍，自此求訪師資不遠數千里。嘗至天臺國清寺見一院，古松數十株門前有流水。一行立於門屏間聞院中僧於庭布算，其聲蔌蔌。既而謂其徒曰：今日當有弟子求吾算法，已合到門，豈無人導達耶？即除一算，又謂曰：門前水合卻西流弟子當至。一行承言而入，稽首請法盡授其術，而門水復東流矣，自此聲振遐邇。

初一行幼時家貧鄰有王姥，前後濟之約數十萬，一行嘗思報之。至開元中一行承玄宗敬遇言無不可。未幾會王姥兒犯殺人，獄未具。姥詣一行求救，一行曰：姥要金帛，當十倍疇也，君上執法難以請求如何！王姥戟手大罵曰：何用識此僧。一行從而謝之，終不顧。一行心計渾天寺中工役數百，乃命空其室內，徒一大甕。於中，密選常住奴二人，授以布囊。謂

曰：某方某角有廢園，汝中潛伺從午至昏，當有物入來，其數七者可盡掩之，失一則杖汝。如言而往，至酉後果有群豕至，悉獲而歸。一行大喜，令置甕中覆以木蓋，封以六一泥，朱題梵字數十，其徒莫測。詰朝中使叩門急召至便殿，玄宗迎問曰：太史奏，昨夜北斗不見，是何祥也？師有以禳之乎？一行曰：後魏時失熒惑至今帝車不見，古所無者天將大警於陛下也，夫匹夫匹婦不得其所，則隕霜赤旱。盛德所感乃能退舍，感之切者其在葬枯出擊乎。釋門以瞋心壞一切善，慈心降一切魔，如臣曲見莫若大赦天下，玄宗從之。又其夕太史奏，北斗一星見，凡七日而復。

譯文：一行禪師為了精擅大衍之數（周易中理數的推算方法）的演算，不斷跋涉遐邇求訪名師高人。曾經來到台州的天臺國清寺，看見寺中一所院落，內有古松數十顆，院落門前流水潺潺。當時一行禪師站在院落門屏間，聽到院中有僧人布算推演之聲，蓍草響聲蔌蔌。又聽到僧人對弟子講：今天會有人來向我求學演算大衍之數的算法，應該已經來到院落門前，怎麼沒有人引領進來呢？然後再招指一算說道：院落門前溪水向西流淌時分該人將至。聽完之後，於是一行禪師入於院中，對僧人三叩九拜請其教授算法，後盡得其傳。此後門前溪水再次向東流淌而去，從此一行禪師名滿天下。

早先，一行禪師家境貧寒，有鄰居王姥姥，先後接濟其家有數十萬文錢財，一行禪師一直想著報答王姥姥的恩情。到了開元年間，一行禪師得到唐玄宗禮遇，對於一行禪師的話語唐玄宗言聽計從。沒多久，碰上王姥姥的兒子犯了殺人罪，案子尚未完結。王姥姥找到一行禪師希望看在鄰里情分救其兒子免於死罪。一行禪師卻回答：如果王姥姥您要金錢，我可以十倍償還，但是您兒子觸犯王法我無能為力。

於是王姥姥非常氣憤破口大罵：我認識你、幫你這個和尚幹嘛！一行禪師也不氣惱將王姥姥送走，對於其請求不管不顧。當時一行禪師正在監管渾天寺的工程，管理著數百人工人。於是，一行禪師命令工人騰空一間房屋，搬來一隻大缸。從寺中祕密挑了兩個下人，並交給他們一個布口袋，說道：在某處地方有個廢棄的園子，你們二人悄悄潛入其中，從中午到黃昏，當有一些動物進來園子，如果是七隻就全部逮住，如果少了一隻就要鞭杖你們。這兩人如教去到該處園子，酉時（晚七點至九點）後果然來了七頭豬，便逮住帶回了渾天寺。一行禪師一見非常開懷，命將七隻豬放進大缸蓋上木蓋，並且用六一泥（神泥，晉葛洪《抱樸子·金丹》中所謂用雄黃水、礬石水、戎鹽、鹵鹽、礬石、牡蠣、赤石脂、滑石、胡粉，各數十斤所調和的泥，為六一泥）封嚴，最後用朱砂在大缸上題寫了數十個梵字，門徒弟子不明就裡。忽然朝中來了使者急忙將一行禪師召入皇宮便殿中，唐玄宗迎見一行禪師，開口急忙說道：太史急奏，昨夜北斗七星不見了。究竟是什麼不祥之事會發生？國師可否有辦法攘除？一行禪師回答：歷史記載後魏時代曾經失去了熒惑星（火星）迄今不見帝車星（北斗星）。從古至今，如果天象有缺，必然是大凶之兆，是對陛下的警示。老百姓不能安居樂業，天寒地凍或者極旱。只有陛下用厚德感動神明才可避免，如果真誠甚至連枯骨也會感動。佛家言「瞋心可壞一切善，慈心降一切魔」。以臣下所見陛下最好大赦天下。唐玄宗聽後從命頒布大赦令（於是王姥姥兒子得以免死）。到了晚間，太史再奏，北斗七星出現了一星，連續七天北斗七星皆陸續顯現。

（五）不空

《大正藏──神僧傳》卷第八記載：

既達到了師子國，王遣使迎之，極備供養。一日王作調象戲，人皆登高望之無敢近者。空口誦手印住於慈定，當衢而立，狂象數頭頓皆踢跌，舉國奇之。

至天寶五載還京，是歲終夏愆陽。詔令祈雨，制曰：時不得賒雨不得暴。空奏立孔雀王壇，未盡三日雨已浹洽，帝大悅。

又以京師春夏不雨，詔空祈請，如三日內雨是和尚法力，三日已往而霈然者非法力也。空受敕立壇，至第二日大雨雲足。一歲復大旱，京兆尹蕭昕詣寺謂為結壇致雨。不空命其徒取樺皮僅尺餘，繢小龍於其上，而以爐香甌水置於前，轉吹震舌呼使咒之。食頃即以繢龍授昕曰：可投此於曲江中，投訖亟還，無冒風雨。昕如言投之，旋有白龍纔尺餘，搖鬣振鱗自水出，俄而龍長數丈，狀如曳素，倏忽亙天。昕鞭馬疾驅未及數十步，雲物凝晦暴雨驟降，比至永崇裡第衢中之水已決渠矣。

至永泰中香水沐浴東首以臥，比面瞻禮闕庭，以大印身定中而寂。茶毗火滅，收舍利數百粒，其頂骨不燃。中有舍利一顆，半隱半現，敕於本院別起塔焉。

譯文：到了師子國（今斯里蘭卡），不空祖師受到國王派遣的使者迎接，生活起居極盡供養。一天斯里蘭卡國王組織了一場馴象表演，人山人海皆占據高位觀看卻沒有人敢太靠近。不空祖師口誦真言咒語結慈定印站立於大街之中。本來發狂的大象皆撲臥在地而安靜下來。觀者無不稱奇。

天寶五年（746）不空祖師返回京都長安。當年整個夏天炎熱亢旱，唐玄宗詔令不空祖師修法祈雨，並在詔令中規定，下雨不能超過約定的時間之後且不能是暴雨。不空祖師於是奏呈建立孔雀明王壇，修法尚未三天霖雨洽洽，唐玄宗因此大為開懷。

後來又一年京師長安春夏一直乾旱未雨，唐玄宗再次詔令不空祖師祈雨並言明，如果三天內下雨是和尚法力使然，過了三日下雨和不空祖師無關。不空祖師接詔建立壇城，第二天便大雨沛然。又一年大旱，長安（京兆尹）地方官蕭昕特別到寺院拜訪不空祖師，並請修法祈雨。不空祖師命令弟子取來尺餘長得樺樹皮，於其上繪製一條小龍，在其面前盛放香爐和淨水瓶，然後口誦真言咒語大概一頓飯的功夫，完畢將繪有小龍的樺樹皮交給長安令蕭昕，並囑咐投到曲江之中，投畢請迅速返回。蕭昕依照不空祖師所傳投完樺樹皮，便見曲江之中有尺餘長白龍從水中振翔而出，很快長大有數丈，好似白色飄帶，飄舞在天地間。蕭昕快馬加鞭往回趕還沒走多遠，沉雲凝聚暴雨如注，等蕭昕到了永崇裡護城河水已經決堤。

　　永泰中（774）不空祖師香湯沐浴，頭向東面朝皇宮而臥，手結大印入定而圓寂。火化後弟子們撿的舍利數百顆，而頭頂骨不燃且其中鑲嵌舍利呈半透明狀，皇帝下詔於大興善寺別院為不空祖師建舍利塔。

　　神通的例子在佛典及佛教紀事中比比皆是不勝枚舉。由以上諸例，我們可以看到佛法的修持確實可以出現神通，實質乃是人體本具潛能的開發。神通力的經典詮釋，佛經中究竟如何闡釋神通力？《大正藏——大般若波羅蜜多經卷第三初分學觀品第二之一》云：

> 若菩薩摩訶薩，欲一念頃安立十方殑伽沙等諸佛世界一切有情。皆令習學四靜慮四無量四無色定獲五神通，應學般若波羅蜜多。
>
> 復次舍利子，若菩薩摩訶薩，修行般若波羅蜜多能如實知，如是布施得大果報，謂如實知。如是布施得生剎帝力大族，如是布施得生婆羅門大族，如是布施得生長者大族，如是布施得生居士大族，如是布施得生四大王眾天，或生三十三天，或生夜

摩天,或生覩史多天,或生樂變化天,或生他化自在天。因是布施得初靜慮,或第二靜慮,或第三靜慮,或第四靜慮⋯⋯得大果報亦復如是。
若菩薩摩訶薩,欲得五眼,所謂肉眼天眼慧眼法眼佛眼,應學般若波羅蜜多。復次舍利子,若菩薩摩訶薩,欲以天眼普見十方殑伽沙等諸佛世界一切如來應正等覺,應學般若波羅蜜多。若菩薩摩訶薩,欲以天耳普聞十方殑伽沙等諸佛世界一切如來應正等覺所說正法,應學般若波羅蜜多。

《大正藏──大般若波羅蜜多經卷第三百四十六》云:

善現,是菩薩摩訶薩能如是行甚深般若波羅蜜多,則令苦聖諦速得圓滿,亦令集滅道聖諦速得圓滿。善現,是菩薩摩訶薩能如是行甚深般若波羅蜜多,則令四靜慮速得圓滿,亦令四無量四無色定速得圓滿。善現,是菩薩摩訶薩能如是行甚深般若波羅蜜多,則令八解脫速得圓滿,亦令八勝處九次第定十遍處速得圓滿。善現,是菩薩摩訶薩能如是行甚深般若波羅蜜多,則令四念住速得圓滿,亦令四正斷四神足五根五力七等覺支八聖道支速得圓滿。

以上經文之意義,就是行六波羅密可以獲得神通或者說開發潛能。六波羅蜜即布施、持戒、忍辱、精進、禪定、智慧,或曰六度。為什麼在全部佛典中反覆強調六波羅蜜?原因佛經中已經充分闡釋,筆者修行實踐體會六波羅蜜行法正是我們的精神體(靈魂)與外環境中一切精神體不斷的精神信息能量交流(或曰臨界狀態下的合氣),正如我們的身體由一個受精卵發育成一個成熟完整的生命,我們的精神體也

是不斷發育完善的。在凡俗，成人階段並非表示精神體已經發展完善，而僅僅是向佛菩薩更大的精神體趨同的開始。

依照檀球規律，六波羅蜜的真諦乃是「感恩」與「合氣」！

神通力的表現究竟如何？神通力屬於超能力還是人類自身細胞本具能力？一切有情皆具佛性，換言之每個人都有成佛的潛在可能，那麼人類自身是否具備潛在神通力？是否佛乘密法的修行這種能力必然產生？

如果人類自身具備這樣的潛力，那麼通過如法修行就應該能夠開發出來。可是如今的行者中為何這種潛力開發者不多見？回答此問題必然涉及到戒律守護，戒律的全息意義首在「感恩利生」，正是轉煩惱為菩提的最適當輔助手段，也是開發人類自身本具潛力的必然輔助。戒律分為戒和律，戒是三業利生之羯摩，律是行為規範。戒是核心，律是輔助。戒是絕對的，律是相對的。

佛由人中修成，那麼人體是為根本。如此一來勢必要結合人體生理、解剖、遺傳等理論來了解人體構造，而這些理論也應該必須可以闡釋佛法。

近代生物遺傳學技術取得了長足發展，依照最近的克隆技術理論，生命體的單一體細胞可以克隆出一個完整的新生命體，由此可以理論推知人體的每一個細胞都可以克隆成一個新「我」個體，如此便能不斷克隆無數無量個體，新的克隆個體依然可以繼續克隆。如此「諸佛菩薩猶如胡麻，遍滿虛空側塞無隙」便不難體解。

以單細胞為例，單一細胞的全部功能如對聲音、光線、味道、觸覺、運動、傳輸等必須由細胞獨立完成。依照胚胎發育理論，單一受精卵細胞衍化分裂形成一個個體，無論細胞分化為何種職能，每個細胞中的遺傳基因完全相同，遺傳基因的相同性決定細胞職能的「相同性」，這大約可以理解為神通力的理論基礎。

就自然科學對生命現象研究至今的論述看，在單細胞生命階段，一個細胞要獨立完成色、聲、香、味、觸、動等全部生命活動的機能。到多細胞而出現組織器官分化，生命的活動機能在細胞間產生分工，有些細胞負責色（視覺）、有些細胞負責聲音（聽覺）、有些細胞負責香（嗅覺）、有些細胞負責味（味覺）、有些細胞負責觸（感覺），還有其他的細胞則負責運動。到了多細胞階段，由於細胞的功能分化，負責色的細胞「遺忘」了聲、香、味、觸、動功能，負責聲音的細胞忘記了色、香、味、觸、動功能，負責香的細胞忘記了色、聲、味、觸、動功能，負責味的細胞忘記了色、聲、香、觸、動功能，負責觸的細胞忘記了色、聲、香、味、動功能，負責動的細胞忘記了色、聲、香、味、觸功能。但是，由於細胞由同一源細胞分化發展而來，如同我們機體的全部細胞由一個獨立的受精卵分化發展而來，細胞雖然功能分化了，但是遺傳物質——基因完全相同，因此我們可以假設細胞的全部活動機能在每一個細胞的遺傳基因中同等存在，只是這些基因不再發揮「不相關」或者「遺忘」了某些功能，所以到今天生命的高級階段，色覺細胞單一負責色覺（對光），聽覺細胞單一負責對聲音的感受，嗅覺細胞單一負責氣味，味覺細胞單一負責味覺，觸覺細胞單一負責觸覺，運動細胞單一負責運動，如此等等。色覺細胞「遺忘」了聽覺、嗅覺、味覺、觸覺、運動功能，聽覺細胞「遺忘」了色覺、嗅覺、味覺、觸覺、運動功能，嗅覺細胞「遺忘」了色覺、聽覺、味覺、觸覺、運動功能，味覺細胞「遺忘」了色覺、聽覺、嗅覺、觸覺、運動功能，觸覺細胞「遺忘」了色覺、聽覺、嗅覺、味覺、運動功能，運動細胞「遺忘」了色覺、聽覺、嗅覺、味覺、觸覺功能。

儘管細胞的功能單一化，但是任何細胞的遺傳基因中，都含有細胞其他功能的密碼「記憶」。比如色覺細胞起色彩分辨功能，也具有

「遺忘」的其他功能，如果能夠使色覺細胞恢復對其他功能的「記憶」，色覺細胞依然可以具有聽覺、嗅覺、味覺、觸覺、運動功能；骨骼細胞起固定作用，一旦恢復記憶，也可以起運動功能和其他細胞所「遺忘」的全部功能；運動細胞可以固定、可以感覺、可以傳遞神經信息；同理其他細胞理論上都可以恢復其因分化而「遺忘」的功能。

無論如何，這一假設在理論上完全成立。如果假設成立，那麼神通就應該是本能。由於普通人並沒有神通表現，所以說，並非人類細胞的全部本能發揮和表現了出來，人類日常生活中的一切活動僅僅是人類本能的極少部分，沒有表現出來的本能稱為「潛能」。所以，神通是人類也是全部生命體的「潛能」，換言之全部有情的「潛能」。

神通所以只是潛能，由於遺傳基因在各種細胞中的信息全息等同，這就決定了神通的全息性。如此，神通就非「超自然」能力，佛教經典中記載的「神通」也就不是天方夜譚了。神通就不再神祕，神通也就不再被看作超自然能力，而實質是本能。但是，為什麼人們沒有神通？或者說沒有表現出「潛能」？

人類在六道輪迴中，被無明妄想貪、瞋、痴三毒覆蔽了妙明本性，而不知自身潛能也。遠古的祖先，為什麼在災難來臨前能夠預先預知？動物在地震前，為什麼能有預警？其實道理完全一樣。所以神通非超自然能力，而是本具能力，這就是神通的自有性。神通的開發，在佛經中反復強調，要持戒精進六度萬行慈悲喜捨四無量行等等，換言之「潛能」的開發，就是要經過人類的機體不斷與外環境進行積極善良的信息能量交流。好比一個原子，其圍繞原子核外的電子如果要跳躍到一個高能階，就必須接受額外的能量。埋在地下的寶藏，必須經過開挖才能顯現，即使開挖出來也必須篩選精製等，才能展現寶藏的全部特質，人體「潛能」的開發道理相同。

理論並非實踐，佛陀的法教正是實踐真理的教導，也是開發有情

本有潛能的教導。經、律、論三藏之制，通過聞、思、修，達到戒、定、慧，智、行圓滿，神通必然成就。

佛法是博大精深的全息哲學體系，釋迦牟尼成佛正是基於對宇宙真理的徹底認識和證知。

能否使細胞恢復記憶「遺忘」的功能？如何使細胞記憶起「遺忘」的功能呢？答案是肯定的，釋迦牟尼世尊的證道回答了這兩個問題。「證道」者證悟了宇宙真如本質，換言之身心證悟了宇宙至極真理，於是乎也開發了本具潛能。同理可以解釋為什麼人體具有「特異功能」，其實不是「特異功能」而是人體的本能！

十一　佛教修行中的神異現象之全息哲學詮釋

在佛家的修行中，經常會有「舍利、肉身不壞、虹化」等「不可思議」的現象發生？是否不可思議？該如何解釋？現佛法的修行，是否可以改變我們的物質肉身結構？佛法的修證重在精神的昇華，精神的提升，是否可以反作用於物質之身？

首先必須明確，如果未按照佛法如法修行，人類的機體依然和所有生命體一樣會生老病死。然就「死」，設若如法修行，行者的「死」就與其他未修行者的死完全不同。主要表現在行者尤其是大德高僧，圓寂後如果荼毗（火化）會產生舍利，甚至有些高僧完全肉身不壞，還有一些會成就「虹身──火光三昧」等。「舍利」、「肉身不壞」和「虹身」現象，均可以充分說明修行改變了行者身體的物質結構，甚至修行亦可帶來相貌的改變。

「虹身」又曰「虹化」或者「火光三昧」，即行者入滅時，其身化為五彩光明而消散（彩虹）。依照佛乘密法六大學說，行者若有成就，身體終當歸於地、水、火、風、空、識，故「虹身」，可以理解

為物質向精神的轉化。

《五燈會元》卷一記載：

> 釋迦牟尼佛（賢劫第四尊）……故普集經云：「菩薩於二月八日，明星出時成道，號天人師，時年三十矣。」……說法住世四十九年……即往熙連河側，娑羅雙樹下，右股累足，泊然宴寂。復從棺起，為母說法。特示雙足化婆者，並說無常偈曰：「諸行無常，是生滅法。生滅滅已，寂滅為樂。」時諸弟子即以香薪競荼毗之，爐後金棺如故。爾時大眾即於佛前，以偈讚曰：「凡俗諸猛熾，何能致火蓺，請尊三昧火，闍維金色身。」爾時全棺座而舉，高七多羅樹，往返空中，化火三昧。須臾灰生，得舍利八斛四斗。即穆王五十二年壬申歲二月十五日也。

譯文：釋迦牟尼，賢劫第四佛。《普集經》云：「菩薩於二月初八明星出時分成道，號為天人之導師，當時正好三十歲。」從此住世流布教化四十九年。後釋迦牟尼來到熙連河畔的娑羅樹下，右側而臥，寂然辭世。復從棺中坐起，為其母親說法。伸展雙足化作常形而說《無常偈》「諸行無常，是生滅法。生滅滅已，寂滅為樂。」然後諸大弟子用點燃香油柴禾予以焚化，柴禾燃盡金棺無損分毫。此時僧俗二眾跪在金棺前，共同讚嘆祈禱「世間凡俗之火不能焚燒金棺，請世尊以三昧真火，焚化金色真身」。此時，金棺什舉於天空，高達七多羅樹，往返虛空，世尊自身三昧真火瞬間焚化金棺，總共得到佛舍利八斛四斗（八十四斗）。時當穆王五十二年（前954）二月二十五日。

從上述記載看出，釋迦牟尼佛祖之荼毗，設非自身三昧真火（精神化之火——臨界狀態之火）焚化，自然之火所不能也。自然之火可以焚燒一切物質但為何不能焚燒世尊金棺？大約可以理解為物質之

火——自然之火，不能焚燒精神之體，顯而易見釋迦牟尼世尊的物質之身，因為修行發生了實質性改變。而西天二祖阿難尊者則證風奮迅三昧，即身體「分化消散」。《五燈會元》卷一記載：

> 二祖阿難尊者，王舍城人也……遂於恆河中流，將入寂滅……尊者付法眼藏竟，踊身虛空，現十八變入風奮迅三昧。分身四分：一分奉忉利天，一分奉娑竭羅龍宮，一分奉毗舍離王，一分奉阿闍世王，各造寶塔而供養之。乃屬王十二年癸巳歲也。

依照《五燈會元》卷一中記載，佛陀滅度後，漸次西天諸祖多數成就「火光三昧」：

一、三祖商那和修尊者，摩突羅國人也……說偈已，即隱於罽賓國南象白山中。後於三昧中，見弟子鞠多有五百徒眾，常多懈慢。尊者乃往彼，現龍奮迅三昧以調伏之。而說偈曰：「通達非彼此，至聖無長短。汝除輕慢意，疾得阿羅漢。」五百比丘聞偈已，依教奉行，皆獲無漏。尊者乃現十八變火光三昧，用焚其身。鞠多收舍利，葬於梵迦羅山。五百比丘各持一幡，迎導至彼，建塔供養。乃宣王二十二年乙未歲也。

二、五祖提多迦尊者，摩伽陀國人也……乃告彌遮迦曰：「昔如來以大法眼藏密付迦葉，展轉相授，而至於我。我今付汝，當護念之。」乃說偈曰：「通達本法心，無法無非法。悟了同未悟，無心亦無法。」說偈已，踊身虛空作十八變，火光三昧，自焚其軀。彌遮迦與八千比丘同收舍利，於班荼山中起塔供養。即莊王五年己丑歲也。

三、六祖彌遮迦尊者，中印度人也……乃說偈曰：「無心無可得，說得不名法。若了心非心，始解心心法。」祖說偈已，入師子奮迅

三昧，踊身虛空，高七多羅樹，卻復本座，化火自焚。婆須蜜收靈骨，貯七寶函，建浮圖置於上級。即襄王十五年甲申歲也。

四、十祖脅尊者，中印度人也⋯⋯乃說偈曰：「真體自然真，因真說有理。領得真真法，無行亦無止。」祖付法已，即現神變而入涅盤，化火自焚。四眾各以衣裓盛舍利，隨處興塔而供養之。即貞王二十七年己亥歲也。

五、十三祖迦毗摩羅尊者，華氏國人也⋯⋯祖即與度脫，及五百龍眾俱授具戒。復告之曰：「今以如來大法眼藏，付囑於汝。諦聽偈言：非隱非顯法，說是真實際。悟此隱顯法，非愚亦非智」。付法已，即現神變，化火焚身。龍樹收五色舍利，建塔焉。即赧王四十六年壬辰歲也。

六、十五祖迦那提婆尊者，南天竺國人也，姓毗舍羅⋯⋯乃告上足羅候羅多而付法眼。偈曰：「本對傳法人，為說解脫理。於法實無證，無終亦無始。」祖說偈已，入奮迅定，身放八光，而歸寂滅。學眾興塔而供養之。即前漢文帝十九年庚辰歲也。

七、十八祖伽耶舍多尊者，摩提國人也⋯⋯於是鳩摩羅多發宿命智，投誠出家。授具訖，付法偈曰：「有種有心地，因緣能發萌。於緣不相礙，當生生不生。」祖付法已，踊身虛空，現十八種神變，化火光三昧，自焚其身。眾以舍利起塔。當前漢成帝二十年戊申歲也。

八、十九祖鳩摩羅多尊者，大月氏國婆羅門之子也⋯⋯乃付法眼，偈曰：「性上本無生，為對求人說。於法既無得，何懷決不決。」又云：「此是妙音如來見性清淨之句，汝宜傳布後學。」言訖，即於座上，以指爪劙面，如紅蓮開出，大光明照耀四眾，而入寂滅。闍夜多起塔。當新室十四年壬午歲也。

九、二十五祖婆舍斯多尊者，罽賓國人也⋯⋯不如密多聞偈，再啟

祖曰:「法衣宜可傳授。」祖曰:「此衣為難故,假以證明;汝身無難,何假其衣?化被十方,人自信向。」不如密多聞語,作禮而退。祖現於神變,化三昧火自焚,平地舍利可高一尺。德勝王創浮圖而祕之。當東晉明帝太寧三年乙酉歲也。

十、二十六祖不如密多尊者,南印度天德王之次子也……付法眼藏,偈曰:「真性心地藏,無頭亦無尾。應緣而化物,方便呼為智。」祖付法已,即辭王曰:「吾化緣已終,當歸寂滅。願王於最上乘,無忘外護。」即還本座,跏趺而逝,化火自焚。收舍利塔而瘞之,當東晉孝武帝太元十三年戊子歲也。

十一、二十七祖般若多羅尊者,東印度人也……尊者付法已,即於座上起立,舒左右手,各放光明二十七道,五色光耀。又踴身虛空,高七多羅樹,化火自焚。空中舍利如雨,收以建塔,當宋孝武帝大明元年丁酉歲。祖因東印度國王請,祖齋次,王乃問:「諸人盡轉經,唯師為甚不轉?」祖曰:「貧道出息不隨眾緣,入息不居蘊界,常轉如是經百千萬億卷,非但一卷兩卷。」

以上西天諸祖圓寂聖相,足以說明修行過程中精神的提升改變了其物質之身的結構,同時也說明物質可以轉化為精神。

修行改變了身體的物質結構,而這種改變導致人類的機體不被大腸菌群所破壞分解,或者說人體內的細菌認同了宿主的機體,由於認同而不產生抗原抗體的排異反應。抑或精神的提升致使體內的細菌病毒匿跡,是以不發生死後的細胞組織分解反應。

佛教修行中有句名言「跳出三界外,不在五行中」。所謂三界泛指生命形式存在的三種狀態,即欲界、色界、無色界,也可以理解為「貪、瞋、痴」三毒;五行則是儒道哲學名詞,五行標示天地萬物歸屬為「土木水火風空」,與佛家「地水火風空」五大類似。換言之就

是「跳出三界外，不在五大中」。欲斷「貪瞋痴」三毒，必須如法修行，結果即可脫離三界約束，亦即「跳出三界」。修行鍛煉的結果，物質之身的「五行」信息結構發生轉變，從而脫離「五行規律」的制約。物質之身的「五行」轉變結果，是通過循序漸進的修證獲得的，不可能一蹴而就，需勤行經、律、論三藏，不斷聞、思、修，慈悲喜捨六度萬行，達到戒、定、慧。至少從理論上可以假定，修煉使得物質之身的五行結構不斷趨於平衡圓滿，完善的五行場就不會因為外界五行因素的變化而受劇烈互動影響。換言之，行者的身體不受「五行」約束，其全息意義就是「跳出」了三界。

很多有情問及「肉身怎麼能不壞呢？真不可思議！」，當我們瞻仰六祖慧能大師的法體，當我們朝拜九華山的肉身菩薩殿，無不發出這樣的感慨乃至讚嘆。當有人簡單地回答「肉身不壞是道德薰修」的，其實他自己也不知所云，反而會導致「不可知論」的濫觴。

佛法不是神祕主義，佛法是宇宙生命真如真理的詮釋。任何「理」不究竟的說法，都非佛法而是教條，教條主義已去佛法十萬八千里也！佛法乃「全息哲學智慧」，是探索生命和宇宙真相的理論體系乃至智慧體系，此正廣義的「科學」之涵義。

哲學是邏輯思辨推理的學問，而佛法至始至終都在闡釋宇宙萬象之本然理趣與秩序。常識告訴人們，生命一旦消亡，生命之體也將毀滅。如果生命之體沒有因為停止了生命活動而毀壞，則顯然「違背」了常識。因為現代醫學知識告訴人們，一旦生命停止運動，機體內的細菌便很快分解機體的細胞組織，所以腫脹腐爛就不可避免了，而且世間之人在死後無不例外過此一關。

假如人類機體內的細菌「認同」我們的細胞，並且不發生現代醫學所言的免疫排異反應，結果會如何？必然是肉體不壞！人類能在漫長的生活實踐中，將狼馴化成關係親密的狗，那麼理論上也可以假設

人類有能力將機體內的「微生物」，訓練成親密的「細胞伴侶」。

再看佛家修行食堂作法中的《蟲食偈》：「我身中有八萬戶，一一各有九億蟲，濟彼身命受信施，我成佛時先度汝。」此偈的本義就是「馴化」機體內的「微生物」有情，作用類似於人類馴化狼為狗。

人類的機體免疫排斥反應，似乎可以理解為機體的「愛憎分明」，實質是有情「分別心」，在細胞和分子水平的貫徹。設若將六度萬行、慈悲喜捨能落實到細胞分子水平，屆時人類身體內的全部微生物應該與機體細胞「無二無別」。既然「無異」，所謂「免疫排斥」反應大約就不會發生了，即便人類死亡，機體內的微生物大約也不會破壞細胞組織器官了，如此，肉身不壞就不復「不可思議」了。

我、眾生、如來，三三平等，慈悲喜捨六度萬行，使得修行者身體中比如腸道中大腸菌群趨於和自身的機體細胞「平等」，甚至可以認為這些細菌已成為機體的一部分。有這種慈悲同化，使得細菌和機體細胞不會發生相互排異的免疫反應，除非免疫系統已經嚴重失調。

人體內免疫系統，是抵禦病原菌侵犯最重要的保障。這個系統由免疫器官（骨髓、胸腺、脾臟、淋巴結、扁桃體、小腸集合淋巴結、闌尾等）、免疫細胞（淋巴細胞、單核吞噬細胞、中性粒細胞、嗜鹼粒細胞、嗜酸粒細胞、肥大細胞、血小板等），以及免疫分子（補體、免疫球蛋白、干擾素、白細胞介素、腫瘤壞死因子等細胞因子等）組成。免疫系統是機體保護自身的防禦性結構，主要由淋巴器官（胸腺、淋巴結、脾、扁桃體）、其它器官內的淋巴組織和全身各處的淋巴細胞、抗原呈遞細胞等組成；廣義上也包括血液中其它白細胞及結締組織中的漿細胞和肥大細胞。構成免疫系統的核心成分是淋巴細胞，它使免疫系統具備識別能力和記憶能力。淋巴細胞經血液和淋巴周遊全身，從一處的淋巴器官或淋巴組織至另一處的淋巴器官或淋巴組織，使分散各處的淋巴器官和淋巴組織連成一個功能整體。

簡言之，人體免疫系統就是個體識別「非自體物質（通常是外來微生物）」，從而將之消滅、排除的整體細胞反應之統稱。免疫系統，可以從自身組織中辨識外來的非自體物質成分，小到病毒，大到寄生蟲。但是，因為個體存在差別如遺傳、性別、年齡等，以及個體自身「靈魂」流轉中業力的差異，相同的修行產生的結果則必不同，故並非每一個行者都會出現舍利或者肉身不壞。其實遺傳基因和「業力」，是相同概念的不同表現，即相同因素的物質化表現和精神化表現。由此可以推論，舍利和肉身不壞、虹化等現象，是物質的精神化和精神的物質化表現！

　　人類的機體，大致可以分成物質化的肉體與精神化的靈魂兩部分，然此兩部分整合一體全然不可分割。物質與精神，換言之肉體與靈魂畢竟性質不同，這種一體化整合既然密不可分，理論上則應該可以假設二者之間存在「臨界狀態」。何謂「臨界狀態」？比如水結冰的時候，零度的時候就是臨界狀態，由液體變成固體；一百度的時候，由水變成了蒸汽，亦是臨界狀態。臨界狀態的特性之一就是同時兼具雙相物理化學特性。在此假定，肉體和靈魂亦即物質與精神兩者之間可以互相轉化，在發生轉化的瞬間、場所即為物質與精神的臨界狀態。此臨界狀態並非可以測量的物質化結構，更不能將其簡單理解為整體的對分，更不可能是物質化的點、線或面，因為在生命體存活狀態下，肉體與靈魂是不可分割的。

　　修行者如法持戒修行，可以產生「精神能量場」，精神能量場會有物質化表現，這種物質化表現可以保證修行者的機體少生病甚至不生病，以至於在生命機能停止運動後，該「精神能量場」依然可以保護其肉體，不被大腸菌群分解破壞，或者在肉體火化後該「精神能量場」轉化為舍利，或者該「精神能量場」轉化修行者的物質之身而形成「火光三昧」現象。

精神能量與物質能量不同，具有精神屬性，難以用物質實證手段測量，卻和人類的「意念」息息相關。如果將意念劃分為積極和消極兩大類，積極的意念形成的精神能量場也是積極的，對物質之身有積極正向的加強作用；如果是消極的意念則形成消極的精神能量場，對物質之身起削弱負向的消極作用。因為佛教的修行實質是「慈悲喜捨」的積極意念和行為作用，故而形成的精神能量場是積極正向的，它可以在修行者生命體存活狀態下增強其物質之身，從而少病少災，這也就是「佛菩薩保佑」的全息哲學意義。

物質與精神全息統一，延伸到宇宙，理論上就有物質宇宙和精神宇宙的全息統一，在物質宇宙和精神宇宙的「臨界點、臨界狀態」上，就有了「時空隧道」現象，其「臨界點、臨界狀態」就可以表現在任何時空點上。

細胞生物學說明生命體的細胞功能，取決於細胞遺傳基因的選擇性功能開放，所以便有了各種細胞各司其職的分工。然細胞的遺傳基因在理論上全息統一，即理論上每種細胞都可以司職他種細胞的功能。

自然常識中，自然界的一切有情是以生物鏈的形式存在，在這個生物鏈的最頂端如今是人類。依照物質精神全息統一的觀點，那麼在「虛界——精神宇宙」中的有情存在方式，也有「精神生命體鏈」形式，在該精神生命體鏈的最頂端我們就可以理解為「如來」。而虛、實本來一合相，所以這種區分理解只是方便文字相上的理解，實質上渾然一體不可分割。在與物質宇宙對應的「精神宇宙」中存在的有情，就是人們通常所言的孤魂野鬼、餓鬼、地獄、散仙、修羅、諸天、二果聖人、菩薩、佛。

如此一來，精神病患者的「幻視、幻聽、妄想」等，便得到合理解釋，即細胞機能紊亂而「看見、聽見、想到」在細胞機能正常狀態下所不能「看見、聽見、想到」的「精神生命體」或者「精神現象」。

宇宙中存在相似的物質，全息推論就應該存在相似的生命形式。外星生命在理論上既然存在，外星生命的 UFO 現象也就非「超自然現象」了。無論外星生命的文明形式多麼發達，依照全息統一論，人類的技術文明遲早也可以達到其發達的程度，這也正是「一切眾生皆可成佛」的佛家思想的全息統一旨趣所在。即使外星生命的智慧很高，也只可能逐漸趨於如來的智慧而不可能超越之。深入三藏十二部，攝取如來智慧，這種「超自然」現象就很容易理解了。人類的機體是「色、空」即物質、精神的全息一合相，全部有情亦然。

十二　四無量心的全息哲學意義

四無量心，即慈心無量、悲心無量、喜心無量、捨心無量，將此大菩提心行於日常生活學習工作就是四無量行。在全息養生中四無量心行意義重大，不特自己身心會因為積累福德而適悅，同時也是積極協助其他有情培植福報的方式。因為只有具備了足夠的福德，言生活質量才有意義。如果過著朝不保夕的生活，吃了上頓沒下頓提生活質量就是痴人說夢！

中國社會在改革開放後迅速地發展了經濟，一部分人很快地先富了起來，當時的口號是「一部分人先富起來，然後帶動大家共同富裕」，然而先富起來的人很多人並沒有去幫助他人共同致富。一方面由於教育失敗而形成的不能感恩、報恩社會的狹隘自私胸襟，另一方面是富裕之後的享樂和炫耀。同時在某一特定歷史階段滋生了各種貪官汙吏，正如祖宗所言「乍富不知新受用」，富人不知道接濟和幫助別人能夠為自己和孩子培植福報，以為「這一切是我該得的」所以也就不顧他人了，於是乎不知不覺就在消耗著他們曾經積累的福報。如果說曾經高高在上擁有權力和資源，那是福報使然，然福報不繼續積

累總歸有坐吃山空的一天，那個時候就是鬼神來算帳的時候，此時便知道「叫天天不應，叫地地不靈」。全息養生的核心，乃是通過各種可行途徑不斷培植福報，不僅為自己也為孩子、他人。

釋迦牟尼證悟佛法，並非釋迦牟尼發明了佛法。所謂「佛法是釋迦牟尼創造的」，究其實質是將佛法視為教條，實質無異於誹謗佛法。佛法是指導實踐的智慧，宇宙、生命的一切道理於佛法中昭然若揭，我們所做的只有依照佛法落實到腳下。那些試圖不斷「研究」佛法的，大多溺斃於佛法的文字相中。因為研究者行為上並沒有落實六度萬行，即便名相嫻熟，也是紙上談兵，成佛猶如「畫餅」。在近現代先祖接受西方現代科學觀念以前，佛教中的大德善知識從未如此「研究」佛法。現代科學的哲學觀畢竟不完善，用物質實證主義的教條規則「研究」佛法，只會加速佛法的滅亡。因為「研究」結論既無關乎智慧，亦不能積累福德。「研究」結論既然沒有智慧，那就是文字垃圾；「研究」既然不能積累福德，充其量是無效勞動，是沽名釣譽。

佛法的修行實踐反復強調「戒、定、慧」，實質就是修行者的行為規範。「戒」是行者對一切有情予以利益的承諾、誓願，亦即菩提心之本；「定」是超然物外的無欲清淨，亦即菩提行；「慧」是無明轉化而來的有情本具如來藏光明，亦即智慧成就。

沒有大慈悲的弘願，沒有利益一切有情的初心，換言之沒有大菩提心，弘揚佛法充其量是人云亦云的「現燒現賣」；沒有在生活中落實慈悲喜捨，沒有真實利益周圍的有情，試圖弘揚佛法無異於販賣「假冒偽劣」；貪瞋痴糾結纏縛，若言弘揚佛法，最多是「痴人說慧」。

戒定慧，就是修行者慧命健全的標誌。試設想一個肢體不健全的人，能高舉旗幟嗎？

佛法的弘揚不是靠研討會和研究論文，而是靠行者的六度萬行實踐！佛乘密法的修法，簡言之就是行者與法界本尊法身的對話交流、

感應道交。概而言之，行者與十法界一切物質、非物質形生命體進行信息能量交流，於是乎就有了息災、增益、敬愛（含鈎招）和降服四種基本修法。這四種基本修法，以菩提心的四種表現形式即大慈心、大悲心、大喜心與大捨心為基礎。

降服法，通常以憤怒明王本尊形象為之，雖顯惡形然深懷大慈，並非簡單如其字面意思以強橫手段屈而伏之。由於一切眾生佛性平等，設若簡單使之屈服則失佛法之慈悲本旨流於外道，故降服法須以菩提心之大慈心為表法，降服有情之愚痴邪見。大慈之降服法正是大圓鏡智逐漸完善的必須修法。

息災法，以菩提心之大悲心為表法，諸佛菩薩於三世十方體察一切有情之苦難，予以大悲救度，使其免卻災難獲得吉祥，故而成就妙觀察智。

敬愛法，以菩提心之大喜心為表法，平等拯濟、平等布施、平等供養，以無盡法財灌頂一切有情，故而成就平等性智。

增益法，以菩提心之大捨心為表法，諸佛如來於因地修布施供養法，難捨能捨乃至身家性命妻兒等施捨一切有情，故而成等正覺。是故由大舍而集積福德智慧資糧，能成辦一切世間出世間事業，成就成所作智。

如此四智具足，便圓滿法界體性智，成就正覺。無論息災法抑或增益法、敬愛法，在修法過程中，不僅要為有緣有情息災祈福，同時還應該給其冤親債主息災祈福。疾病、遭遇挫折和磨難、感情失意、貧窮等等，都與六道輪迴中的各種惡因緣息息相關，因果不虛，所以今生有如此果報。設若為施主祈福，就必須同時為與其相關的一切冤親債主息災祈福。道理非常簡單，好比兩個人吵架，不能只勸一個人而冷落另一個人，否則會被冷落者怨恨，應該本著化解糾紛的態度雙勸，這樣就可以化干戈為玉帛。因為佛法是平等利生的，所以就更應

該為冤親雙方平等息災祈福。

息災增益的效果，取決於修法者的個人功德、智慧以及施主的善惡因緣、果報深淺。徒具形式的修法、修行只是作秀，不可能產生實質性利益。修法者的功德、智慧並不會因為位高權重、名聲顯赫而成正比例，而是與真正實際落實六度萬行密不可分。紙上談兵的研究、探討並能不能產生法益，很多時候因為沽名釣譽的本然而出現謗佛謗法的言論。嘴巴上學佛，不能落實到生活細處，也是徒具形式，不可能產生法益。如果一個整日閉門打坐的行者可以成佛，那幾乎是笑談。緣何釋迦牟尼佛要行世？因為佛法智慧必須在生活實踐中落實。在日常生活中，念念相續落實慈悲喜捨，就是最有效的行法。

（一）「慈」的全息哲學意義

四無量（慈、悲、喜、捨）心、行，對於佛子耳熟能詳，然要落實到行為上卻難上之難。不能落實即便能滾瓜爛熟地背誦佛經，於成佛也是枉然。

慈是大愛，是仁愛、和睦、和藹、和善。慈心是菩提心的一個方面，對於父母有慈心就是孝，百事孝為先；對於長輩有慈心就是尊，尊老尚賢社會秩序才有規範；對於配偶有慈心就是關愛，夫妻和睦才能家庭和順；對於孩子有慈心就是愛幼，愛幼保障我們之衰老；對於鄰居有慈心就是睦鄰，急難之中總會得到援手；對於同事有慈心就是友愛，朋友不嫌多冤家不嫌少。如此慈心才能真正獲得三才之「人和」，所謀方能「得道多助」，不和則會「失道寡助」。慈心還應該普及於一切動物，此謂「攝生」。《老子》第四十九章：「聖人常無心，以百姓之心為心。善者，吾善之；不善者，吾亦善之；德善。」《老子》第五十章：「蓋聞善攝生者，路行不遇兕虎，入軍不被甲兵；兕無所投其角，虎無所用其爪，兵無所容其刃。夫何故？以其無死地。」

慈心，通俗理解即是惻隱之心，古語「惻隱之心人皆有之」，就是說每個世間有情都有善心，然不是一直持續有惻隱心而是時而有之。於養生中我們的惻隱心則要念念住於胸中，行行落於腳下。如果不能持之以恆，那就是惻隱心的瑕疵，比如對某甲慈善而對於某乙可能會缺乏慈善，這就是分別心了。惻隱心有了分別，會妨礙福德的積累，對於養生而言就會產生不完滿。很多時候人們對於他人會有好惡判斷，也就是用自己以為正確的標尺去衡量別人，對歡喜的人會投其所好，對厭惡的人則會出言不遜或者行為不屑。無論自己認為判斷的原因如何正確，分別心產生必然會妨礙個體成長。至少從做人角度看每個人都有優點，如果忽略其缺點看其優點，就會發現對方是陽光燦爛的，這樣就可以跟他人更能融洽相處，這就是最基礎意義上的「合氣」，也是三才之人和的要求，是以夫子言「三人行必有吾師」。沒有分別的慈心，才是世間功名利祿的前提和出世間悉地成就的必要條件。「作用力等於反作用力」，同理沒有瑕疵的慈心，就會獲取沒有瑕疵的精神信息能量回饋。如果慈心有分別，回饋必然欠缺。

　　慈是大愛，是仁愛、和睦、和藹、和善。對於父母有慈心就是孝，父母之恩深重難報，故而有「百事孝為先」之教戒，於學佛修行之人更是要求孝敬父母放在要報恩的第一位。然社會現實呢？未必天下所有父母都生出的是孝子，忤逆不孝之子也數目不少，這雖然是孩子與父母的宿世恩怨糾結，然今生恰是化解宿世惡因的最佳時機，不該再將惡因緣帶到來生來世，所以子女無論如何都必須孝敬父母。然道理很多人明白，臨事卻未必能做到，但是他們、她們可能對於所豢養的寵物投入的關懷勝過對於父母的關愛，這種行為無異於說「父母連貓、狗都不如」！一個連父母都不孝敬的人，會有很大世間成就估計很難，即便成功也是暫時的。全息養生中孝敬父母就是分內之事，連生養自己的恩人都不能利益談利益他人那就是大妄語。比如有些佛

子自己受了三皈五戒堅持吃素,一點葷腥也不沾,這點值得隨喜讚嘆。可是如果和父母生活在一起,父母未必吃素。如果父母說孩子你給我買只雞燉湯喝,那該如何?是給父母大講特講不殺生的道理?還是委曲求全地順從父母?真正的修行人會順從父母的意願,試想一個連父母的要求都不能滿足的人能利益其他有情?先順從父母然後慢慢感化父母才是養生的行為方式,如果一開始就嚴詞拒絕必然使父母不愉快,同時自己也失去了「孝」之職責,就不養生了。

當然,孝敬父母並非無原則的,畢竟還有「食子」的禽獸父母。父母與子女的因緣,涉及夙世的「恩怨情仇」,依照真圓檯球規律,我們依舊應懷感恩之心待之。

對於長輩有慈心,就是尊敬。尊老尚賢,是維持社會秩序良好運行所必須的。有慈心,就會尊重領導,即使領導無能然能坐在此位必有福德,尊重的是其福德;尊重上師或許上師並未見性,然其表法,故尊重的是真如之法;尊重師傅,或許師傅並非博學多識,然師傅帶進行內,尊重的是行規;尊重長輩,或許長輩只是年齡大而已,然長壽也是福報,尊重的是因果報應規律。尊老尊長乃是順應本然規律,亦即順應大道,惟有如此才會「合氣」冥冥中注視著我們的鬼神,就是養生!

對配偶有慈心,就是關愛,夫妻和睦才能家庭和順。「百世修得同船渡,千年修得共枕眠」,姻緣即因緣也,是以應該珍惜。在過去沒有自由戀愛,父母僅僅將男女雙方八字找人和一下,如果八字不沖克基本婚姻就定下來,在結婚前甚至面也沒有見過,然從洞房開始,夫妻的關係才親密起來,而且越過越密切,很多舉案齊眉幸福到老。如今自由戀愛時愛得瘋狂,可是結婚後一旦感情破裂也會恨得誇張。離婚是因為「不合氣」,原因非一方之過。所以在婚姻存續期間就該感恩他、她陪著自己一起「受苦受難」,就該感恩。如果有孩子了,

無論如何夫妻看見孩子都是喜歡的，正是他娶了你、她嫁了你才有眼前活蹦亂跳的孩子，這點難道還不值得感恩？如果他娶了別人、她嫁了別人，眼前的孩子都是不存在的，存在的可能是另一個孩子，可能更完美也可能更差勁，一切都是未知的，因為是「虛擬態」的。那麼為何不對現前的一切感恩呢？不能感恩而因為「不合氣」如同仇人，那豈非忘恩負義！有些所謂佛子，智慧沒有增加，教條倒是學了不少，因為要守戒，所以連自己的配偶也不同房了，這些糊塗蟲以為自己在修行其實是造孽！佛法中講「不邪淫」，沒說夫妻不可以過性生活，一般學到這個程度的基本上都差不多「走火入魔」了，身心健康也就基本不可能了。

　　對於孩子有慈心，就是愛幼，愛幼保障我們之衰老。孩子是未來，而現行的教育卻幾乎將孩子們都廢了，而且還是獨生子女！對孩子有慈心尤其應該體現在教育上，不是培養他們的高分數能力，而是培養和完善他們的人格、品德，這樣才在將來堪做棟樑。無論是家庭教育還是課堂教育，真的關愛孩子希望他們將來能做一個對社會更有益的人，就必須從品德教育抓起，讓他們明白規矩、懂得關愛他人、懂得相互協助的意義，懂得感恩、懂得分享。溺愛、家暴都非良策，溺愛會培養孩子盲目地自信和自高自大，會毀了孩子的前途；家暴會嚴重挫傷孩子的自尊，亦會毀了孩子的未來。傻二代就是現行產業化教育和家庭教育失敗的結果！孩子毀了，能談父母身心愉悅？能言家庭幸福？能誇生活質量上乘？如果能，那才真是打腫臉充胖子了！

　　對於鄰居有慈心就是睦鄰，急難之中總會得到援手。俗話說：「遠親不如近鄰」，若有什麼急難，多數時候需要鄰居幫忙來協助。然現在家庭都是分隔起來的「囚室」，鄰里「雞犬之聲相聞老死不相往來」，這本身就是社區不養生的表現。而且絕大多數家庭是傾盡畢生積蓄還僅僅買了在實際上只有「使用權」的所謂產權房，實際就是

用買房的錢租了一套房子，還不亦樂乎。以前生活不怎麼寬裕的時候鄰里關係都很親密，而如今富裕了鄰里關係卻變成了空白，以至於人們漸漸衰老後變得孤單冷清，這便是老齡化的不養生。或許這個問題需要社會活動專家們解決了，前提是專家們不再是胡說八道之人，別再是那些淺薄的開口「起徵點太高剝奪了低收入者作為納稅人的榮譽」、「污染不是汽車而是自行車造成的」、「教育就像買衣服買不起就別買」、「三峽工程將成為大空調，將讓重慶人享受冬暖夏涼的美境」、「房子不漲價對不起百姓」的無知無恥之流。

對於同事有慈心就是友愛，朋友不嫌多冤家不嫌少。然而社會現實是「同行相輕」，緣利益太過密切，貪瞋痴作怪。一個團隊要有所作為就必須齊心協力，然今天社會，單獨的個體會是條龍，可是一群人的時候就成了一幫蟲，根深蒂固的原因是缺乏慈悲心，見不得別人比自己好，你幹得好他嫉妒你，你幹的差他埋汰你。如果具備起碼的慈悲心，對於有能力的同事就該多讚美，能力差的就該多鼓勵。這樣的團體才是健康的，有潛力的，也必然是養生的。

如此慈心才能真正獲得三才之「人和」，所謀方能「得道多助」，不得人和則會「失道寡助」。《孟子·公孫丑下》云：「寡助之至，親戚畔之；多助之至，天下順之。」

慈心還應該普及於一切動物，我們與一切飛禽走獸都是地球的寄居者，生活在同一個大系統中，就應該互相關心，協同發展。所有動物被殘殺時不可能帶著喜悅、感恩，而必然是仇恨、恐懼和憤怒。在人類殘忍地對待它們時，人類的靈魂正在獲得殘忍、憤怒、仇恨、恐懼的消極精神信息能量。這些消極精神信息能量，或遲或早會反作用到人類的身心而引起疾病要麼出現非橫。

《老子》第五十章：「蓋聞善攝生者，路行不遇兕虎，入軍不被甲兵；兕無所投其角，虎無所用其爪，兵無所容其刃。夫何故？以其

無死地。」慈悲之人所具備的「場」在犀牛和老虎看來是「不可抗拒的、必須臣服的」。緣仁愛既包含物質能量也含納精神信息能量。故而《老子》第四十九章：「聖人常無心，以百姓之心為心。善者，吾善之；不善者，吾亦善之；德善。」

慈善，《魏書・崔光傳》云：「光寬和慈善，不忤於物，進退沉浮，自得而已。」即仁慈而善良，不僅利己也能利人。仁慈乃「人和」的基礎，是一生世間成就與否的關鍵。

水分子為祝福、讚美所感，結晶會很美麗。我們身體內外的水分子為慈心所感，理論上結構也會完美，同理身體的細胞、組織、器官結構也會更完美，機能會更高效率，如此便少發疾病，少出災橫，身心適悅。慈心於外，有形無形的生命體感受到慈心所釋放的積極精神信息能量，便會表現為氣候調宜，四季和順，農桑豐作。慈善的全息養生意義，正在於此！全息體解，慈心的精神信息能量，能使宇宙萬象「井然有序」，亦即萬象「合氣」。

佛家有言「瞋心壞一切善，慈心降一切魔」，此之謂也。故，慈悲是我們保護自身的最佳武器，慈悲就是如來加持我們的護身盔甲！慈心具足，會在我們的身心外形成一種「光暈」，他種生命體看見的將不再是「人」而是令其臣服的勢力或者令其安詳的光明。

慈愛，既包含物質能量也含納精神信息能量。古代高僧大德路遇咒虎，咒虎臣服乃是慈心之感召也。故而慈心具足，在一切有情皆能「合氣」。

有一典故，古時候，一個非常有名的堪輿師暑天趕了好長的路，大汗淋漓，極度口渴。路過一家大戶人家門口，欲討水喝。適逢這戶人家為老主人辦喪事。堪輿師開口討水喝，因為喪事忙碌，大約過了一個時辰那家家丁才給堪輿師端出一碗水，而且上面撒了一層米糠。堪輿師一看，心中非常鬱悶，因為實在口渴，只好慢慢一邊吹米糠一

邊小口喝水，邊喝水邊生起瞋恨之心。喝完水，「怒從心中起，惡向膽邊生」的堪輿師心生一計，決定報復這戶人家。

俗話說：「水火不拒人」，堪輿師心想我討口水喝，你們還要作弄我，我要如此如此報復你們。於是假裝好心，主動請纓為喪者選擇墓穴作為「報答」。該戶人家十分高興，便禮請堪輿師選擇墓穴。堪輿師選擇了一塊非常壞的地方對這戶人家說：「這裡風水非常好，就將家尊葬在這裡吧！」那家人家相信而且就在這個最壞風水之地安葬了家父。堪輿師心中竊喜：哼，看過不了幾年你們家人不死絕才怪！然後遠遠走避他鄉。

畢竟「做賊心虛」，以後很多年堪輿師不敢回來看。但畢竟自己好奇，心念那家人家現在大約已經破敗、淪落，體無完膚了，於是改裝回去偷看。可是當他走近的時候看到的不是敗落荒蕪而是繁榮，過去的草房全部換成了紅磚青瓦，十分氣派。心想果不其然，這家人家已經易主了。於是忍不住從大門縫裡往裡瞧，結果被那戶人家看門人一把抓住，抓他的人正是當年端水給他的家丁，因為「心虛」當下堪輿師便委頓了，幾乎是被拖到了上房。結果家主人看見堪輿師，跪地就拜「大恩人啊，可算盼到您了！太感謝您給我們選擇的墳地了，自從家尊埋葬後，家裡好像撞了大運，生意和作物連年豐收，而且越來越興旺。有風水師看後感嘆說那個為你家選擇墓地的人太厲害，居然選擇了大富貴龍穴。於是我們後來到處打聽尋找您老人家，想要好好報答您的大恩。所以家裡人幾乎都知道了您的長相，門人看到您很像恩人，就帶您進來了，真是踏破鐵鞋無覓處得來全不費功夫呀！」堪輿師非常納悶？我明明選擇的是絕惡墳地呀？怎麼會這樣？於是便去看了墳墓，使堪輿師不解的是，當年他所選擇的「青面獠牙的惡鬼」本來是壓制墓穴風水的，如今卻全部在守護著墓地的風水。忍不住問「當年你們為什麼給我喝水還要撒米糠？」主人回答「門房看見您當

時滿頭大汗，告訴了我。我便吩咐他先打一桶新井水，再去碾米糠，然後用米糠燒水並放涼。一來二去讓您等久了，因為家尊非常善良，且通醫術，我也少有所學。」堪輿師當時恨的就是撒了米糠，就問「為什麼要撒米糠？」那家主人回答「當時暑天您口渴難奈，面孔通紅，知你口渴難忍而且已經中暑，如果立即大口喝水不小心會嗆著，並可能因而喪命。米糠水一可以清火，二可以讓您慢慢小口喝而不嗆著。」堪輿師心下頓明這家人家如此細小的枝節也注意行善，原來善心感動鬼神來護佑啊！

　　堪輿師是當時非常有名的術士，選擇的死穴毫無疑問，可是為什麼死穴不死？佛家有言「瞋心壞一切善，慈心降一切魔」此之謂也。故慈悲是我們保護自身的最佳武器，就是如來加持我們的護身盔甲！

　　慈心具足，會在我們的身心外形成一種「光暈」，它種生命體看見的將不再是「人」而是令其臣服的勢力或者令其安詳的光明。

　　《神僧傳》卷二記載（曇無竭）：

> 將至舍衛國，中野逢山象一群。無竭稱名歸命，即有師子從林中出，象驚惶奔走。後度恆河，復值野牛一群，鳴吼而來，將欲害人。無竭歸命如初，尋有大鷲飛來，野牛驚散，遂得免之。

　　譯文：曇無竭快到達舍衛國時，途中碰到一群野象，於是合掌默念「南無佛，南無法，南無僧」，便見山林中沖出一隻猛獅，野象隨即驚慌逃散。後來在渡恆河時，有遇到一群野牛，嘶吼著沖了過來。曇無竭再次合掌默誦皈命，便有雄鷹呼嘯飛來，野牛受驚逃散而去，曇無竭因此毫髮無損。此乃曇無竭慈心之感召，「歸命」即「皈命」，當知「皈命」三寶之大菩提慈心意義大矣。「皈命」，梵文本義為「怖魔」，魔尚無懼，何懼猛獸？

《神僧傳》卷三（僧亮）：

三日至廟，廟前有兩鑊容百餘斛，中有巨蛇，長十餘丈，出遮行路。亮乃執錫咒之，蛇即隱去。

譯文：僧亮初三到了寺廟，發現寺前有兩隻可以容納百餘斛的大鼎並排，裡面盤著一條長約十餘丈巨蛇，嚴重妨礙人們出入。於是，僧亮手執錫杖口誦真言，巨蛇隨後退隱而去。設僧亮無慈心，即便誦咒，其法力——精神信息能量也很微小，何足以驚走巨蛇？

《神僧傳》卷五（曇詢）：

又山行值二虎相鬥累時不歇，詢乃執錫分之以身為翳。語云：同居林藪計為大乖，幸各分路。虎低頭受命，便飲氣而散。屢逢熊虎交諍事略同此。

譯文：曇詢跋涉山野，遇到兩隻長時凶猛撕咬打鬥的老虎，曇詢於是執持錫杖將二虎分開，自身站在二虎中間，對兩隻老虎訓道：兩隻虎處身同一片山野本來就怪事一樁，最好各自分路而去！兩隻老虎似乎聽懂了曇詢的話，便各自低頭分散而去。每次曇詢碰到的諸如此類的熊虎爭鬥，都是如此行事。試想兩頭爭鬥的老虎威猛之勢多麼令人驚恐，然則曇詢高僧緣「慈心」故，令虎附耳聽命。

《神僧傳》卷五（僧智聰）：

住揚州白馬寺專習三論。尋渡江住安樂寺，值隋國亡思歸無計。隱江荻中誦法華經，七日不饑，恆有四虎馴繞。聰曰：吾已十日不食命在呼吸間，卿可食之。虎作人語曰：造立天地無

有此理。忽見一老翁腋下挾一小船來,曰:師欲渡江即上船,其四虎見而淚出。聰曰:持危拔難正在今日,即同四虎利涉南岸。船及老人忽然不見,聰領四虎止栖霞塔西,徑行禪誦誓不寢臥,安眾八十餘人。若有凶事虎來大吼,由此警覺。

譯文:智聰住持揚州白馬寺學習三論(因據印度龍樹菩薩《中論》、《十二門論》和提婆《百論》三部論典創宗)。不久渡江住持安樂寺,正好趕上隋朝滅亡,想要歸去尋路無門,只好藏身在江邊的蘆葦叢中默誦法華經。連續七天不知饑餓,期間有四隻老虎周圍環繞。智聰對老虎說道:我已經十多天沒有吃東西了,可能很快就會死亡,你們可以分食我。卻見老虎口出人聲:自從開天闢地沒有這種道理。此時忽然看見一個老翁走來,腋下夾著一隻小船,對智聰說道:師父想要渡江請快上船來,而四隻老虎見狀悄然落淚。智聰對老翁和四隻老虎言:脫離艱難就是今日。於是和四隻老虎一同登船,到達南岸。下了船,老翁和船突然憑空消失。於是智聰領著四隻老虎來到栖霞塔下,止住於塔的西面不眠不臥持誦佛經不止,並陸續安置八十多個難民。如果有危險發生,老虎便大吼大叫而警覺人們。大德智聰之慈心能懾服獸中之王,誠非一日之功也。

《神僧傳》卷六(法充):

時逃難轉多無處投止。山有虎穴,沖詣告曰:今窮客相投可見容否?虎乃相攜而去。

譯文:法充曾經逃難四處無所止住,見山上有一老虎洞,便對洞言:今日有窮僧想止住於洞中,可否通融?言畢,洞中老虎們離穴別去。在老虎看來,法充大師並非獵物,因慈心使然,大約光明赫奕

吧。修行之人身體外會有精神性的光暈，這也是佛菩薩皆有殊勝項光身光的緣故。一切有情遇此慈心光暈，便不復躁動狂暴。

《神僧傳》卷六（華嚴和尚）：

> 和尚於嵩山岳寺，與弟子百餘人方講華嚴經，沙彌亦在聽位。忽聞寺外山谷中若風雨聲，和尚遂招此沙彌，令於己背後立。須臾見一大蛇長七八丈，大四五圍，直入寺來努目張口。左右皆欲奔走，和尚戒之不令動。蛇漸至講堂升階睥睨若有所求，和尚以錫杖止之，云：「住」。蛇欲至座遂俯首閉目，和尚戒之，以錫杖扣其首曰：既明所業，今當迴向三寶。令諸僧齊聲為之念佛，與受三歸五戒。此蛇宛轉而去。

譯文：華嚴和尚曾經在嵩山岳寺為門下弟子百餘人開壇講授華嚴經，寺中沙彌也在旁聽。正在講經中，忽然聽到寺外山谷中風雨聲大作，華嚴和尚便招呼沙彌站在自己身後。不一會，見一條長有七八長有四五人合抱粗的大蛇，沖進寺中呲牙咧嘴十分恐怖的樣子。門下弟子受到驚嚇都準備逃走，和尚讓弟子們不要亂動。大蛇爬向講堂左顧右盼似乎有什麼需求，和尚以搖振錫杖對大蛇說道：停下！大蛇爬到禪坐上低頭閉眼。華嚴和尚為之授戒，用錫杖輕敲蛇頭說道：既然已經明白自己俗世之業報，今日便皈依並迴向三寶吧！同時招呼所有僧人一起為大蛇念經，為之授三皈五戒，完畢，大蛇依依不捨地離去。慈心所攜帶的精神信息能量之物化表現，就是「折服」頑劣之大蛇。

《神僧傳》卷七（真表）：

> 有女子提半端白氎覆於途中，表似驚忙之色，回避別行。女子怪其不平等。表曰：吾非無慈不均也，適觀氎間皆是狶（豬）

子，吾慮傷生避其誤犯耳。原其女子本屠家，販買得此布也。自爾常有二虎左右隨行，表語之曰：吾不入郭郭汝可導引，至可修行處則乃緩步而行。三十來里就一山坡蹲踞於前，時則掛錫樹枝敷草端坐。四望信士不勸自來，同造伽藍號金山寺焉。

譯文：有女子提了半匹白布鋪在真表和尚即將走過的道路上，真表看見後似乎受驚連忙回避。女子就怪真表有性別歧視不能平等待她的供養。真表回答：不是我不慈悲不平等，剛才看到你鋪在路上的白布上都是「豬」，我怕傷害它們才回避的。原來女子本家乃是屠戶，殺豬販賣而換得此白布。若無大菩提之慈心，恐真表和尚早成虎口之美餐，遑論老虎跟隨左右加以護持。勤行精進神通開發，便能讀懂衣食住行所用物件所攜帶的全部善惡精神信息。此後經常有兩隻老虎陪伴真表左右，並對老虎說：我不打算到城裡去，你們可以帶著我到能夠修行之處。於是老虎篤悠悠地閒行，走了大約三十多里，見一山坡，老虎蹲踞其處，真表便將錫杖掛在樹枝上，敷草而坐。四周的善男信女聞風而來，共同努力建造了一座伽藍，這便是金山寺的來歷。

《神僧傳》卷七（懶殘）：

寺外虎豹忽爾成群，日有殺傷無由禁止。懶殘曰：授我梃為爾盡驅除之。眾皆曰：大石猶可推虎豹當易制。遂與之荊挺，皆躡而觀之，才出門見一虎啣之而去。懶殘既去虎亦絕踪。

譯文：懶殘和尚所到的寺院最近忽然虎豹成群，且每日傷害僧俗，眾僧只能眼巴巴地看著束手無策。懶殘對寺院裡的僧侶講：給我一根大棒，我將它們趕走。寺僧言：大石頭尚且可以推動，虎豹應該也可以制服。於是給了懶殘一根刺棒，躡手躡腳跟在懶殘後面圍觀，

才出寺門，便見一隻老虎咆哮而去。懶殘於是離開了寺院，虎豹也隨之絕跡。由此知之，慈心可以懾服一切凶殘之物。

《神僧傳》卷七（釋本淨）：

> 淨乃入山結茅為室，室側有毒龍石穴，其龍夭矯而出，變現無恆，遂呼召之而馴擾焉。又諸猛虎橫路為害，樵者不敢深入。淨撫其頭誡約丁寧，虎弭耳而去。

譯文：本淨和尚進了山中結一茅廬修行，其廬側有一個毒龍穴。毒龍時不時出穴屈伸變化，騷擾到了本淨的修行，於是本淨招呼毒龍加以訓誡而得安寧。又有猛虎出沒山中道路禍害路人，以至於樵夫不敢入山砍柴。本淨摸著老虎頭耐心訓誡，於是老虎俯首聽命地乖乖離去。以全息哲學觀分析，則知慈心所表達的物質、精神力量可以驅使毒蛇猛獸。

《神僧傳》卷七（釋無相）：

> 新羅國人也，是彼土王第三子。玄宗召見隸於禪定寺號無相。遂入深溪谷岩下坐禪，有黑犢二交角盤礴於座下，近身甚急，毛手入其袖，其冷如冰。捫摸至腹，相殊不傾動，每入定多是五日為度。忽雪深有二猛獸來，相自洗拭裸臥其前，願以身施其食，二獸從頭至足嗅匝而去。

譯文：釋無相是新羅國國王的第三子。受到過唐玄宗召見並住錫禪淨寺。曾經在深溪的岩石下坐禪，碰到一隻野牛伸著兩隻犄角迅速靠近其禪坐處，毛蹄子伸進無相的納衣袖中，冰冷異常，蹄子觸摸到無相腹部，而禪定的無相寂然不動。每次入定都是五個晝夜。到了冬

天大雪厚積，無相在禪坐，忽然來了兩隻猛獸。無相洗漱乾淨躺在二猛獸前並說我願意以身餵食。二隻猛獸繞著無相不停嗅聞，最後居然扭頭離去。「佛一音聲演說法，眾生隨類而得解」，佛之說法乃宇宙精神信息能量之流布，六道有情感受雖異而利益各沾。無相禪師深悟「施捨」之慈，即便捨身餵獸，而獸視之乃光明赫奕之同類。

《神僧傳》卷八（釋靈坦）：

又止潤州金山，其山北面有一龍穴，常吐毒氣如雲，有近者多病或斃，坦居之毒雲滅蹟。

譯文：釋靈坦曾靜止住潤州金山（鎮江金山寺），金山北面有一龍穴，穴中毒龍經常吞吐毒霧，凡接近者不是生病就是死亡。釋靈坦止住於此後，毒龍絕跡。故曰「慈能攝生」，攝生則毒害遠離。

《神僧傳》卷八（慧聞）：

時山路有虎豹，聞或逢之，將杖叩其腦曰：汝勿害人，吾造功德，何不入緣？明日虎銜野豬投聞前弭尾而去。

譯文：當時山路中經常老虎出沒，慧聞僧偶爾見到，便用錫杖敲擊老虎腦袋說道：你別害人性命，我在積累功德，你幹嘛不隨緣我呢？第二天老虎叼來一隻野豬放在慧聞面前，然後夾著尾巴離去。於同類中「理解萬歲」，異類中也「合氣萬歲」，慈心之功德不言而喻。

《神僧傳》卷九（僧金剛仙）：

西域人也，居於清遠峽山寺。能梵音彈舌搖錫而咒物，物無不應，善囚拘鬼魅束縛蛟螭，動錫杖一聲，召雷立震。是日峽山

寺有李樸者，持斧剪巨木，剞而為舟。忽登山見一磐石上有穴，睹一大蜘蛛足廣丈餘，四蛇嚙卉窒其穴而去。俄聞林木有聲暴猛吼驟，工人懼而緣木伺之，果睹枳首之虺長可數十丈，屈曲蹙怒環其蛛穴。東西其首，俄而躍西之首吸穴之卉團，而飛出穎脫俱盡。後回東之首大畫其目大呀其口，吸其蜘蛛。蜘蛛馳出，以足擒穴之口，翹屈其毒，丹然若火，焌虺之咽喉去虺之目，虺憴然而復甦，舉首又吸之。蛛不見更毒虺，虺遂倒於石而隕。蛛躍出緣虺之腹咀，內齒折二頭俱出絲而囊之，躍出穴去。樸訝之返峽山寺語金剛仙，仙乃祈樸驗穴振環杖而咒之，蛛即出於僧前儼若神聽。及引錫觸之，蛛乃殂於穴側耳。及夜僧夢見老人捧匹帛而前曰：我即蛛也，複能織耳。禮僧曰：願為福田之依，語畢遂亡。

譯文：金剛仙，西域人氏，曾住錫清遠峽山寺。能彈舌誦梵語真言振錫杖而加持物品，無不有應。三場拘押鬼魂役使昆蟲，搖動錫杖並持真言能立馬招來雷霆。有一天峽山寺外面有一個叫李樸的樵夫用斧頭砍伐大樹想要做成木船。一爬上山，忽然看見一塊巨大磐石上有一個洞穴，看到有只丈餘長的巨大蜘蛛，四條大蛇叼來花卉堵住洞穴然後離開。一會兒聽到樹林中有猛烈的嘶嚎聲，樵夫受驚躲在樹後觀察。原來離去的大蛇再次回到洞穴附近，為首的毒蛇長有數十丈，盤曲扭動環堵蜘蛛洞穴。巨毒蛇東西各有一頭，先是西面的頭吸掉堵在洞穴口的成團花卉，然後東面一頭呲牙咧嘴試圖從洞穴中吸出蜘蛛。蜘蛛蹦出，用腳足抓住洞穴口的巨蛇之頭，然後噴出毒火燒巨蛇咽喉並挖掉巨蛇眼睛。巨蛇懵懂了一會再次蘇醒，抬頭再次猛吸。蜘蛛視而不見再次向巨蛇噴出毒火，不一會巨蛇死在岩石旁。蜘蛛繼續啃咬巨蛇肚子，並用足支折斷巨蛇二頭吐絲將之纏裹成囊後，離開了洞

穴。李樸非常吃驚看到這一幕，返回峽山寺將所見告訴了金剛仙。金剛仙隨同李樸來到岩石洞穴口，搖振錫杖口誦真言，蜘蛛便從洞穴爬出臥在金剛仙面前儼然在聽法。金剛仙用錫杖輕觸蜘蛛，蜘蛛便死在洞穴口。到了晚間，寺中僧人夢見一個老人手捧白布跪在金剛仙前說：我就是那頭蜘蛛，善於織布。並頂禮金剛仙說：願依止福田！說完便逝去。四隻巨蟒奈何不了一隻毒蛛，而金剛仙慈心之真言卻能令毒蛛解脫，真言咒語之精神信息能量的物質化略見一斑。

《神僧傳》卷九（釋惟靖）：

> 吳門人也，年三十許入國寧寺巡僧房。唱曰：要人出家請留。下至經藏院，見二眾闍黎大德慧政，便跪拜伸誠願容執侍。政公允納與剪飾，於天臺受具。嘗侵星赴禪林寺晨粥，而多虎豹隨到寺門，虎踞地若伺候，靖出復隨。

譯文：釋惟靖是吳門人氏（蘇州），年三十被許可進入國寧寺作為寺院巡院的。一天他邊巡院邊大聲叫到：如果允許我出家就請留下我！來到藏經院，見到僧俗二眾導師阿闍黎大德慧政和尚，便跪在其面前，虔誠叩拜請求納為侍者。慧政和尚答應了他並為之剃度，後來在天臺山受具足戒。釋惟靖曾經披星戴月趕到禪林寺施粥，居然有數只虎豹隨同而來，虎豹蹲在寺門外儼然侍候釋惟靖的樣子，和尚離開虎豹也隨之而去。菩提心之慈尚且能感召虎豹相應，更何況二足有情？慈心以不殺為要，因為不殺生，所以行者的精神信息能量場不含「殘忍、恐懼」的消極信息能量，在野獸觀之則不以為「危險」之物，無有危險何來加害獵食？一切有情皆可成佛，是因為佛性平等，不殺之慈方才真是體現「平等」之旨。

《神僧傳》卷五（普安）：

嘗於龕側村中縛豬三頭，將加烹宰。安聞往贖，社人恐不得殺增長索錢十千。安曰：貧道見有三千，已加本價十倍可以相與。眾各不同更相忿競，忽有小兒裹腹來至社會助安贖豬，既已諍競。因從乞酒行飲行舞焜煌旋轉，合社老少眼並失明，須臾自隱不知所在。安即引刀自割髀肉，曰：此彼俱肉耳，豬食糞穢爾啖之。況人食米理足貴也。社人聞見一時同放，豬既得脫，繞安三匝，以鼻喙觸，若有愛敬。

譯文：普安僧所住持的小寺廟臨近一個村子，一天村裡人綁了三頭豬在神社側準備宰殺祭祀。普安去了村子想要贖來，村裡神社之擔心殺不了豬，便獅子大開口索要十千文錢。普安說道：貧僧只有三千文，這已經是本來豬價的十倍，可以將豬賣給我了。村人七嘴八舌加以拒絕，忽然來了一個裹著肚兜的小孩人幫助普安贖豬，最後總算贖成。神社之人還是不依不饒要求普安滿足他們飲酒吃肉跳舞唱歌。忽然三頭豬不知被藏於何處而不見了，全村人大小都裝作睜眼瞎。於是普安從自己身上割下一塊肉說道：這也是肉，豬吃糞穢之物你們要吃豬。我吃的是米，肉應該更貴吧！村人一聽，便放了三頭豬，豬繞著普安轉了三圈，用鼻子輕觸普安鞋子，似乎愛戴有加。豬因普安法師的慈心放生而感恩何殊於明理之人類？不殺生，則一切天上飛的、地上爬的、水裡游的都會「知恩圖報」，這就是慈心「和氣」一切有情的全息意義。

如果慈心及於植物，花兒會更燦爛芬芳，果兒會更豐汁甜美，莊稼會更豐作，草兒會更青碧。慈心不害，他種精神生命體也會與行者「合氣」，和氣則無害，何來「噩夢」「災害」？得道於「合氣」，何愁世間利益出世間利益不成就？

(二)「悲」的全息哲學意義

悲表傷心、哀痛、憐憫。在菩薩行,則大菩提之悲心體現及於一切有情之同情、關心。有情身心處於三界火宅,貪瞋痴三毒煩惱煎熬,不明生死就裡,故而菩薩以大悲心慈航普渡,拯濟有情出離水深火熱苦宅。緣菩薩與有情同處一個大系統中,且依檯球規律,應該是「同舟共濟」的共生利益關係,故而體現「全息感恩報恩的同體大悲」。

因見有情之苦難心感悲痛,在菩薩行便是同體大悲——全息大悲之精髓。

普賢金剛薩埵云:「我身既成普賢菩薩,發此心時,成就無邊解脫。觀一切有情,自他無別,同體大悲。」此處一切有情,即無論物質有情抑或精神有情,全息統一,好比身體之細胞,雖然個別,息息相應。故而《金剛經》云:「若有我相、人相、眾生相、壽者相,即不名菩薩。」分別心生起,便會妨礙同體大悲之開發,欲成就「妙觀察智」如同「緣木求魚」。

《摩訶訶止觀》卷六云:「起大慈悲,愛同一子。今既繼惑入空,同體哀傷倍復隆重,先人後己,與拔彌篤……以己之疾潛於彼疾,即是同體大悲。」曹植的《七步詩》:「煮豆持作羹,漉豉以為汁,萁在釜下燃,豆在釜中泣。本是同根生,相煎何太急。」豈非今日娑婆世界戰爭、殺戮、爾虞我詐的最真實寫照與警策?

一切有情之存在都是全息的,好比每個有情如佛菩薩身體之一個細胞,細胞有難則全身難安,故而同體大悲乃是全息大悲。

《大智度論》卷二十七云:「譬如有人,諸子系在牢獄,當受大罪;其父慈惻,以若干方便,令得免苦,是大悲。」作為佛子,理當如此「我不入地獄誰入地獄?」地藏王菩薩正是大悲心具足,方拯有情出離於水深火熱之地獄使得清涼適悅而無暫歇。

依照佛乘密法的全息哲學思想,有情和宇宙萬象之構成乃緣六大

即地、水、火、風、空、識。六大不調在個體即有病疾，在身外則屬災難。不調即是不「合氣」，是以不通暢，不通暢則帶來痛苦，雖然根源是十惡業，然則表徵卻為災難、疾病和各種天災人禍。只有悲心具足，方能體察眾生之疾苦過患，從而施以援手。如果沒有同情惻隱之悲心，則有情之生死與己無關，聽之任之，既是自私也是不能全息「合氣」的表現。眾生不存聖者何依？皮之不存毛將焉附？

沒有任何一個有情，可以孤立地存活於這個世界！生命鏈的任何環節中斷，生命鏈上部的全部生物都會毀滅。沒有人類機體中的微生物，人類也不可能生存，因此人類細胞與體內微生物亦是全息共生。同理，人類與外環境中的一切有情、非情均是全息共生。

作為佛子首先須發大菩提心，大菩提心就必須具備大悲心。一個自私自利的人能修成佛果，乃是痴人說夢。因為眾生是根莖枝葉，菩薩佛是花果，沒有根莖枝葉何來花果？故而菩薩以眾生之苦為苦，以有情之患為患，感同身受，無時暫歇出生入死普渡有情，拔苦與樂，引導有情出離苦海。若不然，菩薩成佛也是悖論。范仲淹之「先天下之憂而憂」，就是大悲心使然。憂國憂民憂地球當是當代佛子的大菩提心表現，否則別標榜自己學佛，因為如此會招來無知有情對於三寶的誹謗。觀今世道，何以很多有情一提到寺院和出家人就大搖其頭？獅子身中蟲故至此也！何以成為獅子身中蟲？緣由之一欠缺大悲心！

中土佛教的沒落，始於辛亥革命之後民國期間。隨著西方科學技術進入國門，西方哲學思想也大肆泛濫。唯物實證主義影響到了當時的修行人，於是乎有些僧人便愚痴抬頭，叫囂「佛教是無神論」等等，其後又變相否定佛教的「精神」層面，只承認歷史可循的釋迦牟尼，至於無歷史可考的佛菩薩便被隱晦地變相否認。受當時的所謂「大師」們的影響，精勤的修行人也逐漸失去信心，更多的修行人和信眾逐漸失去了對天地神明和鬼神的敬畏。加之特殊歷史階段的衝

擊，於是失去敬畏心的信眾們使得今日的佛教淪落為一種令人不敢恭維的職業，甚至有些道場已經成為藏污納垢的地方。

在個體，六大不調就是六大「不合氣」，表現便是疾病。「地」不調，身分肢節脾胃腸道疾患；「水」不調，腎臟、血液、內分泌疾患；「火」不調，心臟、眼睛、血液、肝臟疾患；「風」不調肺臟、新陳代謝疾患；「空」不調，細胞、組織、器官機能疾患；「識」不調心智、神經系統疾患。

在外環境，六大不調就是各種自然災害。「地」不調，地震、地陷、泥石流；「水」不調，乾旱、洪鬧、雪災、海嘯；「火」不調，四季節氣紊亂、火山、火災；「風」不調，龍捲風、颱風、沙塵暴；「識」不調，瘟疫、戰爭、類似「通古斯大爆炸」之類災難等。

觀世音菩薩是大悲心的完美代表，是每個佛子的典範。菩薩因地修行曾發願：

> 願我行菩薩道時，若有眾生受諸苦惱，恐怖等事，退失正法，墮大暗處，憂愁孤窮，無有救護。若能念我，稱我名字，我天耳所聞，天眼所見，是眾生等，若不得免斯苦惱者，我終不成正覺。世尊，我今復為眾生故，發上勝願：願今轉輪聖王，於安樂世界成佛，號無量壽，於無量劫作佛事已，入般涅盤，乃至法住時，我於其中修菩薩道，能作佛事，其正法於初夜滅，我即於後夜成等正覺。

受持觀音菩薩名號，全息體解就是守護行者自己的大悲心，故而能感召菩薩於危難中施以援手，即是「合氣」宇宙精神信息能量而「感應得」他人「來幫助脫難」。

故《觀音菩薩普門品》中云：

> 佛告無盡意菩薩：善男子，若有無量百千萬億眾生受諸苦惱，一心稱名觀世音菩薩，是菩薩實時觀其音聲，皆得解脫。若有持是觀世音菩薩名者，設入大火，火不能燒，由是菩薩威神力故。若為大水所漂，稱其名號，即得淺處。若有百千萬億眾生，為求金銀七寶，入於大海，假使黑風吹其船舫，漂墮羅剎鬼國，其中若有乃至一人，稱觀世音菩薩名者，是諸人等，皆得解脫羅剎之難，以是因緣名觀世音。若復有人臨當被害，稱觀世音菩薩名者，彼所執刀杖，尋段段壞，而得解脫。若三千大千國土，滿中夜叉、羅剎欲來惱人，聞其稱觀世音菩薩名者，是諸惡鬼，尚不能以惡眼視之，況復加害。設復有人，若有罪，若無罪，杻械枷鎖，檢系其身，稱觀世音菩薩名者，皆悉斷壞，即得解脫。若三千大千國土，滿中怨賊，有一商主，將諸商人，齎持重寶，經過嶮路，其中一人作是唱言，諸善男子，勿得恐怖，汝等應當一心稱觀世音菩薩名號，是菩薩能以無畏施於眾生，汝等若稱名者，於此怨賊，當得解脫，眾商人聞，俱發聲言，南無觀世音菩薩，稱其名故，即得解脫……

悲心所及，全息感召一切積極精神信息能量，物質化表現就是「被拯救」。大悲心施之在此，受之在彼，然緣有情彼此全息統一，故施者與受者同獲法益。今日對他人苦難施以援手施以同情，就是為他日自身的苦難種下獲得援手、獲得同情的契機。大悲心，及於家人，親情會更融洽和睦；及於鄰居，鄰里會更友好；及於同事，人際關係會更完善；及於冤家，仇怨會化解；及於動物，自然會更和諧；及於精神生命體，夢中會更安寧；及於大地，山川會更壯美；及於寰宇，星辰會更有序。

作為佛子，捫心自問自己具備了大悲心嗎？在冤家遭遇災難的時

候，有沒有幸災樂禍？在上司被處罰的時候，有沒有額手共慶？在有錢人遭遇綁架的時候，有沒有竊喜？在窮人被逼迫的時候，有沒有袖手旁觀？在動物被宰殺的時候，有沒有無動於衷？在有人破壞自他財產的時候，有沒有噤若寒蟬？在共同面臨災難的時候，有沒有力求自保？在路見不平的時候，有沒有明哲保身？

　　悲心不具，就是菩提心不完善。菩提心不完善，就不能妄稱佛子。地藏菩薩悲心具足才有誓願「地獄不空誓不成佛」，觀音菩薩悲心具足才「觀聞世間一切悲苦音聲而施救度」。一切菩提薩埵悉皆悲心具足，故而佛法延續至今。

　　對於災難造成的痛苦，悲心是減輕之良藥；對於正在發生的災難，悲心是減輕傷害的良策；對於將要發生的災難，悲心是避免痛苦的良禦。佛乘密法的息災法門，都是大悲心的具體落實。故而，通過相應修法可以消滅曾經的災難之因，可以減輕或阻止當下的災難之緣，可以避免將來的災難之果的發生。佛曰「眾生平等」，為何現實社會有貧富、夭壽、高下之別？很多時候，人們口口聲聲「眾生平等」，為什麼有人貧窮，有人富有？為什麼有人疾病，有人健康？為什麼有人蹉跎，有人順遂？為什麼有人不幸，有人快樂？因為得不到答案，所以就會「怨天尤人」，從而怪罪他人、環境、制度等。

　　「眾生平等」，僅僅指眾生佛性平等，而佛性如果恰當比喻，好比人類機體的細胞除了紅血球外，都擁有一個由四十六種染色體組成的細胞核，染色體本身又由DNA染色體絲構成，這種染色體絲在所有細胞中都是相同的，無論在任何膚色任何種族都是四十六種染色體，不多也不少。

　　現實中為什麼那麼多的不平等，以至於很多熱血有情動輒「路見不平一聲吼」呢？宇宙天地間有一條顛撲不破的公理──「因果關係」，即種什麼因得什麼果，故而有「種瓜得瓜種豆得豆」的諺語。

「種豆」不可能得「瓜」，因為這是由「因果關係規律」決定的。

佛家有言「欲知前世因且看今生果」，即是表述因果關係。在表象上看來，今生富有的人，因為辛勤勞動甚或巧取豪奪獲得了「財富」，沒有勤奮勞動或者老實巴交的人，則遭受「貧窮」；健康的人因為經濟條件好飲食作息睡眠正常等保養的好，不健康的則欠缺經濟保障而辛勞不善保養；有身分地位的人因為要麼自身有能力要麼有路子有關係，沒能力沒路子沒關係的只好做升斗小民，如此等等。真實的深層次因果關係是這樣嗎？可以肯定「不是」。

現代人大多不信因果，故而很多觀念都是超越了「因果關係規律」而產生的認知。因為人們沒法看到前世的因緣，所以一提到因果很多人搖頭甚或反問「能證明前因嗎？」，由於精神現象的「不可物質實證性」，所以這些有情便會對「前世惡因」簡單加以否定。

物質和精神是一對矛盾統一體，互相依存互相影響乃至於互相轉化。既然是一對矛盾統一體，今天的很多觀念為什麼完全割裂了二者的關係？研究物質用實證主義的手段固然正確，研究精神也能用實證主義的手段嗎？稍作思考便不會動輒讓別人證明精神現象，因為在哲學邏輯上是幼稚的。正是這種幼稚的邏輯變成了極少數有情批判《中醫》、《周易》等傳統文化為「偽科學」的出發點。依照矛盾論，完善的科學應該是既考慮物質亦兼顧精神，即「全息哲學」。畢竟廣義的科學概念，是任何嘗試闡釋世界物質、生命現象的途徑，僅僅停留在「經驗的基礎上累積起來的知識」這個層面必然太狹隘。

「殺人償命欠債還錢」，是世間的公理。為什麼「償命」？因為殺了人；為什麼「還錢」？因為欠了「債」。認真思考即便不明白前世之因，也可以從理論上推論：今生的貧窮乃前面種下了「被貧窮」的因，今生的「疾病」乃前面種下了「被疾病」的因，今生的卑下乃前面種下了「被卑下」的因。至於是前面的「何年月日？」只能自己

去回憶了，今生找不到原因，那如果有「前世」，「因」必然是前世種下的。如果這種推論不能接受，那就繼續「固執己見」吧！

因果報應可以如此比喻：一個人前世積累的福德多寡，好比銀行裡開了一個帳戶，藍字是功德盈餘，故而今生投胎在富貴家，能享受健康、順遂、名譽地位等；如果帳戶上是赤字，那就投胎到貧窮家庭，疾病、挫折、卑下等相伴隨。後者設若想要改變，就必須先將帳戶上的赤字消滅，有了盈餘方能實現「改變」；前者若是不珍惜，那麼藍字被消耗光了，接下來的就是疾病、挫折、不順了。故而有句哲理性民諺「風水輪流轉，三十年河東，三十年河西」，「富不過三代」也隱含這種哲理思想。所以跌下來的「高官」、身陷囹圄的「暴發戶」等就是透支了功德帳戶，實質乃「不惜福、不積德」的結果！

位高權重當為百姓謀福利，錢財充盈當為社會多貢獻，這是「惜福」也是「積德」。如果僅僅將貧窮、疾病和卑下歸結為他人、環境、社會制度、政策、分配制度、社會保障體系等等之不公，顯然只是著眼於表象了，儘管表象的影響不可低估。

「眾生佛性平等」，然受因果關係規律的制約，「表象」不可能平等，所以有性別、有長幼、有尊卑、有窮通、有夭壽。故而佛子修行，則應該學「菩薩畏因」之真諦，不學「眾生畏果」的表象。所能做的就是行十善道，即不殺生、不偷盜、不邪淫；不惡口、不兩舌、不妄語、不綺語；積累智慧、放下瞋恨、放下貪心。

要養生要身心健康，就該捫心自問自己是否具備了大悲心。就全息養生而言，在那個和自己有過節的有情遭遇疾病、挫折、災難的時候，應該予以同情關心甚至力所能及的幫助，這個時候正是化解過節的契機；在自己的競爭對手出現過失的時候，不落井下石，從而維持良好的競爭秩序和為以後建立起信賴的合作關係做好鋪墊；別對路邊向自己乞討的乞丐橫眉冷對，自己幾元錢可能不經意就會浪費掉，還

不如布施給他們，因為他們很多是生活所迫，即便是以此為職業，也應該出於同情而非鄙視。在車廂裡看見那個衣衫襤褸的老人坐在自己旁邊時，切莫投去厭惡的眼神，因為我們的祖先曾經也是這樣困頓過。在那個倒地昏厥的路人需要幫助時，不要冷漠繞行或者旁觀，在做好必要的自我保護的情況下盡可能予以援手，因為或許哪天倒在地上需要幫助的就是自己。在那個眼見親人需要搶救卻因為沒有帶足醫療費時，千萬別無動於衷，救人一命勝造七級浮屠。在明知那個孩子不加教育會遺禍他人時，因為其家富有或者有勢力就不該聽之任之，而是予以管教約束。在看見有人倚強淩弱時，切莫視而不見聽而不聞，「路見不平一聲吼，該出手時就出手」，如果因為膽怯可以電話報警。看見動物被虐待，最好能加以制止……

　　鐵石心腸之有情不在少數，然這種人的身心健康、家庭、事業等等是否如意順遂呢？多數未必！因為冷漠、不關心他人，他人也多不願意與之打交道，遇到困難只好自己扛著，內心委屈或者遭遇坎坷也無人可以傾訴，日積月累冷漠加深更近乎無情無義，對待親人也不會好到哪裡去，肯定是不養生的。反之如果有悲心，就會關心他人，對於減輕其因為遭遇痛苦而承受的精神壓力是很有幫助的，一句發自內心的安慰，一個關懷的擁抱，都會給他人帶來很大慰藉。

　　佛乘密法的息災法門，都是借假修真的大悲心之具體落實，通過三密相應，獲得法界強大的精神信息能量，從而為有情轉化其所遭遇不幸的消極精神信息能量，以達到消除災難吉祥如意。通過相應修法，可以消滅曾經的災難之因使之重報輕受，可以減輕或阻止當下的災難危害之緣，可以避免將來的災難之果發生！故而，悲心於全息養生中亦是要著意培養並完善的。

(三)「喜」的全息哲學意義

喜獲敬愛。喜是高興、快樂、適悅。「人逢喜事精神爽」，碰到值得慶賀的事情人們會興高采烈，相反碰到挫折、失敗便會鬱悶、憋氣。喜的情緒有極大的精神信息能量，而且具有很強感染性，分享到喜悅的人精神壓力會頓然減輕。

在喜悅狀態，人類身體的細胞、組織、器官之機能全部處於「小壓力」的放鬆狀態，因此機能效率相對而言處於較高程度。這點不需要「物質實證」，因為「精神爽」本身就說明了機能的高效率。

菩薩行之「隨喜眾生」，就是讓有情感覺適悅開心，更有讓有情分享智慧、分享快樂的涵義。「授人以蘭，自手留香」，是隨喜眾生的最好寫照。為什麼「喜欣」的人比「憂鬱」的人更有人緣？更討人喜歡？因為「喜」的精神信息能量，可以使接受者感到「壓力」的釋放。壓力釋放深入體解，便是身心機能的提升，緣於壓力的釋放被制約的細胞、組織、器官機能得到解禁。

有一則笑話，一個人因為嫖娼被治安拘留，其朋友打電話給嫖娼者妻子：嫂子，你說我哥這人傻不傻？昨晚我們哥幾個喝酒，他喝高了，我們勸他晚上別回家，他嚷嚷著說不能讓嫂子在家孤獨一人，結果開車被查了醉駕，關了進去。醉駕那是要遭刑事處罰的，弄不好要坐個一年半載牢的。我們想方設法托人才弄了個「嫖娼」的行政處罰，也就繳點罰款拘留七天。女的聽後連聲道謝：謝謝你呀大兄弟，你們真是好人啊！這是個黑色幽默，嫖娼者所謂朋友儘管很狡點，然是惡意隨喜邪淫，還要冠冕堂皇說謊，似乎很幽默，孰不知卻與邪淫、妄語沆瀣一氣了，於己於人悉非養生之策。稍不注意我們就與十善道的全息養生背離了，所以心念就非常重要，每一絲念頭，每一個舉動，每一句話都會產生蝴蝶效應般的連鎖反應。

「喜欣」的人比「憂鬱」的人更有人緣，因為其帶來的是輕鬆愉

悅，所以就更討人喜歡。「喜」的精神信息能量通過語言、身體的舉動、面部表情等，被他人感知到，在瞬間會有「壓力」釋放的感覺。如果身心壓力哪怕短暫釋放，也會使身心機能得到緩和休息，其實也就是身心機能的變相提升，緣於壓力的釋放被制約的細胞、組織、器官機能得到休整，被繃緊的神經得到鬆弛，也就是養生了。

　　隨喜鄰居生孩子，隨喜街坊孩子上大學，隨喜友人結婚，隨喜他人升遷，隨喜喬遷新居，隨喜他人發財，隨喜他人出名，如此等等都是一種快樂情感的體驗分享。快樂只有在分享時才更有意義。一個人沒事偷著樂，遲早會精神系統出問題，真的有開心事就讓大家分享。然不是所有有情都能做到，羨慕嫉妒恨隨時隨地可見，這就要求我們謹慎言行思，如果開心的事情會引起別人嫉妒，就低調行事，一旦高打高舉，可能適得其反不歡而散。快樂但不張揚，張揚就會神憎鬼厭。所以說養生是門畢生所修的藝術，誠不為過。

　　他人言語真實有理就該隨喜，他人戒殺食素就該隨喜，他人潔身自好就該隨喜，他人奉公守法就該隨喜，他人不昧不義之財就該隨喜，醫生救死扶傷就該隨喜，教師誨人不倦就該隨喜，法官公正裁判就該隨喜，警察奮不顧身就該隨喜，士兵戎裝莊嚴就該隨喜，官員廉潔清正就該隨喜，法師講經說法就該隨喜等等。

　　在隨喜別人的同時也是對自己的鞭策和激勵，養生正是需要這種心態。見他人身口意行善道，佛子心生歡喜，讚嘆隨順也是隨喜。《法華經・隨喜功德品》云：「聽聞經典而隨喜，次次累積，功德至大」。《法華玄讚十》曰：「隨者順從之名，喜者欣悅之稱，身心順從，深生欣悅」。《修懺要旨》云：「隨他修善，喜他得成」。《勝鬘經》云：「爾時世尊，於勝鬘所說攝受正法大精進力，起隨喜心」，因隨喜有情而真實饒益有情。

　　喜心不是強作歡顏，而是發自內心的真實隨喜。強作歡顏是虛

偽，對於自己身心毫無益處。因為我們遭遇了尷尬唯恐別人知曉，所以就會掩飾，言不由衷詞不達意，喜也就不自然了。尷尬是因為自己錯了就發心懺悔，掩飾於事無補，知錯能改善莫大焉！是善的言行思必然是養生的，虛偽就是對自己身心內外有情的欺騙，最後結果是「騙子騙自己」而遺禍自身甚至家人。

隨喜是對光明、智慧、功德的分享。最大的隨喜莫過於種福田之隨喜，即隨喜法師說法、隨喜法會講經、隨喜修建伽藍、隨喜印經等，故《法華經——隨喜功德品》云：「佛告彌勒：我今分明語汝，是人以一切樂具，施於四百萬億阿僧祇世界六趣眾生，又令得阿羅漢果，所得功德，不如是第五十人，聞法華經一偈隨喜功德，百分、千分、百千萬億分、不及其一，乃至算數譬喻所不能知」。緣一切供養之中，法供養最高，故而隨喜「法喜」之功德更大。

然現代教育破壞了傳統的師道尊嚴，時下的所謂佛子是否會真實隨喜法師不得而知，很多大約自以為是，因為某種表象的「不合理」而對伽藍喪失了信心。原因是多方面的，如果法師「不務正業」忙於經營、賺錢、與官僚勾肩搭背，無德無能卻因善於逢迎拍馬而謀得住持之位，甚至更糟，那就是宗教的不養生了。幹什麼不吆喝什麼，那就真會騙子滿街跑。即便如此，我們還是應該隨喜袈裟之功德，隨喜福田之莊嚴，隨喜伽藍之靜謐。

《諸菩薩求佛本業經》云：「菩薩見人愁憂時，心念言：十方天下人，皆使莫復愁憂。菩薩見人樂時，心念言：十方天下人，皆使樂喜深經」。如此便是「念」隨喜，若能念念隨喜功德，則漸漸得心清淨。

有一則笑話。一個美國人、一個日本人還有一個中國人走在大沙漠中，走著走著看到一個瓶子，打開瓶塞後飄出來一個人來，那個人說：我是神仙，我能滿足你們每個人三個願望！美國人第一個搶著說：我第一個願望是要很多的錢。神仙說：這個簡單，滿足你！說說

第二個願望吧。美國人說：我還要很多的錢！神仙滿足他的願望後，美國人又說了他的第三個願望：把我弄回家。神仙說：沒問題。於是美國人帶著很多的錢回了美國。神仙又問日本人。日本人說：我要美女。神仙給了他美女。日本人又說：我還要美女。神仙也滿足了他，給了他美女。日本人最後說到：把我送回國。神仙問中國人要什麼。中國人說：先來瓶二鍋頭吧。神仙給了他。問他第二個願望是什麼。中國人說：再來一瓶二鍋頭。神仙問他第三個願望是什麼。中國人說：我挺想日本人和美國人的，你把他們都弄回來吧。

日本人和美國人氣的不得了，但又無可奈何，三個人只好繼續走。走著走著又看見一個瓶子，打開塞子後又冒出一個人來，那個人說：我是剛才那個神仙的徒弟，法力沒他高強，所以只能滿足你們每個人兩個願望。日本人和美國人合計合計認為先讓中國人說為好，免得一會又被他弄回來。於是中國人說：那就先來瓶二鍋頭吧。神仙滿足了他的願望。日本人和美國人催促中國人趕快把第二個願望說出來。中國人喝完二鍋頭後不緊不慢地對神仙說：行了，沒事了，你走吧。

美國人和日本人氣呼呼地跟著中國人繼續跋涉，走著走著又看到一個瓶子，打開瓶塞後又飄出一個人來，那個人說：我是那個神仙的徒弟的徒弟，我只能滿足你們每個人一個願望。美國人急忙搶著說：我再也不想見到那個中國人了。神仙說好的。然後轉頭問日本人：你的呢？日本人急忙說：我也不想見到那個中國人了。神仙說：好的。然後轉頭問中國人：你的呢？中國人說：他們說的都不算。

於是乎美國人和日本人咬牙切齒的跟著中國人，走著走著又看到一個瓶子，打開瓶塞後又飄出一個人來，那個人說：我是那個神仙的徒弟的徒弟的徒弟，我只能滿足你們三人一個願望。美國人和日本人異口同聲的喊道：那個中國人說的什麼都不算。小神仙說：好的。於是乎轉頭問中國人：你想說什麼？中國人說：讓他們都回各自的國家吧，別跟著我受罪。

抛開民族偏見、仇恨，從這個笑話中我們悟到了什麼？生活中很多時候，有情的心態就是如此，見不得別人開心快樂，你好了他就想方設法讓你竹籃打水一場空，仇官仇富心理也是如此，其實這種心態並不養生。《十住經卷第一歡喜地》云：

> 諸佛子，若眾生，厚集善根，修諸善行，善集助道法，供養諸佛，集諸清白法，為善知識所護，入深廣心，信樂大法心，多向慈悲。好求佛智慧。如是眾生。乃能發阿耨多羅三藐三菩提心。為得一切種智故，為得十力故，為得大無畏故，為得具足佛法故，為救一切世間故，為淨大慈悲心故，為向十方無餘無閡智故，為淨一切佛國令無餘故，為於一念中知三世事故，為自在轉大法輪廣示現佛神力故。諸菩薩摩訶薩，生如是心。諸佛子，是心以大悲為首，智慧增上，方便所護，直心深心淳至，量同佛力，善籌量眾生力佛力，趣向無閡智，隨順自然智，能受一切佛法，以智慧教化。廣大如法性，究竟如虛空，盡於後際。諸佛子，菩薩生如是心，實時過凡夫地，入菩薩位，生在佛家，種姓無可譏嫌，過一切世間道，入出世間道，住菩薩法中，在諸菩薩數，等入三世如來種中，畢定究竟阿耨多羅三藐三菩提。菩薩住如是法，名住歡喜地，以不動法故。諸佛子，菩薩摩訶薩，住是歡喜地，多喜多信，多清淨多踴悅，多調柔多堪受，不好鬥諍，不好惱亂眾生，不好瞋恨。諸佛子，諸菩薩，住是歡喜地，念諸佛故生歡喜心，念諸佛法故生歡喜心，念諸菩薩摩訶薩故生歡喜心，念諸菩薩所行故生歡喜心，念諸波羅蜜清淨相故生歡喜心，念諸菩薩與眾殊勝故生歡喜心，念諸菩薩力不可壞故生歡喜心，念諸如來教化法故生歡喜心，念能為利益眾生故生歡喜心，念一切佛一切菩薩所入智慧門方便

故生歡喜心。諸佛子,菩薩復作是念,我轉離一切世間界生歡喜心,入一切佛平等中生歡喜心,遠離凡夫地生歡喜心,近到智慧地生歡喜心,斷一切惡道生歡喜心,與一切眾生作依止生歡喜心,近見一切諸佛生歡喜心,生諸佛境界生歡喜心,入一切諸菩薩數生歡喜心,我離一切驚怖毛豎等生歡喜心。所以者何?是菩薩摩訶薩,得歡喜地,所有諸怖畏,即皆遠離。

對於有情而言,喜悅只有在利益均沾的情況下發生,利益不等必然產生諸多不平,表現在言行思就有怨氣、嫉妒、瞋恨等等。養生者則努力使利益均沾,己人皆得滿意。在行者,將體悟佛法的喜悅感染到有情就是「修法利益的」平等分配,不僅是物質有情也包括一切冥冥中的鬼神、神明等等,正是「平等性智」漸開漸圓的過程。行者身心住「歡喜地」,一切怨親債主亦能體會到「歡喜」的光明智慧,怨結得以開釋,皆大歡喜。不歡喜的根源是「競爭」,如果利益平等何來競爭?這就要求我們克己複禮,先天下之憂而憂了,至少我們努力使利益均衡,如此方是養生。

歡喜心多,憂愁便少,煩惱亦少,煩惱少就是「遠離怖畏」。娑婆世界名曰堪忍就是因為其中充滿苦惱,學會忍耐,便可「苦中作樂」而得自在。我們不知道明天和意外哪個先來,那麼在當下就讓自己用喜心面對一切人事物,至少先用喜心對待自己的親人。

行者坐禪三昧強調放鬆身心、調節呼吸平和勻稱、澄心極慮住念一處,如此才能漸漸深入體悟宇宙「色、空」實相。「喜」既然能降低「壓力」,自然有助於禪觀。靜謐中有法喜,相應中有法喜,光明中有法喜,當法喜歸於寂靜,澄空無念,三昧耶境便在當下。

作為佛子,所言、所行、所思,當帶給有情快樂,如果連快樂都不能「布施」,談法施就是奢論了。每日三省,檢查自己是否維護了

身口意，有則改之無則加勉，這就是佛子的全息養生。

喜必須是健康的喜，如果因為損人利己而喜，則去「喜」遠矣。唐代僧人寒山有詩句「順情生喜悅，逆意多瞋恨。」你順著他的心思，他會喜悅，反之如果不順他的心意，他就不悅了。又不能委曲求全怎麼辦？那就不違心、喜心對待。「隨喜有情」，隨是順從之義，喜作動詞使之歡悅義，心悅方能誠服。教化有情就是令其信而行，誠服就不可或缺了，否則就會變成教條，失去智慧的攝受意義。

《大集經賢護分隨喜功德品第十五》：

> 如是菩薩隨法師時，當捨自心諸所為事，常當隨順彼阿闍梨法師意行，謹心承事不得違教，起尊敬心及重愛心，除捨一切無愛敬事，於法師所發善知識想，乃至當起如諸佛心。賢護，彼菩薩於是法師阿闍梨所，能生如是敬愛心已，若當不得讀誦受持思惟廣說，乃至聽聞是三昧者終無是事，唯除往昔誹謗如是甚深經典業時已熟定墮惡道業不淨耳。復次賢護，假彼菩薩或欲須離彼法師者，常當知恩常當念恩常當報恩，何以故？賢護，以是法師宣講因緣，令斯經典久住不沒。

在佛法修行，弟子對師之順從就是隨喜師父，如果連師父都不能隨順，也幾乎不會隨順父母。父母生身，師父則開啟以智慧。即使離開師父也應該感恩念恩並圖報恩，這就是人性品德的基本要求，連這點也做不到，那就繼續在泥淖裡打滾吧！

自己「喜」使有情「喜」是行者培植福德，反之自己「憂」則會使有情「憂」損減福德。要做到隨喜有情，不行身口意十善道顯然是不可能的。

殺生不能隨喜有情，在釣魚、屠殺動物、捕獵等等獲得滿足的同

時也種下了「不合氣」的惡因，惡貫滿盈的時候報應就來到眼前，要麼老來渾身疾病痛苦難安；盜竊不隨喜有情，無論公私財物，無論以非法或者「貌似合法」的手段攫取，都是侵奪有情養身護命之物，無異於殺生；邪淫不能隨喜有情，只會纏縛於欲望消耗精氣神，且對自他人際關係帶來消極影響，所以在養生中都是應該戒止的不良行為。

惡口不能使有情開懷，在惡狠狠地髒言髒語時，自己身心也被消極精神信息能量「髒汙」；妄語不能使有情適悅，誑話、大話其實和騙子性質差不多；兩舌不能使有情心安，破壞人際關係，黑白顛倒唯恐天下不亂；綺語不能使有情明理，近似於精神病患者的語言哪個樂意聽聞？故而養生中口四惡業的戒止才是語言養生。

愚痴不能讓有情獲得法喜，只會讓有情更加糊塗。貪婪不能讓有情獲得利益，只會增加有情煩惱。瞋恨不能讓有情和睦，只會更加「不合氣」。要想獲得身心健康、家庭、事業順遂如意，就該不斷轉化貪瞋痴。

落實「喜無量心、喜無量行」就必須行十善道，這才是真正的全息意義上的養生！因行十善道而喜，因喜而和睦，因和睦而獲敬愛，因敬愛而長幼有序，因有序而大統有繼！行者坐禪三昧強調放鬆身心、調節呼吸、澄心極慮，如此才能深入體悟宇宙「色、空」實相。「喜」既然能降低「壓力」，自然有助於禪觀。靜謐是喜，相應是喜，光明是喜，當法喜歸於寂靜，三昧耶境便在當下。

落實「喜無量心、喜無量行」就必須行十善道！因行十善道而喜，因喜而和睦，因和睦而獲敬愛，因敬愛而長幼有序，因有序而大統有繼！喜的全息哲學意義就是宇宙本然秩序的維護，此正「大悲胎藏生曼陀羅」之真實理趣！

(四)「捨」的全息哲學意義

捨方增益。增益就是福德智慧的積累。俗云：「吃虧是福」，在如今的現實生活中，有幾個人能吃得了虧？在面臨利益衝突競爭之時總會自問「憑什麼讓我吃虧？他人占便宜？」好逐功名利祿者為達目的不惜損人以利己，談「吃虧」更勉為其難。

菩薩行是利益眾生，自己「吃虧」正是他人「得利」，名相上自己吃虧，實際上卻利益了有情，故而是為自己培植了福德。古人「吃虧是福」誠不我欺。

《法界次第》云：「捨無量心，若緣於他無憎無愛之心，名之為捨。行者於禪定中，念眾生悉念同得無憎無愛如證涅槃，寂然清淨。如是念時，心數法中生定，名為捨定，是捨相應心，無瞋無恨無怨無惱，善修得解，廣大無量遍滿十方，是為捨無量心。」這是於禪定中觀心的境界，捨心念念相續，成所作智漸漸開發光明。

　　能捨殺心，則減少有情冤死，少招有情怨恨，是與有情「合氣」；

　　能捨淫心，則令己人身獲安穩，不招色欲之「刃」，便與人「合氣」；

　　能捨竊心，則自他財物無損，人神無嫉身心多安；

　　能捨惡口，則少招是非怨恨，正是斷絕「禍從口出」而獲安泰；

　　能捨妄語，則增誠信互動，得人敬愛，得鬼神隨喜；

　　能捨兩舌，則得無礙和睦，不「離間」有情豈非「合氣」之道！

　　能捨綺語，則能正理思維，得恭敬愛戴，須知「道法自然，理通天地」，通達道理則可兼善天下蒼生；

　　能捨貪心，則易知足常樂，身心遠離疾患，鬼神敬之；

　　能捨瞋心，則得六親和順，神鬼相安；

能捨痴心,則能智慧漸增,醉心知識更多時候只會增加人類的愚痴,捨痴心顯慧性便有「秀才不出門全知天下事」之本能開發。

人生箴言「退一步海闊天空,忍一時風平浪靜」就是讓步、忍辱,是一種「捨得」。「吃得苦中苦方為人上人」,是世間的「捨得」。修行之旅難有坦途,清淨梵行是出世間的「捨得」,能捨「財色名食睡」,便能得「清淨自在」。《大方廣佛華嚴經卷第八》云:

爾時,法慧菩薩答正念天子言:正士!此菩薩摩訶薩一向專求無上菩提,先當分別十種之法。何等為十?所謂:身、身業、口、口業、意、意業、佛、法、僧、戒,應如是觀:為身是梵行耶?乃至戒是梵行耶?若身是梵行者,當知梵行則不清淨,當知梵行則為非法,當知梵行則為渾濁,當知梵行則為臭惡,當知梵行則為穢污,當知梵行則為塵垢,當知梵行則為諂曲,當知梵行則為八萬戶蟲。若身業是梵行者,當知身四威儀則為梵行,左右顧眄舉足下足則為梵行。若口是梵行者,當知音聲則為梵行,當知語言則為梵行,當知心觸則為梵行,當知舌動則為梵行,當知唇齒和合則為梵行。若口業是梵行者,當知語言則為梵行,當知所說作、無作、稱譏、毀譽,則為梵行。若意是梵行者,當知覺、觀、憶念、不忘、思惟、幻、夢等悉為梵行。若意業是梵行者,當知想是梵行,施設是梵行,寒、熱、饑、渴、苦、樂、憂、喜等悉是梵行。若佛是梵行者,為色是佛耶?為受、想、行、識是佛耶?為三十二相、八十種好是佛耶?為一切神通、業報是佛耶?若法是梵行者,為正教是法耶?為寂滅、離涅盤是法耶?為生、非生是法耶?為實、非實是法耶?為虛妄是法耶?為合、散是法耶?若僧是梵行者,

為向須陀洹果是僧耶？為得須陀洹果是僧耶？為向斯陀含阿那含阿羅漢果是僧耶？為得斯陀含阿那含阿羅漢果是僧耶？為三明、六通是僧耶？為時解脫是僧耶？為非時解脫是僧耶？若戒是梵行者，為戒場是戒耶？為十眾是戒耶？為問清淨、不清淨是戒耶？為戒師是戒耶？為三羯磨和尚是戒耶？為剃髮、法服、乞食是戒耶？菩薩摩訶薩當如是觀察十種法……菩薩摩訶薩正念無障礙，觀察、分別三世諸法平等，猶如虛空，無有二相。如是觀者，智慧、方便無所罣礙。於一切法而不取相，一切諸法無自性故；於一切佛及諸佛法平等觀察，猶如虛空；是名菩薩摩訶薩方便修習清淨梵行。

清淨、平等、方便方是梵行。緣一切有情佛性平等，於染於淨不起分別，「捨」一切「住相」，身心清淨便是梵行。

「戀戀不捨」指對所喜愛事物或者人物的眷戀，因為眷戀便生貪心和煩惱，心結難以打開則智慧不能開顯。世間萬物悉皆因緣聚會而成，因滅緣散則一切不復存在。明白此理，則不復貪著。「鍥而不捨」是一種追求的執著，換言之亦是貪著。生命中不能放下的重負都會妨礙人們對於真理智慧的追求和體悟。「捨己為人」則是博愛平等，是捨小向大，是真實菩薩行。菩薩為利益眾生身家性命無有不捨，慈航倒駕救度眾生，以便有情脫離六道泥淖輪迴。

《孟子‧告子上‧魚我所欲也》云：「生，亦我所欲也，義，亦我所欲也。二者不可得兼，捨生而取義者也。」為「道義」而不惜犧牲性命，誠「朝聞道夕死可矣」之最佳寫照。人生的最大財富不是裝在口袋裡的金銀而是腦子裡的智慧和性命累積的福德，財富可以被剝奪而智慧福德則永伴生死，唯有智慧和福德才是全息養生的目標。

「捨命陪君子」本來是個非常動人的故事，據說戰國時有叫左伯

桃與羊角哀的兩人偶然相識，因互相欣賞對方的學識、人品而結為至交。於是二人結伴去楚國求見楚莊王希望能得個一官半職，不料途中遇到了風雪嚴寒，由於所帶乾糧不足加之衣裳單薄。左伯桃覺得與其二人同凍餓而死不如就我赴死，將衣裳和乾糧留給了羊角哀，自己則凍餓而死。羊角哀傷心欲絕，知道左伯桃捨身成全自己，只有自己努力不讓其亡魂失望。羊角哀果不負左伯桃臨終厚望，到達楚國得到元王賞識，拜為中大夫，賜給黃金百兩，彩段百匹。羊角哀一面拜謝一面痛哭，元王不解而詢問：「愛卿為何如此傷心？」羊角哀便將左伯桃脫衣並糧相贈凍餓而死秉實相告。元王聽後亦為之感傷。就問：「愛卿打算怎麼辦」羊角哀說道：「我想告假，去安葬左伯桃後，再回來協助大王。」元王隨即贈左伯桃諡號為中大夫，厚賜葬資。羊角哀葬摯友之屍體於荊軻墓側。左伯桃夢中告知羊角哀為荊軻亡魂所不許。羊角哀作法無濟於事，於是修書元王並將實情告知，欲自殺殉葬以助左伯桃之亡魂。拔劍自刎後隨從將羊角哀葬在左伯桃墓側。當天晚上狂風驚雷，荊軻之墓被炸雷擊開，屍骨拋灑四散，荊軻之廟也被天火焚毀。故而留下「捨命陪君子」的感人典故。現在這個典故人們不太熟悉了，然「捨命陪君子」卻成了口頭禪，其實是對這個成語的貶低。本來「君子」乃人格高超智慧上乘之人士，非「狐朋狗友」之謂，今日「臭味相投」便稱「知己」、「君子」，在現實中人們將「輕浮」、「虛妄」作為時尚之時，也正是人們不斷捨棄「慧命」的愚昧舉動。當時代灰色流行，曾經積極的辭藻如今很多面目全非，如牛郎織女、先生小姐等等。這就是時代不養生的現狀，所以大力弘揚傳統文化中的智慧精華，重拾道德倫理之規範已經成為社會養生當務之急。

「捨」在行者，全部身心會因而輕鬆自在，不復煩惱纏縛，易於心安理得。「捨」的精神信息能量由行者身心放射，可以及於內、外環境一切有情，於內「八萬戶九億蟲」能得濟度，於外一切物質有

情、精神生命無不獲益。因「捨」而「合氣」，則易於六大和合，身心易安，道果易成。故而「捨」能增益！

在現實生活中，很少人能做到「吃虧」，因為總是問自己「為什麼我要吃虧，讓他占便宜？」想不明白，所以就會「據理力爭」，於是乎便成為「糾紛」甚至「戰爭」。如果佛菩薩在人們面前，還會與之一爭長短嗎？顯然不會。

一切有情最終皆會成佛，那麼為何不可以面對「將來要成佛的有情」而「吃點虧」呢？菩薩行以「利益一切有情」為「戒」為「誓願」，吃虧就意味著其他有情「獲益」，這就是「利益」有情。當然如果崇尚「叢林法則」，大可不必勉強自己「吃虧」，因為「叢林法則」是動物世界的準則！

「吃虧」能坦然大度面對，才是真正「福氣」。如果因為「吃虧」而耿耿於懷，那麼身體的細胞、組織器官機能必然處於「瑕疵」的效能狀態，於自身心十分不利。更有甚者，因為「吃虧」而要「找回來」，那只能加速身心平衡狀態的惡化，或許「找回來了」，但失去的更多。「吃虧」而隱忍乃至於息念，其實是增加自身心的福德資糧。一切神明、諸佛菩薩視娑婆世界眾生猶如觀掌中庵摩羅果。自己「吃虧」，佛菩薩則開懷。因為「吃虧」可以息卻「紛爭」而與有情「和睦相處」，實則亦是與有情的真實「合氣」。父母會樂意自己的子女「紛爭不斷」嗎？

不能學會「吃虧」的人，世間能成就功名利祿簡直是「天方夜譚」。對於修行人言，「吃虧」是「忍辱」的變相精進，是開發智慧、積累福德資糧的必要途徑；「吃虧」就是「捨」，亦是「布施」波羅蜜的增進；「吃虧」是利益眾生的真實菩薩行，故而是「持戒」波羅蜜行，是以「吃虧是福」！「虧」，實質依然不脫離因果，「吃虧」也就是「還債」。四梵行「慈悲喜捨」乃是與「天地人」合氣的最佳途徑，佛法的修證基礎理趣便是與十法界有情的「合氣」。

十三　六波羅蜜多的全息養生旨趣

六波羅蜜多即布施、持戒、忍辱、精進、禪定、智慧。《大智度論——滅諍亂品》云：

> 以眾生長夜貪諍故，菩薩悉捨內外物，安立眾生於檀波羅蜜中。以眾生長夜破戒故，菩薩悉捨內外法，安立眾生於戒；以眾生長夜鬥諍故，菩薩悉捨內外法，安立眾生於忍辱；以眾生長夜懈怠故，菩薩悉捨內外法，安立眾生於精進；以眾生長夜亂心故，菩薩悉捨內外法，安立眾生於禪；以眾生長夜愚痴故，菩薩悉捨內外法，安立眾生於般若波羅蜜。

養生，顧名思義休養生息。「生」者，生活、生命。就是通過衣食住行提高生活質量、健康水平和幸福指數，同時也對其他生命帶來積極協同的提升。

（一）布施的全息養生意義

布施的梵語音譯為檀那，即以菩提心之大慈悲為本而施福利與人之義。布施在佛陀時代為世尊勸導居士以衣、食等物施與大德及貧窮者。佛陀圓寂後的大乘佛法時代，布施成為六波羅蜜之一，其中增加了法施、無畏施的內容。布施，簡言之即施與他人身體支分、財物、體力、智慧等，是累積功德的一種行法。

「布」是分散、分布，「施」是加惠於人。小乘佛法中布施之目的是為了破除個人吝嗇與貪心以免除來世之貧困，大乘佛法則與大慈大悲之大菩提心義結合恩及於一切有情，實質一切眾生皆可成佛，故而布施則是一種對將要成佛眾生的「供養」。

《佛說分別布施經》云：

> 如是我聞。一時佛在釋種住處迦毗羅城尼拘陀樹園，與苾芻眾俱。爾時有一苾芻尼名摩訶波闍波提，持新氎衣來詣佛所，到佛所已頂禮佛足退住一面，即白佛言：世尊，此新氎衣我自手作奉上世尊，惟願納受，令我長夜得大利樂。爾時佛告摩訶波闍波提：汝可持此氎衣施諸大眾，所獲勝利同供養我等無有異。是時摩訶波闍波提苾芻尼，重白佛言：我本發心，唯為世尊故造此衣，願佛納受，令我長夜得大利樂，如是三復殷勤勸請。佛亦如是三復答言：但當平等施諸大眾，所獲勝利與我無異。

這段經文中，布施的「供養」意義非常明確。該經中世尊繼續教誡云：

> 阿難有十四種較量布施，何等十四？一者於病苦人而行布施，二者於破戒人而行布施，三者於持戒人而行布施，四者於離染人而行布施，五者於須陀洹向而行布施，六者於須陀洹果而行布施，七者於斯陀含向而行布施，八者於斯陀含果而行布施，九者於阿那含向而行布施，十者於阿那含果而行布施，十一者於阿羅漢向而行布施，十二者於阿羅漢果而行布施，十三者於諸緣覺而行布施，十四者於如來應供正等正覺而行布施。阿難，汝今當知施病苦人獲二倍福，施破戒人獲百倍福，施持戒人獲千倍福，施離染人獲百千倍福，施須陀洹向獲無量福，何況須陀洹果，施斯陀含向獲無量福，何況斯陀含果，施阿那含向獲無量福，何況阿那含果，施阿羅漢向獲無量福，何況阿羅漢果，施諸緣覺獲無量福，何況如來應供正等正覺，如是名為較量十四種布施功德。

故而「種福田」、「做功德」、「慈善」就因布施的對象不同而獲得相差懸殊的福德。看到了貧窮、饑荒、災難的現實，卻沒有省清今日之果的往昔惡因，便是超越了因果關係流於表象的觀察。故而相同「布施」若能依據因果關係層次而行，所獲福德必然不同。依據此理，修法布施，亦會因為法師的自身智慧福德而產生相差懸殊的效果。

眾生平等是言一切有情佛性平等，然表相並非平等。故而有賢愚、夭壽、貧富、順蹇之分。布施是「供養」，及於不同修行果位的有情積累的福德是完全不同的，此正表相不同之義。

俗言：「人為財死鳥為食亡」，既然能為「財」而死，可見人類追求財富之欲望是多麼強烈，而要使之將「財富」分散恩及於他人則是十分困難的事，故而在六波羅蜜中布施位在第一，一方面言其難，另一方面言其重要。

布施的全息哲學意義就是供養。這裡溫習一下「真圓檯球規律」的涵義，即系統今天的結果，緣於系統過去一切因素的綜合作用。我們之所以成為今天的我們，是緣於過去的每一天所遭遇的全部事件共同作用而成就，如果過去一個因素發生改變，今天的我們也就不再是我們，這就是「檯球規律」的真諦。成就我們的今天，緣於父母的生育、老師的教育、時代的影響、各種服務機構的影響、與各種各樣人群的互動等，所以我們必須感恩一切。明白此理布施的全息哲學意義就非常明確了，實質是「無盡感恩」的修法，誠行「滴水之恩當湧泉相報」也。表面看來是「從我而出，恩及於眾」，實質則是我們為自己積累福德的必要途徑。這裡我們便能明瞭「布施」是與一切有情「合氣」之道。

《布施度無極章》云：

布施度無極者，厥則云何？慈育人物，悲愍群邪，喜賢成度，

護濟眾生，跨天逾地潤弘河海，布施眾生，饑者食之，渴者飲之，寒衣熱涼，疾濟以藥，車馬舟輿，眾寶名珍，妻子國土，索即惠之，猶太子須大拿，布施貧乏，若親育子，父王屏逐，潛而不怨。

《大般若波羅蜜多經卷第五百七十九》云：

爾時，具壽舍利子蒙佛再三慇勤命勸，承佛神力，先以布施波羅蜜多教誡教授諸菩薩摩訶薩言：若菩薩摩訶薩欲證無上正等菩提，應緣一切智智，以大悲為上首，修行布施波羅蜜多。若菩薩摩訶薩緣一切智智，大悲為上首，修行布施波羅蜜多，是菩薩摩訶薩則能攝受一切智智，疾證無上正等菩提。復次，諸菩薩摩訶薩寧以無記心行於布施或不行施，終不以迴向二乘地心而行布施。何以故？諸菩薩摩訶薩應怖聲聞、獨覺地故。

是以在生活中人們有「有錢的出錢，有力的出力，無錢無力的出祝福的吆喝」。

　　別人發生災難，予以賑濟支持同情是布施；別人疾病，慰問關心是布施；別人升遷，恭賀是布施；別人挫折，援手是布施；別人饑渴，予以食水是布施；別人瞋恨，予以寬慰喜悅是布施；別人高興，隨喜是布施；別人成功，讚嘆是布施；別人愚痴，教戒是布施；別人殺生，勸止是布施；別人邪淫，止邪淫是布施；別人飲酒，勸歇是布施；別人惡口，忍辱感恩是布施；別人綺語，明理是布施；別人妄言，誠實是布施；別人兩舌，實事求是是布施；別人貪心，知足常樂是布施。

　　如此等等布施之「供養」，可以及於生活中的一切人、事、物。

故而古賢聖言,「衣食住行」中落實慈悲喜捨就是修行。能如此行,焉能不與身心內外一切有情「和睦相親」!

佛乘密法修法前的香、花、燈、塗、飲食、燈燭供養,就是行者布施供養本尊,而獲得本尊慈悲加被。故《大般若波羅蜜多經卷第五百七十九》云:

> 是故菩薩當證無上正等覺時,普於異生、聲聞、獨覺為最為勝、為尊為高、為妙為微妙、為上為無上、無等無等等;般涅槃後,亦於有情有大恩德,能善養育一切有情,謂於如來窣堵波所供養恭敬、尊重讚嘆,奉施種種上妙華鬘、塗散等香、衣服、瓔珞、寶幢、幡蓋、伎樂、燈明,由此因緣,彼有情類種植無量殊勝善根,或聞如來涅槃法要,精勤修學證般涅槃;若於如來窣堵波所,下至奉獻一香一華,世尊記彼皆當離欲,多有畢竟得般涅槃。如是菩薩住菩薩位,於諸有情有大恩德,能善養育一切有情。證得無上正等覺時,亦於有情有大恩德,能善養育一切有情。般涅槃後,亦於有情有大恩德,能善養育一切有情。以諸菩薩常於有情有大恩德,能善養育一切有情故,於世間最尊、最勝,唯除諸佛無能及者……若菩薩摩訶薩欲能攝受無量福蘊,與諸有情作大饒益,疾能證得一切智智,常應不離一切智智相應作意,修行布施波羅蜜多。若菩薩摩訶薩常不遠離一切智智相應作意,修行布施波羅蜜多,是菩薩摩訶薩便能攝受無量福蘊,疾證無上正等菩提,與諸有情作大饒益。何以故?滿慈子!若諸菩薩常不遠離一切智智相應作意,修行布施波羅蜜多,是諸菩薩剎那剎那功德善根漸漸增長,由斯疾證無上菩提,能盡未來利樂一切。是故菩薩欲與有情常作利益安樂事者,一切行中常勤修習方便善巧,迴向無上正等菩提,願與有情作大饒益。

念經、修法、講法、放生、施餓鬼、迴向等等，都是「布施」。於一切布施中，真如智慧教化之「法布施」意義更為重要，故云：「一切施中，法施為最」。由此可知，在佛法修行中，上師之恩德於佛子而言是何等重大。尤其佛乘密法三昧耶戒，特別強調要「尊師如佛」，此其義也。

布施是饒益有情，行者念念行行饒益有情得以成就如來應身果報，此其饒益有情戒成就如來應身之謂也。

今生的富豪，乃緣於往世的布施，是福報使然，不僅僅是勞動所獲。然若不「善」加利用，多餘的財富便有意無意地會「造孽」，故富人若繼續培養福報將多餘的財富貢獻於社會就是「布施供養」，是為後輩子孫培植福報和平安。福報、平安等等便是全息養生的世間目的。

（二）持戒的全息養生意義

個體行為善惡的判別通過道德標準，違法犯罪的判斷依據法律準繩，對於佛法行者的修行則以「戒律」作為衡量標準。然「戒」、「律」意義並不相同。

「戒」是佛子學佛之初面對三寶所發的「利益一切有情的誓願」，「律」則是為了更好實現利益有情誓願而必須遵守的「行為規範」。不能遵守誓願是為「破戒」，違反行為規範是為「背律」。如果嚴格遵守一切行為準則但卻不能利益有情，亦非「護戒」。故而「守戒」與否的判定標準乃是「是否利益有情」。「利生」為「戒」的根本，有情得利益，豈非行者與之「全息合氣」，便是全息養生本義了。

古聖賢云：「夫欲儲淨法，先滌身器；將越愛流，前鳩行楫。居其選也，特有戒焉。」己身欲成就如來法身，就必須先滅除三業罪障，護持戒律方能清淨三業。於紅塵中欲做到清淨自在，就必須以戒律為舟楫。

《大般若波羅蜜多經卷第五百八十四》云：

> 若諸菩薩安住聲聞、獨覺作意，是名菩薩非所行處，若諸菩薩安住此處，應知是為菩薩犯戒。若諸菩薩行於非處，是諸菩薩決定不能攝受淨戒波羅蜜多，若諸菩薩決定不能攝受淨戒波羅蜜多，是諸菩薩捨本誓願，若諸菩薩捨本誓願，應知是為菩薩犯戒。

這裡闡釋的非常清楚，如果修行菩薩行僅僅著眼於聲聞緣覺之小乘果位乃不能「全息利生」就是犯戒，因為棄捨本來的利益一切有情的宏大誓願故。該經復云：

> 譬如王子應受父王所有教令，應學王子所應學法，謂諸王子皆應善學諸工巧處及事業處，所謂乘象、乘馬、乘車，及善持禦弓弩、排攢、刀矟、鉤輪、奔走、跳躑、書印、算數、聲因論等，及余種種工巧事業。若諸王子能勤習學如是等類順益王法，雖受五欲種種嬉戲，而不為王之所呵責。如是菩薩勤求無上正等菩提，雖處居家受妙五欲種種嬉戲，而不違逆一切智智……若諸菩薩雖處居家，而受三歸深信三寶，迴向無上正等菩提，是諸菩薩雖復受用五欲樂具，而於菩薩所行淨戒波羅蜜多常不遠離，亦名真實持淨戒者，亦名安住菩薩淨戒。

故而為求無上正等菩提，「妙五欲種種嬉戲」若能不悖「利益有情的誓願」亦不違背「一切智智」。由此而知「戒——利益誓願」是絕對的必要條件，「律——行為規範」則是相對的輔助條件。

「持戒」與「犯戒」在接下來的經文中表述的更為明確：

若諸菩薩隨所行施,一切迴向無上菩提,與諸有情作大饒益,窮未來際無間無斷,應知是為菩薩持戒。若諸菩薩隨所護戒,一切迴向無上菩提,與諸有情作大饒益,窮未來際無間無斷,應知是為菩薩持戒。若諸菩薩雖經殑伽沙數大劫,修行淨戒令得圓滿,而不迴向無上菩提,與諸有情作大饒益,窮未來際無間無斷,是諸菩薩不能攝受菩薩淨戒波羅蜜多,不能圓滿菩薩淨戒波羅蜜多。若諸菩薩雖經殑伽沙數大劫,修行淨戒令得圓滿,而心迴向聲聞、獨覺,是諸菩薩不能攝受菩薩淨戒波羅蜜多,不能圓滿菩薩淨戒波羅蜜多。若諸菩薩雖不受持二乘淨戒,而不名為犯淨戒者;若諸菩薩迴向聲聞或獨覺地,雖多受持二乘淨戒,而可名為犯淨戒者。

佛乘密法的五弘誓即「眾生無邊誓願度,福智無邊誓願集,法門無邊誓願學,如來無邊誓願事,菩提無邊誓願證」,故而其「戒律」就必須是「利益無邊眾生、集積無量福德、奉事一切如來、修學一切善法、迴向無上菩提」,若不然則非「護戒」。

若能時時、事事、處處以「利益有情」為身、口、意之出發點,就是護持菩薩淨戒。身口意三業以利益有情為本,則眼耳鼻舌身意之五識亦能利益有情,色聲香味觸法亦可利益有情。

「不殺生」就是利益有情,「不偷盜」就是利益有情,「不邪淫」就是利益有情,「不妄語」就是利益有情,「不飲酒」而不壞行者身口意三業就是利益身心內外之有情。

利益有情就是與有情「合氣」,就是與「十法界」「合氣」,就是與「天、地、人」三才「合氣」,惟有「合氣」方能乘勢得益自宇宙萬象,順遂在一切言、行、思,成就於世間、出世間一切利益。天不假其便,則難得風調雨順;地不假其利,則難五穀豐登;人不假其善,則難和睦安寧。

就佛乘密法的修法儀軌，祈請、禮贊、三密相應、迴向等無不是與本尊之「合氣道交」，無不是對十法界有情的平等利益，故而皆是「護戒」。

佛由人中修成，故而應該珍惜這堪堪成就佛身的肉身，至於「白骨觀、臭皮囊觀」等僅僅是破執相之法門，設若拋棄「臭皮囊」那麼又是哪個在學佛？成佛必須具備五明六通，五明具足就是明心見性，六通開顯方是正等菩提。而「護戒」正關乎「五明六通」的開發，只有「先自利」才能「再利人」，不守護戒律不僅不能自利，何談利人？護持戒律，行者身體的細胞、組織、器官之機能都能達到一個高效能狀態，同時與身外環境中的一切有情能和睦合氣，合氣則能得一切法財、福德、智慧的增長。「攝律儀戒成就如來報身」，就是通過誓願守護行為規範來更好地利益有情，即是大菩提心的貫徹始終，也是迴向無上正等菩提之必由。

簡言之，身口意三業的「利生」便是「護戒」，而「不利生、傷生」均是「破戒」。故而，「持戒、守律」均是全息養生。

（三）忍辱的全息養生意義

忍辱，是行者對於消極言辭例如謾罵、譏諷、誹謗不予辯駁，對於挫折情境如被冷漠、忽視、仇恨不起瞋怨，對於傷害行為如綁縛、挾擄、囚禁、刑傷等不起報復念頭的一種忍耐、寬容、感恩地開發智慧的修行方式。簡言之，就是行者對於眼、耳、鼻、舌、身、意之消極情境的安忍而成就戒定慧。

《大般若波羅蜜多經卷第五百八十九──安忍波羅蜜多分》云：

若菩薩摩訶薩欲證無上正等菩提，於他有情種種呵罵、毀謗、言說應深忍受，不應發起忿恚恨心，應起慈悲報彼恩德。如是

菩薩應於安忍波羅蜜多深心信樂，隨所發起安忍之心，迴向趣求一切智智，是菩薩摩訶薩能住安忍波羅蜜多。

又，舍利子！諸菩薩摩訶薩欲證無上正等菩提，於諸有情應修安忍，打不報打，罵不報罵，謗不報謗，瞋不報瞋，呵不報呵，忿不報忿，怒不報怒，害不報害，於諸惡事皆能忍受。何以故？舍利子！是諸菩薩摩訶薩眾恆不捨離一切智心，於諸有情欲饒益故。若諸菩薩摩訶薩眾恆不捨離一切智心，於諸有情欲作饒益，假使身受百千矛攢，而無一念報害之心，於彼常生淨信安忍。

《大乘理趣六波羅蜜多經卷第六》云：

善男子！當知生死涅盤悉皆平等，以無分別，是名安忍波羅蜜多。復次，若有愚下狂亂眾生來罵辱者，安忍受之。譬如醉象難可禁制，應以鐵鉤而調伏之。瞋心醉象亦復如是，以忍辱鉤而制禦之，令其調伏，名為安忍波羅蜜多。復次，若諸有情，為彼三十六俱胝天魔鬼神藥叉羅剎而來侵害菩薩，唯將安忍波羅蜜多能破彼軍，乃至八萬四千煩惱怨賊欲摧伏者，亦以安忍而除滅之。非唯如是天魔大軍煩惱怨賊，乃至極下微小怨賊，亦以安忍而調伏之。是名安忍波羅蜜多。

現實生活中，人們很多時候將「忍辱」看做是阿Q精神，被認為是一種「消極」應對情境的措施，甚或嘲弄「你打我左臉，我將右臉也給你打」的濫觴論調亦充斥人們的觀念裡。持上述消極論點的有情，僅僅關心的是自我的價值和社會認可，並沒有考慮從他人的角度來全面看待問題。設若明白有情的全息平等性，則便不會如此論之。緣菩薩

行乃慈悲利益一切有情，此乃「戒——誓願」之所必須，故而「安忍」乃為成全有情。

行者遇到消極情景安忍不為所動，則身體的生理機能、心理機能不會有應激的「忐忑」，情緒也不會產生波動，行為、語言不會因為激動而失措，能忍則身體內部機能可以「和諧」，對外更能息事寧人，息事寧人便是與外環境的「合氣」。俗言「退一步海闊天空，忍一時風平浪靜」大約此之謂也。在儒家傳統文化觀念中，「五倫五常」之「溫良恭儉讓仁義禮智信」都包含有安忍的行為規則。故而，無論釋道儒三家哲學體系之區別如何，在做人之「忍讓」方面具有相同的教戒，此豈非先祖的智慧使然！欲「修身齊家治國平天下」不忍則不能成遂。唐代大詩人白居易點評歷史道「孔子之忍饑，顏子之忍貧，閔子之忍寒，淮陰之忍辱，張公之忍居，婁公之忍侮；古之為聖為賢，建功樹業，立身處世，未有不得力於忍也。」

「小不忍則亂大謀」，此處「忍」之意義雖然不完全等同於佛教修行之「忍」，然在修行若不能「忍」，則利益有情之「誓願——戒」必然難守，破戒在所難免，成就無上正等菩提則猶如「黃粱美夢」。「忍字心頭一把刀」，一方面言忍的難度，一方面言忍貴在「心」。緣菩薩行乃利益一切有情為目的，故「忍」須為利益有情而為，若不利益有情則是愚忍，類似於因為膽怯而為脅迫的情勢所屈服。

此外對於財、色、名、食、睡的不動於心，亦是安忍。「人為財死鳥為食亡」便言財、食乃養命根本，然若被財食所驅使，則成為財、食的奴僕。面對財富不為心動是忍，面對美色不起綺念是忍，面對名利不起執著是忍。如果修行人追逐功名利祿，便不能利益有情，就是破戒，成佛變成奢談。

不能忍「窮」，便會「思革命」，「革命」字面意義就是殺生害命、燒殺搶掠；不能忍「色」，便會不守道德規範而違背人倫甚或觸

犯法律；不能忍「不名」，便會沽名釣譽；不能忍「食」，便會大開殺戒荼毒他種有情性命；不能忍「苦」，便會貪著安逸而廢道。

　　據說古代大德寒山拾得曾經就「安忍」，有非常精闢的詮釋。一日寒山問拾得：「世間謗我、欺我、辱我、笑我、輕我、賤我、惡我、騙我，如何處治乎？」拾得回答：「只是忍他、讓他、由他、避他、耐他、敬他、不要理他，再待幾年你且看他。」

　　然從全息哲學角度言，上面的對話不應該是大覺悟者所言，更多像後人附會所言以勸誡世人。何以故？「謗我、欺我、辱我、笑我、輕我、賤我、惡我、騙我」乃是發生於我身上的「果」，那麼夙「因」必然是我曾經所植，難不成「我自留地裡的雜草是別人所種？」故而最佳最智慧的心態是「感恩」，因為遭遇如此消極情境，正是酬償夙債，而「忍辱」則有些不情不願「欠債不還」的感覺。「忍他、讓他、由他、避他、耐他、敬他、不要理他」，雖未及感恩涉及全息真諦，但也沒有錯謬，然而「再待幾年你且看他」則有些等著「幸災樂禍」看熱鬧的「非慈悲、非菩薩」心態了。或許從菩薩行角度看偈末，「再待幾年你且看他」並非最後看笑話的意思，實則是警示人們「施惡者」「過猶不及」的果報。

　　豐干菩薩偈云：

老拙穿破襖，淡飯腹中飽，補破好遮寒，萬事隨緣了。
有人罵老拙，老拙只說好；有人打老拙，老拙自睡倒。
涕唾在面上，隨它自乾了，我也省氣力，他也無煩惱。
這樣波羅密，便是妙中寶。若知這消息，何愁道不了？
人弱心不弱，人貧道不貧，一心要修行，常在道中辦。
世人愛榮華，我不爭場面；名利總成空，貪心無足厭。
金銀積如山，難買無常限；古今多少人，那個活幾千。

這個逞英雄，那個做好漢，看看兩髮白，年年容顏變，
　　日月像拋梭，光陰如射箭，不久病來侵，低頭暗嗟嘆，
　　自想年少時，不把修行辦，得病想回頭，閻王無轉限。
　　馬上放下手，回頭未為晚；也不論是非，也不把家辦，
　　也不爭人我，也不做好漢，罵著也不覺，問著如啞漢，
　　打著也不理，推著渾身轉，也不怕人笑，也不做臉面，
　　幾年兒女債，拋開不再見。好個爭名利，轉眼荒郊伴。
　　我看世上人，都是精扯淡。勸君即回頭，單把修行幹。
　　做個大丈夫，一刀截兩段；跳出紅火坑，做個清涼漢。

豐干菩薩的偈子，從始至終都體現了「隨遇而安」和「少管閒事」的智慧心態。

　　俗語「吃得苦中苦方為人上人」，也是詮釋「忍辱」。欲成就世間功名利祿，不忍辱則不可能成辦，更遑論出世間利益。「忍」使得物質、精神關係更為「合氣」，而修行之真諦乃是「合氣之道」！「忍辱波羅蜜」，如果改為「了知夙因，感恩酬償夙惡業」之「報恩波羅蜜」或許更為準確、智慧。

（四）精進的全息養生意義

　　精進又曰勤行，即行者努力於言、行、思中落實十善道之謂。

　　精進與懈怠互為反義詞，懈怠是疏於對十善道的落實，故而是修行的障難。習慣上人們將做事努力認真視為精進，然努力認真如果缺乏十善之行則是「旁門」執著，不僅不能明心見性反而可能墮於邪見邪執。故而《大般若波羅蜜多經卷第五百九十》有云：「若菩薩摩訶薩欲證無上正等菩提，初發心時應作是念：我諸所有若身若心，先應為他作饒益事，當令一切所願滿足。」若不利益有情，則修行之精進便無從談起。

欲精進，就必須「克己復禮」，一切以有情利益為重，勢必對於行者而言是十分艱苦的事情，於艱難困苦中難行能行，時時處處事事落實大菩提心之慈悲喜捨誠可謂精進。佛乘密法的「降服法」正是大慈心之精進，「息災法」正是大悲心之精進，「敬愛法」正是大喜心之精進，「增益法」正是大捨心之精進。於精進一門，又貫穿其他五種波羅密布施、持戒、忍辱、禪定和般若之勤行。

《大乘理趣六波羅蜜多經卷第七》云：

> 精進波羅蜜多謂身口意，此三善業皆因精進方得發生。於三業中，意業最勝⋯⋯如是種種精進行法，皆精進力而能圓滿，無增無減，方能利益一切眾生。所以者何？以能遠離一切相故，皆由智力而能圓滿精進波羅蜜多。云何菩薩摩訶薩修習事業？所謂修習大慈大悲不捨有為，證真無為不退不轉，乃至無上正等菩提。

精進的意義，乃是行者與十法界一切有情所建立之「合氣」交流的強化，換言之是使行者自身心與地、水、火、風、空、識六大之間的「合氣」更為平衡完善，使得「物質」與「精神」之「合氣」更為順遂，亦即提升「天人合一」的狀態。

「精誠所至金石為開」，於修行中精誠不怠，一念心生，三千感應；舉手投足，風生水起；話語之理，深契般若。故而《莊子・漁父》云：「真者，精誠之至也，不精不誠，不能動人。」「精誠動人」至極便是與十法界之諧頻共振，緣精神對於物質的反作用，便能改觀物質世界的表象。《荀子・富國》云：「奸邪不作，盜賊不起，化善者勤勉矣。」更庶化善精勤，邦國才能和睦安寧有序。

「生公說法頑石點頭」，就是精誠所致動感天地。回溯歷史，為

人類文明作出巨大貢獻者莫不精進勤奮。王羲之之「墨池」成就其書聖之功，司馬遷之「嘔心」成就《史記》，李時珍之「瀝血」成就《本草綱目》，如此等等不勝枚舉，悉皆精進之成就。在出世間行，設不精進即是退失大菩提心，退失菩提心即「墮」末法之中，不可不畏。

時下「末法時代」說法甚囂塵上，確實佛教「商業化、職業化」的趨勢越來越明顯，於是乎信眾觀之便感嘆曰「末法」。這說明時代對於僧寶的價值觀在改變，或許原因乃佛子缺乏正信、精進使然。「末法時代」既是一種現象也是一種心識，現象緣於現代科技以及經濟大潮的衝擊，學者們不是精進於智慧真如的體悟，而是醉心於「我見」文章的堆積，文字研究、文史研究成了佛教研究的主要方向。我們隨喜讚嘆這種研究，但不能不看到「歧義、歪理邪說」的誕生，這些研究者因為研究而獲得功名利祿，其文章中卻不乏對三寶的誹謗，誠「吃誰家飯砸誰家鍋，過誰家河拆誰家橋」。然世間萬象悉皆因緣使然，不必執意糾偏，就行者而言，勤行「戒定慧」即「守護大菩提心誓願、心性清淨、智慧開顯」。佛法是智慧真如，是宇宙至極真理，佛子若於智慧無所增加，「正法」也是奢談，心不清淨即便入於正法，實質亦是「末法」。故而欲正法久住，行者自身心先須精進於六波羅蜜，方能轉煩惱為菩提而獲心性清淨，心性清淨即遠「末法」。

不「殺生」是大慈心之精進，即是與天上飛的、地上爬的、水中游的及身體內的微小生物的「合氣」和諧；不「偷盜」是「戒」之受持精進，有情不失養命之本，方能正信正行；不「邪淫」即是智慧開發的精進，淡漠了「貪瞋癡」三毒煩惱無明才能漸漸轉化為菩提；不「醉酒」是與六大地、水、火、風、空、識互動感應的精進，是開顯五明開發六通之所必須；不「妄語」是對於真理追求的精進，不自欺欺人妙明本性才會漸漸顯發。

精進「合氣」的結果必然是「天災人禍」日漸減少，太平和睦依法遂心。明心見性，必須五明具足。

內明即智慧開發,不深入經藏廣讀佛經,不身體力行精進,開發智慧便是空話;因明即邏輯關係、立論證據之條理有序,不熟悉世間法,不掌握天地之道,不精勤人際和睦關係,因明無從談起;醫方明須是察言觀色能知有情身心疾患及對治方法,沒有精勤之實踐積累,便不能體察入微;不熟悉世間百般工藝技巧,不精勤於衣食住行藝術,工巧明便難成就;不解文字般若實相,僅僅「說文解字」焉能深入真如智海,不諳梵唄,聲明之說則屬無理。

學佛修行本身就是一件十分艱苦的事情,不精勤能持之以恆者鮮見也。沒有精勤之心,焉能捨棄聲色犬馬之惑?焉能遠離功名利祿之躁?焉能平衡物質與精神的關係抑或體解「色空」之真如實相?是以精勤之實踐方出真知灼見!

(五) 禪定的全息養生意義

禪定即靜慮,為梵語「禪那」之音譯,即於一切所緣之境,繫念於身心寂靜、正審思慮之意,故又曰正定,又名「三昧」。亦即「止」「觀」,止是息,觀是慮。讓混亂的思緒平靜止息下來,外禪內定,極慮專注一境,於定中開發藏識田中本具的無上智慧。

《大般若波羅蜜多經卷第五百九十一》云:

> 若菩薩摩訶薩欲證無上正等菩提,應先入初靜慮。既入如是初靜慮已,應作是念:我從無際生死已來,數數曾入如是靜慮,作所應作,身心寂靜,故此靜慮於我有恩;今復應入,作所應作,此為一切功德所依。次復應入第二靜慮。既入如是第二靜慮已,應作是念:我從無際生死已來,數數曾入如是靜慮,作所應作,身心寂靜,故此靜慮於我有恩;今復應入,作所應作,此為一切功德所依。次復應入第三靜慮。既入如是第三靜

慮已，應作是念：我從無際生死已來，數數曾入如是靜慮，作所應作，身心寂靜，故此靜慮於我有恩；今復應入，作所應作，此為一切功德所依。次復應入第四靜慮。既入如是第四靜慮已，應作是念：我從無際生死已來，數數曾入如是靜慮，作所應作，身心寂靜，故此靜慮於我有恩；今復應入，作所應作，此為一切功德所依。

禪定，是開發神通，亦即開發人類機體本具細胞潛在機能的必要途徑，故該經云：

此四靜慮，於諸菩薩摩訶薩眾有大恩德，與諸菩薩摩訶薩眾為所依止，謂諸菩薩摩訶薩眾將得無上正等覺時，皆漸次入此四靜慮，既入如是四靜慮已，依第四靜慮引發五神通，降伏魔軍成無上覺。

而欲開發神通，則必須勤修靜慮三昧耶，但神通並非究竟之道，最大的神通乃是開顯藏識田本具的妙明智慧。
《大乘理趣六波羅蜜多經卷第八》云：

佛道懸遠無人能到，唯有一法饒益有情，所謂正定。若諸菩薩未獲此定，其心未得清淨不動，生死涅盤無有二相。由此義故，為度眾生，以巧方便精勤修習相應靜慮無相正智，猶如虛空清淨無垢常住不變。復觀此定猶如滿月，一切妄想猶若浮雲，又此正定如清涼風，能除虛空一切雲翳，朗然清淨光明照曜，一切有情見皆生喜。如是滿月光明莊嚴，能施有情清涼安樂。如是靜慮清涼之風，能除性空妄想雲翳。正定滿月出現世

間大悲光明，能除有情諸煩惱熱，使得清淨安樂涅槃。

至於如何修習禪定，經中復云：

菩薩摩訶薩欲修靜慮，先應捨離一切世間治生販賣種殖根栽。何以故？若不捨離，擾亂其心，何能安住甚深禪定？以是因緣，菩薩摩訶薩於四威儀，斷除妄想善攝其心，設聞眾聲亦無動亂。譬如毒蛇置竹筒內其身自直。菩薩亦爾，妄想迴曲，置靜慮中正見端直，不住生死不入涅槃，離諸邪曲。若能如是善攝六根不令放逸，眼雖見色而不取相，安住甚深寂靜解脫；耳鼻舌身意亦如是。恆以正智觀察思惟：而此三業所作善根，為是自利？為是利他？為益現在？為益未來？若無如是利益事者，菩薩觀察決定不為。猶如世間安立石像，身口意業不動亦然。設遇瞋罵應起慈心，或侵利養不生忿恨，或被打罵，應捨本居，自求寂靜無患難處，結跏趺坐正念觀察，以大悲心而為屋宅，智慧為鼓以覺悟杖，而扣擊之。告諸煩惱：汝等當知，諸煩惱賊從妄想生，我法身家有善事起，非汝所為，汝宜速出。若不時出，當斷汝命。如是告已，諸煩惱賊尋自退散。次於自身善起防護不應放逸，以大悲真言令諸有情所求滿足，以方便慧而為大將，用四念處以為守護，本覺心王住第一義禪定宮闕，安處不動猶若金剛，以智慧劍斬煩惱賊，破生死軍摧伏魔怨，荷負一切，令諸眾生皆得解脫。爾時菩薩復語其心：汝於昔時已發誓願，今當自勉令其圓滿。過去如來已記別汝：當得菩提廣度一切。汝於爾時對十方佛三乘賢聖作是誓願，拔濟一切五趣有情咸令解脫。今諸有情無依無怙無救無歸，若入涅槃捨於生死，違本誓願。凡諸世間，濡行忠信言尚無二，況汝

昔願而不依行。汝於今者應當正念一心不動，拔濟有情出生死獄，安置無上大般涅盤。如是思已，住於大乘甚深禪定，是即名為菩薩摩訶薩修習靜慮波羅蜜多。

　　修習禪定，淺顯理解就是收攝心猿意馬，讓身心從六塵根境中解脫出來，同時感恩三毒煩惱，感恩無明，並於漸進的正定中息卻貪瞋痴，喚起藏識田中本具如來智慧。於此過程中心住一念，周身經絡氣血通暢，從丹田流出之「精神信息能量」一遍遍刺激細胞機能，引發細胞DNA中本具的全部功能漸次開發，神通逐漸發生，同時相應地藏識田中的無明逐漸轉換為妙明智慧，終於廓然清澄周身光明通泰，與三千法界「合氣」一處，真實達到「入我我入」之三密相應境界。

　　生活中人們總告誡自己「讓心靜下來不要浮躁」，心靜下來做事才有條理，言語才有邏輯，思維才能敏捷。設若心念不定，則言行思均會紊亂，身體的生理心理機能也會因為心之煩亂而表現出不適之狀態，久之則「氣滯血瘀」影響到身心機能的正常發揮而表現出病態。成語「平心靜氣」便是靜慮的通俗表達，心平方能氣靜，氣靜則身心機能可處於最佳效能狀態。

　　生活禪是一種淡然安謐的心境，對境不起於心，安和平靜。有這樣一個典故，古代有位修行人自己感覺修行很好了，可以對境不起於心，於是便在自己的山門上橫額題書「心若死灰」。誠然這位修行人確實修行很精進了，否則他也不敢自我標榜「心若死灰」。觀音菩薩看到這一幕，於是化身一個老樵夫，龍鍾老態，滿臉歲月滄桑的形相去拜訪這位修行人，考校其真實修行工夫。

　　老樵夫來到山門使勁敲打，修行人聽到敲門聲出來詢問何事？老樵夫用顫慄的聲音問道：「請問大師，您門上的橫額是什麼字？」修行人微笑著告訴老樵夫是「心若死灰」，還耐心地告訴老樵夫說自己的心

境已經很平和無著了。老樵夫聽後鞠躬打揖地表示讚嘆並感謝，然後轉身離去。修行人也關起了山門，可是剛進禪房準備打坐，又聽到敲門聲，不得已起身去開門，一見還是老樵夫。老樵夫連忙唯唯諾諾地表示抱歉，然後恭敬地請教：「大師，您剛才告訴我門上的字是什麼來著？我人老了，記憶力很差。」行修人還是微笑著耐心地回答「心若死灰」。然後老樵夫千恩萬謝地轉身離去。修行人這次關起山門剛剛打坐準備禪修，又聽到敲門聲，出去開門一看還是老樵夫，所問還是「門上是什麼字？」，這時就有些不耐煩了，冷冷地說「心若死灰」。如此反覆數次，每到修行人準備禪修，敲門聲再次響起。最後一次，修行人開門還沒有等老樵夫開口就怒氣衝天地大聲吼道「心若死灰！」，此時老樵夫轉變為本形觀音菩薩，相好莊嚴，微笑著對修行人說：「這就是你的對境不起於心的心若死灰境界？」修行人看到原來老樵夫是考校自己修行精進程度的觀音菩薩，一下子羞愧地無地自容。

　　修行法門萬千，最關鍵的是修到心清淨，心境不清淨，如何能對境不起於心？要做到心清淨並非閉門宴坐。曾經有古代高僧大德開示「修行就是吃飯穿衣睡覺」。換言之把慈悲喜捨、六度萬行落實到生活的時時事事處處。佛法是指導實踐的真理智慧，不是用來紙上談兵空論的，更不是用來自欺欺人的。

　　學佛修行，生活中生起了對於人事物的感恩心嗎？早晨起來向父母問安了沒有？上班對同事打招呼了沒有？聽到讚美喜悅了沒有？聽到誹謗生瞋恨了沒有？下班路上對那個乞討的乞丐布施了沒有？吃飯喝水前感恩了沒有？對於親人表達了關心、寬容和慈悲了沒有？那個傳一句真言，教一個手印的法師你恭敬如父母了沒有？

　　修行就是在學習做人，佛陀是人天大丈夫兩足尊，也就是人格完善的代表，在生活中將自己身上的「小人」稟性逐漸克服才是真正修行。人格不完善成佛焉不是痴人說夢！

學佛修行了，對於佛陀從內心起信了沒有？面對佛經有否感恩那些前輩大德們不辭艱辛甚至九死一生跋山涉水請賚佛經。再翻譯成今天我們所能看懂的漢字，明白經中字字包含智慧心血不？對於道行深篤的法師——行世佛陀恭敬讚美了沒有？在法會觀想自身和諸菩薩眾同處法筵聆聽法音教戒了沒有？

　　讀經、修行就是和諸佛如來、菩薩的交流，恭敬心是非常重要的。那些在大雄寶殿吊兒郎當的，在法會上嬉皮笑臉的，在莊嚴的法事活動中「作秀」的，是不是應該生起慚愧？

　　修行，是行者身口意和法界清淨法身毗盧遮那如來的互動交流，也同時是與物質環境中一切人事物的正向、積極的互動交流。不明白這一點，整日像個「雞婆」東家長西家短地「唧唧歪歪」是非不斷，只是在為自己和親人培植「受苦受難」的本錢，換言之為通向無間地獄「鋪平」道路。

　　心清淨法界清淨，心染汙如來作魔！佛乘密法每一部門法的修習中，都涉及「三昧耶」正觀正定，如本尊法身觀、四無量觀、種子字觀、曼陀羅壇城觀、真言布字輪觀等，都是禪定之實踐。顯教之「常樂我淨」即「觀身不淨、觀受是苦、觀心無常、觀法無我」等四念處觀意義亦復如此。觀身不淨。身不淨有五層含義：一、種子不淨，父精母血作為自己根身的種子；二、住處不淨，住母胎時屎尿充盈；三、自體不淨，身體為四大地水火風假合所成；四、外相不淨，九孔流溢；五、究竟不淨，死後不久即變壞膿爛。觀受是苦。從生到死一切所行悉皆屬苦，悟知是苦，方能覺悟。觀心無常。《金剛經》云：「過去心不可得，現在心不可得，未來心不可得。」於修行中一念不生即是真心，念動即是妄心，首先要安心，安心才能出三界往生淨土。觀法無我。法指一切萬法，身是四大五陰的假合，四大五陰因緣和合法乃發生，然一切法空無自性，因緣生滅。

在佛乘密法，三密禪觀是行者行住坐臥所必修之法門。觀法的實質是循經走穴打通大小周天，提高身心機能，進而開發潛能。碳原子最完美排列是金剛，禪觀的全息意義就是使行者身心結構趨於最完善機能狀態、成就金剛肉身的必由途徑。

（六）般若的全息養生意義

修行的最終目的，乃是證得無上菩提即成就三世無障礙智，證通般若成就法界體性智。就法界體性智而言，包含大圓鏡智、平等性智、妙觀察智和成所作智。念念落實慈無量心，能與周廓法界一切有情無惱害「合氣」，慈心普被三千相應而開發大圓鏡智；行行落實喜無量心，與一切有情平等禮讚平等供養「平等合氣」而開發平等性智；舉手投足悲心普攝同體大悲，視一切有情災難苦惱感同身受開發妙觀察智；事事難捨能捨落實捨無量心，勤行一切如來世間出世間羯磨事業開發成所作智，六度具足法界體性智成就。

佛法是宇宙至極真理，是對宇宙實相理趣、規則之全息闡釋，佛法的世間利益是指導有情的學習生活和工作，使一切變得順遂和睦安寧。出世間利益便是開發無上智慧，從而解脫輪迴之苦入於不生不滅之無餘涅盤。

現代科學的理論不斷發展，然沒有一項理論超越佛法的真理，反而不斷在證實佛法的全息哲學性，由此可見佛法般若奧妙之無窮博大。

真理非常簡單，簡單到人們視而不見聽而不聞，當人類完全被片面的現代科學實證主義所左右，大腦被各種缺乏智慧成分的知識所填充，行為被聲色犬馬所驅使，無由靜下心來理性思考。正是如此，越來越多的善知識開始覺悟到這樣的煩惱無休無止，始於佛法智慧中、道家的靜謐中、儒家的懷仁中、基督教乃至伊斯蘭教的博愛團結互助中，尋求心靈片刻的安寧。

般若乃梵語的譯音，意譯「智慧」，即如實理解一切事物的本質、規律。般若智慧不是普通的智慧，是指能夠瞭解道、悟道、修證、了脫生死、超凡入聖的智慧，非思想得到而是身心求證到的智慧。知識與智慧不可同日而語，知識好比一碗飯，而智慧僅是其中可以攝取的很少營養成分。修行是積累智慧的過程，如果僅僅積累知識充其量博學多識名聲聞達，而智慧則能使身心恬然靜謐祥和安寧。智慧就字面意思理解，智者能知即能解諸法實相義，慧者心明福聚即體悟色空不二、佛人我三三平等無殊之義。智靠行發，慧依理長，實質亦即福慧、禪智雙運。故般若智即一切有情如來藏之顯發，般若慧則成就三十二相八十種好。

《大乘理趣六波羅蜜多經卷第九》云：

> 善男子，汝今諦聽，善思念之，吾當為汝分別解說。若諸菩薩修行布施波羅蜜多，乃至靜慮波羅蜜多，皆從般若波羅蜜多本母所生而為根本。譬如眼等五根發生五識，能取五塵皆有作用，如是一一皆以識心而為根本，若離其心無所成辦。菩薩摩訶薩修前五種波羅蜜多，恆以智慧而為其母，若離智慧無所克獲。亦如有情身有命根能有所作，命根謝已無復堪任，修行諸度若無智慧亦復如是。譬如國境無有智臣，陰陽失序，一切人民皆不安樂。法王國土若無智慧亦復如是，修行布施乃至靜慮波羅蜜多皆不成就，解脫涅盤終不能得。亦如商主入海采寶，要得船師方達寶所隨意而取。菩薩亦爾，於生死海以五波羅蜜多而為舟舡，載功德寶，要因般若波羅蜜多無上舡師至於彼岸。

故而般若智慧指導其餘五種波羅蜜多，般若成就亦離不開布施、持戒、忍辱、精進和禪定。

《大樂金剛不空真實三麼耶經》中云：

「妙適清淨句是菩薩位；欲箭清淨句是菩薩位；觸清淨句是菩薩位；愛縛清淨句是菩薩位；一切自在主清淨句是菩薩位；見清淨句是菩薩位；適悅清淨句是菩薩位；愛清淨句是菩薩位；慢清淨句是菩薩位；莊嚴清淨句是菩薩位；意滋澤清淨句是菩薩位；光明清淨句是菩薩位；身樂清淨句是菩薩位；色清淨句是菩薩位；聲清淨句是菩薩位；香清淨句是菩薩位；味清淨句是菩薩位。何以故？一切法自性清淨故，般若波羅蜜多清淨。」此十七「清淨句」就是對清淨般若智慧的最佳詮釋，緣於「戒──誓願」的落實一切悉皆方便，誠佛乘密法之「菩提心為因，大悲為根本，方便為究竟」三句偈之最佳詮釋。

「持一切如來身印，即為一切如來身；持一切如來語印，即得一切如來法；持一切如來心印，即證一切如來三摩地；持一切如來金剛印，即成就一切如來身口意業最勝悉地。」此其三密相應，佛我感應道交之「合氣」逐漸開發行者本具如來智藏為三世無障礙智。

般若的全息意義即體悟宇宙虛、實法界的本然規律和秩序。

十四　儒家的五倫五常與全息養生

傳統儒家文化之哲學思想，比如儒家的五倫五常之智慧真諦亦無外乎養生，社會、民族、國家養生則必須重新弘揚儒家文化中的慈悲、友愛等精神。

五倫、五常、四維、八德，乃儒家哲學思想的具體行為落實。五倫，即「父子有親，君臣有義，夫婦有別，長幼有序，朋友有信」。

指的是五種人倫關係，父子之間有骨肉之情，君臣之間有上下之禮，夫妻之間摯愛而又內外有別，老少之間有尊卑之序，朋友之間有誠信之德，這是處理人與人之間關係的道理和行為準則。五常，即仁、義、禮、智、信，是用以調整、約束三業的行為規範。

仁者，仁義、慈悲、關愛。個體於社會大家庭能做到人際關係融洽和諧，鄰里相互關照，同事相互幫襯，同學相互促進，同僚相互督促，即為仁。凡是設身處地，不獨利益自身同時也應該利益他人。即己所不欲，勿施於人。深懷惻隱之心，寬以待人。如果能努力做到這些就是我與他人共同養生，慈悲心、感恩心就是不可或缺的，社會的精神文明才能真正提高，禮儀之邦的美名才能重樹。果能如此，醫生將會真正救死扶傷，警察將會真正除暴安良，法官將會真正公正裁判，官吏將會真正廉潔奉公，專家將會真正出言有據，慈善機構將會真正行使其扶弱濟貧的職能，如此我們的社會才是養生的、健康的！大約不會有沸騰的民怨，也不會有公然的黑社會老大混行於肆了，那些無論大小的老虎都會龜縮在動物園的一角，而不會衣冠禽獸地塗炭人間，嗡嗡亂飛的蒼蠅也只好在垃圾桶周邊作祟。

義者，社會倫理道德中的責任、義務。處事待人接物能明辨是非，正直善良且表現在言行思上就是義。遵守社會約定俗成的規矩，實質就是德行，自己的言行思循規蹈矩，則人際關係、人神關係和睦。設若違反規矩，輕則被人輕賤，重則受到輿論譴責甚至於受到法律的制裁，顯然對於個體、家庭都是不養生的。全社會重拾道義，將不會再有人昏倒了大家見死不救，碰瓷的騙子也就減少了，商家便會公正買賣，各種形式的盜賊也就數量驟減，飯店也不會使用地溝油了，食品生產者也不會摻假摻毒了，橋梁大約也就不會被爆竹炸塌。

《論語‧里仁》中云：「君子喻於義，小人喻於利」，君子者修身養性注重道德之流，小人者自私狹隘罔顧倫理之輩。然於佛家，設若

將有情別為「君子」、「小人」則流於「菩提心」之分別甚或「我見」之流觴，而是以「智慧」、「愚痴」來判斷有情之身心福慧狀態。

「義」者道義、禮儀廉恥之說，自然涉及哲理思辨和智慧；「利」者財色名食睡之謂，莫不含納短視和膚淺。能以「理」曉喻者必是可教之有情，惟有「利」動心者多屬蒙昧之薩埵。然世事成、住、壞、空，「君子」未必不會墮落為「小人」，「小人」何嘗不可以升格為「君子」，由此看來，所謂「寧可得罪君子絕不得罪小人」似乎似是而非了，寧無謬乎？

從養生角度言，有情悉皆「未來佛」，我人何以執「君子」、「小人」之標杆釐清有情大度、小器之胸襟？言「君子」必是合諸一己口味，咄「小人」莫非與己之道相殊！

人際關係乃全息養生之內涵，關乎社會適應和心理健康，故而有訓誡「多個朋友多條路，少個冤家少堵牆」，然則世人皆唯朋友真君子，莫不冤家屬小人，宗概而言以「我之知見」言表象之徵候，脫離「因果關係」而屬妄自菲薄了。

《道德經》云：「大道廢，有禮儀」，即言大道荒疏惟有禮儀可以約束庶民之行徑，設若人人遵道，禮儀豈非多餘？禮者，對於天地君親師恭敬的行為規範或者說秩序。長幼有序家庭倫理才會被遵守，家庭和睦才有可能；尊卑有別社會秩序才會井然，風氣才能良好。然尊卑有別並非指「不平等」地對待人事物，而是心懷感恩、仁慈然有自知之明，從而量力而行量力而言，如此才不會引起身心的不愉悅。能處於尊位必然其福德深厚，至於是否有智慧另當別論，就其福德我們也應該恭敬，若能同時慚愧自省且努力善行，當不失為提升我們自己福德的一種途徑。比如師徒之禮，如果失序，道統何以傳承？這些無不是文革的陋習所致。若我們還有這種習氣，那就迅速改正，因為父母再無能孩子也不能騎在父母頭上，那是忤逆不孝，無異於畜生。就

養生而言，循規蹈矩確實非常必要，並非要唯唯諾諾，而是對於約定俗成的規矩之遵守能為人天所讚嘆，其實就是在為自己和子孫培植福德，自然屬於養生的內涵了。即使師道存在瑕疵，然當念師曾經有一飯一哺之恩德也不能因其瑕疵而懷恨，不能以怨報德，這也是「做人」的起碼要求，如果這點做不到那就無異於「非人」了，也就不養生了。自然，如果屬於精神病患者之列就該另當別論了。

權且看看中國的精神病現狀：據中國疾控中心精神衛生中心二〇〇九年初提供的數據，我國各類精神障礙患者人數在一億人以上。現在，神經精神障礙在我國疾病總負擔中已排名首位，約占中國疾病總負擔的百分之二十，精神病發病率大約百分之十七。換句話說，我們每打交道的十二人中至少二個精神有問題。這些有情其實很可憐，只緣曾經六道輪迴的惡業，尤其是誹謗賢聖天地君親師三寶等，今生有如此果報，在予以關懷同情的基礎上，以全息養生的方式守護身口意就非常有意義了。

目前，全國的重症精神病人有一千六百萬之多。關於精神病人傷害人或者被傷害的報導也是層出不窮，近幾年來，每年有一萬多人次肇事肇禍事件是由精神病人引起的，精神病患者的肇事率為百分之十，給公共安全和社會穩定造成的威脅和危害非常大。這也就是說，社會養生就必須對這些人群有特殊的幫助安置等措施，以加以保護這些有情也在同時保護我們自己！

《中國民康醫學》二〇〇七年第十九卷第五期《對81例流浪精神病人的調查報告》對收治的流浪精神病人的診治分析，伴發嚴重肢體疾病的占百分之四十二，其它還有發熱、下肢壞疽、子宮脫垂、小腦萎縮、糖尿病、懷孕等多例。但是不管人們用什麼眼光來看待這個問題，這個被邊緣化的社會群體已是讓人避無可避，精神病人需要我們關注起來，這也是我們這個時代眾生的功業之顯現，所以每個人都有

義務幫助他們，尤其是政府職能部門必須切實作為起來，僅僅將多餘的三公消費的資源，用於對這部分人群的關注大約就會有很大效果。

　　中國疾病預防控制中心的資料顯示，截至二○○五年年底，青海、寧夏的精神科醫師還不足三十人，西藏更是沒有一張精神科病床。關於這點還有些意思，僅僅是因為青海、寧夏、西藏人口少所以精神病患者也少？還是僅僅因為經濟條件差？青海、寧夏、西藏以藏傳佛教和伊斯蘭教為主要信仰區，大約不無關係。猶記得在「假牛羊肉」混跡於市的時候，百姓多言「要買牛羊肉就到回民的店裡」，這大約不會不說明些問題吧？其實以未學自己的理解乃西藏、青海、寧夏民眾絕大部分崇信佛教或者伊斯蘭教，民風淳樸，至於經濟條件好壞姑且不論，他們中絕大多數安分守己、敬畏所供奉的神明。由此或許可以得出一個結論，即宗教信仰者中精神病患者比例相對低。如果有關精神病專家對此有興趣，可以做個相關的流行病學統計分析。當然邪教或者正統宗教衍生出的極端教派除外，因為邪教、極端主義宗教本身就是精神病群體。

　　在過去的十年中，我國精神障礙的患病率繼續呈上升趨勢。衛生部提供的資料顯示，精神疾病在中國疾病總負擔的排名中居首位，重性精神病患病率由二十世紀五○年代的千分之二點七，七○年代的千分之五點四，上升到八○年代的千分之十一點四。到了九○年代，一九九三年國內抽樣調查顯示，發病率達千分之十三點四七，全國約有一千八百萬精神疾病患者。《精神衛生法》孕育了二十多年，卻遲遲沒有結果，主要的原因還是資金的投入沒有著落，也難以落實。總之，我國的精神病現狀堪憂，隨著精神病群體越來越大，相應的配套設施和醫護人員不足的情況也越來越突出，差距之大確實給精神病人的管理、救治帶來難以調和的問題。如果社會不能養生，貪官汙吏不能減少，法制不能公正，輿論不能明辨是非，那麼這個數字只會越來

越大，後果不堪設想。比如因為各種原因而上訪很多人被地方衙門「精神病」是否也說明了什麼問題？

有精神信仰者本身就是精神養生，那麼除了現實的困難，是否可以對宗教尤其是佛教、道教等大開方便之門呢？或許不失為降低精神病發作的一條既節約成本又能安民的方便途徑。民族民眾沒有信仰，卻高喊提高「精神文明建設」豈不是自欺欺人！

如果宗教信仰可以使社會人群精神病發病率下降，那麼司職宗教、統戰的官吏們是否該深入到信眾中，積極協助他們弘揚慈悲良善的心念？，是否會帶動社會民風好起來？

受「禮」如字，就是接受禮品。我們每個人一生中無論貧富貴賤都有過收到禮物的時候。禮物是祝福、感恩、酬答等等意思表達。

我們的傳統有「禮尚往來」的約定，故有「來而不往非禮也」。「禮」者作為名詞為禮物、禮儀規範，作為動詞則有送禮、回禮、尊敬、承諾的兌現等等。在炎黃民族的傳統文化中，「禮」更有典章制度和道德規範的涵義。禮在釋、道、儒都有嚴格規矩，在今天更是人們加強感情交流的一種表達方式。

當一個社會「無德」，「禮」也就跟隨者變相了，受賄、賣官、教師醫生接受「紅包」等等，所接受的就已經與「禮」相去萬里了。

古人有云：「禮輕情意重」，表達的是一份超越物質禮品價值之外的精神之「禮」。傳統文化中我們要送禮給別人，就應該送自己認為最好的，如此才能表達「感恩、祝福」等等，這才是「禮」的規範。接受「禮物」，則必須深懷感恩，不能嫌棄「禮」之優劣。如果是遠道而來的、長輩的、久別的親朋好友的「禮物」，更要殷勤感恩、銘感五內。古代交通困難的情況下有「千里路上不捎針」的教戒，遠道之禮就更顯其精神價值之貴重。來自長輩的禮物，更是一種關愛、褒獎和鼓勵；來自久別的親朋好友的禮物，會讓我們一下子回憶起過去

的很多感人的患難與共的動人情節。如果有求於人的時候送禮，總脫不了「黃鼠狼給雞拜年」的消極意義。

我們接受無論什麼禮物都應「感恩戴德」地接納，不能因為居於尊位、財大氣粗、名聲顯赫就表現得很隨便，那樣便是「無禮」了，也就是我們的不經意或傲慢，降低了送禮者的「祝福、隨喜、讚嘆」，善心殷重的都會發自內心地表達「感恩」會說「您太客氣了」等等。

在佛乘密法中，無論送禮還是接受禮品都結「獻花印」，受禮者接禮後應該雙手舉到額頭表示「頂戴」，送禮者也是先頂戴再送給別人以表達「至誠」。然後在招呼客人或者被接待的過程中保持內心的感恩，作為受禮者更應該將禮物貢獻於供案上，這就是養生的「禮數」！

待客之道亦是禮，即養生禮儀。待客與做客自然有主賓之別，待客、做客之道都會顯示一個人的修養、人品。

六〇年代出生的人，都有個七大姑八大姨，計劃生育政策實施以後出生的孩子就少了很多親戚，甚至今天的孩子有些連表堂關係都搞不清楚。小時候家鄉窮，待客就是一件家家戶戶為難的話題，然而對少不更事的孩子們，做客則是十分開心的事情。

記得上高中時候，有天一個同學因為去他親戚家有事情，他的親戚據說還是省裡的什麼當大官的，被他拖著就去了。那個時候城鄉差別非常嚴重，城裡人幾乎瞧不起鄉下人，吃商品糧的比種田的不知要高貴多少了。由於同學的親戚家是有身分有地位的城裡人，內心的恭敬和小心翼翼就可想而知。然而其親戚的傲慢，確實讓余小小的心靈遭受嚴重打擊，更有甚者同學想在其親戚家蹭飯，我也就躡手躡腳地跟隨。大家想像一下接下來的情境：其家似乎有保姆，保姆端出了兩碗麵條，一碗似乎很乾淨，另一隻碗看上去好像是剛餵過狗的食盆倉促盛飯端出來的，同學很不客氣地端起了乾淨的飯碗，而我吃也不是不吃也不是地端起了另外的一碗。

這件事情其實在內心一直隱隱作痛，那個時候才體會了什麼叫「狗眼看人低」。做律師的時候帶女兒回老家，告訴她「老爸小時候吃的，不如今天豬吃的」。待到學佛了才釋然，只有現在寫來才有感恩和熱淚沒有了那種羞辱和痛。

　　有句諺語「吃百家飯得百家福」，至少那飯碗是我曾經吃過的一家，那就必須感恩！讀大學的時候只要回老家，我會家家戶戶去閒晃悠拉家常，所以誰家的飯菜都要「蹭吃」一口，等母親喊我吃飯的時候，我已經吃撐了。因為他們是我小時候生活環境中的全部因緣，那種感情不是用語言表達的。這些年偶爾回老家，內心即便對一雞一犬、一草一木都深懷感恩。

　　我們能待客，至少說明還有人惦記我們，當我們的人品、修為「貧窮」地淪落到「貧居鬧市無人問」，其時想待客哪個會來？再者，「人無一世窮」，三十年河東三十年河西，要有「風物長宜放眼量」的胸襟！

　　待客，就要有主人的氣度和修為，如果是窮親戚、落魄朋友，請給他們最起碼的尊嚴和關愛，別一副嫌貧愛富的嘴臉，因為他們也是我們大系統中一員，撇開高深的因果關聯，或許當我們急難的時候就是他們伸出援手！

　　如果是達官貴人，可以殷勤但不能誇張地殷勤，坦誠以待，禮數無虧。因為太過殷勤就會被人看輕了，就屬於作踐自己！《墨子・七患》中所描述的「民力盡於無用，財寶虛於待客。」大約就是國家打腫臉充胖子，去豢養其他小流氓國家的行為，就屬於國家不養生了。

　　至於待客之物，用感恩心量力而行，酒菜不必貴，氣氛須熱情！我們供養天地君親師和佛菩薩，就是「待客」！人際關係交往中，兩人如果一見投機，便會無話不談。然而隨著交談的深入，時間的延續，話題就漸漸少了，緣互相發覺投機話題談完之後，幾乎剩下的都

是不投機話題了。愛情如此、友情如此。

　　「相見易得好，久住難為人」就是由「合氣」向「不合氣」漸漸轉化。「投機」者，因緣際會之謂，此處全息體解即是「合氣」；「不投機」者，因緣欠缺之謂，亦即「不合氣」。繁體「機」，大約是將麻、線、絲等梳理再經緯成帛之義，「投機」乃具有「穿梭」本義，因此更接近「契機──因緣」一義，故而「投機」即是「投緣」了。今人將「投機」發揮為思維、語言和行為傾向於「機會主義」的潛臺詞，已失去「投機」之本義，引申為「趨利避害」的一種利己主義。

　　物理學、化學中，有「同性相斥，異性相吸」之原理，在論交之初，「投緣」是因為能「各取所需」、「取長補短」，呈現的是「異性相吸」，所以必然「無話不談」，然等兩個人的「場」漸漸趨同，無所取無所補時，便表現出「同性相斥」來，「同行相輕」，大約也是這個意思。

　　今天人際關係大都如此，火熱過後便是冷淡、疏遠甚至反目成仇。

　　設若「相見亦好，久住更佳」，沒有修身養性的真實功夫很難做到。菩薩行即是努力與一切有情「相見亦好，久住更佳」。佛家的六波羅蜜行，就是增加我們與一切有情「合氣」的程度，隨著心量的增加，智慧亦越來越開顯，於是便能包容一切，才有了「我不入地獄誰入地獄」的地藏王菩薩精神之增長。

　　是以小河不可納洪流，大海方能容百川！大道理人人懂得，踐行起來確實難上加難。因為「我見、我執」頑固不化也。

　　我們能視「一切有情」為未來佛不？大約沒有幾個能做到，所以「合氣」程度還有很大的上漲空間，待真能視有情──物質的、精神的生命為未來佛，何患自身心不可成佛？

　　人類社會目下最需要的是「和衷共濟」的協同、互助、友愛精神，共生才能共存，才能共榮，這就需要真實的身、口、意的「合氣」行，此即全息養生之旨趣也！

智者，智慧，離貪欲、瞋恨、愚痴是也。智慧的梵文單詞漢音為般若。簡單說智慧基於本然規律，對情境分析，判斷善惡、正邪並能做出積極建設性應對的身口意能力，這種能力是由累積所得知識和生活實踐經驗中提升出來的。知識是我們在生活中、課堂中不斷學習獲得的，有直接的也有間接的。間接的如「路在嘴上」，不恥下問或者通過努力學習前人的經驗就會獲得；直接的就是「地上本沒有路走的人多了也就成了路」親身實踐獲得。

漢字既是象形文字也是表意文字，而且漢字中潛在的意義只有對漢文化有深刻了解，才能更好把握。「智」者，從日取光明遍照意，本義聰明，智力強。「慧」者，從心，由內而出之意。本義聰明，有才智。智慧是屬於超越知識的理性真理思維。可見「慧」乃中發非由外來，「智」則兼外，乃「慧」之體。

聰明難，糊塗難，由聰明變糊塗難上加難。一個人聰明與否，非後天習得而是宿世福德顯現，故而屬於天生，才有「天才」之說。糊塗則是宿世福德欠缺，投胎人中略顯愚魯，惟勤奮努力方可補拙。

「聰明不等於智慧」，世人的煩惱大約將「聰明」和「智慧」混為一談。聰明會使人看清楚現象，而智慧則警覺人們現象之深層次的因果。現象總是令人悲傷、痛苦、無奈，而因果則會堅定人們向善、修心、正身。「聰明難」，宿世之因已定，今生之習亦艱，欲由愚魯變聰明誠不易，故曰難。再者，古訓「聰明反被聰明誤」、「機關算盡太聰明反算了卿卿性命」，即言「聰明」用在不該用的地方必然會導致非橫、災難，是以聰明而缺乏智慧之人多難。「糊塗難」，生而糊塗是六道輪迴福德資糧欠缺，糊塗之人一生諸事磨難，即宿世因之今生果，怨不得天尤不得人。另外一層意思便是，世事如棋局錯綜複雜，看得太清楚痛苦煩惱則多，緣聰明之故。設若糊塗便能睜眼閉眼地過活，而不至於煩惱痛苦。然分明看得太清楚，欲不生煩惱就必須忍

辱，要忍辱則非常難，於是就有「糊塗難」之感嘆。

人生的酸甜苦辣，使得鄭板橋在其屆「六十而耳順」之年，居然不由自主地感嘆曰「聰明難，糊塗難，由聰明而轉入糊塗更難。放一著，退一步，當下心安，非圖後來福報也」。即使連鄭板橋這樣的豁達之士也只能做到「當下心安」，可見「難得糊塗」是多麼地難。

世人角逐功名利祿，必然要耍盡聰明手段，看看那些貪官汙吏、沽名釣譽之輩、無德掘金之主兒，哪個不是「削尖了腦袋」讓聰明變成「狡黠、殘忍、不仁」？他們著實「樂此不疲」，卻不知「螳螂捕蟬黃雀在後」，大約更不明白「黃雀」之後還有獵人。濃縮的聰明並非智慧，大約只能歸結為「飲鴆止渴」的偏激吧！

世事因循，腦子用得太精，身口意對系統的平衡性就破壞地嚴重，當系統重新恢復平衡機制時，就必然呈現對過分「活躍」的身口意因素的強烈制約。社會大系統唯有趨於平衡才是最穩定的、可持續的。社會的平衡維護就必須依賴「守德」實現，即法律、道德倫理、文化傳統、風俗禮儀等等的嚴格遵守，亦即身口意的有序化良性發展。

涉及到養生，亦是如此，人們受偏頗知識的忽悠，「自作聰明」地以為健康和養生的維護，要依賴外在物質和技術等等，焉知人類機體自身之細胞和精神具有自我修復自我完善之功能。

全息養生之「意」須以智慧為內涵，「口」之言教以遵道守德為主線，「身」之舉動以發揮主觀能動性，而維護身心大系統的平衡為要！

讓現代「聰明人」變得糊塗點該是多難？糊塗到有點「智慧」更是難上加難了！

我們的民族有著超越六千年以上的文化歷史，其中積澱的智慧非常之多，比如《周易》體系、「老莊哲學」體系、中醫《黃帝內經》體系和《儒學》體系。我們更應該慶幸，生活在一個不再是「文革」的時代，僅僅發掘弘揚傳統文化就足以提升民族和國家的精神文明！

《道德經》云：「聖人不出於門，知天下事；所行彌遠，所知彌少。」行只增加知識，而不增長智慧。智慧靠思考，佛家所謂坐禪、三密相應，道家所謂練氣，儒家所謂慎獨是也！此誠全息養生之最佳法門。歷史上著名的三國神相諸葛亮，出隆中前可曾周遊過？那麼他如何能對當時的天下形勢「料事如神」？這就是我與宇宙全息一統，欲認識宇宙萬有，只要認識自性即可，「天人一體」的全息哲學思想的實踐而已。

　　佛家教戒的正見，就是智慧的表現。何為正見？佛教中的八正見可謂對五倫五常在出世間角度的高度概括。《三藏法數》云：「謂此八法，不依偏邪而行，故名為正。復能通至涅盤，故名為道。」簡言之，首先理是通達的、非教條的，所以是正；其次，能夠達到出離輪迴不生不滅的無餘涅槃所以是正道。

　　「正見，謂人修無漏道，見四諦分明，破外道有無等種種邪見，是為正見。」（無漏道者，即戒定慧。修此道者，能斷三界有漏生死也。四諦者，苦諦、集諦、滅諦、道諦也。）修無漏道，實質就是轉煩惱為菩提，沒有煩惱即無漏。四諦分明就是智慧無礙的意思，知生苦、老苦、病苦、死苦、怨憎會苦、愛別離苦、求不得苦及五取蘊苦悉皆當斷，知一切惡業之聚集當散，知無餘涅槃之樂故無生無滅當證，知本然規律而當順行。於個體的身心健康中煩惱越少身心越適悅是顯而易見的，至於狹義養生僅僅指身心健康、功名利祿，而廣義養生則包含出世間涅槃。

　　「正思惟，謂人見四諦時，正念思惟，觀察籌量，令觀增長，是為正思惟。」守護我們的慈悲惻隱，順應「正見」而思維，念念增長智慧增加，即全息養生之思維。「正語，謂人以無漏智慧，常攝口業，遠離一切虛妄不實之語，是為正語。」即言語要由衷且正直、善良、理性，遠離惡口、兩舌、綺語、妄語。全息養生，就是自利利人

的修行。「正業,謂人以無漏智慧,修攝其心,住於清淨正業,斷除一切邪妄之行,是為正業。」即不殺生、不邪淫、不偷盜。

「正命,謂出家之人,當離五種邪命利養,常以乞食自活其命,是為正命。」(五種邪命者,一詐現異相、二自說功能、三占相吉凶、四高聲現威、五說所得利,以動人心也)。在全息養生中,即守護身口意之有情,無論在家出家,無論信仰何種善良宗教。而「示現神通」者,自誇自讚者,占卜算命看風水者,利用其名聲或者地位蒙混貌似莊嚴者,貪圖名聞利養者等等,都非養生者而是魚目混珠。每個人有每個人的因緣和果報,請問算命先生、風水先生幫助你「躲過了災難」,那麼本應該承受的果報就憑空消失了?比如法官甲某和乙某是鐵哥們,乙某因殺人本該處死,然甲某法官枉法裁判僅僅判其十八年有期徒刑,那麼本該致死的果報,就必然是法官甲某和乙某共同承擔了。世間有情若明白這個道理,大約就會真正開始守護身口意了。介入他人因果關係有消極、積極之分,前面的舉例就是消極介入,而積極介入就是勸善止惡。正因為此老子證道而「騎牛出函關」,不消極介入眾生的因果關係中(然沒有報恩因緣,故屬於緣覺),釋迦牟尼證道而行於世間,宣揚佛法覺悟眾生即積極地介入有情的因果關係中。

「正精進,不雜名精,無間名進,謂人勤修戒定慧之道,一心專精,無有間歇,是名正精進。」念念相續如如不動守護身口意,才是全息養生。如同修行擇一法門專精深入,持之以恆必有豐厚果報。養生亦然,心存慈悲惻隱,努力於生活學習工作中從一絲一毫善念善行做起,努力不懈必然集積福德使自己和他人身心適悅。愚公移山的故事,在全息養生中可以借鑑。

「正念,謂人思念戒定慧正道及五停心助道之法,堪能進至涅盤,是名正念。」(五停心者,多散眾生數息觀,多貪眾生不淨觀,多瞋

眾生慈悲觀，愚痴眾生因緣觀，多障眾生念佛觀也）。心思散亂就，數息集中一念；貪欲心重，作不淨觀；瞋恨心重，當培植仁慈惻隱；愚痴者，曉之以因緣果報；障難多者，多念佛觀佛。心念端正，語言行為才會良性，對於自身、家庭、社會才能有所裨益，否則則有害。

「正定，謂人攝諸散亂，身心寂靜，正住真空之理，決定不移，是名正定。」攝護身口意，不因情境而退失菩提心。

佛法傳入中土逾兩千年，每個時代學佛者成千百萬，然迄今為止成就者卻寥寥無幾，何故？猴子扳包穀一地包穀扳完了，胳肢窩裡只夾著一隻包穀。緣心性不定，讀經修法禮佛瞬間很精進，可是不做功課時遭遇情境貪瞋痴舊情復燃，前面功德盡毀。每日都是建設、毀壞，建設、毀壞，不斷重複，沒有將建設持之以恆之故。養生亦然，必須堅定信心持之以恆，方才能於世間身心健康知足常樂，且出世間悉地易得。

信者，誠實正直，言出必踐。人無誠信，就是百姓所講的「不靠譜」，這種人很少有真摯朋友，幾乎個人、家庭生活、工作都是一塌糊塗，無一例外地成不了氣候。是以《道德經》云：「信言不美，美言不信」，沒有誠信，欲在世間立足難上加難，何況養生！商人沒有誠信最終走向破產，官吏沒有誠信最後走向倒臺，輿論沒有誠信最後淪落八卦，教育沒有誠信最後毀滅民族，政治沒有誠信最後毀滅國家。

溫良恭儉讓即溫和、善良、恭敬、節儉、忍讓這五種美德。五倫五常，必須是現代教育所具備的內容，如此孩子的心性、品格才能以利於民族、家、國乃至世界的方式塑造。設若於教育中切實注重了這些內容，當孩子們成長並走上社會後，無論從事何種職業，都將是積極健康的。小至家庭大至世界，都會從這種教育中獲益。

四維，即禮、義、廉、恥。禮，是人際關係中，相互尊重、謙讓而約定俗成之規範，及上下、尊卑、長幼、貧富、男女等等關係的行

為秩序；義，是責任、義務，涉及個體、家庭、社區、城市、民族、文化、宗教、政治、國家；廉，是簡潔、質樸、節儉、坦蕩無私、清正、無貪，是對個人品質的要求；恥，是對於人事物的善惡、美醜判斷標準之底線約定，即對於惡心的言行思之羞愧與修正。

八德，八種基本品德，即孝、悌、忠、信、禮、義、廉、恥。孝，百行孝為先，孝乃萬善之源，是每個人對於父母所必須承擔的奉養、恭敬、順從之行為要求。不孝如樹無根，如水無源。父母養子成人，恩深似蒼海，情重於泰山。為人子者須當知恩報本，孝即是養生。如《千字文》云：「資父事君，曰嚴與敬」。悌，兄弟姊妹同氣連枝之手足情，是家道傳承的紐帶，是其利斷金的力量。忠，是不欺不騙，如《千字文》云：「孝當竭力，忠則盡命」，不作虧心事光明正大，無愧天地、神祇，對國家對社會，對父母兄弟妻子，對有情問心無愧就是忠。信，誠實守約重諾。「君子一言駟馬難追」，便是心口如一。禮、義、廉、恥，同前所述。

能夠依照五倫五常四維八德嚴以律己，就是個人、家庭、社會、民族、國家的全息養生。這便是全息養生教育，是人類正常有序發展、文明得以延續的根本保證。

全息養生中的「我」是大我，非自私自利的小我，是胸懷身心內外一切有情的大丈夫情懷。任何有情佛性一律平等，一切有情與佛菩薩平等，然平等只是理論上的平等，是有情藏識中如來法性的平等。如同修行，我們必須放下「我見」、「我執」、「我慢」、「我欲」等妨礙智慧增長的煩惱貪瞋痴，才能敞開心胸接受一切積極善良的物質、精神信息能量，而與內外環境「合氣」。

第二章
人類全息智慧養生

一　觀察者身口意三惡業之表現

　　災難分為人類自身的疾患、非橫和生存環境日益增加的威脅。

　　人類所遭遇的災難越來越頻繁，諸如地震、火山爆發、乾旱、洪澇、泥石流、超級傳染性疾病、戰爭等，危險時刻刺激著人類的神經。表面看起來這一切都屬於「天災」或者「人禍」，實質上是地球村的全部居民之身、口、意三惡業的「物質化」結果表現。

　　「天災」也是觀察者三業「惡果」？乍聽之下會覺得是胡扯。疑曰：史前大洪水、大地震等等，也是觀察者三惡業「果報」？如果將地球的四十六億年歷史縮略為二十四小時，人類才從最後倒數三秒開始。人類誕生之前的各種自然災害和人類有何關係？

　　回答這個問題，只要理順邏輯便可：

一、人類「誕生」的這個概念存在問題，一如〈宇宙、生命之誕生〉中闡述，觀察者與宇宙生滅變化一直同步，故無所謂誕生之「點」，只是形態不斷改變而已，後三秒才「披上了人皮馬甲」；

二、物質與精神是一對矛盾統一體，難道精神只是在人類「出現」後才有的？

三、自然災害，貌似自然，難道可以脫離「物質精神」的相互矛盾運動？

四、人類只知今天自己的形態，這種形態出現前，生命形態是什麼？

五、任何自然災害都源於「不合氣」，尤其物質與精神「不合氣」；

六、沒有觀察者，災難的發生與否有何意義？

七、既然是人類自身承受的惡果，前因豈會不關乎人類自身三業（因果關係規律）？

故，即是此前地球上不斷有各種自然災害，也必然是「物質」、「精神」「不合氣」的結果，依然可以體解為觀察者惡業之果報。

「世尊說法」之「大地震動」、「天鼓自鳴」、「天花散撒」，如果全息體解就是身、口、意三善業之精神信息能量共振，所引起的「物質化」表現。

今天，面對「天災」，有多少人思考過這是人類自身的身口意三惡業之「共業」？人們會祈禱「上蒼」慈悲憐憫，可是在祈禱的同時依然故我地「播種」著人類「共業」的惡因。

「上蒼」就是人類（觀察者）自身，自罪焉能他恕？即使真有上帝，上帝會無端介入有情因果？若然，上帝就是個偽命題。

「人禍」，表面看似乎是失去理性的瘋狂人類的行徑，實質依然屬於人類的身口意三惡業，而且是瘋狂人類的三惡業直接作祟。

宇宙間萬物的運動，無不遵循「因果關係」規律。當人類超越了因果關係看表象的時候，就已經漸入迷津而不能自拔。欲知前因，且看現果。故而今天的一切疾患、災難無不是人類自己以前「馬甲形態」的「惡因」之果。

物質與精神之矛盾統一體，互相影響、互相依存甚至互相轉化。然而在很大程度上，人類的行為卻完全割裂了「物質與精神的辯證關係」。現代文明的最大特徵，就是一切以所謂「現代科學技術」為標準，殊不知「現代科學」已經完全背離了「物質與精神矛盾統一體」的根本旨趣，走上了「完全物質化、實證化」的機械主義道路。技術的不斷發展和革新實質上是不斷在破壞著環境、生態的「和諧秩序」，

與此同時人類的價值觀念完全被「物質、金錢、權利、欲望」所左右，人類自身行為也越來越物質化。

姑且不論現代行為科學的偏頗性，至少現代行為科學可以歸納出「當一種行為失去控制，行為者最終將被自己的行為所毀滅」的結論。

古訓曰「天作孽猶可恕，自作孽不可活」，誠然不虛。然而「天」為何「作孽」？「天作孽」換言之就是「各種自然災害」，如果人類不明白「物質——精神的相互影響」，將永遠視「自然災害」為「不可抗力」而不反思人類自身的過咎。

人類的語言、行為、思想簡單區分為「善、惡」兩個方面，表面看來都可以歸結為「物質」，然而物質與精神的矛盾關係告訴我們二者是一體性的，換言之人類的語言、行為和思想具有「善、惡」的精神性。精神可以反作用於物質，故消極性「精神」的增大，勢必導致消極性「物質」結果的產生。

一句惡口、一念惡心、一絲惡行，都會在自他的系統中多了一絲因素，必然產生「檯球規律」所揭示般的作用，也就會導致人類的明天、人類明天的生存環境、人類明天的文明，發生「巨大的根本性的」消極改變。今天的「天災」大約就是人類過去乃至在各種生命形態下（六道——人、天、修羅、畜生、餓鬼、地獄）身口意三惡業之「物質化果報」，即便今生是個善良的人，曾經在前世乃至諸多世於六道中未必都是善類。

如果炎黃文明的核心不是「天人合一」，今天的炎黃文明就不可能存在，正是「天人合一」的哲學觀保持和延續了偉大的炎黃文明。「天人合一」，就是「物質與精神」的協調發展。反觀人類曾經輝煌文明的湮沒，哪個不是因為背離了「天人合一」的哲學思想，換言之物質與精神的分裂，即物質的極端化和精神的嚴重衰竭？

天災的發生不是憑空而來，地球乃至於宇宙萬有無一不是有「精神性」即所謂「靈性」或曰「神性」的。當精神性與物質性「不合氣」，災難的結果在所難免。撇開大道理，一個善良、出言和雅、行為端正的人與一個邪惡、出言粗魯、行為奸詐的人，哪個生活的更自在開心適悅一些？結論是不言而喻的！

人類、人類居住的地球，欲要健全（全息養生）發展，該是奉行十善道的時刻了！

二　人類之疾患

《道德經》第十三章云：

> 何謂貴大患若身？吾所以有大患者，為吾有身，及吾無身，吾有何患？

此段經旨直觀體解即我之過患都是因為有肉體和靈魂，用佛家的理念亦可以理解為「過患緣於身心」，用佛家的名相即有「我」。

人類的身體乃諸大假合（因緣和合）而成，在小乘曰四大，即地、水、火、風；在菩薩乘曰五大，即地、水、火、風、空；在佛乘曰六大，即地、水、火、風、空、識（識即精神）；在儒道則曰土、木、水、火、金。佛道儒名相雖異，全息哲學意義相同。假合的身體脆弱易壞，四大、抑或五大、抑或六大相生相剋，相互作用便表現為健康抑或疾患之狀態。是故小乘謂人身有四病，菩薩乘則為五病，佛乘曰六病。諸大之病一一展開，便有各種病態體現（四大、五大、六大乃佛教發展的三個階段認知名相的逐漸完善）。

《佛醫經》開宗明義：

> 人身中本有四病：一者、地；二者、水；三者、火；四者、風。風增，氣起；火增，熱起；水增，寒起；土增，力盛。本從是四病，起四百四病。土屬身，水屬口，火屬眼，風屬耳。火少寒多，目冥。春正月、二月、三月寒多，夏四月、五月、六月風多，秋七月、八月、九月熱多，冬十月、十一月、十二月有風有寒。何以故春寒多？以萬物皆生，為寒出，故寒多。何以故夏風多？以萬物榮華、陰陽合聚，故風多。何以故秋熱多？以萬物成熟，故熱多。何以故冬有風有寒？以萬物終亡熱去，故有風寒。

如果擴展到佛乘的全息智慧理念，應該還有「空病」——與內外環境關係不合氣、「識病」——精神異常或者世界觀的偏頗及與精神生命的不合氣。

《大智度論》卷十云：

> 「四百四病」者，四大為身，常相侵害。一一大中，百一病起：冷病有二百二，水、風起故；熱病有二百二，地、火起故。火熱相，地堅相，堅相故難消，難消故能起熱病。血肉、筋、骨、骸、髓等，地分。

佛法及傳統中醫，對人體疾患的認識是一種宏觀的全息哲學思維，充分考量了人體的宏觀構成和外環境四時節氣的綜合影響，以及在精神層面的問題，言其複雜就名相而言極其複雜，言其簡單亦極為明瞭，設若對於物質、精神的關係有正確的全息的認識，則一切都很簡潔明晰。綜該佛家論病，雖言諸大，然具體落實惟在內外環境的全部因素，分析之，無不是人類身、口、意三業所感。佛法修行的終極目的

（全息養生），是出世間乃是出離六道輪迴，而其世間利益則是延年益壽、名利官祿。人類健康的提升、災難的避免、文明的延續，不端正了身之所履、口之所言、意之所思，便無從談起。

先看個有趣的實驗。日本的江本勝先生關於水結晶的系列研究（《生命的答案水知道》），對於人類精神的提升和災難的預防意義非常重大。其研究大概來說是給水以各種各樣的信息刺激，包括語言的、文字的、音樂的、圖像的和意念的，這些刺激大致可以分為積極與消極兩類。積極的刺激比如「愛」、「關懷」、「幸福」、「感謝」、「讚美」，消極的刺激比如「恨」、「冷漠」、「悲哀」、「背信」、「咒罵」等，結果觀察水分子的晶體結構，給予積極刺激的水分子晶體非常規則、美麗；相反給予消極刺激的水分子結晶則不規則、凌亂。其實驗的有趣結果同時也將一直一分為二的物質與精神問題，合二為一起來辯證地得到了物質與精神相互轉化、相互影響的形象化證明。

水結晶實驗的最重要之處，是揭示了「意念」可以改變物質結構，實質即精神對於物質的反作用，同時揭示了任何物質都具有「精神性」。

一九八七年，法國科學家傑克‧班伯尼做了一個實驗，證明水有「記憶」功能，但是始終得不到科學界的認同。日本的江本勝悟出了雪花結晶獨一無二，於是開始觀察不同來源的水所結出來的冰粒晶狀圖案之區別。他將水放進一般的冰箱裡結冰，然後用顯微鏡拍下結晶的照片（詳載於其著作《生命的答案水知道》一書），照片顯示天然水的結晶都十分漂亮，而自來水及受過工業汙染的水結晶則醜陋，不少甚至根本不能結冰。

研究發現，水聽了優雅的音樂，結晶變得漂亮；聽了吵鬧令人煩厭的音樂，則變得扭曲醜陋。水受到了法師祝福，結晶變得漂亮。將優美的風景或祝福字句放在水的前面，結晶變得漂亮；將詛咒的字句

放在水的前面，結晶變得扭曲醜陋。聽過貝多芬《田園交響曲》的水，結晶美麗而整齊；聽過韓國民謠《阿里郎》的水，結晶形狀好像心痛萬分（該曲描述戀人分手的悲痛心情）；聽過貓王普萊斯利唱《碎心酒店》的水，結晶體竟成了一個破碎的心的形狀，部分掉了出來；聽過巴西音樂的強烈節奏激動旋律之後，水結晶紛紛成複雜細膩的星星形狀；聽過奧地利民謠《提羅爾的搖籃曲》的水，結晶體內出現了一個嬰兒的形狀；聽過西藏經文誦唱的水，複雜的結晶相互糾結，形成強而有力的形狀，恍似西藏經文中描寫的曼陀羅（有能量的圖案）；最妙不可言的是，聽過阿根廷探戈音樂的水結晶照片，結晶不約而同都是雙雙對對翩然起舞，舞姿飄飄然甚至令人陶醉神往（沒有任何其他結晶是雙雙對對的）；相反，聽過重金屬樂曲的水，結晶一片混沌零散。

水閱讀字句的實驗，將同樣的水分裝入多個瓶子內，在紙上寫不同的字，並將字面朝內貼到瓶身上，讓水「閱讀」，結果發現：「謝謝」字樣的水結晶呈現出美麗的六角型；相反「混蛋」字樣的水結晶則混沌零散；「我們一起做吧」的邀請字句水結晶形狀勻稱完整；「給我做」不客氣的命令句子水分子一片凌亂，無法呈現結晶；用多國文字寫「謝謝」的水呈現出不同的結晶，但一律都晶瑩勻稱動人；但看到了不同文字寫的「混帳」、「蠢貨」之類咒詛語句的水都無法結晶，其中「火冒三丈，宰了你」的水結晶竟呈現出一個小孩被人欺負的影像；日文、英文、德文「智慧」一詞的結晶都端正而中空，呈六角形狀；「天使」一詞的水，呈現一個小結晶的美麗光環；「惡魔」一詞的水，結晶中心部分呈現黑色突起狀，感覺充滿攻擊性。

研究組，邀請一些小學生對一瓶一瓶的水講話。結果聽過「好可愛喔」的水，結晶體紛紛呈現可愛的圖案形狀；被詛過「王八蛋」的水，一片灰暗混濁，無法結晶；聽過一次「你好漂亮喔」的水，結晶

精美，不斷聽到「你好漂亮喔」的水，結晶更完整勻稱；而丟在一旁沒有人關心的水，結晶形狀散亂，令人感到可憐。

江本勝博士認為，一般人總是以為水是沒有生命的東西，原來所謂沒有生命的東西並不「死」，它們都一樣有「感應」（能看、能聽、能閱讀）有「思想」（能分析）有「記憶」。

由此可見，萬物分分秒秒在交流一些能量，作曲家演奏者將「氣」放進音樂內，音樂作為載體，會將「氣」傳送到水，水能接收能解碼且能儲存個中的信息。

意念本身就是能量，可以傳送、被接收。凡是積極的意念，都發出真、善、美的信息，令萬物更好。由這些實驗看到，「我愛你」、「我多謝你」（愛與感恩）是天下間最強力的積極力量（正能量）。

上面的實驗結果，簡單理解就是物質、精神信息能量互動交流的表現。人類身體近乎百分之七十由水構成，設若人們每日的語言充滿慈悲歡喜，人們的意念充滿善良積極，人們的行為趨於健康良性，那麼人類身體的水分子結構從理論上講應該處於一種和諧平穩的狀態，同理，人體細胞、器官、組織等機能也會處於較好的效能狀態，就容易獲得健康和做事順遂。反之則容易生病，做事困難。

由此實驗可以推知，人類機體健康與否，乃人類之身口意三業與環境中物質、精神信息能量交流的結果。

身口意三業於自身內部如此，於身外環境之人、事、物，其理相同。人類要避免各種天災人禍、延續文明，則必須從自身的言行思中找到對策。人類今日的疾患主要涉及自身的健康、生存環境的健康、未來發展的空間、文明的延續等。

三　人類機體之病因

《佛醫經》分析身體病患之因曰：

> 人得病有十因緣：一者、久坐不飯；二者、食無貸；三者、憂愁；四者、疲極；五者、淫泆；六者、瞋恚；七者、忍大便；八者、忍小便；九者、制上風；十者、制下風。從是十因緣生病。

此段經文概而言之就是身業導致身體疾患之過咎。

「久坐」乃缺乏運動，身心缺乏與外環境一切物質、精神信息能量的有效交流，經脈氣血運行就不能暢通，久之便會「氣滯血瘀」產生疾患。

現代人的生活節奏、生物鐘規律完全被緊張、機械化的生活工作條件所制約，越來越缺乏運動鍛煉，完全違背「生命在於運動」的自然規律，健康每況愈下。然運動並非解決「久坐」之咎的主要手段，設若運動中我們的身口意缺乏與內外環境物質、精神信息能量的交流，運動亦於事無補。今日人類耽著於物質享受，而萎縮了精神的追求，運動少了，思考也少了。儘管有些人一直運動鍛煉，但並不表明鍛煉就能強身健體，因為不明白運動的「物質、精神合氣功能」。我們的舉手投足，都會「合氣」或者「不合氣」外環境人事物。

「不飯」，指飲食或有或無或多或少。機體要正常運作就必須不斷補充各種營養，食物是人們機體營養的主要來源，設若飲食出現問題，身體不患病似乎根本不可能。人類的機體是複雜的有機系統，維護一個複雜系統的正常運轉靠簡單的方式是不可能的。人類的身體由六大構成，因此攝取六大的信息能量對維護生命健康顯得非常重要。而糧食、蔬菜、瓜果等則是攝取外環境六大信息能量之集成。一粒

米、一口水,都和天地、日月星辰、風雨、四時節氣、農人、運輸者、製造者等有著千絲萬縷的聯繫,感恩並正常有序的飲食,則是感恩天地萬物,則必然能「六大合氣」。即便物質的攝取滿足了人類機體的需求,精神的健康良性發展不能得到有效保障,亦是「不飯」的表徵。精神的健康良性發展,主要通過閱讀典籍,智慧的、理性的文字最合適不過。

「食無貸」,言飲食無節度,比如暴飲暴食。機體每日所需營養有一定量,任何營養成分的過量或者缺乏,都會導致機體機能的相應變化,暴飲暴食會增加機體肝臟、腎臟、心臟及肺臟的負擔,久而久之便表現為病態。可能由於工作環境因素、也可能個人不良生活習慣,飲食無規矩,長久以往,機體的生理機能勢必受到消極影響,健康失去保障。在這個偏頗的現代科學知識充斥的時代,人們不加甄別地接受「科學」忽悠,精神世界也多被缺乏智慧的概念填塞,尤其各種各樣離奇古怪的思想也不斷產生和泛濫,於是乎人類的身心處在物質、精神雙重「食無貸」的尷尬境地中。

「憂愁」屬於七情範疇,是人類的正常精神情緒反映。《禮記·禮運》云:「喜、怒、哀、懼、愛、惡、欲七者,弗學而能。」儒家也有「七情」之說,即喜、怒、憂、懼、愛、憎、欲。傳統中醫中,七情指喜、怒、憂、思、悲、恐、驚。七情是喜怒哀樂的情感表現或心理活動,這七種情志激動過度,就可能導致陰陽失調、氣血不周而引發各種疾病。明白水分子受到各種積極抑或消極文字、語言、圖像、聲音乃至意念的刺激,其結晶結構都會相應改變之道理,「憂愁」傷損生理心理健康就不言而喻了。對於生老病死的憂愁、財富追求的憂愁、權利追逐的憂愁、名聲炒作的憂愁、欲望不能滿足的憂愁、環境惡化的憂愁等等,無時不刻在折磨著人類脆弱的神經。

「疲極」顧名思義乃是疲勞過度,即機體的機能超負荷運轉或者

說生命透支，由此系統的穩定性便受到衝擊，內外環境稍有消極因素便能引致機體病態表現。偏頗的物質實證科學，將人類完全綁架在物質欲望的消耗中，人類無暇思考文明延續、精神提升等大是大非問題，經濟危機、能源危機、環境危機都在透支著人類機體的壽命。人類寄居的小小地球，已經被瘋狂無節制地破壞到了「疲極」狀態，稍有不慎，便是「世界末日」！

「淫泆」概而言之指生活無規律、無節度，動止起居無定，狹義則是縱情聲色犬馬之義。《道德經》第十二章云：

> 五色令人目盲；五音令人耳聾；五味令人口爽；馳騁畋獵，令人心發狂；難得之貨，令人行妨。是以聖人為腹不為目，故去彼取此。

此段文義展開理解，便言淫泆之過。緣財色名食睡欲望強烈，想要健康長壽則不可能。曾幾何時，色情這個古老相續的職業，昔日在社會倫理道德的約束下還有限度，今日卻泛濫成升官發財的必由交易，以至於積重難返。驕奢淫泆，已經成為人類財富占有者、權力擁有者的銘牌。在這種情勢下，人類能不走向滅亡？西方全部古老文明的消亡此其由也！前車之鑒，但願今日尚有良知的人類驚醒！

「瞋恚」，直解即忿怒怨恨。「瞋」是發脾氣，表現於外；「恚」是生悶氣，乃我人內在情緒活動。物質與精神是一對矛盾統一體，相互影響、相互依存、相互轉化，消極的精神活動勢必給人們的物質機體帶來消極的影響。財富之爭、能源之爭、土地之爭、資源之爭、乃至價值觀念之爭，隨時隨地都會引燃局部甚或大範圍的糾紛、戰爭。佛家有言「瞋心滅一切善」，一旦戰爭只會加速人類的滅亡。人類今日的「瞋恚」，正在招致更為嚴重更為頻繁的「天災人禍」！

「忍大便」，簡言之就是未行正常的新陳代謝。機體新陳代謝的作用，是排泄無用的甚至有害的渣滓出於體外。不能正常代謝則會形成「廢物」在體內堆積，最終影響健康。遑論機體，即便家中垃圾堆積，家也會面目全非。大小腸的內容物太多，勢必影響其正常的機能，同時產生連鎖效應，身體的經脈氣血運行被妨礙，乃至影響全身之機能。新陳代謝乃自然規律，違背自然規律必然受到懲罰。人類今天的意識形態，便是「忍大便」的典型狀態。在「屁股決定大腦」的時代，人類的權力和財富掌控者，不是考慮全人類如何進化，而是如何維護自身的權力和財富，於是對於人類文明延續的健康思想聽而不聞、視而不見，任由缺乏智慧的知見充斥大腦，鼠目寸光地做著井底之蛙而不知喪鐘已然敲響！

「忍小便」，其理同上。腎臟的主要功能，是排泄廢液和無用成分。忍小便，則會加重腎臟和膀胱的負擔，好比在機體內部形成堰塞湖，機體機能焉不受影響而致病？機體無用的成分不代謝掉，健康就不能保障。同理，人類的偏頗知見不拋棄掉，人類文明的延續就是一句空話。

「制上風」，就是妨礙呼吸。生命在於一呼一吸之間，呼吸的作用就是攝入機體所需氧氣，排出二氧化碳。氧氣不足，輕者昏厥，重者腦癱。二氧化碳在體內蓄積，便能導致酸中毒，影響體液的正態平衡，反作用於健康。《刪定止觀卷下》云：

> 入息順地大而重，出息順風大而輕。又入息順水而冷，出息順火而熱。又入息順地而澀，出息順風而滑。又入息順水而軟，出息順火而粗。若發重觸而數出息，與觸相違即便成病。

出入息不調，便會生病。呼吸的物質化作用，是進行新陳代謝，精神

化作用則是內外環境「六大」的「合氣」交流。經濟基礎決定上層建築，形而上的意識形態好比「上風」，上風不正，家國娑婆不幸！一個民族、一個國家乃至整個世界如果將教條主義當做寶典，人類文明毫無疑問會被「教條主義」的絞索吊起在絞刑架上！

「制下風」，即憋「下氣」。有屁不放，不得輕鬆。屁乃大腸菌群和腸道內容物作用產生的廢氣，如果憋著不放，腸道內壁細胞就會將之吸收，這無異於呼吸有毒氣體，後果可想而知。

綜上十種病因，不外乎人類身口意之所行、所言、所思。在佛教理念中，三業所造十惡乃我們輪迴六道泥淖的必然因果。三業中各個含括身口意，故而作惡不盡。因為作惡不盡，所以我們的健康越來越糟，人類文明的明天越來越黯淡。

四　人類之言、行、思三業

(一) 人類身體支分所造孽業主要為殺生、盜竊、邪淫

殺生，不單是殺害動物、情仇謀殺，還包括戰爭中人類的互相殘殺。由於殺生，被殺害的生命之精神靈魂便對人類生起怨恨，且殺生使得殺生者的機體帶上「狠毒、殘忍」的精神信息標識，在與外環境物質、精神信息能量交流的時候，這種消極的精神信息標識便能直接破壞人類的肉體、靈魂與環境中其他生命體乃至非生命體的和諧平衡關係。「作用力等於反作用力」，從外環境反饋於殺生者機體的物質、精神信息也必然是「狠毒、殘忍」或者是「躲避」的，環境之精神信息不利於殺生者的機體，故而是兩害無利行為。被殺害者的「怨恨」念力，便會「如影隨形」影響著殺生者的身心，個體健康乃至人類群體身心健康之維護便勉為其難了。

雖然漁民捕撈、獵人狩獵等等各自有其因果，毫無疑問會破壞大系統生態的平衡。面對這種情形，便不能涸澤而漁，不能因為利益為所欲為，盡可能少地殺生，將對生態系統的消極影響降低到最小。那些鼓勵殺生者可能並未親自殺生，但其因其教唆，消極影響不弱於實施殺生者。

偷盜，盜取公共的、他人的財物之行為。偷盜之後，偷盜者首先是精神高度緊張隨時擔心被抓，「風聲鶴唳，草木皆兵」；其次偷盜者的身體便攜帶上了「貪、壞」的精神信息標識，外環境的一切物質的、精神的信息能量也會對應偷盜者的靈魂與機體採取「貪壞」之應對，使其機體應該獲得的精神信息能量不能得到有效補充，反而日漸損減；再者，被偷盜者因為怨恨而「詛咒」，其作用猶如羅網籠罩偷盜者，即使未被捉拿歸案也難逃「詛咒」的消極信息能量作用。久而久之必然生理、心理皆產生嚴重問題！偷盜的形式非常之多，只要不是其權利之屬內的財物，無論以何種名義占為己有均屬於偷盜，以權謀私、收受賄賂、監守自盜、詐騙欺瞞、挪用、剽竊、以不正當手段取得功名利祿等等，都屬於偷盜行徑。

邪淫所造之罪對於人類機體的損害同理，誨淫誨盜者消極不養生結果更無例外。世界上曾有四大文明古國：中國、古埃及、古巴比倫、古印度。其中古埃及、古巴比倫、古印度文明早已滅亡，三大文明古國滅亡的主要原因無不關乎性行為的糜亂。相對而言，古代中國的性禁忌如婚姻禁忌、家族文化、姓氏制度等等，都體現了「物質、精神協同發展的天人合一哲學思想」，是中國文明永續長存的重要原因。

但現代中國，由於受西方色情文化、性解放思想的影響，以及一些性專家、性學者的蠱惑和性博會的推動，還有各種媒體對色情的極力渲染，淫亂涉及到了社會各個階層。

古人云：「萬惡淫為首」。邪淫會引發很多違法犯罪，如殺人、偷

盜、貪污腐敗、吸毒、黑社會、非法槍支彈藥等。

由於性行為混亂或者過早，導致墮胎泛濫。據數據顯示，我國每年人工流產多達一千三百萬人次。在有婚前性行為的女性青少年中，超過百分之二十的人曾非意願妊娠，其中高達百分之九十一的非意願妊娠訴諸流產。有研究發現：貞潔女子生育的後代聰明（一個女性如果不出軌，在結婚七八年後生下的孩子，其智商通常會比她本人高二十幾個點），而濫交者的後代智商會很低。

根據歐美國家的研究，以一百位從沒墮過胎的婦女與另一組一百位有墮過胎的女性來做比較，經過長期追蹤調查的結果，有墮胎史的女性所生第一胎，在其成長過程中一直到青少年時期，大多叛逆性較強、個性剛烈、容易發脾氣，且有百分之七十的小孩會成為問題青少年。而另一組的一百位沒墮胎史的女性，其頭胎小孩大多乖巧孝順，或是聰明、守法、守分，且小孩會誤入歧途、變成問題少年的只有不到百分之十。墮過胎的女性下一代嬰兒一般體重不足，智商偏低，體質偏弱，情緒不穩，性格暴躁。

淫亂只是物質欲望無節制的一種形式，其他如拜金主義、權力欲望主義等等都在加速物質與精神的割裂，換言之社會的道德價值體系——精神支柱在頹廢，所以社會到處「戾氣」十足。

當今政府極力主張弘揚傳統文化，不可謂不是民族、國家和中華文明養生的良好開端。

殺盜淫，皆是因為貪欲、愚痴使然，即便生起相應念頭，消極的信息能量回饋就已經發生，所謂「念起必有應」。

殺生、盜竊、邪淫，都會激發其他人類乃至於一切物質生命體和精神生命體對殺盜淫行為者的瞋恨及報仇雪恨心理。依照「真圓檯球規律」，人類所生存的外環境必然因此產生一系列消極的物質、精神反應，對於個體的健康和人類集體的文明之延續都形成不可逆的破壞。

人類身體支分的一舉一動，都在和外環境中的人、事、物，進行物質抑或精神的信息能量交流。如果是積極健康的舉動，對於人類機體自身而言也會產生積極健康的維護作用；反之消極有害的舉動，人類機體所得到的回饋也必然是不利健康的。

　　焉不知隨地吐痰、亂扔垃圾、暗地裡收受賄賂、權錢色交易，就沒有人看見？難不成環境中一切精神信息生命體，都木知木覺，無動於衷？若此，何來「舉頭三尺有神明」之古訓？是故，「要想人不知，除非己莫為」！別以為沒有人看見、聽見就以為「神不知鬼不覺」，這樣才是真正的「掩耳盜鈴」！

　　比如在馬路上開車橫衝直撞，必然被其他司機惡心詛咒「找死」，雖然自己聽不見，但其他人的詛咒意念之信息能量必然被被咒罵者身體所接受，久而久之就是「詛咒」結果的產生。

　　故，殺盜淫就人類而言，極其不養生。

（二）口所造孽業有兩舌、惡口、妄言、綺語

　　兩舌，指搬弄是非、顛倒黑白、信口雌黃等等。聯想水分子結晶的實驗，兩舌會讓人類自己的機體處於是非中，使機體的機能處於顛倒混亂中；同時，兩舌者的言語所攜帶的「消極信息能量」，也必然及於「被兩舌者」並對其人產生消極影響，故而自他無益而有害。所以要想身心健康，就改掉「那個人前不說人，那個人後人不說」的毛病！即使不是故意「兩舌」，也應該記住語言會被人們「以訛傳訛」，其消極作用無異於「兩舌」。

　　種族之間、宗教之間、國家之間的「兩舌」，便是在系統中不斷製造矛盾鬥爭，嚴重不合氣，勢必會加速人類文明的毀滅。

　　惡口，指言辭狠毒，缺乏善意，尤其在與人交流中。當咒罵他人的時候，同時也是在咒罵自己，因為人類的語言不可能只作用於外部

對象，同時也會作用於人類自身機體。有人做過研究，對著一株植物連續咒罵一個月，植物便會枯萎。一個人連續惡口，自他身心的損害可想而知。

這個時代的典型特徵是自以為是，地域的自以為是、民族的自以為是、不同宗教的自以為是、政黨的自以為是、國家的自以為是。設若是智慧地「自以為是」倒也罷了，更多的卻是「教條主義的自以為是」，所以凡與一己、一族、一地、一黨、一國之思想或者世界觀不同的，都會被「惡口」誹謗、攻擊乃至誅殺。設想當人類的機體缺乏善意，環境會以「善意」回報人類嗎？

妄言，則是說大話、說空話，言自己不能為能，言小為大，言不知為知，言無為有。雖然表現對外「畫餅」，然無異於對妄言者的機體「畫餅」，畫餅若能充饑倒也罷了。妄語是「虛張」的物質、精神能量狀態，虛張久之便是崩潰。「人有多大膽，地有多高產」的愚妄無知的時代雖已成為歷史，然而新型的「愚妄」——物質實證主義的偏頗現代科學，卻以貌似良善的面目在戕害著人類機體和人類的文明。當一個時代出現以「屁股決定思維」時，妄語便會泛濫成災，而到頭來都是人類的作繭自縛。如果妄言可以養生，如今世人皆成了神仙。

綺語，指語言無頭緒、條理混亂、意思表達不清。人類處身於一個「因緣果」的混沌世界，邏輯條理是人類應對環境的必要舉措。設若語言邏輯混亂，人類就只能在混沌中沉浮漂溺，不解「因緣果」實質，人際交往產生障礙，生活也會陷於混亂無序，如此久之不病孰能？偏頗的物質實證主義，毫無疑問屬於綺語，其對於人類靈魂的侵蝕加之教條主義的濫觴，人類的精神系統已經接近於混亂狀態，非理性的思想、語言，違背宇宙和生命真諦的思想、語言泛濫，使得形形色色的種族精神病、宗教精神病、國家精神病日益嚴重。長此以往，人類自身及文明不覆滅似乎是不可能的！

語言是無形有聲的，是一種包含精神信息能量的物質能量之傳遞。一句狠毒的語言，必然招致他人乃至環境的仇恨和怨毒；一句讚美喜悅的言辭，也相應會產生歡喜效應。俗話「千穿萬穿馬屁不穿」，當然並非誇大其辭的讚美，適度恰當的表達，不失為養生的。四野無人，隨口一句「他媽的」，究竟在罵誰？可能僅僅是口頭禪沒有任何意義，但是「說者無心，聽者有意」，四野無人並不意味著那些人類眼不能見、手不能捉、耳不能聞的非物質化生命體——精神生命體就「聽不見」，設若非物質化鬼神以為人類在罵它，豈不是多招冤家？焉不知「閻王好請，小鬼難纏」？

民族之間的交流、宗教之間的交流、國家之間的交流，設若言辭中含有「兩舌、惡口、妄言、綺語」，那麼造成矛盾糾紛乃至戰爭的消極後果似乎可以預見，國家不養生，國民如何養生？

(三) 意所造孽業在貪、瞋、痴

貪心，是企圖多占多有無止境的欲望；瞋心，是怨憤不平惡向膽邊生的恨意；痴心，是愚頑不敏、不通道理的劣智。

意念，是精神信息能量的表達。人類明白物質能量的意義，對於精神能量的意義則有些不知不覺。積極健康的物質能量，能夠利益有情造福世界。同理，積極健康的意念，也能完善人類周遭的一切精神因素，使之和諧有序。

貪婪是一切動物的本能，人類也不例外，即使精神生命體的鬼神、天等也有貪心。

「貪」與「貧」，幾乎可以通假。「貪」拆開來是「今、貝」，當下有錢；「貧」是「分、貝」，當下錢少；然「貪」、「貧」只是一「點」的上下變化，貪心重「一點點」，就漸漸接近貧窮。往世貪婪不布施，便落得今生一貧如洗，貧窮能抱怨外環境？人們同情貧困

者,鄙視富裕吝嗇者,然夙世的吝嗇者正是今日的貧困者。今日的貪婪吝嗇,又為明日的貧困種下惡因。就個體而言,對於權力、財富、地位、名聲的貪婪,比如希望官越大越好,希望錢越多越好,希望地位越崇高越好,希望名聲越響亮越好。然而權力、財富、地位、名聲不能善加運用,必然作惡無疑。結果,便有形形色色「官二代」的飛揚跋扈、「富二代」的大愚弱智以及沽名釣譽的奸邪之徒應運而生。貪婪,導致社會的兩極分化日益嚴重,於是仇官、仇富現象也愈演愈烈,社會矛盾日益激化。設若個體能夠適當約束一下「貪心」,許多消極的物質化結果大約就不會發生了。

　　教師收斂貪心,孩子的教育就不會走上歧途,國家的接班人就有了希望;醫生收斂貪心,病人的健康就多了份保障,就醫的成本負擔就不會無緣無故增加;法官收斂貪心,公正得以彰顯,枉法裁判的案例就會大大減少,民怨就不會水漲船高;官吏收斂貪心,國家的治理就會井井有條,庶民的衣食住行就不會成為問題;父母收斂貪心,就不會耽誤了子女的道德規範學習,就不會有「傻二代」之憂;法師收斂貪心,伽藍、道場便不會淪為商場、藏污納垢之地,輪迴也不至於墮為畜生。

　　遵從「叢林法則」的民族如果約束一下對於其他國土、資源的貪婪,世界各個民族大約可以和平友好相處;仗勢軍力、經濟的強國約束下貪婪,大約就不會有國家之間的傾軋;宗教約束下貪婪,各大宗教文化就能和平共處。

　　當公權力被貪心者駕馭,飛揚跋扈、作奸犯科、官官相護、監守自盜、草菅人命就會猖獗失去制約,社會的各種不平不滿便風起雲湧。

　　當人類收斂對於地球的貪婪,大自然會以各種災難諸如「海洋汙染、臭氧層破壞、土地沙漠化、生態環境惡劣」等等報復人類乃至威脅人類的生存?

不必擔心「好心沒有好報」，在物質化世界中，也許確實「好心」未必帶來「好報」（因果關係），但在精神化世界中，「好心」必然有「好報」，最終精神反作用於物質，「好報」乃必然結果。

從前有一個青年學子，生性聰明，常愛和人開玩笑。一天，這個學子犯了學規，先生鐵了心要處罰他，於是命人把學生帶來，過了好一會兒學生才來。他見了先生，就跪在地上說道：「弟子偶然得到一千兩金子，正在處置，所以來遲了。」先生一聽學生得了這麼多金子，心中一動，問：「你的金子是從何處得來的？」學生說：「從地下得來的。」先生又問：「你想如何處置？」學生說：「弟子與妻子商議，打算用五百金買地，二百金買宅，一百金買器具，一百金買婢妾。還剩下一百金，拿出一半買書，發憤讀書做學問；剩下的那一半就孝敬先生，感謝您的教育之恩。」先生一聽，自己也能分到金子，貪念頓起，把處罰的事拋到了九霄雲外，立刻吩咐僕人整治酒席，請學生坐下。師生二人邊喝酒邊談笑，非常融洽。飲酒半酣之時，先生問學生：「你剛才匆匆忙忙地趕來，金子都鎖好了嗎？」學生笑道：「不用鎖了，弟子剛處置完這批金子，就被我妻子翻身碰醒了。金子都沒了，哪裡還用鎖呢？」先生這才恍然大悟，說：「原來你說的金子，是一場夢？」學生答道：「是個夢。」先生十分不悅，但剛才飲酒，關係融洽，不便再發火，只好說道：「承蒙你的情分，夢中得金，還念念不忘先生，要是真得了金子，一定更是如此啊！」

瞋恨，是緣於遭遇到身心的傷害而引起；傷害，來源於身體被毆打虐待、被語言傷害、被精神折磨、自己的物品被占有、權利被剝奪、名譽被玷汙等等。涵養不夠，遇到這些情境大多會怒火攻心、瞋心發作。在日常生活中，人們甚至可能因為雞毛蒜皮的事情而起糾紛發瞋恨，遑論國土、資源之爭。

夫妻瞋恨，兒孫子女雞犬不寧，相互傾軋家破人亡；兄弟瞋恨，家

族香火難以興盛，祖宗道統落魄消亡；民族瞋恨，糾紛殘害益發頻繁，文化沒落傳統凋零；國家瞋恨，世界和平遙遙無期，冷戰熱戰無有始終；天地瞋恨，自然災害層出不窮，非橫災眚連續不斷；鬼神瞋恨，家國社稷永無寧日，精神錯亂戾氣遍野。

本來出身一個大系統，應該互相感恩，卻恩將仇報。錯在世界觀的狹隘，以一己愚見評判他人、它事之因果，可憐復複可鄙。

「人面瘡」的佛教公案，講的是在知玄和尚還是雲水僧時，曾於京師叢林遇到一位身患惡疾的異僧，無人理睬。於是知玄和尚耐心地為他擦洗敷藥，照顧其疾病。病僧癒後，感激知玄的德風道義，臨別時，對知玄說：「將來如果有什麼災難，你可以到西蜀彭州九隴山間兩棵松樹下找我。」

日後，知玄居安國寺，道德昭著。唐咸通十二年（871），懿宗親臨法席，尊稱他為國師，並欽賜沉香法座，備極禮遇，知玄亦自覺尊榮。一日，悟達國師的膝上忽然長了個人面瘡，眉、目、口、齒，樣樣齊全，每次以飲食餵之，則開口吞食，與常人無異。

國師遍覓群醫，都無法醫治，正在束手無策時，忽然憶起昔日病僧臨別時所說的話，獨自前往西蜀，來到九隴山。悟達國師道明來意，異僧說：「不用擔心，我這兒山岩下有清泉，明天用這清泉洗濯一下，就可以去除你的病苦。」第二天黎明時分，一位童子即帶著悟達國師到岩下溪旁。悟達國師正要捧起溪水洗滌瘡口時，人面瘡竟然大聲喊道：「你是博通古今的人，不知可曾讀過西漢史書上所載袁盎殺晁錯於東市的事？你就是袁盎來轉世，而我就是當年被你屈斬的晁錯。累世以來都在尋找機會報仇，可是你卻十世以來都身為高僧，持戒嚴謹，故苦無機會可以下手。直到現在，你受到皇帝的恩寵，生起名利之心，有失戒德，因此我才有機會化為人面瘡加害於你。現在蒙迦諾迦尊者慈悲，以三昧法水洗我累世罪業，從今以後，不再與你冤

冤相纏。」悟達國師聽了，不覺汗如雨下，連忙掬水洗滌，突然一陣徹髓劇痛，悶絕過去，醒來時，膝上人面瘡已經不見了，想要禮敬聖僧，也杳然無蹤，不知去向。

人類今天的瞋心到處能夠看到，社會處處戾氣飛揚。何以故？獨生子政策加上教育產業化，教育的內容缺乏了對於孩子品格人格的完善教育，空頭教條主義充斥，加之市場經濟大潮的衝擊，教書育人的宗旨被完全歪曲，於是走上社會的下一代自私、驕縱、殘忍……長此以往，民族會有接班人？

愚痴是頑劣不化，是思維的幼稚。儘管現代科學讓人類的知識越來越豐富，然由於現代科學哲學觀的偏頗，物質、精神關係嚴重割裂，人類大腦被缺乏智慧的知見所充塞，言行思毫無疑問更多趨向於愚痴不敏。並非不毛之地的人類就愚痴，亦非現代化知識技術武裝的都市人就智慧。愚痴不分貧富貴賤，不分種族、不分宗教、不分地域、不分國家，當缺乏智慧的教條主義泛濫，必然是愚痴的表現。

愚痴，導致暗昧、下劣、退化。當一個時代失去精神支柱的時候，必然是愚痴暗昧泛濫的時候。

從前，一個窮人替人做苦工積下了一點錢之後，就去做小生意。雖然他一直在窮苦中掙扎，想發財很不容易，但他不相信自己會窮苦一輩子。因此，他唯有依賴天神，每天早晚一定燒一枝香，誠懇至誠的向帝釋天禮拜，祈求帝釋天能賜予財富和幸福。他充滿了信心、禮拜並耐心等待。雖然貧窮，他做事非常認真，就這樣經過了十二年，沒有停過一天的祈求。他還有一個優點，就是不管日子過得再怎麼苦，他也不向人借錢，每天老老實實地度日。窮人的真心誠意，終於感動了帝釋天。有一天晚上，當他和平常一樣燒香祈禱的時候，忽然不知從那兒來了一個人，站在他的前面。窮人嚇了一跳，倒退了幾步，定眼一看，並不認識來人，可是來者並沒有什麼惡意，他正想開

口問他時，卻聽到來人說道「你不要怕，我是來幫忙你，而不是來加害你的。」「你到底是什麼人呢？」窮漢戰戰兢兢地問。「我就是你每日早晚禮拜的帝釋天，十二年來，每天接受你兩次誠心的供養，我看你也是個老實規矩的人，所以接受你的祈求。如今，我這裡有個瓶子，叫做『德瓶』，你拿去好好地保管，只要你心中想要什麼，這個德瓶就會滿足你的願望。」帝釋天將瓶子交給窮漢以後，就隱身不見了。窮漢得了這個瓶子，心裡很懷疑地想著，這麼一個瓶子，怎麼能夠滿足我的要求呢？它值多少錢？最好能有一件漂亮的衣服給我，那就好了。當他剛想到這裡的時候，不經意中，從德瓶裡跑出一件漂亮的衣服來。窮漢高興的把衣服穿起來，顏色好看，而且又極合身。他看看身上漂亮的衣服，心裡又想著有了這麼一件漂亮的衣服，但頭上和腳上的帽子和鞋子都壞了，如果能有一頂新帽子和一雙新鞋子，那就更配了。當他剛想到這裡時，帽子和鞋子都已出現在他的眼前，他馬上穿戴起來，覺得非常合適，尤其是那雙亮光光的鞋子，跑起路來感到輕便又舒服。這一身整齊的服裝給人家看起來，真是像個有錢的人。可是他摸摸口袋，口袋裡邊卻空空如也。他想這怎麼行，最好衣袋裡有些錢才像樣啊！他這麼一動念，兩個口袋裡馬上裝滿了金銀塊。窮漢真是高興極了，他已經知道這個德瓶的妙用。因此，雙手捧著德瓶在家裡踱著方步，真是心花怒放。可是一個不小心，頭一抬，卻碰到了門楣，他看到這矮小的房子真討厭，心裡就想假若能有一所大房子就好了！這時，那間破小的房屋忽然變成又大又美的高樓，有客廳、廚房還有許多房間，這是他有生以來從未住過的房子，房子裡的陳設用具無一不具備，應有盡有，而且財寶滿倉、奴婢成群，他以前所夢想做大富翁應有的東西，如今都一件件地實現了。

幾十年的窮困，一躍就成為大富豪，金錢任他使用，僕女時刻侍奉。要吃、要玩，無人阻撓。在這種富裕的環境中，他不但生活上有

了大改變，就連性情也逐漸不同了，他不再安分，他常常向朋友、鄰居誇示，態度非常驕傲。開始懶惰放逸起來，連每天早晚那兩次的禮拜也感到麻煩，後來就索性停止了。他認為自己如今已經富貴，還要拜帝釋天做什麼，他沒有想到自己如何致富的原因。

有一天，是這位大富翁的生日，為了誇示他的富有，他大開盛筵邀請遠近的親戚朋友。這天來參加的人非常多，宴會開始，酒到半酣的時候，有一個朋友就問他：「老朋友啊！以前你是那麼窮苦，怎麼一下子就變成富翁，能不能將你致富的原因說出來給我們聽一聽？」已經喝了半醉的他，聽了朋友這麼一問，也就很得意地回答道：「我有一個德瓶，這個德瓶任我要什麼，它都能滿足我的願望，這就是我致富的原因。」聽他這麼一說，席上的眾賓客都抱著奇異的眼光望著他，並且一起要求他把德瓶拿出來讓大家開開眼界。他也不推辭，慷慨地從袋子裡拿出了德瓶，並在大眾前做了許多實驗，德瓶也一一靈驗。正當賓客嘖嘖稱奇時，他忽然這麼想著：「這個瓶子，就這麼一點點大，實在不夠威風，如果這個瓶子能再大一些，讓我可以在眾人的面前登上瓶子跳跳舞，那不是更好嗎？」霎時小小的德瓶，忽然漲大得好幾十倍，真的！他也爬到上面去跳舞了，正在他狂歡跳躍的時候，瓶子被踏破了，一時由德瓶所變化出來的所有東西都隨著瓶破而消失，什麼金銀財寶、房子、奴婢都化為烏有，所剩下的就是從前的那一間破小屋以及一些舊衣服。望著這如夢幻泡影的一切，又變成窮漢的他，此刻，酒也醒了。

貪婪、瞋恨、愚痴在個體導致墮落，在民族導致傾軋，在宗教導致黑暗，在國家導致恐怖，在人類導致瀕臨毀滅！

《中阿含經─初誦─業相應品》中述及三業十惡曰：

云何身故作三業，不善與苦果受於苦報？一曰殺生，極惡飲

血，其欲傷害，不慈眾生，乃至蜫蟲。二曰不與取，著他財物以偷意取。三曰邪淫，彼或有父所護，或母所護，或父母所護，或姊妹所護，或兄弟所護，或婦父母所護，或親親所護，或同姓所護，或為他婦女，有鞭罰恐怖，及有名假賃至華鬘，親犯如此女。是謂身故作三業，不善與苦果受於苦報。

身體支分業簡言之就是殺生、偷盜和邪淫。故而今生莫抱怨疾病夭折、貧窮、婚姻感情不順，緣此前所種「殺盜淫」惡果今日成熟罷了。在天地宇宙間「殺人償命，欠債還錢」是亙古不變的真理，即因果關係乃宇宙公理！故而，欲一切順遂如意，便需守護三業，如此方得養生。

云何口故作四業，不善與苦果受於苦報？一曰妄言，彼或在眾，或在眷屬，或在王家，若呼彼問，汝知便說，彼不知言知，知言不知，不見言見，見言不見，為己為他，或為財物，知已妄言。二曰兩舌，欲離別他，聞此語彼，欲破壞此，聞彼語此，欲破壞彼，合者欲離，離者復離，而作群黨，樂於群黨，稱說群黨。三曰粗言，彼若有言，辭氣粗獷，惡聲逆耳，眾所不喜，眾所不愛，使他苦惱，令不得定，說如是言。四曰綺語，彼非時說，不真實說，無義說，非法說，不止息說，又復稱嘆不止息事，違背於時而不善教，亦不善呵。是謂口故作四業，不善與苦果受於苦報。

口業簡言之即妄語、兩舌、惡口、綺語。說話輕巧無心，消極結果可畏，緣「說者無心，聽者有意」，故有「禍從口出」之教戒。

又：

> 云何意故作三業,不善與苦果受於苦報。一曰貪伺,見他財物諸生活具,常伺求望,欲令我得。二曰嫉恚,意懷憎嫉而作是念,彼眾生者,應殺、應縛、應收、應免、應逐擯出,其欲令彼受無量苦。三曰邪見,所見顛倒,如是見、如是說,無施、無齋、無有咒說,無善惡業,無善惡業報,無此世彼世,無父無母,世無真人往至善處、善去、善向,此世彼世,自知、自覺、自作證成就遊。是謂意故作三業,不善與苦果受於苦報。

即貪、瞋、痴。狹隘的小人心態,人格是不可能完善的,糾結於愚昧無知,苦難永遠沒有盡頭。

> 多聞聖弟子捨身不善業,修身善業。捨口、意不善業,修口、意善業。彼多聞聖弟子如是具足精進戒德,成就身淨業,成就口、意淨業,離恚離諍,除去睡眠,無調、貢高,斷疑、度慢,正念正智,無有愚痴,彼心與慈俱,遍滿一方成就遊。如是二三四方,四維上下,普周一切,心與慈俱,無結無怨,無恚無諍,極廣甚大,無量善修,遍滿一切世間成就遊。彼作是念,我本此心少不善修,我今此心無量善修,多聞聖弟子其心如是無量善修,若本因惡知識,為放逸行,作不善業,彼不能將去,不能穢污,不復相隨。若有幼少童男、童女,生便能行慈心解脫者,而於後時,彼身、口、意寧可復作不善業耶?

這段經文旨在斷惡修善,此正是人類獲得健康快樂、全息養生的根本。不殺生將免去刑戮、短命夭折之禍,不招他種生命體怨恨。即使病毒、細菌也是有感情的,它們與人類沒有怨恨,何來病毒、細菌感染?再者如果沒有細菌、病毒,處於生物鏈頂端的人類能生存嗎?不

偷盜將免災難、困厄之憂，不盜他人財物、不招人恨則能安身立命，不取無主財物、不招鬼神恨則能安臥無魘，是以健康的外環境無虞。不邪淫則人神共安，家庭和諧，社會穩定。

是故身業所行，口業所言，意業所思，都無不與人類機體的健康與環境的健康平衡息息相關。

身體支分所行，有精神信息能量標識，因此對應所招致者亦是相應精神信息能量之反饋。積極者招致積極，消極者罹患消極，如此健康與否就完全取決於人類自身的行為了。即便是無意識的舉動，也可能引發人類置身其中的物質化生命體、精神化生命體的積極抑或消極對應，是故舉手投足不可謂不重要。

俗話說：「病從口入」，然則「病亦從口出」，比如惡口會招致忌恨，惡口同時也影響人類機體的細胞、組織、器官機能，沒有人能在惡口時腎上腺素不高分泌。兩舌招致他人關係不和睦，人神皆怨，焉能安眠、進行有效人際交流？兩舌，也讓人類自身機體組織器官機能模棱兩可。妄語，使得自身無信於人，必被疏遠而陷身孤立無援。妄語者機體的器官效能也會被無由「高估」，一旦出現應激適應，則身體機能便很快崩潰處於癱瘓狀態。綺語，則招致冷眼、蔑視，焉能心安神寧？綺語，更使人類自身組織器官機能處於無序狀態。

修身養性要慎言慎行，健康亦然。

健康不僅僅指人類機體的健康，還包括人類生存環境的平衡有序。人類謂自然災害的發生為「天災」，焉不知人類自身的行為「人禍」與「天災」互為因果！人類的機體即便健康，環境如果出於非平衡的無序狀態，這種健康也是沙堆上的大廈，不可久保。在佛家將天災看成眾生的共業，緣人類無時不刻身口意在「作孽」，集體三業的消極累積，便是外環境的各種災難。佛法的修證是濟度利益有情，那麼完美的天人合一狀態的維護就必須靠人類自己。

疾病和一切災難，都是人類先世或者今生所造之三業十惡之結果，不明此理，一味強調外來致病因素而忽略自身三業根本，於事無補於健康。「外因是變化的條件，內因是變化的基礎」。即便一個健康的機體，設若置身一個惡劣的環境中，機體的健康能維護多久？反之一個不健康的機體，設若置身健康的環境中，是否能很快得到恢復？環境之健康與否，直接與人類的身口意息息相關。

故，以為健康只要有好藥、好醫生，就可以高枕無憂，完全是欺人之談。人類前世今生之殺、盜、淫、妄、醉，乃疾病、災難之根本原因。如果人類繼續在三業十惡道上恣意妄為，只會加速世界末日的到來、人類文明的毀滅！

前世因瞋恨之因，今生得遭遇恐怖環境而引致疾病。如《瑜伽師地論》卷六十云：

> 若器世間多諸疫癘、災橫、擾惱、怨敵、驚怖、師子、虎狼、雜惡禽獸、蟒蛇、蝮蠍、蚰蜒、百足、魍魎、藥叉、諸惡賊等，如是一切，是瞋恚增上果。

《地藏本願經》云：

> 若遇兩舌鬥亂者，說無舌百舌報。

十善道，不僅是維護人類健康所必需的，也是人類文明發展和延續所必須的。

五 人類最基本的「德」——不殺、不盜、不邪淫、不酗酒、不妄語

　　戒律，依照梵文本義分為戒和律兩部分，戒是行者對於諸佛菩薩亦即一切有情所發之普遍利益的宏大誓願、或言承諾、契約，律則是行為守則。誓言如果未兌現，原因很多，可能是因為能力不足，也可能因為「食言自肥」，也可能本來就是謊話。至少從物質層面觀察，沒有兌現誓言，最多被人看成說大話、不靠譜，還不至於有直接的不利。律，如果未遵守，就有相應懲罰性措施。古人教戒「無規矩無以成方圓」，此行為規矩之要求。故而，戒律是以相互利益為核心，而必要守護的行為規範。

　　狹義戒律僅僅針對修行人而言，廣義則及於一切有情。因為我們生活之中難免會有「承諾」、「約定」和「守規」之行為方式。違背自己的誓言，尤其當這種誓言會影響到他人生活、學習、工作之時，被看做「言而無信」，這是嚴重的人格瑕疵，緣「人無信不立」。

　　比如一對男女因為相愛走進婚姻的殿堂，互相交換戒指並信誓旦旦：「我請你做我的妻子（丈夫），我生命中的伴侶和我唯一的愛人。我將珍惜我們的友誼，愛你，不論是現在，將來，還是永遠。我會信任你，尊敬你。我將和你一起歡笑，一起哭泣。我會忠誠地愛著你，無論未來是好還是壞，是艱難還是安樂，我都會陪你一起度過。無論準備迎接什麼樣的生活，我都會一直守護在這裡。就像我伸出手讓你緊握一樣，我會將我的生命交付於你等等，真誠的懇求上帝讓我不要離開你，或是讓我跟隨在你身後，因為你到哪裡我就會去哪裡，因為你的停留所以我停留。你愛的人將成為我愛的人，你的主也會成為我的主。你在哪裡死去，我也將和你一起在那裡被埋葬，也許主要求我做的更多，但是不論發生任何事情，都會有你在身邊等等」

多麼美好令人感動的詞語，可是現實生活中呢？

婚姻幾乎是每一個人生活中必須經歷的重大事件，而且婚姻也是社會責任承擔的一種主要方式，同時婚姻也構成社會安定的基礎單元。如果婚姻出現問題，家庭的安定就受到影響，六親感情也會被牽連，輕則傷痛，重則如臨「世界末日」。

婚姻中的問題，主要乃人們沒有守護曾經許下的諾言。無論是何種婚姻都有各種各樣的諾言作為約束，換言之「義務責任契約」。沒有哪個人，在婚姻出現問題時，而不影響到學習、工作、生活。身心之疲勞可想而知，身心之健康能有保障？婚姻破裂也就意味著一個基礎單元的社會因子解體，其範圍之中的和諧安寧自然被破壞。婚姻又曰姻緣，通假因緣，故而無論聚散皆是因果關係規律在制約著。

一個人的人品好壞，最容易判斷的是其對於婚姻、家庭的價值觀。依照佛教理念，婚姻乃善惡緣分之相聚，宿世有恩，婚姻則為恩之報償；宿世有惡，婚姻則是討債之行。故婚姻是一種典型的因果關係，而今日眾生明白此理的幾人？是以佛家有言「寧拆十幢廟不拆一樁婚」。維護好婚姻也是避免「邪淫」的關鍵。

離婚，是對婚姻誓言的背信棄義，同時行為可能逾越社會道德規範，就是廣義的違反戒律。結果因為婚姻的破裂，父母的感情被傷害，子女的心靈被扭曲，社會信任度被負向評價，工作、生活無一不受到相繼影響，輕者身心健康受到損害，嚴重者自殺、殺人，焉得養生！

不特婚姻，人類的一切涉及「契約」的行為，一旦被破壞都有這樣那樣的消極結果，比如民事法律關係的破壞、合約的不被遵守等等，都會受到相應法律制裁，因此「守護戒律」的意義就非比尋常了。重信守諾，是做人必須遵守的品德之一。

《法集要頌經—持戒品第六》偈云：

> 智者能護戒，福致三種報：現名聞得利，終後生天上。當見持戒者，護之為明智；得成真正見，彼獲世安靜；持戒得快樂，令身無煩惱；夜睡眠恬淡，寤則長喜悅；戒終老死安，戒善止亦寧。慧為人之寶，福德賊難脫。何法終為善？何法善安止？何法為人寶？何盜不能取？戒法終為安，戒法善安止，慧為人之寶，唯福不能盜。修戒行布施，作福為良田，從是至彼岸，常到安樂處。苾芻立戒德，守護諸根門，飲食知節量，寤寐意相應，意常生覺悟，畫夜精勤學，漏盡心明解，可致圓寂道。智者立禁戒，專心習智慧，苾芻無熱惱，盡果諸苦除，以戒常伏心，守護正定意，內學修止觀，無妄為正智。蠲除諸罪垢，盡慢勿生疑。終身求法戒，勿遠離聖念，戒定慧解脫，應當善觀察，彼已離塵垢，盡煩惱不生，集白淨解脫，無智皆以盡，超越魔羅界，如日光明照。我慢及迷醉，苾芻應外避，戒定慧三行，求滿勿遠離，既不放自恣，諸有勿想念，是故捨陰蓋，不生如是障。苾芻防禁戒，恆見學此者，直趣涅槃路，速得淨如是。花香不逆風，芙蓉栴檀香，德香逆風薰，德人徧聞香，烏鉢囀哩史，多誐羅栴檀，如是等花香，勿比於戒香。若人能持戒，清淨不放逸，正智得解脫，是名安樂處，此道無有上，消除禪定魔，賢聖德難量，得達八正路。

守護誓言、殷重承諾，心情自然開朗、達觀，為人所尊敬愛戴，心安理得，則身心快樂，夜眠能安臥，晝醒常輕鬆。守護戒律乃是誠信的表示，古人云：「誠為至本一生用之不盡，心作善田百世耕作有餘」。

　　世間的一切法律幾乎都本源於宗教，所以能守護戒律也必然是遵紀守法的公民。佛教的戒律根本乃是「饒益有情」，有情得安穩，家庭便和睦、社區便安寧、國家便安泰、世界便和平。

《出曜經卷第九－戒品第七》云：

戒終老安者，持戒之人雖復年者老朽，天龍神祇常隨護助，阿須倫、迦留羅、真陀羅、摩休勒、人與非人、鳩盤荼、匹奢遮、羅殺鬼，如此等類常護長老持戒之人，晝夜禁衛如影隨形。是故說曰：戒終老安也。戒善安止者，若有眾生信向如來信根成就，信有二業：一無狐疑信，二有根本信。在諸眾中若沙門梵志婆羅門眾、梵眾、魔眾，不能使持戒之人回心就惡，為天人所供養。是故說曰：戒善安止也。慧為人寶者，慧者，亦名為光，亦名為明，亦名為炬，亦名為錠，亦名為眼，亦名為日，亦名為月，亦名為大火聚，亦名諸法之輝曜，猶如世人多財珍寶乃得居裡，慧人寶者亦復如是，功德慧明二事具者乃名為人寶。是故說曰：慧為人寶也。福盜不取，猶如雜阿含契經說：有天至如來所而問斯義，何物火不燒？何物風不飄？何物風不動？何物水不漬？何物地不敗？何物王盜賊暴雷所不損？何物在庫藏不守不耗損？爾時世尊告彼天曰：福火不燒，福風不動，福水不漬，福地不敗，福王賊不劫，暴雷無所害，福致諸庫藏，不守亦不損。爾時諸天聞佛所說歡喜踊躍。

不特修行人守戒能得一切鬼神之護佑，但凡是人，守護誓言、契約、遵守社會道德、行為規範，必為一切鬼神所護持。緣於守護誓約之人，其身體所釋放出來的「精神光輝」，是光明的、智慧的、令有情愉悅的，即全息合氣。

　　人類要提高精神層面，行為規範的「合法合理性」就必須得到基本保障。個體遵守了能利益他人的諾言，就會被尊重，人際關係必然良好；家庭遵守了對於社會的責任承諾，鄰里糾紛就會減少，社區就

能安穩；民族遵守了對於其他民族的友鄰盟約，就不會互相殘食掠奪，就能得以共生繁衍；國家遵守了對於他國的條約，就不會發生糾紛乃至戰爭。如此人類和平才可預期，文明延續才有可能！

俗話說：「應人事小，誤人事大」，此誠諾言之重要性。做人的誠信關鍵是否言行一致，與其說是對他人的誠信，毋寧說是對自己坦誠，緣付出和收穫是對價的。

要想身心健康，就該守護戒律！要想事業順遂，就該守護戒律！要想聞名遐邇，就該守護戒律！要想權高位重，就該守護戒律！應該時刻捫心自問：我們是否誠信？是否行為不逾常規？是否實踐了自己的諾言？虛妄不實之人，必行獻媚讒言之事；輕諾背義之人，終身蹉跎無成！

在佛子，基本五戒是必須遵守的，即不殺生、不偷盜、不邪淫、不妄語、不飲酒。明代蕅益大師《五戒歌》曰：

> 不殺生，大慈仁，物我一體如長春，蠕動蝡飛佛性等，賢愚貴賤無疏親。不偷盜，充義奧，正直清廉明節操，心外無法可當情，菩提性具非他造。不淫欲，梵行篤，身心皎潔如珠玉，泰山喬嶽立清風，等閒超出娑婆獄。不妄語，誠相與，廣長舌相昏塗炬，矢口千金敵國欽，九界同歸作洲渚。不飲酒，離群醜，智慧照明師子吼，衣裡圓珠豈更忘，免得親翁再苦口。

淨行即梵行，為僧俗二眾的清淨行為，因它種生命體——梵天為斷淫欲、離淫欲者，故其所行無有淫欲即稱梵行；反之，行淫欲之法，即稱非梵行。廣義言之，在佛教中，以不邪淫、守護戒律稱為梵行，經典中則以行八正道、慈悲喜捨四無量行、六度萬行等為梵行，通俗體解行十善道即是梵行。

《菩薩地持經》云：

> 有六波羅蜜，是菩薩種性相，令諸眾生知是菩薩。云何為六？謂檀波羅蜜，乃至般若波羅蜜。

波羅蜜，是通達彼岸的智慧津渡、舟楫。六波羅蜜即布施、持戒、忍辱、精進、禪定、般若。通俗理解，這六種行為方式也是轉化行者自身各種貪瞋痴煩惱的有效對治措施，也是機體健康、長壽的保障，是環境生態和諧的前提，是人神合氣的基石，換言之即人類身、口、意三業之行為、語言、思維規範。即便世間非修行人，期望一切世間成就比如名譽、地位、權利、財富等，都必須遵守這些三業基本準則，否則，即便暫時獲得欲望的滿足，也難常保。

> 檀波羅蜜菩薩種性相者，是菩薩性自樂施。於彼受者以所施物等施不惓，於諸財物若多若少，等心惠施歡喜無悔，若無所施心常慚愧，常為他人嘆施功德勸令行施，見有施者心常隨喜。於諸尊重耆宿福田應供養者，捨所坐處恭敬奉施。若有人問今世後世如法事者，悉皆為說。有王賊水火惡知識怖，隨力所能施以無畏。受他寄物未曾差違，若負人債終不抵捍，兄弟分財平等無二。於諸珍寶深愛著者，教令離貪，尚教他離，況自貪著，性於好財能捨受用，樂修勝業報利弘多。於諸酒色歌舞倡伎種種變現一切戲事，常生慚愧能速遠離，得大財寶猶不貪著，何況小利。如是等比，是名檀波羅蜜菩薩種性相。

檀波羅蜜即布施，緣於一切有情最終皆可成佛，故布施實際上更積極健康的理解則是一種「供養」，或曰「利益共享」。生活中人們對於樂

善好施的人，很容易產生敬重，即便自己很自私小器，也希望交往的人大方樂於助人。樂於布施，便是大丈夫的品相之一，即大度。大度、放棄貪念的人，其行為傳達的精神信息能量總是令人快樂的，因此和環境中人、事、物的信息交流結果必然也是積極健康的，因為行為的大器、心量的開闊，感應得空氣不吝嗇清新，清泉不厭暢流，樹木婆娑和鳴，草木散發芬芳，山川不捨旖旎……人類不斷向大自然無有節制地索取，表達的精神信息性質便是無厭足之貪婪，和人類共生「一合相」相處的其他有情，感受到的不是慈悲大度和喜捨，於是乎它種生命體的綜合「精神反應」便是對於人類的「厭惡」，物質化的表現結果就是各種疾病和自然災害的頻繁發生。

對於自己喜愛之物，人們的心態大致兩種，捨得和捨不得。「捨得」其實和「吃虧是福」異曲同工，菩薩行以利生為目的，自己吃虧就是有情獲益，故捨財物，得福德智慧。是以有「捨」才能「得」。「捨不得」，因貪著愛戀，即便「捨」抑或「非捨」結果都不「得」，無得焉非真損失？損失的乃是福德智慧。

> 尸羅波羅蜜菩薩種性相者，是菩薩身口意業性自柔軟，不增惡行、不樂殺生。設作惡業心生慚愧，能疾悔除不令增長。不以刀杖恐怖眾生，體性仁賢常懷慈愛，恭敬尊長奉迎供養，善知機宜所作巧便，善隨人心言常含笑，舒顏平視先意問訊，知恩報恩，所求正直，不偽不曲，受如法財，不為非法，性常喜樂修諸福德，見人修福尚以身助，況復自為。若有眾生更相殘害打縛割截毀訾呵責，有如是等無量眾苦，若見若聞心常憐湣。重今世善及後世樂，於輕罪中心常恐怖，況餘重惡而不畏慎。若見他人農商放牧，書數算計，和合諍訟，求財守護，出息施與，婚姻集會，如是一切如法事中悉與同事。鬥亂諍訟互相恐

怖，若自若他無義無益，如是一切不與同事，善能遮制十不善道。若為他使隨順其教，已所宜行諮訪明哲，於諸事業廢我成彼，常懷悲惻不興怒害，設令暫起尋即除滅。恆修實語不誑眾生，不離他親及無義語，言常柔軟無有粗惡，於己僮僕尚不粗言，況於他人。於諸功德心常愛樂，見人行者隨喜贊善，如是等比，是名尸羅波羅蜜菩薩種性相。

尸羅波羅蜜即持戒，換言之行為規則的遵守。在修行人重五戒十善，然對於人類而言應該完全通用，設若人類期望健康、期望文明延續、期望天下太平的話。就全人類而言，「持戒」即可以理解為行為得體，即遵守各種國內、國際法律和規範。

　　系統要維護其穩定，各種因素的協調就必須有序得體；人身要健康長壽，機體機能就必須有序得體；環境要風調雨順，人類之於環境的行為就必須有序得體；各種生命體要和諧共存，人類的身口意就必須有序得體。天下秩序的維護需要法律，法律就是人類的行為規範。設若人類不遵紀守法，便會強盜橫行、弱肉強食、戰爭不斷、災禍連年。家庭秩序的維護，需要長幼有序男女有別，如果失序，家庭的和諧就無保障。人類機體健康之維護就必須言行舉止遵守趨向「健康」的規則，設若亂吃東西、亂說話、意亂情迷地意識、顛三倒四地行為，健康焉有保障？

　　不遵守行為規範，就是亂、無序。無序的精神信息便是「雜亂、無章」，與環境及它種生命體的感應結果也是「失序」，結果如何可想而知，風不得調、雨不得順、地不得安、水不得寧，人類焉非被災難不斷「折騰」？

　　醫生不遵守職業道德，病人豈不遭殃？警察不遵守職業道德，百姓豈不遭殃？教師不遵守職業道德，人類的未來豈不遭殃？法官不遵

守職業道德，社會秩序豈不遭殃？僧侶不遵守職業道德，信眾豈不遭殃？人類的身、口、意不遵守社會約定俗成的規範，健康豈不遭殃？環境豈不遭殃？神鬼不遵守「行為規範」，時序顛倒、妖魔亂舞，人、畜豈不遭殃？

> 羼提波羅蜜菩薩種性相者，是菩薩性自柔和。若遇他人不饒益事，不起恚害無反報心，若他悔謝即受其懺，不懷結恨無復餘想。如是等比，是名羼提波羅蜜菩薩種性相。

羼提波羅蜜即忍辱，忍辱才能負重。辱，狹義理解就是自覺屈辱、被羞辱、被玷汙等，廣義理解則是一切不順、違緣、不遂人意。人生不如意事十之八九，事事順心合意似乎太不可能。只明白不可能，而不明白為什麼不可能，緣於人類的身口意於六道輪迴中「設定」了不如意的前提因緣。比如買保險，不買保險什麼事情也不會發生，偏偏是買了保險結果發生了意外，無知者還自鳴得意「多虧買了保險」。買保險的行為就是人類自身的意念，給自己設定了「可能發生」意外的「預見」，所以順理成章地所願成真了。俗話說：「想好事不來，想壞事一堆」，大約就是這個意思。

「吃得苦中苦，方為人上人」是忍苦，「退一步海闊天空」是忍讓，「手不伸錯口袋」是忍貪，「身不睡錯床」是忍色，「言不狂傲」是忍自性，「行不張狂」是忍自慢，「食素」是忍口腹之欲，「不亂開採」是忍破壞欲，如此等等。

菩薩行以慈悲利生為本務，所以忍一切違緣不順之辱才能成就大丈夫的人格，為自身培植福德智慧。俗話「天作孽猶可活，自作孽不可活」，天災地難是天地作孽，實則人類身口意三業十惡的環境效應，換言之眾生共業。「自作孽」，便是自業自得。

既然受辱，必有前因。應該漸漸學會以感恩的心態受之，是則為酬償夙債，而無債一身輕。

> 毗梨耶波羅蜜菩薩種性相者，是菩薩性自精進。晨起夜寐不樂習著眠睡偃臥，凡所作事精勤不捨，能善思惟要令究竟，創始造業必定堅固，事若未成終不中廢，於第一義心不退沒，不自輕言不能成辦，於所作事堪能勇猛，入諸大眾摧伏邪論，善能酬答一切難問，諸餘苦事悉能堪耐，大方便力終不憂悔，何況小事。如是等比，是名毗梨耶波羅蜜菩薩種性相。

毗梨耶波羅蜜，即精進不輟。「精進」最通俗的理解就是「幹什麼吆喝什麼」，非「掛羊頭賣狗肉」，精進也是「持之以恆」之詮釋。做任何工作能吃苦耐勞持之以恆，積久便有「水滴石穿」、「繩鋸木斷」之功效。大師們之所以能成為大師，乃終身積累之成功。少年得意者榮華不易持久，暴發成富者福德難以延續，大約都是「非精進」之功，故不可長久。「努力」二字，是人生欲獲得「功成名就」不得不為的行為準則，故有「世上無難事，只怕有心人」之教誨。學習不努力成績不可能提高，工作不努力業績不可能增長，生活不努力家業不可能順調，修行不努力如來事業無從談起，三業不善護養生猶如畫餅。

> 禪波羅蜜菩薩種性相者，是菩薩於法於義，性善思量無諸亂想。若見若聞山岩林藪，離諸憒亂隨順寂默即生念言，是處安樂是處遠離，尋往其所，勤加修學。是菩薩性薄煩惱陰蓋輕微，至遠離處思量己利，不為惡覺之所惱亂，或時暫起尋即除滅，於怨憎所常起慈心，況復餘人，若見若聞眾生受苦，即起悲心，隨力方便度令離苦，性樂饒益安樂眾生。或有親屬錢財

> 殺縛驅擯，如是等難悉能安忍，能速受持諸法深義，念力成就所受專諦，久遠所修悉能憶持，亦令他人憶念不忘。如是等比，是名禪波羅蜜菩薩種性相。

禪波羅蜜即禪定，禪是福德智慧的積澱，定是心無旁騖安守一處。換言之所謂「專心致志」，而不著相於「專心」。禪是生活的哲理，不懂生活則不能妄談「禪」法，沒有福德智慧，只有無意義的「機鋒、空禪、亂禪」。不懂裝懂，是怕別人以為自己無知，豈不知更無知。靜心極慮，人們才能理清繁雜的五塵煩惱的因果，才能找到對治的有效之策，才能平息「意亂情迷」。得理方能安心，安心則人際關係和諧、人神關係和睦、環境風調雨順。

今天的人類越來越浮躁不安，物質生活豐富了，精神世界反而萎縮了。很多人在生活中迷失了自己，渾渾沌沌，得過且過，另外一些則醉生夢死，何以故？緣社會的整體價值結構被破壞，個體追求理想的道路被各種人為因素所制約，昔日的道德倫理標準今日只剩下可憐的標語口號。當權力、財富、教條主義決定了民族乃至國家的機器後，一切惟權力、財富、名聲馬首是瞻，社會現實正在以犧牲個體的良好品質和智慧為代價，教育的產業化則為這種消極發展推波助瀾。民族、國家的出路尚且盲目，遑論社會基層中的個體，於是乎就是當今國家乃至世界的不和諧。根本一點是物質欲望占領了制高點，偏頗的物質實證主義使得人類盲信盲從，整體上對智慧真理的追求已然近乎真空狀態。

人類需要用智慧來糾偏思想和行為，否則現代實證主義科學只能加速文明的消失、人類的滅亡甚至地球的毀滅。

智慧，是宇宙、生命本然秩序和自然規律之理。智慧不依權利、財富、名聲而生，不隨卑下、貧窮、無聞而滅，是亙古常爾的哲理。

智慧順應生命之發展規律、順應宇宙之本然運動規律。延續數千年的釋、道、儒文化中的智慧構成了炎黃文明的主旋律，伊斯蘭教、基督教中的慈悲為懷的博愛也是人類積累的智慧。

> 般若波羅蜜菩薩種性相者，是菩薩於一切明處、一切智處生慧成就，不頑鈍不薄少不愚癡，諸放逸處悉能思量，是名般若波羅蜜菩薩種性相。

般若波羅蜜，即智慧。世間智慧是人類生產生活的積極經驗，全息哲學的智慧則是宇宙至極真理。「隨遇而安」是一種生活的坦然，「吃虧是福」是一種寬懷的釋然，「難得糊塗」是對紛爭的淡然，都是生活智慧的體現。「心作善田百世耕作有餘，誠為至本一生用之不盡」是快樂人生的智慧總結，「得饒人處且饒人」是不糾結他過的寬宏大量。有智慧人們遇事便能心平氣和地分析判斷並找到解決問題的妥當途徑，有智慧人們在錢、權、色、譽當前會表現出淡定，有智慧人們的行為就不會離經叛道。

智慧的核心，乃是慈悲。智慧者總祥和平易近人，人際關係和睦。智慧者，在它種生命體的感應則是「陽光普照」和「清涼無比」。炎黃文明傳承六千年以上沒有中斷的根本原因，是其內核符合宇宙本然秩序即真理即智慧，全息養生合氣至道正是智慧的踐行。

人類身、口、意之過患，不僅危及自身的健康生存和發展，同時也對外環境造成了不可逆性損壞，人類與動物、與神鬼之關係都處於嚴重失衡之中。人類物質欲望的無節制、語言的狂傲不羈、行為的極端自私、精神追求的極度萎縮等種種惡劣行為，正在將人類的文明推向毀滅的深淵。現代人喪失對於神明、祖宗的敬畏，正在用高度技術化的物欲「繭子」封閉著一切可能擺脫毀滅的出路。

人類若想救贖自身免於毀滅，就必須停止對它種生命的肆意殺伐，就必須停止對他人財富的覬覦，就必須減緩對地球資源的瘋狂破壞，就必須建立規範的道德行為體系，就必須從愚昧無知中掙脫出來！

　　是該清醒思考的時候了，我們必須對人類的文明和延續承擔起歷史的責任。全息哲學思想的釋、道、儒智慧，最終才是拯救人類各種災難、過患的唯一途徑。

　　無論天災抑或人禍，都是人類身口意三業的罪孽使然，故對治之策惟有行身口意之善。就個體而言，身口意惡業導致疾病、貧窮、夭折、挫折、災難、諸事不順。

　　社會是由單一個體組織起來的，如果個體的健康有了保障，家庭的健康才有可能，社會的健康才有保障。佛家、道家、儒家的智慧乃至於基督教、伊斯蘭教的智慧，無不是針對個體身心健康、社會安定和諧、環境風調雨順而隨緣教化的，是以佛經中總謂佛是大醫王、謂道家老子為聖人、基督教謂耶穌天父、伊斯蘭教謂穆罕默德為先知。緣惟有如來、菩薩、聖人是一切宇宙智慧的完美代表，其法教可療治一切有情之疾患，可調一切有情身心，可順一切節氣風雨。

　　即便現代醫學是完善的，如果不糾正人類身口意之罪孽，看病吃藥僅僅是治標不治本的舉措而已。現代人只看重物質方面幾乎完全忽略精神因素，以為有所謂好藥就能解除病苦，而不注重身口意良好規範之遵守，欲求健康無異於飲鴆止渴。

　　為什麼佛陀言語所及、音聲所聞、目光所觸，一切有情悉能離苦得樂？大智慧的覺悟者，功德圓滿巍巍，掌攝宇宙本然規律，一切所為悉能契合宇宙精神信息能量之總樞，是以身分舉動都有無上的能量流動，就有情而言隨類所感各個不同，可以感受到的是光明，也可以是溫煦，也可以是清涼，也可以是甘露，也可以是醍醐，隨有情之根基使之獲得不同滋養，是故有「世尊拈花迦葉微笑」、「佛一音聲演說法眾生隨類而得解」。

如來是一切有情的救護者，充滿無盡慈悲和大愛，好比人們最尊敬愛戴的長輩，其音容笑貌都能牽動人們的每根神經、感動每個細胞，三十二相八十種好令人們生起無限莊嚴的喜悅，諄諄言教使人們頓然有撥雲開日之感觸，大慈悲喜捨使人們心神舒暢。

　　人們對於世界的認識通過眼耳鼻舌身意。看見美好的事物，怦然心動；聽到悅耳音聲，心曠神怡；聞到清新馥郁，神清氣爽；嘗到甘美可口，食欲大開；觸摸到細膩滑爽，身心舒泰；觀想喜悅之人事，眉開眼笑。如此等等，無不包含精神信息能量的物質化疏導作用，明白這個道理，就能體悟智慧的力量，就能明瞭佛法的真實理趣。

　　如此，讀經打坐，就是望聞問觸最美妙的事物，就自身心而言功同修煉正宗的氣功；修法課誦，就是運用精神信息能量「合氣」內外一切環境中的有情，功同調息身心；迴向功德，就是利益和供養一切有情，功同內外和諧；修五戒十善，就是拯救人類和地球，功同用藥祛病。身心健康，就意味著災難和疾病的減少；心情適悅，就意味著各種生命體關係和諧；端心正念，就意味著良性發展的平衡和秩序。

　　佛法尤其是佛乘密法的功用便是「合氣」，身心「合氣」健康長壽可期，家庭和睦有保，鄰里友愛可憑，社區安穩無虞，都市寧靜有據，國家太平有望，世界和平可能，風調雨順有理，天災人禍可避。

　　今日世間的法律體系，緣於佛教、基督教、伊斯蘭教等教義中之戒律，然今日之法律重在保護個人生命權利和私有財產，著眼點並非人類文明的延續和發展。人類僅僅是地球上的寄居者並非主宰，而自大的人類自以為地球的霸主。在這個虛實空間中，不僅僅只有人類存在，還有動物、植物、精神生命體。人類要想健康、文明要想延續，就必須和動物、植物和精神生命體和睦相處！

　　與一切有情「和睦相處」，在人類的各種哲學思想體系中，惟有佛家的十善道和根本五戒最為完善。

佛家修行，最重者根本五戒，即戒殺、戒盜、戒邪淫、戒妄語和戒酒，此乃修證出離之舟楫，亦是我人健康、內外環境和諧之保障。五戒根本旨趣，即約束人類的身口意三惡業。

《增一阿含經─五戒品》云：

> 聞如是。一時，佛在舍衛國祇樹給孤獨園。爾時，世尊告諸比丘：「於是眾中，我不見一法修已，多修已，成地獄行，成畜生行，成餓鬼行。若生人中，受命極短，所謂殺生者也。諸比丘，若有人意好殺生，便墮地獄、餓鬼、畜生。若生人中，受命極短。所以然者？以斷他命故。是故，當學莫殺生。如是，諸比丘，當做是學。」爾時，諸比丘聞佛所說，歡喜奉行。
> 聞如是。一時，佛在舍衛國祇樹給孤獨園。爾時，世尊告諸比丘：於此眾中，我不見一法修行已，多修行已，受人中福，受天上福，得泥洹證，所謂不殺生也。」佛告諸比丘：「若有人不行殺生，亦不念殺，受命極長。所以然者？以彼不嬈亂故。是故，諸比丘，當學不殺生。如是，諸比丘，當做是學。」爾時，諸比丘聞佛所說，歡喜奉行。

前世傷殘其他有情即所謂殺生因，今生會有肢體殘缺不全、短壽等果病，如《長阿含經》卷二中述及釋迦世尊在入滅前三個月開始背痛，究其原因乃世尊前世為婆羅門時，與力士相撲而折斷對方的脊骨所得之業報。

《瑜伽師地論》卷五十九云：

> 復次，若以手等害諸眾生，說名殺生。如是以塊、杖刀、縛錄、斷食、折挫、治罰、咒藥、厭禱、尸、半尸等害諸眾生，

皆名殺生。為財利等害諸眾生，亦名殺生。或怨為損，或為除怨，或謂為法，乃至或為戲樂害諸眾生，亦名殺生，若自殺害，若令他害皆得殺罪。

《瑜伽師地論》卷六十闡釋殺生之果報曰：

復次，若於殺生親近數習多所作故，生那落迦（即地獄報），是名殺生異熟果；若從彼沒來生此間人同分中，壽量短促（即短壽報），是名殺生等流果；於外所得器世界中，飲食果藥皆少光澤勢力，異熟及與威德並皆微劣，消變不平，生長疾病，由此因緣，無量有情未盡壽量，非時中夭（疾病報），是名殺生增上果。

此段經文闡明殺生之過咎，殘害他種生命體者現生疾病纏縛，短命夭折，死後墮在三惡道中。然若斷殺，健康有保，長壽可期，死後不墮惡趣而能投生人天之中。一切有情皆可成佛，殺生無異於殺佛。殺生自食雖滿口腹之欲，然食蠢見蠢，食惡見惡，食髒見髒。比如宰殺動物者面多凶橫之紋，體多奇異之乖症，多食豬肉者漸具愚蠢之相，多食狗肉漸顯凶殘之形，多食生猛海鮮漸見肢體關節運動不便，喜愛釣魚捕獵者難有老來身體健康者等等。

以殺生而活命取財者，多有斷後之虞。古訓言「不孝有三，無後為大」，無後多緣於殺生之故。一切飛禽走獸水中生物及人類，於六道輪迴中悉皆互為父母姊妹兄弟子女，互相殘食於心何忍？若因「生猛海鮮、生殺動物」餐飲起家者，最終許多「絕後」！欲家族香火有繼、人類的文明延續，就必須收斂「殺心」。

西方古老文明的消亡大約都和「殺戮」有關，人類今日要繼續生

存下去，就必須收斂「殺心」，與一切物質生命、精神生命和諧相處，否則後果難料。

> 聞如是。一時，佛在舍衛國祇樹給孤獨園。爾時，世尊告諸比丘：「於此眾中，我不見一法修行已，多修行已，成地獄行，餓鬼、畜生行。若生人中，極為貧匱，衣不蓋形，食不充口，所謂劫盜也。諸比丘，若有人意好劫盜，取他財物，便墮餓鬼、畜生中。若生人中，極為貧匱。所以然者？以斷他生業故。是故，諸比丘，當學遠離不與取。如是，諸比丘，當做是學。」爾時，諸比丘聞佛所說，歡喜奉行。
>
> 聞如是。一時，佛在舍衛國祇樹給孤獨園。爾時，世尊告諸比丘：「於此眾中，我不見一法修行已，多修行已，受人中福，受天上福，得泥洹證，所謂廣施也。」佛告諸比丘：「若有人廣行布施，於現世中得色、得力，眾得具足，天上、人中食福無量。是故，諸比丘，當行布施，勿有慳心。如是，諸比丘，當做是學。」爾時，諸比丘聞佛所說，歡喜奉行。

此段經文，則闡釋偷盜之過咎與布施之福德。今生之所以貧困饑餓乃緣於前世偷盜，且人身之報受盡，還墮於餓鬼道和畜生道中。然若前世行布施，則今生得富足且身體相貌無缺。一切有情皆可成佛，偷盜誠為盜竊諸佛財物，布施實則供養當來一切如來。於現生，偷盜者難有健康長壽，布施者多得安康無虞。故而今生貧窮莫要怨天尤人，實乃前生所種偷盜之惡因開花結果而已。設欲改變，勤行十善是唯一途徑。

故而要富足，首先必須放下貪心！人類的文明要繼續，也就必須放下對於物質的貪婪！

利益集團為了變相侵占資源和財富，便出臺各種「勞民傷財」的

舉措，使得民怨沸騰；權力追逐者為了維護自身的利益，不惜濫用公權力飛揚跋扈等等，究其實質都屬於「盜竊」。超級大國覬覦其他弱小國家的資源，於是便假借推廣其定義的狹隘的「民主自由」之名進行著掠奪的罪惡勾當，使得其他國家雞犬不寧。

佛家有誡言：「近報在身，遠報在子孫！」

聞如是。一時，佛在舍衛國祇樹給孤獨園。爾時，世尊告諸比丘：「於此眾中，不見一法修行已，多修行已，成地獄、餓鬼、畜生行。若生人中，居家奸淫，無有淨行，為人所譏，常被誹謗。云何一法？所謂邪淫也。」佛告諸比丘：「若有人淫泆無度，好犯他妻，便墮地獄、餓鬼、畜生中。若生人中，閨門淫亂。是故，諸比丘，常當正意，莫興淫想，慎莫他淫。如是，諸比丘，當做是學。」爾時，諸比丘聞佛所說，歡喜奉行。
聞如是。一時，佛在舍衛國祇樹給孤獨園。爾時，佛告諸比丘：「於此眾中，我不見一法修行已，多修行已，受人中福，受天上福，得泥洹證，所謂不他淫。身體香潔，亦無邪想。」佛告諸比丘：「若有人貞潔不淫，便受天上、人中之福。是故，諸比丘，莫行邪淫以興淫意。如是，諸比丘，當做是學。」爾時，諸比丘聞佛所說，歡喜奉行。

邪淫之人，欲火中燒，身體機能久之為熱病所困，沾染黴菌、淋病、梅毒、艾滋病之幾率亦增大，健康安能無虞？況邪淫不饒益自、他家庭，和睦之環境猶如畫餅。今日邪淫之人無不被社會唾棄、恥笑，人際關係必然難以良好維持，且死後墮於三惡趣中。不邪淫便無性病之虞，亦無被輕視之消極社會人文氛圍，健康可期。邪淫，便是破壞「合氣」，不合氣焉能生財？

聞如是。一時，佛在舍衛國祇樹給孤獨園。爾時，世尊告諸比丘：「於此眾中，我不見一法修行已，多修行已，成地獄行，餓鬼、畜生行。若生人中，口氣臭惡，為人所憎，所謂妄語。諸比丘，若有人妄言、綺語、鬥亂是非，便墮畜生、餓鬼中。所以者何？以其妄語故也。是故，當至誠，莫得妄語。是故，諸比丘，當做是學。」爾時，諸比丘聞佛所說，歡喜奉行。

聞如是。一時，佛在舍衛國祇樹給孤獨園。爾時，世尊告諸比丘：「於此眾中，我不見一法修行已，多修行已，受人中福，受天上福，得泥洹證。云何為一法？所謂不妄語也。諸比丘，其不妄語者，口氣香芬，名德遠聞。是故，諸比丘，當行莫妄語。如是，諸比丘，當做是學。」爾時，諸比丘聞佛所說，歡喜奉行。

健康之人身體有香潔之氣息，反之有體臭、口臭則必然表明健康狀態欠佳。妄語者口說狂言大話，心無誠意，行止無序，人見惡之。妄言時刻身體每一細胞悉皆處於虛妄狀態，其正常生理機能、代謝機能受到影響，經脈氣血運行亦虛張虛馳，在此刻身體能散發正常氣息幾乎不可能，且妄語死後墮於三惡趣，淒苦無比。俗話說：「誠為至本一生用之不盡，心作善田百世耕作有餘」，虛言綺語者心無誠意，人際關係也必然糟糕，缺乏善心必然流連蹉跎。糟糕的人際關係、曲折多變的命運之中，健康安保？

聞如是。一時，佛在舍衛國祇樹給孤獨園。爾時，世尊告諸比丘：「於此眾中，我不見一法修行已，多修行已，受畜生、餓鬼、地獄罪。若生人中，狂愚癡惑，不識真偽，所謂飲酒也。諸比丘，若有人心好飲酒，所生之處，無有智慧，常懷愚癡。

如是,諸比丘,慎莫飲酒。如是,諸比丘,當做是學。」爾時,諸比丘聞佛所說,歡喜奉行。

聞如是。一時,佛在舍衛國祇樹給孤獨園。爾時,世尊告諸比丘:於此眾中,無有一法勝此法者,若修行已,多修行已,受人中福,受天上福,得泥洹證。云何為一法?所謂不飲酒也。諸比丘,若有人不飲酒,生便聰明,無有愚惑,博知經籍,意不錯亂。如是,諸比丘,當做是學。」爾時,諸比丘聞佛所說,歡喜奉行。

酒精具有麻醉神經的作用,神經在麻醉狀態下,其信息傳導以及由此而來的運動協調能力都會受到明顯影響。醉酒之人能管住自己的嘴巴、手腳?是以「酒會亂性」,亂性便是愚痴之表現。不醉酒則能保持頭腦清醒,遇事冷靜處理而少失誤。比如醉酒駕車,身命尚且不保何言健康?酒精對於機體而言屬於額外的負擔,這種負擔需要肝臟新陳代謝並由腎臟加以排泄,長期嗜酒,不僅肝臟功能因負荷太重而出現障礙,腎臟功能也會趨於不健康狀態。比如酒精中毒、酒精性肝硬化等疾病,就是嗜酒結果。

世界各個民族幾乎都有歷史傳統悠久的酒文化,因此也不可能將酒類完全排除到人類生活之外。飲酒適度,保證不起錯念頭、不胡言亂語、不作出傷害舉動,便也不能絕對認為飲酒有害。

酒是糧食或者水果釀成,因此有人便言酒是「糧食精華」、「水果精華」等等,其實酒並非精華,而是糧食或者瓜果中簡單成分的發酵濃縮提煉。真正的精華,是糧食、瓜果中能被人體吸收利用並補充體能完善機體機能的成分。

傳統的中醫告訴人們,適量飲酒可以活血化瘀、延年益壽,比如米酒、黃酒的保健作用就比白酒、紅酒好。人類習性中根植著很深的

六道輪迴印跡，便是「瞎起哄」。人群中某一具有優勢地位的人一「吆喝」，人群便會群情激奮地「呼應吶喊」起來。人類今天的飲酒行為亦是如此，一經「時尚的」、「有名的」、「象徵權利的」、「象徵財富的」而未必有智慧的人「代言」、「廣告」，於是乎人群便不加分別地遙相呼應，「酒」便成了「這個、那個」妝點人生的「精品」如此等等。猶記得那個「達芬奇」義大利家具的愚民故事，很多所謂象徵成功的「社會名流」也被嚴重忽悠。

作為慶典、祝賀，適當飲酒也未嘗不可。然作為張揚、炫耀，飲酒就不應該。「時尚的」，從來未必是健康的、道德的。酒文化亦不例外，因此便有不法商人絞盡腦汁，「山寨」酒類應運而生。行家們清楚，即便是正統白酒、紅酒，世界每年的產量有限，然而市場流通的居然是正常產量的數倍，豈不怪哉！

酒精畢竟非人體所需的營養成分，飲酒就是給人類本來脆弱的機體增加不必要的負擔，肝臟要「加班加點」代謝，腎臟要「超負荷」排泄，久而久之肝腎之損害顯而易見。中學的物理化學知識告訴人們，水中混入其他介質，結晶不能或困難。人類的身體體液中，增加了不必要的酒精成分是否會影響到機體的各種正常生理機能？答案是不言而喻的。

世界各大宗教都幾乎將酒定義為「犯戒」之約，釋迦牟尼、老子、孔子、耶穌基督、穆罕默德這些人類歷史上的偉人不可能一時「頭腦發熱」而告誡信眾遠離「酒精」的毒害吧！

酗酒是放逸一切惡業之門，會因此殺生、偷竊、淫亂、妄語、惡口、兩舌、綺語、貪婪、瞋恨、愚痴。飲酒之惡連帶諸惡，是故應遠離酒精。這樣就不會狂亂、不會迷痴、不會煩躁、不會驚恐、不會失態、不會失常。即便隨喜飲酒，也要隨行教化！

《佛說分別善惡所起經》中佛陀教戒飲酒之過失云：

佛言：人於世間喜飲酒醉，得三十六失。何等三十六失？

一者，人飲酒醉，使子不敬父母，臣不敬君，君臣、父子無有上下（醉酒者，父子君臣之尊卑失序而大不敬甚或犯上作亂）；

二者，語言多亂誤（醉酒者多胡言亂語）；

三者，醉便兩舌多口（醉酒便會口不擇言，以至於搬弄是非、顛倒黑白）；

四者，人有伏匿隱私之事，醉便道之（酒後吐『真言』，說漏他人隱祕招致嫉恨）；

五者，醉便罵天溺社，不避忌諱（醉酒便惡言惡語、不避忌諱）；

六者，便臥道中，不能復歸，或亡所持什物（醉酒神志不清或睡臥道路或丟失所攜帶財物證件）；

七者，醉便不能自正（醉酒便不能約束自己的行為而出錯）；

八者，醉便低仰橫行，或墮溝坑（醉酒易發生橫災）；

九者，醉便躄頓，復起破傷面目（醉酒自傷）；

十者，所賣買謬誤妄觸觝（醉酒帳目不清）；

十一者，醉便失事，不憂治生（醉酒便會使責任落空或者造成重大事故）；

十二者，所有財物耗減（醉酒破財）；

十三者，醉便不念妻子饑寒（醉酒不思妻兒疾苦）；

十四者，醉便嚯罵不避王法（醉酒便枉法亂紀）；

十五者，醉便解衣脫褌褲，裸形而走（醉酒出醜或脫衣或裸奔）；

十六者，醉便妄入人家中，牽人婦女，語言干亂，其過無狀（醉酒誤入別人家，言行會騷擾、非禮婦女乃至亂性）；

十七者，人過其傍，欲與共鬥（醉酒好鬥）；

十八者，蹋地喚呼，驚動四鄰（醉酒驚擾鄰居）；

十九者，醉便妄殺蟲豸（醉酒會妄殺其他生命）；

廿者，醉便搗捶捨中付物破碎之（醉酒便砸毀自他財物）；

廿一者，醉便家室視之如醉囚，語言衝口而出（醉酒言不擇口）；

廿二者，朋黨惡人（醉酒者多狐朋狗友）；

廿三者，疎遠賢善（醉酒者使善知識敬而遠之）；

廿四者，醉臥覺時，身體如疾病（醉酒易引發疾病）；

廿五者，醉便吐逆，如惡露出，妻子自憎其所狀（醉酒嘔吐令家人厭惡）；

廿六者，醉便意欲前蕩，象狼無所避（醉酒者魯莽）；

廿七者，醉便不敬明經賢者，不敬道士，不敬沙門（醉酒者失恭敬心不修道之人）；

廿八者，醉便淫泆，無所畏避（醉酒易公然邪淫）；

廿九者，醉便如狂人，人見之皆走（醉酒發狂）；

卅者，醉便如死人，無所復識知（醉酒意識不清）；

卅一者，醉或得疱面，或得酒病，正萎黃熟（醉酒者易患酒糟鼻、肝臟必受損）；

卅二者，天龍鬼神，皆以酒為惡（醉酒者神鬼惡之）；

卅三者，親厚知識日遠之（醉酒者六親疏遠）；

卅四者，醉便蹲踞視長吏，或得鞭搒合兩目（醉酒易滋官事）；

卅五者，萬分之後，當入太山地獄，常銷銅入口焦腹中過下去，如是求生難得、求死難得千萬歲（醉酒者死後淪落地獄）；

卅六者，從地獄中來出，生為人常愚癡，無所識知。今見有愚癡、無所識知人，皆從故世宿命喜嗜酒所致（轉生投胎多得愚癡）。

如是分明，亦可慎酒！酒有三十六失，人飲酒皆犯三十六失。」

概而言之，醉酒招致三業十惡的肆虐。

對於修行的佛子而言戒酒是必須的，誠如上面經文中酒之過患如此之多不可不畏，就非修行人言也應該節制適量飲酒。

殺、盜、淫、妄、醉，不僅對於自身健康不利，而且對於環境也帶來消極影響。

> 殺生帶有殘忍之「氣」，此狠戾之氣瀰漫環境，草木為之戰慄，山川為之嗚咽；盜竊之行壞人生存之機，彌散出來的便是對系統平衡性破壞的消極氣息；邪淫使得環境氣氛淫逸晦澀，瀰漫出低等弱智生命的氣息；妄語則使本來有序的環境氛圍變得虛張失去秩序；飲酒散發出來的惡臭，使人神避而遠之。

如此等等，健康的環境能有保障？環境健康失去保障，機體健康焉能孤立存在？殊不知一切自然災害，悉皆人類身、口、意惡業所釋放出來的消極精神信息對環境作用的惡性結果。中學物理化學基礎知識告訴我們，水中加入其他介質，水之結晶就變得困難。那麼本來有序的環境中摻雜了其他「消極」信息，環境本具平衡必然受到影響，而且這種影響具有「蝴蝶效應」，久而久之不現「天災」似乎不可能。

六 人類疾患的因果關係

依照現代醫學解釋，人體健康應該包含數個方面，即生理、精神、社會適應良好，固然數個方面都均衡良好也未必能保健康長久，何故？緣單一個體不是孤立存在的，必須生活在一個特定的時空體系中，如果時空體系不穩定、災難橫禍充斥，那麼最終健康依然是一紙空文。人類的行為趨向，正在為了所謂的「健康發展」不斷破壞著自

身生存的環境，此焉非所謂「現代科學」之過咎？比如諾貝爾發明了炸藥期望利益人類的生產，然炸藥成為人類戰爭中自相殘殺的最基礎物質；化學工業長足發展了，空氣的汙染、臭氧層的破壞、海洋的汙染、土地的沙漠化等越來越施虐無忌；愛因斯坦提出了相對論，在其理論基礎上原子彈、中子彈、核武器應運而生，據說當今世界儲存的核武器可以消滅地球全部生物數十次綽綽有餘。人類隨時處於戰爭威脅的恐懼中，呼吸著被汙染的空氣，飲用不乾淨甚至帶有毒物的水，接受著日益嚴重的紫外線輻射，食用著轉基因食品，在如此嚴酷的環境中，健康的追求如履薄冰。人類如果自身的健康不能保障，文明的延續就成為悖論。

　　現代人言病患皆是身心之疾，此概念比之佛家之病患觀則顯狹隘。

　　依佛法，病患有二義，一者因病（先世性、先天性疾患），此宿世三業所植。二者果病（今生性、來生性疾患），此今生所顯發疾患。佛陀住世以止息有情身心疾患為目的而廣弘法教，調有情伏身、口、意三業以消宿世惡因之影響而改善今生之果報，行慈悲喜捨六度萬行以救濟當下之疾苦。佛陀是大醫王，一個深懷慈悲德高望重的大智慧者，其言傳身教都是為了眾生世間利益和出世間利益，世間利益則包含健康長壽富足，此正全息養生的世間利益與出世間利益。

　　人類今天在發展歷史並不很長的所謂現代醫學的指引下尋求健康，似乎有些「刻舟求劍」、「緣木求魚」的味道，設若現代醫學真能完全保障人類的健康，倒也令人歡欣鼓舞。現代醫學的疾病觀是局部的，藥品也是簡單的，反之傳統中醫的疾病觀則是全域性的，藥品也是最為複雜的自然物質如植物、礦物、動物屍體等。人類複雜的機體，使用簡單合成的西藥比之使用複雜成分的中藥，哪個更為合理？蛋白質是由氨基酸構成的，人類機體改用直接服用氨基酸而非蛋白質結果會如何？中藥在炮製過程中充分融入了人文因素（精神因

素）——關懷、祈福、祝願，現代化的藥品生產具備人文因素嗎？現代醫學是片面的實證主義科學，而傳統中醫則是物質、精神兼顧的全息哲學。故不要試圖用現代醫學的手段評價傳統中醫，因為其評論邏輯存在問題。

當人類認識到今天的愚昧時，傳統中醫將取代現代醫學成為主導醫學！

機體生理疾患，略說即五臟六腑之病。精神疾患與生理疾患關係密不可分，但，精神疾患的原因多數乃先世性，如宿世誹謗三寶、詆毀師長、父母、善知識、宣揚善惡無因果等，今生即便投胎人中，遲早會發作精神疾患。

《大智度論》卷八云：

> 病有二種。先世行業報故，得種種病；今世冷熱風發故，亦得種種病。今世病有二種：一者內病，五藏不調，結堅宿疹；二者外病，奔車逸馬、摧壓墜落、兵刃刀杖種種諸病。問曰：以何因緣得病？答曰：先世好行鞭杖、拷掠、閉系、種種惱故，今世得病。現世病不知將身、飲食不節、臥起無常，以是事故得種種諸病。如是有四百四病。

現代醫學，僅僅是局限於「今生」的疾患因果，實質今生的所謂「病因」更多只是「緣」，緣分具足才將夙因引導為果，惟有佛法的全息哲學觀全面考量三世業因的疾患因果關係。或許很多人不能接受前世來生之說，然從物質、精神哲學關係的辯證分析中不難得出因果關係的推論。

簡單闡釋佛家的疾患因果，即人類靈魂的先世「馬甲」造種種惡業，今生得種種病；現世冷風熱風發作生種種病。現世病分兩種，一

者機體內病，屬於五臟不調六腑不順；二者外病，骨折、刀兵之傷等。

　　人類機體的疾病在當今的醫學概念中分為兩類，即先天性疾病和後天性疾病。先天性疾病，多指出生之前胎兒在子宮中發育欠成熟或者受到細菌、病毒等消極因素影響，或者因為父母遺傳基因方面存在缺陷而使得嬰兒一出生便帶上了先天性疾病的標籤；後天性疾病，則是出生後由於創傷、環境、營養等問題而導致的疾病。

　　全息哲學疾病觀則應該是佛家的因、果疾病觀，換言之現代醫學兩種疾病觀的廣義延伸。即先天性疾病還應該包括靈魂在六道中輪迴時三業所造種種孽因，今生因緣成熟便因前孽而生今病；後天性疾病則為今生我們身、口、意所招致之疾病。

　　《大智度論》卷八對人類今天的各種疾患，做了極詳盡的描述：

　　云何先世重罪而今生盲？答曰：若破眾生眼，若出眾生眼；若破正見眼，言無罪福，是人死墮地獄，罪畢為人，從生而盲。若復盜佛塔中火珠，及諸燈明；若阿羅漢，辟支佛塔珠及燈明，若餘福田中奪取光明，如是等種種先世業因緣故失明。
　　今世若病、若打故失明，是今世因緣……
　　問曰：若有生盲，何以不說生聾？答曰：多有生盲，生聾者少，是故不說。問曰：以何因緣故聾？答曰：聾者，是先世因緣：師父教訓，不受不行而反瞋恚，以是罪故聾。復次，截眾生耳，若破眾生耳；若盜佛塔、僧塔、諸善人福田中揵稚鈴、貝及鼓，故得此罪。如是等種種先世業因緣。
　　今世因緣，若病、若打。如是等是今世因緣得聾。
　　問曰：啞者不能言，作何等罪故啞？答曰：先世截他舌，或塞其口，或與惡藥令不得語；或聞師教、父母教敕，斷其語，非其教；或作惡邪人，不信罪福破正語；地獄罪出，生世為人，啞不能言。如是種種因緣故啞。

問曰：「狂者得正」，云何為狂？答曰：先世作罪，破他坐禪，破坐禪舍，以諸咒術咒人令瞋鬥諍淫欲。今世諸結使厚重。如婆羅門失其福田，其婦復死，實時狂發，裸形而走。又如翅舍伽憍曇比丘尼，本白衣時，七子皆死，大憂愁故，失心發狂。有人大瞋不能自制，成大癡狂。有愚癡人惡邪故，以灰塗身，拔髮裸形，狂癡食糞。有人若風病、若熱病，病重成狂。有人惡鬼所著；或有人癡飲雨水而狂。如是失心，如是種種名為狂（精神病的因果）。得見佛故，狂即得正。

問曰：「亂者得定」，狂則是亂，以何事別？答曰：有人不狂而心多散亂，志如獼猴，不能專住，是名亂心。復有劇務匆匆，心著眾事，則失心力，不堪受道。問曰：亂心有何因緣？答曰：善心轉薄，隨逐不善，是名心亂。復次，是人不觀無常，不觀死相，不觀世空；愛著壽命，計念事務，種種馳散，是故心亂。復次，不得佛法中內樂，外求樂事，隨逐樂因，是故心亂（抑鬱、自閉症等因果）。如是亂人得見佛故，其心得定。

問曰：先言「狂者得正」，今言「裸者得衣」，除狂，云何更有裸？答曰：狂有二種：一者、人皆知狂；二者、惡邪故自裸，人不知狂。如說南天竺國中有法師，高坐說五戒義，是眾中多有外道來聽。是時國王難曰：「若如所說，有人施酒及自飲酒，得狂愚報，當今世人應狂者多，正者少；而今狂者更少，不狂者多，何以故爾？」是時諸外道輩言：「善哉！斯難甚深！是禿高坐，必不能答，以王利智故。」是時法師以指指諸外道，而更說餘事，王時即解。諸外道語王言：「王難甚深，是不知答，恥所不知，而但舉指更說餘事。」王語外道：「高坐法師指答已訖，將護汝故，不以言說；向者指汝，言汝等是狂，狂不少也。汝等以灰塗身，裸形無恥，以人髑髏盛糞而

食；拔頭髮，臥刺上，倒懸薰鼻；冬則入水，夏則火炙。如是種種所行非道，皆是狂相。復次，汝等法以賣肉賣鹽，實時失婆羅門法；於天祠中得牛布施，實時賣之，自言得法；牛則是肉，是誑惑人，豈非失耶？又言：『入吉河水中，罪垢皆除』，是為罪福無因無緣。賣肉賣鹽此有何罪？入吉河水中言能除罪，若能除罪，亦能除福，誰有吉者？如此諸事，無因無緣，強為因緣，是則為狂。如是種種狂相，皆是汝等；法師將護汝故，指而不說。是名為裸形狂」（偏執狂類因果）……

問曰：「飢者得飽，渴者得飲」，云何飢渴？答曰：福德薄故，先世無因，今世無緣，是故飢渴。復次，是人先世奪佛、阿羅漢、辟支佛食，及父母所親食；雖值佛世，猶故飢渴，以罪重故。問曰：今有惡世生人得好飲食，值佛世生而更飢渴；若罪人不應生值佛世，若福人不應生惡世，何以故爾？答曰：業報因緣，各各不同：或有人有見佛因緣，無飲食因緣。或有飲食因緣，無見佛因緣。譬如黑蛇而抱摩尼珠臥，有阿羅漢人乞食不得。又如迦葉佛時，有兄弟二人出家求道，一人持戒、誦經、坐禪；一人廣求檀越，修諸福業。至釋迦文佛出世，一人生長者家；一人作大白象，力能破賊。長者子出家學道，得六神通阿羅漢，而以薄福，乞食難得。他日持鉢入城乞食，遍不能得，到白象廄中，見王供象種種豐足，語此象言：「我之與汝，俱有罪過。」象即感結，三日不食。守象人怖，求覓道人，見而問言：「汝作何咒，令王白象病不能食？」答言：「此象是我先身時弟，共於迦葉佛時出家學道。我但持戒、誦經、坐禪，不行布施。弟但廣求檀越作諸布施，不持戒、不學問。以其不持戒、誦經、坐禪故，今作此象，大修布施故，飲食備具，種種豐足。我但行道，不修布施故，今雖得道，乞食不能

得。」以是事故，因緣不同，雖值佛世，猶故饑渴。問曰：此諸眾生，云何飽滿？答曰：有人言：「佛以神力變作食，令得飽滿。」復有人言：「佛光觸身，令不饑渴。」譬如，如意摩尼珠，有人心念，則不饑渴，何況值佛！

「病者得愈」，病有二種：先世行業報故，得種種病。今世冷熱風發故，亦得種種病。今世病有二種：一者、內病，五藏不調，結堅宿疹；二者、外病，奔車逸馬，堆壓墜落，兵刃刀杖，種種諸病。問曰：以何因緣得病？答曰：先世好行鞭杖、拷掠、閉系，種種惱故，今世得病。

現世病，不知將身，飲食不節，臥起無常，以是事故，得種種諸病。如是有四百四病，以佛神力故，令病者得愈。如說，佛在舍婆提國，有一居士請佛及僧於舍飯食，佛住精舍迎食有五因緣：一者、欲入定，二者、欲為諸天說法，三者、欲遊行觀諸比丘房，四者、看諸病比丘，五者、若未結戒欲為諸比丘結戒。是時佛手持戶排，入諸比丘房，見一比丘病苦，無人瞻視，臥大小便，不能起居。佛問比丘：「汝何所苦？獨無人看！」比丘答言：「大德！我性懶，他人有病，初不看視；是故我病，他亦不看！」佛言：「善男子！我當看汝。」時釋提婆那民盥水，佛以手摩其身；摩其身時，一切苦痛即皆除愈，身心安隱。是時，世尊安徐扶此病比丘起，將出房澡洗著衣，安徐將入，更與敷褥令坐。佛語病比丘：「汝久來不勤求未得事令得，未到事令到，未識事令識，受諸苦患，如是方當更有大苦！」比丘聞已，心自思念：「佛恩無量，神力無數，以手摩我苦痛即除，身心快樂！」以是故，佛以神力令病者得愈。

「形殘者得具足」，云何名「形殘者」？若有人先世破他身，截其頭，斬其手足，破種種身分；或破壞佛像，毀佛像鼻，及

諸賢聖形像；或破父母形像。以是罪故，受形多不具足。
　　復次，不善法報，受身醜陋。若今世被賊，或被刑戮，種種因緣以致殘毀；或風寒熱病，身生惡瘡體分爛壞，是名形殘！蒙佛大恩，皆得具足。

　　上段經論中，明確闡釋了今生疾病之前世因業，故而人類疾病很重要的因素乃是先世所造罪孽使然，今生若不知懺悔修正，不僅此生難得安康穩壽之體，來生更墮於三惡趣，即便生於人中，也會肢體殘缺，疾病纏身。
　　今生身體殘疾，緣宿世殘疾其他有情；今生疾病，緣宿世不救護病患。是故，疾患莫要抱怨他人，也莫要抱怨醫生，更莫要抱怨社會，自業自得。今生設欲健康，就先消宿世惡業之因，再行慈悲喜捨，積累福德。
　　中國疾病預防控制中心精神衛生中心二〇〇九年初公布的數據顯示，我國各類精神疾病患者人數在一億人以上，另有研究數據顯示，我國重性精神病患人數已超過一千六百萬。如此觸目驚心的數據，不能不使人們猛然驚醒！
　　精神病指嚴重的心理障礙，患者的認識、情感、意志、動作行為等心理活動均可出現持久的明顯的異常；不能正常的學習、工作、生活；動作行為難以被一般人理解，顯得古怪、與眾不同；在病態心理的支配下，有自殺或攻擊、傷害他人的動作行為；有程度不等的自制力缺陷，患者往往對自己的精神症狀喪失判斷力，認為自己的心理與行為是正常的，拒絕治療。
　　由此報告看來，世間眾生之疾患著實不輕，當人類警覺了目下的環境生態和自身真實狀況，會發現自己已然病入膏肓。
　　佛家修行的戒律體系，狹義上是保障行者守護菩提心誓願的鏡鑒

系統，廣義上則是人類文明延續的重要保障，基本的五戒善加守護，人類就不至於像今天這樣面臨如此深重的災難乃至近乎滅亡的邊緣。

《大般涅槃經》云：

> 世尊即便普為來眾而說法言：汝等從今護持禁戒，勿得虧犯。破戒之人，天龍鬼神，所共憎厭，惡聲流布，人不憙見。若在眾中，獨無威德，諸善鬼神，不復守護。臨命終時，心識怖懼，設有微善，悉不憶念，死即隨業受地獄苦。經歷劫數，然後得出，復受餓鬼畜生之身，如是轉轉無解脫期。比丘持戒之人，天龍鬼神，所共恭敬，美聲流布，聞徹世間，處大眾中，威德明盛，諸善鬼神，常隨守護。臨命終時，正念分明，死即生於清淨之處。

若在人身，破戒夙因便有今生生理疾病、精神病之虞無疑。在佛乘密法諸多經典反覆強調，誹謗三寶會被護法金剛「以杵碎頂」，症狀即為精神病也。今者眾生不信鬼神不生敬畏，動輒誹謗三寶，羞辱師長、不孝父母，如此之人焉能精神健全？人類的惡行還會招致「天怒神怨」，物質化表現就是各種自然災害。

現代醫學將精神疾患之因，概括為先天遺傳、個性特徵及體質因素、器質因素、社會環境因素等，認為許多精神病人有妄想、幻覺、錯覺、情感障礙，缺乏自制力，不主動尋求醫生的幫助。然這些因素僅僅是表面的物質化因素，深層次的原因乃是宿世三業十惡，尤其是口業之過咎，宿世誹謗三寶者，今生若得人身無不罹患精神疾患。

誹謗大乘，大乘即佛菩薩所乘之法，有人宿無善種，不能信受如來之法，而於大乘經典妄生謗毀。今生精神疾患，當受地獄之報。

五逆大罪即殺父、殺母、殺阿羅漢、出佛身血、破和合僧。人對

父母當竭力孝養，以報其恩。而惡人反害父母，天理不容！僧之和合，得成道業，利益人天。而惡人反離間而破散之。諸佛如來出現世間，度脫一切眾生，人天皆當恭敬供養。而惡人反傷佛身體，以出其血。羅漢已出離三界，為世間大福田，利益有情，應當禮敬。而惡人反加殺害。僧之羯磨，為人受戒，有人不一心奉事，稟受戒法，反以惡言破毀其行。如是等人，今生精神疾患，死後永墮地獄，無有出期。

「一闡提」，梵語一闡提，意為信不具，即斷壞一切善根之人。謂此類人撥無因果，顛倒邪見，不信現在未來業報，不親善友知識，不聽諸佛所說教誡。此人現世精神疾患，死後當墮地獄，出離遙遙無期。

健康的另一內涵，則是社會適應能力得當與否。一般認為社會適應能力包括以下一些方面：個人生活自理能力，基本勞動能力，選擇並從事某種職業的能力，社會交往能力，用道德規範約束自己的能力。不論宿世之三業惡因，如果今生身、口、意不斷造惡，社會適應能力能夠健康完善幾乎是不可能的。

《刪定止觀卷下》云：

> 因緣有六：或四大不順，或飲食不節，或坐禪不調，或邪魅所侵，或魔所為，或業所起。

前五種病因悉皆今生性因素，身體組織器官、臟腑功能協調性出現問題，或者與四季節氣相悖，飲食無節制，禪觀宴坐出入息不調，他種生命體——鬼神之妨礙，至於夙業之疾患則為先世性因素。

現代科學的狹隘性使很多人不再相信鬼神的「存在」，然我們從理論上推理，他種生命體之存在應該是毫無疑義的。不能因為沒有聽到超聲波、低聲波，沒有看見紫外線、紅外線就否定它們的存在。他種生命體中的精神化生命體是不能用物質實證手段檢測衡量的，這也

是哲學的基本概念和邏輯問題。物質和精神是一對矛盾統一體，既然有物質生命體就對應有精神生命體，即通常我們所說的山神、地神、孤魂野鬼、魑魅魍魎等、地獄、餓鬼、修羅、天、羅漢、辟支佛、菩薩、如來。

在《刪定止觀卷下》中寫道：

> 有鬼為病者。昔一王為鬼所病，屢被針殺，鬼王自來住於心上。儒書亦云膏肓二豎之事，蓋人有邪念，志求邪事，則有兜醯羅鬼化作五色入人五根，轉至意地發人邪解，或知吉凶未來之事，若不治者久則殺人。又魔病者，夫鬼止為病殺人，魔則能破觀心，行人於禪中或邪念世利，魔則隨念變現而至，至則受，受則成病。又業病者，或專是先世業，或因今破戒動先世業，若殺罪之業成肝眼病，飲酒業成心口病，邪欲業成腎耳病，妄語業成脾舌病，盜業成肺鼻病。若今世持戒亦動業成病，應地獄重受則人間輕償，此是業謝故病，業力多端。

《修習止觀坐禪法要》云：

> 鬼神魔有三種：一者精魅。十二時獸變化作種種形色，或作少女老宿之形，乃至可畏身等非一，惱惑行人。此諸精魅欲惱行人，各當其時而來，善須別識。若於寅時來者必是虎獸等，若於卯時來者必是兔鹿等，若於辰時來者必是龍鱉等，若於巳時來者必是蛇蟒等，若於午時來者必是馬驢駝等，若於未時來者必是羊等，若於申時來者必是猿猴等，若於酉時來者必是雞烏等，若於戌時來者必是狗狼等，若於亥時來者必是豬等，子時來者必是鼠等，丑時來者必是牛等。行者若見常用此時來，即

知其獸精,說其名字呵責即當謝滅。二者堆剔鬼,亦作種種惱觸行人,或如蟲蝎緣人頭面,鑽刺熠熠,或擊櫪人兩腋下,或乍抱持於人,或言說音聲喧鬧,及作諸獸之形異相非一,來惱行人。應即覺知一心閉目陰而罵之作是言,我今識汝,汝是閻浮提中食火臭香,偷臘吉支邪,見喜破戒種,我今持戒終不畏汝。若出家人應誦戒本,若在家人應誦三歸五戒等,鬼便卻行匍匐而去。如是若作種種留難惱人相貌,及余斷除之法,並如禪經中廣說。三者魔惱,是魔多化作三種五塵境界,相來破善心。一作違情事則,可畏五塵令人恐懼,二作順情事,則可愛五塵令人心著,三非違非順事,則平等五塵動亂行者。是故魔名殺者,亦名華箭,亦名五箭,射人五情故。名色中作種種境界,惑亂行人。作順情境者,或作父母兄弟,諸佛形像端正男女可愛之境,令人心著。作違情境界者,或作虎狼師子羅剎之形,種種可畏之像,來怖行人。作非違非順境者,則平常之事,動亂人心令失禪定,故名為魔。或作種種好惡之音聲,作種種香臭之氣,作種種好惡之味,作種種苦樂境界,來觸人身皆是魔事,其相眾多,今不具說。舉要言之,若作種種五塵,惱亂於人令失善法,起諸煩惱皆是魔軍,以能破壞平等佛法,令起貪欲憂愁瞋恚睡眠等,諸障道法,如經偈中說。

為什麼有些人晚間惡夢連連,且都關乎狐仙、蛇精、怪異等等之類?看完上段祖師大德的分析,原因應該了然於胸了。

《左傳·成公十年》記載:

晉景公疾病,求醫於秦。秦伯使醫緩為之。未至,公夢疾為二豎子,曰:「彼良醫也。懼傷我,焉逃之?」其一曰:「居肓之

上，膏之下，若我何？」醫至，曰：「疾不可為也。在肓之上，膏之下，攻之不可，達之不及，藥不至焉，不可為也。」公曰：「良醫也！」厚為之禮而歸之。

晉景公得了重病，向秦國請求醫生治療。秦桓公派醫緩前往診治。緩還沒有到達晉國的時候，晉景公就夢見自己所生的病變做兩個小孩子，一個說：「緩是一位良醫，恐怕他來到要傷害我們，在哪裡躲避他好呢？」其中一個又說道：「我們躲在膈膜的上面，心的下面，他能把我們怎麼樣呢？」緩到了晉國，看了景公的病，便說：「這病處在膈膜的上面，心的下面，用灸法不能攻，用針刺達不到，藥力也不能達到，不能治了。」晉景公聽他說的與自己所夢相合，便說：「真是位高明的醫生！」於是，為他置辦豐厚的禮物，讓他回秦國去了。

物質和精神，相互依存、相互影響。鬼神之擾，即是消極精神信息體對於物質生命體的反作用。

《大方等陀羅尼經》卷四有描述很具體的鬼病，並禁用真言咒語祛之，緣神鬼屬於有情之列。

> 復次阿難此陀羅尼者，不得用咒方道病，乾陀鬼，病狂亂鬼病，不語鬼病，不開眼鬼病，吸人精氣鬼，病唾人鬼病，視人鬼病，食膿血鬼病，棄米火鬼病，魑魅鬼病，迷人鬼病，食發鬼病，能令人無心識鬼病，食人心鬼病，大疫鬼病，若有如是諸病悉不得用。

《佛說灌頂經》、《陀羅尼雜集－觀世音菩薩說消除熱病諸邪所不能忤大神咒》、《種種雜咒經－金剛咒治惡鬼病》、《二十八藥叉大將名號》、《佛說卻溫黃神咒經》、《佛說鬼子母經》等佛乘密法經典都述及鬼神。

鬼神，如果用更具現代知識性的語言描述，就是非物質化精神生命體。它們與人類及一切物質生命體，共存於同一虛、實宇宙中（一合相宇宙）。我們隨時都和它們有精神信息能量交流，消極的交流就是身心疾患，積極的交流就是健康和諧、災難不生。

魔分心魔和外魔，心魔是人類各種欲望、綺念、煩惱、憂慮、怨恨、嫉妒等，外魔則是精神化生命體，俗言所謂鬼神妖魅之類。梵語魔羅，華譯殺者，故魔能害正修道人的法身慧命，換言之擾亂人類身心健康。

《瑜伽師地論》卷二十九闡釋道：

> 當知諸魔略有四種，魔所作事有無量種……云何四魔？一蘊魔，二煩惱魔，三死魔，四天魔。蘊魔者，謂五取蘊。煩惱魔者，謂三界中一切煩惱。死魔者，謂彼彼有情，從彼彼有情眾夭喪隕歿。天魔者，謂於勤修勝善品者求欲超越蘊、煩惱、死三種魔時，有生欲界最上天子得大自在，為作障礙發起種種擾亂事業，是名天魔。當知此中若死所依，若能令死，若正是死，若於其死作障礙事不令超越，依此四種建立四魔。謂依已生已入現在五取蘊故，方有其死，由煩惱故，感當來生。生已便有夭喪隕歿，諸有情類命根盡滅夭喪隕歿，是死自性。勤修善者為超死故正加行時，彼天子魔得大自在能為障礙，由障礙故或於死法令不能出，或經多時極大艱難方能超越。又魔於彼或有暫時不得自在，謂世間道離欲異生，或在此間或生於彼，或魔於彼得大自在，謂未離欲。若未離欲，在魔手中隨欲所作。若世間道而離欲者，魔縛所縛未脫魔罥，由必還來生此界故。
>
> 云何魔事？謂諸所有能引出離善法欲生，耽著諸欲增上力故，尋還退捨，當知此即是為魔事。若正安住密護根門，於諸所有

可愛色聲香味觸法，由執取相、執取隨好，心樂趣入，當知此即是為魔事。若正安住於食知量，於諸美味不平等食，由貪愛欲心樂趣入，當知此即是為魔事。若正安住精勤修習，初夜後夜覺寤瑜伽，於睡眠樂、於偃臥樂、於脅臥樂，由懈怠力心樂趣入，當知此即是為魔事。若正安住正知而住，於往來等諸事業時，若見幼少、盛年、美色諸母邑等，由不如理執取相好心樂趣入，或見世間諸妙好事心樂趣入，或於多事多所作中心樂趣入，或見在家及出家眾歡娛雜處，或見惡友共相雜住，便生隨喜心樂趣入，當知一切皆是魔事。於佛法僧、苦集滅道、此世他世若生疑惑，當知一切皆是魔事。住阿練若、樹下、家間、空閒靜室，若見廣大可怖畏事驚恐毛豎，或見沙門婆羅門像、人非人像欻爾而來，不如正理勸捨白品、勸取黑品，當知一切皆是魔事。若於利養恭敬稱譽心樂趣入，或於慳吝、廣大希欲、不知喜足，忿恨覆惱及矯詐等，沙門莊嚴所對治法心樂趣入，當知一切皆是魔事。如是等類無量無邊諸魔事業，一切皆是四魔所作，隨其所應，當正了知。

人類今日一聽到「魔」字便會生起恐懼，然心魔皆是人類五欲貪念所引致。外魔即它種精神生命體，會乘虛而入，擾亂心身比如「鬼上身」現象。心魔、外魔皆緣五欲貪著，故眼耳鼻捨身可識知，在現代醫學即所謂「幻視、幻聽、幻嗅、幻味、幻觸」等，實則人類身心對於消極精神信息能量或者它種精神生命體的應激反應。觀察今日人類對於物質財富、聲色犬馬的追逐已經到了無以復加的地步，可知「著魔」之深矣。

《摩訶止觀》卷四云：

有善知識魔、三昧魔、菩提心魔。魔能使人捨善從惡，又能化人墮二乘地……今言魔者，取實羅漢；令人至化城者，即非真善知識，但是半字知識，行半菩提道，損半煩惱，奪與互明，或知識或魔也。別教若不得意，不會中道，亦是知識魔也。圓教三種方是真善知識，三昧、菩提心例此可解（云云）。第二呵五欲者，謂色聲香味觸。十住毗婆沙云：「禁六情如繫狗、鹿、魚、蛇、猿、鳥，狗樂聚落，鹿樂山澤，魚樂池沼，蛇樂穴居，猿樂深林，鳥樂依空，六根樂六塵，非是凡夫淺智弱志所能降伏，唯有智慧堅心正念，乃能降伏。總喻六根。」……五欲亦爾，常能牽人入諸魔境……色欲者，所謂赤白長短、明眸善睞、素頸翠眉、皓齒丹唇，乃至依報紅黃朱紫諸珍寶物，惑動人心。如禪門中所說，色害尤深，令人狂醉，生死根本，良由此也，如難陀為欲持戒，雖得羅漢，習氣尚多，況復具縛者乎？國王耽荒無度，不顧宗廟社稷之重，為欲樂故身入怨國，此間上代亡國破家多從欲起，赫赫宗周褒姒滅之，即其事也。經云：「眾生貪狼於財色，坐之不得道。」觀經云：「色使所使為恩愛奴，不得自在」。若能知色過患則不為所欺，如是呵已，色欲即息，緣想不生，專心入定。聲欲者，即是嬌媚妖詞，淫聲染語，絲竹弦管，環釧鈴佩等聲也。香欲者，即是欝茀氛氳，蘭馨麝氣，芬芳酷烈郁毓之物，及男女身分等香。味欲者，即是酒肉珍肴，肥腴津膩，甘甜酸辣，酥油鮮血等也。觸欲者，即是冷暖細滑，輕重強軟，名衣上服，男女身分等。此五過患者，色如熱金丸，執之則燒，聲如毒塗鼓，聞之必死，香如憋龍氣，嗅之則病，味如沸蜜，湯舌則爛，如蜜塗刀，舐之則傷，觸如臥師子，近之則嚙。此五欲者得之無厭，惡心轉熾如火益薪，世世為害劇於怨賊，累劫已來，常相劫奪摧折色心，

> 今方禪寂，復相惱亂，深知其過，貪染休息……上代名僧詩云：「遠之易為士近之難為情」，香味頹高志聲色喪軀齡。
> 有所興業而有所作，則為魔事。若使志願有所受取，而有所奪，則為魔事。假令所欲思想諸著識念求望，則為魔事。

故，要使人類從「魔境」中解脫出來，惟有智慧般若可為。智慧超越知識，是對宇宙及生命的完善認知，可以指導人類的學習生活工作處於安適、平靜、和諧狀態中。知識只能使人類躁動，只能加深人類對於五欲追求而入於魔境。人類的文明要延續，就必須減輕各種貪婪的欲望，提升精神增加智慧。

對於名利財色之欲，悉能使人著魔。《道德經》第三章：

> 不尚賢，使民不爭；不貴難得之貨，使民不為盜；不見可欲，使民心不亂。是以聖人之治，虛其心，實其腹，弱其志，強其骨。常使民無知無欲。使夫智者不敢為也。為無為，則無不治。

第十二章：

> 五色令人目盲；五音令人耳聾；五味令人口爽；馳騁畋獵，令人心發狂；難得之貨，令人行妨。是以聖人為腹不為目，故去彼取此。

在很多前人、今人的分析中《道德經》的觀點，被認為是「愚民」策略，焉不知乃正心守志之宇宙全息哲學觀。能正心守志，方能約束身、口、意，行十善道，身心之健康、環境之和諧平衡則有根本保障。

今日人類所面臨的嚴峻環境問題、健康問題，都是人類自身三業

十惡使然，那麼要從根本上糾正，就必須以十善道、行六波羅蜜，落實四無量行等為出路。

十善即不殺生、不偷盜、不邪淫、不妄語、不兩舌、不惡口、不綺語、不貪、不瞋、不邪見；六波羅蜜即布施（檀波羅蜜）、持戒（尸羅波羅蜜）、忍辱（羼提波羅蜜）、精進（毗梨耶波羅蜜）、禪定（禪波羅蜜）、智慧（般若波羅蜜）；四無量行即慈心無量行、悲心無量行、喜心無量行、捨心無量行。

七　人類自我救贖式養生──《十善業道經》的全息哲學思想

此經為大唐于闐三藏實叉難陀法師，奉制所翻譯，經中詳述十善道之殊勝果報。在今日環境惡劣、災難不斷、疾病叢生，人類面臨各種危機挑戰的時刻別有無量積極、健康意義。

> 如是我聞：一時，佛在娑竭羅龍宮，與八千大比丘眾、三萬二千菩薩摩訶薩俱。爾時，世尊告龍王言：一切眾生心想異故，造業亦異，由是故有諸趣輪轉。

經籍編撰者於佛經前都冠以「如是」語，表從佛所聞，真實不虛。「一時」者過去、現在、將來恆時之謂。智慧具足、功德巍巍的佛陀，在它種生命體之場所「娑竭羅龍宮」廣演宇宙真如理趣，同時還有無數菩薩和諸多大比丘眾前後圍繞。佛陀於三昧耶境中可以隨念行於任何時空體系，「娑竭羅龍宮」即是龍所居住之時空宮殿，在諸如此類的「虛時空體系」中，為有情弘演真如法教在後來的大乘佛教和佛乘密法中比比皆是。

「龍」乃東方哲學尤其中國哲學思想中的圖騰，實則是他種生命——精神信息體，在六道眾生中，龍雖然屬於畜生道，但是唯一沒有物質體的精神生命體，也是「風調雨順」的主宰、「守護如來法藏」的大護法菩薩。炎黃民族宣稱「龍的傳人」，並非無由。依照宇宙全息哲學觀，在宇宙的發生發展變化過程中，生命體不斷轉換著形態，焉知今日之人類非史前時代的龍？同時人類應該對以往世界各民族的「神話」故事賦予認真而哲學科學的態度，不應該再以「現代科學」的狹隘世界觀「坐井觀天」而簡單之斥之為傳說！

　　佛陀告訴龍王，由於一切眾生心思各個不同，所以行為結果也迥然有別，才有淪落六道即天、人、修羅、地獄、餓鬼、畜生之差異。

　　佛陀釋迦牟尼證悟了宇宙真諦、真理，並非創造了宇宙真理，好比牛頓發現了物理學三大定律而非發明了三大定律。

　　依照全息哲學，「佛」乃兩千五百多年前古印度覺悟的大聖人釋迦牟尼，可以全息體解為與今天的物質宇宙「全息一合相」的精神宇宙。

　　「天」者一切天神，也是我們在面對災難和挫折無助之時感嘆中所呼喚之「天」，非僅僅指我們頭頂的藍天。依照佛教的理念，欲界有六天，色界之四禪有十八天，無色界之四處有四天，其他尚有日天、月天、韋馱天等諸天神，總稱之曰諸天。「諸天」若全息體解，則屬於精神生命鏈上的一個個環節。

　　「修羅」亦是精神生命體，其意譯作不端正、非善戲、非天等，是性格時好時壞、易暴易怒的它種精神生命體。

　　「地獄」是眾生因為三業十惡死後靈魂墮落之「精神空間」，也是精神生命鏈的最低端，好比物質生命鏈底端簡單DNA鏈的微小物質生命體如病毒等。地獄不是永恆的，地獄中的有情苦報受盡會再根據其因緣往生其他五道之中。六道輪迴可以比較形象地借用「……蠶一

蛹－蝶－卵－蠶……」的生命形態轉化為比喻。

「餓鬼」，指有情生前做了壞事，死後要墮入餓鬼道，常受饑渴之苦的一類它種精神生命體，在於精神生命鏈之「地獄」眾生的上面。

「畜生」，即天上飛的、地上爬的、水裡游的一切物質生命體。

全息體解六道，要麼是物質實體，要麼是精神虛體所存在的「物質時空」和「精神時空」中之有形生命體和無形精神生命體的形態。佛教的「十法界」，就是十種物質抑或精神生命體的「存在狀態」大系統。由物質與精神的辯證關係可以推知，物質生命鏈與精神生命鏈是相續不斷的，如此便構成佛家所謂「十法界」，即地獄、餓鬼、畜生、修羅、人、天、羅漢、辟支佛、菩薩、佛。

> 龍王！汝見此會及大海中，形色種類各別不耶？如是一切，靡不由心造善不善身業、語業、意業所致。而心無色，不可見取，但是虛妄諸法集起，畢竟無主、無我我所。雖各隨業，所現不同，而實於中無有作者。故一切法皆不思議，自性如幻。智者知已，應修善業，以是所生蘊、處、界等，皆悉端正，見者無厭。

佛陀問龍王，是否此時予會的眾生以及大海中全部眾生形象狀態各個不同？而這一切差別的根本原因，乃是眾生自身身、口、意所造善、惡業之果報表現。

今天人類割裂了物質、精神的辯證關係，只將生物形態差別歸類為物質遺傳，錯謬重矣。一切眾生之「心」無有實相，不可捉摸，但纏縛於諸虛妄不實之法而成可觀察之心態，而「心」畢竟無我、無人、無眾生、無壽者。眾生形態雖緣於三業而芸芸紛繁，然則一切均是假名。一切法誠「如露亦似電，如夢幻泡影」。所以有智慧之人明

白此理,便積極精修十善業道,所以生命形態「端正、健康」。唯識又曰「三界唯心」,非純粹的唯心主義之謂,其意三界形、色會因為「心」而變化紛呈,亦即精神對於物質的反作用使然。因此「善心」對應的物質世界、物質形態會「端正、莊嚴、清淨」,反之「惡心」對應的物質世界、物質形態便「醜陋、猥瑣、垢穢」。端正莊嚴清淨的物質世界,自然無災無難國土安泰,端正莊嚴清淨的生命形態自然健康長壽;醜陋猥瑣垢穢的物質世界必然各種災難不斷,醜陋猥瑣垢穢的生命形態也必然疾患纏身。

> 龍王!汝觀佛身,從百千億福德所生,諸相莊嚴,光明顯曜,蔽諸大眾。設無量億自在梵王,悉不復現;其有瞻仰如來身者,莫不目眩!汝又觀此諸大菩薩,妙色嚴淨,一切皆由修集善業福德而生。又諸天、龍八部眾等大威勢者,亦因善業福德所生。今大海中所有眾生,形色粗鄙,或大或小,皆由自心種種想念,作身、語、意諸不善業,是故隨業各自受報。汝今當應如是修學,亦令眾生了達因果,修習善業。汝當於此正見不動,勿復墮在斷、常見中!於諸福田,歡喜、敬養,是故汝等亦得人天尊敬、供養。

佛陀繼續教戒龍王,如來之身相,因為已經積累了無量無邊十善福德,所以三十二相八十種好莊嚴肅穆,身相光明巍巍,一切眾生無能及者。即便無數無量自在梵王共同聚會,亦會被如來光明遮蔽不現。一切眾生觀如來法身,能被如來光明炫目。再觀察大會中諸大菩薩摩訶薩,形色殊妙,身相嚴淨,這些「莊嚴」都是修行善業所積累的福德感應之果。再觀察予會的三十三天、龍神八部等具有威猛勢力的大眾,其威猛勢力無不是善業福德所生。而今時大海中之眾生,形象、

色彩粗鄙，身相或大或小，也是因為其心有種種欲念，身、口、意造種種不善業，所以今日所見形色乃各自夙業之果報。是故，龍王應該如此修學，使眾生明白因果而積極修善業積累福德。此是正見，心莫動搖，更不能墮在斷見、恆常的邪見之中。因為你等修十善業，並殷重供養、禮敬一切眾生之福田——如來，所以你也會被其他有情歡喜敬愛尊重供養。

眾生今日之相貌、身材、性別、境遇、壽夭、名利、權威、財富等，無不是先世所積累之善、惡業報。雖然生命遺傳自父母，與遺傳之物質肉體相對應的精神靈魂，則因為輪迴六道的善惡因緣而與之結合成為新生命，且靈魂「記憶」、「攜帶」著宿世的全部善惡業的精神信息。所以今世擁有的人們應該倍加珍惜，所謂「惜福」，今世不具備的乃是人們先世所積累的福德欠缺，如果今世能明白這個道理，發心修行十善業道，至少世間利益可期。同時環境之風雨雷電無不與眾生宿世三業有關，惡業之報必然是惡劣環境，善業之報理所當然是良好環境。

> 龍王！當知菩薩有一法，能斷一切諸惡道苦。何等為一？謂於晝夜，常念、思惟、觀察善法，令諸善法念念增長，不容毫分不善間雜。是即能令諸惡永斷，善法圓滿，常得親近諸佛菩薩及餘聖眾。言善法者：謂人天身、聲聞菩提、獨覺菩提、無上菩提，皆依此法以為根本而得成就，故名善法。此法即是十善業道。

佛陀教戒龍王菩薩，有一種方法可以徹底斷除苦道，即時時、事事、處處，心念、思維、觀察十善法，讓善念連續不斷增長，容不得分毫惡念間雜。如此方能徹底斷除一切惡果，使得善法漸漸圓滿，便能親

近如來、菩薩及賢聖善知識。所謂善法，指能成就人身、天身、聲聞身、緣覺身、佛身之途徑，即是十善業道之總謂。

　　行十善道，能斷滅一切苦所謂八苦之生苦、老苦、病苦、死苦、怨憎會苦、愛別離苦、求不得苦及五取蘊苦，亦即斷除一切不健康因素，斷滅一切災難之因。一個道德殷重、善心諄諄之人是否會被敬愛尊崇？人天、聲聞、緣覺、如來可以理解為精神信息能量由小到大排列的精神體。碳原子雜亂無章排列是碳，好比人天；稍微有序排列則是石墨，好比聲聞、緣覺；最高級的完美晶體排列乃金剛鑽石，好比如來。世界乃「一合相」，即物質與精神之一合。所以全息體解，「如來」即是與物質宇宙對應一合相之精神宇宙。

　　人類設若不想遭遇毀滅，惟有行十善法！

　　　　何等為十？謂能永離殺生、偷盜、邪行、妄語、兩舌、惡口、綺語、貪欲、瞋恚、邪見。

什麼是十善業？即永遠離開一切殺生、一切偷盜、一切不邪淫、一切妄語、一切兩舌、一切惡口、一切綺語、一切貪欲、一切瞋恚、一切邪見。

　　說易行難，即便我們在當下能行十善，但持續不斷、念念相續則非常之困難。人類要想健康、要想富足、要想名利地位、要想沒有各種自然災害，那就必須捫心自問，自己能否身、口、意行善如一？如果不能，那麼不得健康、不得安居、不得順遂、不得財富、不得官階升遷，就不得怨天尤人。僅僅表象化看醫吃藥、高喊「與天鬥、與地鬥」、強取豪奪、賣官鬻爵，只能進入惡性循環，最終一切悉皆不得。古賢聖諄諄教言「莫以善小而不為，莫以惡小而為之。」

龍王！若離殺生，即得成就十離惱法。何等為十？一、於諸眾生普施無畏；二、常於眾生起大慈心；三、永斷一切瞋恚習氣；四、身常無病；五、壽命長遠；六、恆為非人之所守護；七、常無惡夢，寢覺快樂；八、滅除怨結，眾怨自解；九、無惡道怖；十、命終生天；是為十。若能迴向阿耨多羅三藐三菩提者，後成佛時，得佛隨心自在壽命。

龍王菩薩，不殺生可以獲得十種利益。一者能給眾生安寧無畏，二者能對眾生生起大慈心，三者能夠斷除一切動氣發怒壞習氣，四者身體健康常不生病，五者能夠得長壽，六者能得非人之它種生命體守護，七者常能安眠無魘，八者能夠化解一切仇怨，九者不會墮落於三惡道，十者命終能投胎善處。

不殺生之功德如此巨大，人類焉能依然故我「烹享」它種生命體而滿足於一己口腹？況且一切眾生，無數劫來於六道中悉是我等父母姊妹兄弟子女。殺生者比如菜場宰殺動物的眾生，其身上便會有「殘忍、冷酷」之氣息，所到之處，其「殘忍、冷酷」氣息會使一切動植物、它種生命體有不安之感，不安便易生起「怨恨」。不殺生則能讓環境和一切動植物、它種生命體感覺安泰，安泰則「和睦和諧」。不殺生能改善人們易怒著急的脾氣，自然遇事能夠心平氣和，健康可期，長壽有憑。不殺生者少了冤魂糾纏，自然可以安眠無惡夢。所以說「慈心降一切魔」，冤魂尚無，神鬼為伏，自然能得到神鬼護佑。即便人們不相信死後之事，至少今生安康可保。不殺生之大慈心能夠感動環境中一切精神信息能量，即所謂「改變風水」，如此何虞各種自然災害？

請看以下觸目驚心的調查報告：廣東省江門市疾控部門經抽樣調查加臨床統計估算，江門市四百多萬人口中感染肝吸蟲病的人估計有兩百八十多萬，約占全市人口的七成。原因是珠三角地區及江門五邑

地區的民眾，喜食淡水魚生。早期的臨床表現通常是發熱、頭痛、食欲減退、消化不良；中期症狀肝區痛、黃疸、上腹部疼痛、肝區隱痛、肝腫大、膽囊炎、膽結石。到了晚期後就會出現肝硬化、腹水、肝（膽管）癌、侏儒症（兒童）等。嗚呼，殺生之現世疾病報不可謂不迅疾。

> 復次，龍王！若離偷盜，即得十種可保信法。何等為十？一者、資財盈積，王、賊、水、火，及非愛子，不能散滅；二、多人愛念；三、人不欺負；四、十方讚美；五、不憂損害；六、善名流布；七、處眾無畏；八、財、命、色、力安樂，辯才具足無缺；九、常懷施意；十、命終生天；是為十。若能迴向阿耨多羅三藐三菩提者，後成佛時，得證清淨大菩提智。

龍王菩薩，不偷盜能獲得十種保障，一者財富盈餘，即便遭遇官事糾紛、盜賊、水災、火災以及忤逆不孝之子等也不會破財，二者受人尊敬愛護，三者不被他人欺負，四者能被讚美，五者無受損害的擔憂，六者得善名聲，七者處於大眾中而不膽怯，八者身體相貌端莊、氣色體力均佳且辯才優秀，九者經常心懷布施之善念，十者命終能投胎善處。如果同時發心志求無上正等菩提，則最終成佛，證得薩般若智。

俗話說：「不要伸錯了手，伸手必被捉」，指的就是各種形式的偷盜行為。無論是公眾的還是私人的財物，都是大眾或者個人安身活命所必需的，偷盜就是斷眾生活命之源，其惡尤甚。人一旦手伸錯了口袋，那麼其人品就嚴重被社會鄙視，設想周圍的人似乎都來捉拿自己，其心惶惶，其相貌也總賊眉鼠眼，整日提心吊膽生怕別人發現，焉有精神健康和生理健康可言？是以那些「貪官污吏」每日總是提心吊膽，因為做賊的心態就是「恐懼」不知何時會被「捉拿歸案」。

一個強國巧立名目對別國自然資源的掠奪亦屬盜竊，必然傷害民族感情、傷害宗教觀念、傷害雙邊關係。如此、民族、宗教、國家之間期望和平豈非痴人說夢！

> 復次，龍王！若離邪行，即得四種智所讚法。何等為四？一、諸根調順；二、永離喧掉；三、世所稱嘆；四、妻莫能侵；是為四。若能迴向阿耨多羅三藐三菩提者，後成佛時，得佛丈夫隱密藏相。

龍王菩薩，如果不邪淫，能夠獲得四種福德。一者身體支分、五官相貌端正且機能正常，二者遠離喧鬧吵雜和昏沉，三者為他人所讚嘆敬仰，四者妻子賢惠不被邪淫。若能發大菩提心，證得佛果得大丈夫三十二殊勝相。

邪淫狹義指夫婦以外的淫事，除了夫婦之間性關係外，一切不受國家法律或社會道德所承認的男女關係、人畜性交，均為邪淫。廣義則包含意淫、不當時、不當處、不當對象邪淫等。性欲是動物的本能，也是傳宗接代的必要手段。就人類而言，正當的夫妻性行為無可厚非，若不正當的兩性、同性關係就不被社會道德價值體系所接納和容忍。邪淫之過有：害自他天倫、害自他名節、心生惡念道德淪喪、害自他身體等。

全國性病痲瘋病控制中心的二〇〇六年的一份報告《我國性病防治現狀和思考》中寫道：

> 一九七七年我國再次出現淋病後的四年僅有二到三個省分報病，一九八〇年全國僅報告四十八例性病，從一九八一年起報告病例的省分逐年增多，至一九八八年的短短十年間，全國三十個

省（市、自治區）均有性病報告。一九八九年以前性病報病數增長迅速，如一九八一至一九八八年年均增長124.31%。一九八九至一九九七年性病增長速度較為穩定，增長範圍在10-25%之間。一九九八年全國報告632512例，較一九九七年增長37.05%，為九○年代以來增長幅度最大的一年。作為一種危害最大並可大大促進 HIV 傳播的梅毒在性病中增長幅度最大。自一九七九年重慶市報告首例梅毒後，報病數逐年增多，特別是一九九三年後，全國許多地區梅毒呈現大幅上升，至1998年全國梅毒報病數為53768例，是一九九三年的26.7倍。一九七九至一九八七年全國每年梅毒報告病例數不超過1000例；一九八八至一九九二年間每年報病數不超過2000例（1990年除外）；一九九三至一九九八年則成倍增長，年均增長89.7%。有的地區如福州市、廈門市，梅毒發病率超過150/10萬，足見其嚴重性。近年東北地區梅毒也迅速增長，必須引起注意。

淋病為我國報告性病的優勢病種，其次為尖銳濕疣、非淋菌性尿道（宮頸）炎（NGU）、梅毒、生殖器疱疹，軟下疳和性病性淋巴肉芽腫較為少見。這些性病均在逐年增長。從一九九三至一九九八年的全國二十六個哨點監測結果，可以看出各種性病的發病趨勢。

以上均只反映了報告的性病情況。由於各種原因，全國各地存在著大量的性病漏診和漏報，一部分性病患者自行購藥，也有一部分或很大一部分性病患者症狀很輕或無症狀，所以，實際上性病患者比報告數多得多。估計，實際性病數是報告數的六至十倍或以上。WHO 專家估計，我國目前性病患者數淋病為136.5萬，衣原體感染為1820.2萬。

當人們看到數年前的這份資料該有如何觀感？今天的現狀恐怕更不樂觀。設若不邪淫，何來這些憂患之威脅？「飽暖」當思利益還沒有「飽暖」的有情，且不能只「思淫欲」！

> 復次，龍王！若離妄語，即得八種天所讚法。何等為八？一、口常清淨、優鉢華香；二、為諸世間之所信伏；三、發言成證，人天敬愛；四、常以愛語安慰眾生；五、得勝意樂，三業清淨；六、言無誤失，心常歡喜；七、發言尊重，人天奉行；八、智慧殊勝，無能制伏；是為八。若能迴向阿耨多羅三藐三菩提者，後成佛時，即得如來真實語。

龍王菩薩，不妄語獲得八種利益。一者口氣清香，二者言而有信為世人所敬重，三者說話能被採信而得人天之敬愛，四者言辭充滿慈悲喜悅，五者心情舒坦身口意三業清淨，六者言詞無過失，七者所言說有理有據人天不悖，八者獲得殊勝智慧。

妄語多是空洞無實之詞，儘管可能言之「鑿鑿」，卻無能取信於人。妄語者在生活中就被當成「笑料」之談，也就不得人緣，常被人消遣。妄語者所說眾人笑聽，對它種生命體的精神影響也是消極的，這也正是妄語者諸事不成最終注定失敗的原因。妄語是誇大其辭，身體和外環境的關係也會被妄語的消極精神信息能量「誇大」，結果便是身體內在平衡和環境生態平衡的被破壞，不生病、順遂可能嗎？

個體妄語尚且報應只及個別，設若民族妄語、宗教妄語、國家妄語，民族豈不土崩瓦解？宗教豈不偏見與瘋狂流行？國家豈不瀕臨消亡？世界秩序豈不大亂？人類文明豈不毀滅？

> 復次，龍王！若離兩舌，即得五種不可壞法。何等為五？一、

> 得不壞身，無能害故；二、得不壞眷屬，無能破故；三、得不壞信，順本業故；四、得不壞法行，所修堅固故；五、得不壞善知識，不誑惑故；是為五。若能迴向阿耨多羅三藐三菩提者，後成佛時，得正眷屬，諸魔外道不能沮壞。

龍王菩薩，不兩舌可以獲得五種善法利益。一者不會被其他物質生命體或者精神生命體所迫害故身心健康，二者人際關係良好受人擁戴，三者被人信任，四者所作易成，五者能夠交結大善知識。如果發廣大菩提心，成佛果時眷屬廣多。

兩舌，顧名思義就是搬弄是非、黑白顛倒。搬弄是非必然破壞人際關係之和諧，黑白顛倒必然扭曲事物的本來面貌。人際關係良好與否是社會適應能力的表徵，也是健康的評價指標，故兩舌必然導致不健康的消極結果。兩舌者被人厭惡，眾人避之唯恐不及。兩舌者也會破壞物質生命體與精神生命體的和諧關係，最終導致人神共憤。兩舌的消極精神信息能量會直接破壞環境「風水」之和諧勢態，導致環境惡化而表現出所謂「眾生共業」的自然災害。

兩舌輕則被人輕賤，影響人際關係和諧；重則民族之間互相傾軋，宗教之間互相競爭、誹謗、詆毀，國家之間糾紛衝突不斷。

> 復次，龍王！若離惡口，即得成就八種淨業。何等為八？一、言不乖度；二、言皆利益；三、言必契理；四、言詞美妙；五、言可承領；六、言則信用；七、言無可譏；八、言盡愛樂；是為八。若能迴向阿耨多羅三藐三菩提者，後成佛時，具足如來梵音聲相。

龍王菩薩，不惡口能夠成就八種清淨事業。一者言辭不虛妄離奇，二

者言辭充滿利益,三者言辭契合生活哲理,四者言辭美妙悅耳,五者言辭為他人所採信,六者言而有信,七者言辭不被他人譏諷,八者言辭快樂。若發無上正等菩提心,證成佛果當具足如來梵音聲相,即正直、和雅、清徹、清滿、周遍遠聞。

惡口即「髒話」,既然髒,那麼對於自、他身心就不會有乾淨、健康的作用,而是消極、髒的影響。對於髒話滿口的人,人們總是敬而遠之,緣於懼怕「被髒」。惡口會令他人身心俱惱,不利益是顯而易見的。神鬼也會被「惡口」動怒,所以惡口者夜多夢魘睡眠不安,寢食不諧,久之自、他身心均不得健康。惡口的環境效應,就是惡劣的氣候、狂暴的風雨等等。

> 復次,龍王!若離綺語,即得成就三種決定。何等為三?一、定為智人所愛;二、定能以智,如實答問;三、定於人天,威德最勝,無有虛妄;是為三。若能迴向阿耨多羅三藐三菩提者,後成佛時,即得如來諸所授記,皆不唐捐。

龍王菩薩,不綺語能得三種益處。一者被有智慧者愛護,二者能夠用智慧回答疑難,三者於人天中威德殊勝。若發成佛宏願,證果得諸佛如來授記。

綺語即巧言令色之無意義語,換言之「閒話、廢話」,綺語於己、人無有絲毫利益,且因為胡說八道而被人輕蔑。水分子被「輕蔑」,結晶雜亂甚至不能結晶,自他身心被綺語所困,身體的機能等毫無疑問被消弱,久之不病焉能?對環境而言,綺語使得環境「風水」周流不暢,謀事之天時、地利、人和被消極影響,所作難成。

> 復次,龍王!若離貪欲,即得成就五種自在。何等為五?一、

三業自在，諸根具足故；二、財物自在，一切怨賊不能奪故；三、福德自在，隨心所欲，物皆備故；四、王位自在，珍奇妙物皆奉獻故；五、所獲之物，過本所求百倍殊勝，由於昔時不慳嫉故；是為五。若能迴向阿耨多羅三藐三菩提者，後成佛時，三界特尊，皆共敬養。

龍王菩薩，滅除貪心，能成就五種自在福德。一者身、口、意三業無虛妄煩惱，五官端正、身分肢節完好無缺，二者財物隨用自在、無乏匱之憂且不被物質和精神生命體所掠奪，三者福德綿延心安體泰，四者權位自在，五者由於心行無吝惜宿世勤行布施，故今生所求如意財源廣進。若證佛果必為三界殷重供養尊崇。

無貪心者，見財物、利益心無波瀾，清淨淡泊，身心機能和諧順暢，健康長壽可期。貪心者面相必帶貪婪之色，心有「吞象」之欲，言說只為「利」轉，身行只為財色所趨，如此便為物欲之奴僕，人格尚且喪失更遑論心身健康。貪心的環境效應，便是季候的冷熱不得時、風雨不調。

諺語「人為財死，鳥為食亡」，今日人類的糾紛多緣於貪婪。人們對於財富、名聲、權利的追逐已經使很多人利令智昏，甚至宗教人士中部分也加入到了追名逐利的行列，宗教場所成了變相的斂財非法之地。官場的權錢交易也愈演愈烈，社會風氣每況愈下，昔日的「當官不為民做主不如回家賣紅薯」成了當下的「當官若為民做主只好回家賣紅薯」。

嗚呼哀哉，貪婪不僅在泯滅人類的良知，也同時在加速價值體系的崩潰，長此以往社會矛盾會日益激化，最後結果輕則混亂重則「革命」！就世界範圍而言，由於資本操作者的貪婪，經濟危機此起彼伏，國家之間的矛盾也隨之緊張，小則資源之爭大則國家戰爭一觸即發。

復次，龍王！若離瞋恚，即得八種喜悅心法。何等為八？一、無損惱心；二、無瞋恚心；三、無諍訟心；四、柔和質直心；五、得聖者慈心；六、常作利益安眾生心；七、身相端嚴，眾共尊敬；八、以和忍故，速生梵世；是為八。若能迴向阿耨多羅三藐三菩提者，後成佛時，得無礙心，觀者無厭。

龍王菩薩，不瞋恨能夠得到八種歡喜法門。一者心無損惱之慮，二者無怒無怨，三者不起是非鬥爭，四者性格柔和誠信，五者心懷慈悲，六者能夠利益安樂其他有情，七者身材相貌端正受人愛戴，八者和藹大度死後生在善處。若能證得佛果，四無量心無礙故令眾生觀念不忘。

瞋心壞一切善，慈心降一切魔。水分子被瞋心，則結晶不易或者結晶雜亂，人體、環境遭遇瞋心亦然，健康就離我們遠去，災難則迎我們而來。「瞋心」似火，可以焚燒一切理性、福德，可以惡化人際關係，可以招致拳腳械鬥甚至戰爭，可以毀滅已經建立的秩序，可以誘發人類身心的各種疾患。

復次，龍王！若離邪見，即得成就十功德法。何等為十？一、得真善意樂、真善等侶；二、深信因果，寧殞身命，終不作惡；三、唯歸依佛，非餘天等；四、直心正見，永離一切吉凶疑網；五、常生人天，不更惡道；六、無量福慧，轉轉增勝；七、永離邪道，行於聖道；八、不起身見，捨諸惡業；九、住無礙見，十、不墮諸難；是為十。若能迴向阿耨多羅三藐三菩提者，後成佛時，速證一切佛法，成就自在神通。

龍王菩薩，離邪見愚痴獲得十種殊勝功德。一者能夠真正快樂和獲得真正友誼，二者深明因果報應而不做一切惡事，三者只皈依無上佛

陀，四者懷有正見故能遠離一切是非和災難，五者常能轉生人天中不墮三惡趣，六者不斷增加福德資糧，七者永遠遠離歪門邪道而於聖人之道中安住，八者捨離一切惡業，九者智慧無礙，十者不會遭遇各種非難。如能發廣大菩提心證成佛果必獲自在如意神通智慧。

　　邪見（偏頗的世界觀），是眾生迷痴不醒的重要因素。因為智慧缺如，不能正心直見，難免為各種歪門邪道知識所左右，比如聽信所謂「養生大師」或者「神醫」的無稽之談，趨之若鶩，害己健康，壞自心情。現代人生活在一個充滿邪見的時代，尤其被所謂物質實證主義的「現代科學」所忽悠，對於全息哲學的佛法、中醫、《周易》、《道德經》卻斥之以為迷信或者純粹的「控制人們精神」的宗教或者「偽科學」，加以抵制和打壓，執著於錯誤的信仰，更增加身口意之惡業，於是乎健康不保，環境災呈。

　　佛法不悖世間法，簡單體解即一切真如理趣不違背自然規律。「轉基因」遵循自然規律不？忽悠「轉基因食品」的有情是否屬於邪見邪執？長江三峽大壩的建立符合自然規律不？如今長江三峽出現的環境生態惡化，是否違背自然規律的結果？教育的目的旨在人格的培養和人類文明的延續，然今天的產業化教育前景如何？自私、貪婪、殘忍的品性已在所有「二代」身上明確顯現，如此國家還有未來嗎？

　　當人類為偏執偏信所左右，遲早會被自然規律所懲罰！炎黃民族的先祖數千年前就發明了印刷術、造紙術、火藥和指南針，為何先祖不繼續發展所謂「科技」？緣於先祖的智慧哲學觀「天人合一」，設若發展技術就是不斷改變環境，就是違背自然規律，遲早環境會報復到人類身上，輕則文化被毀滅，重則炎黃民族已然成為歷史。而今天在偏執的現代科學實證主義的忽悠下，人類的各種破壞自然的無節制行為遲早要遭到環境瘋狂的報復，那時人類是否能繼續生存？文明是否能繼續？都是前景不容樂觀的！

爾時，世尊複告龍王言：若有菩薩依此善業，於修道時，能離殺害而行施故，常富財寶，無能侵奪；長壽無夭，不為一切怨賊損害。離不與取而行施故，常富財寶，無能侵奪；最勝無比，悉能備集諸佛法藏。離非梵行而行施故，常富財寶，無能侵奪；其家直順；母及妻子，無有能以欲心視者。離虛誑語而行施故，常富財寶，無能侵奪；離眾毀謗，攝持正法；如其誓願，所作必果。離離間語而行施故，常富財寶，無能侵奪；眷屬和睦，同一志樂，恆無乖諍。離惡語而行施故，常富財寶，無能侵奪；一切眾會，歡喜歸依；言皆信受，無違拒者。離無義語而行施故，常富財寶，無能侵奪；言不虛設，人皆敬受；能善方便，斷諸疑惑。離貪求心而行施故，常富財寶，無能侵奪；一切所有，悉以慧捨；信解堅固，具大威力。離忿怒心而行施故，常富財寶，無能侵奪；速自成就無礙心智；諸根嚴好，見皆敬愛。離邪倒心而行施故，常富財寶，無能侵奪；恆生正見敬信之家；見佛、聞法、供養眾僧；常不忘失大菩提心。是為大士修菩薩道時，行十善業，以施莊嚴，所獲大利如是。

佛陀教戒龍王菩薩：如果有善知識能遵照十善業道精勤修行，捨殺生並力行布施，必然財寶豐足不被他人侵奪，能夠健康長壽，遠離一切冤家賊難。不行偷盜並樂善好施，則財寶豐足不被他人侵奪，悉能開顯一切如來法藏。不邪淫且行布施，財寶豐足不被他人侵奪，家庭和睦，母親妻子被人尊重。離妄語而行布施，財寶豐足不被他人侵奪，不被人誹謗，堅持正法，所願得成。不兩舌而行布施，財寶豐足不被他人侵奪，六親和睦，不生隔閡。不惡口且行布施，財寶豐足不被他人侵奪，則得人擁戴，得人信賴。不綺語而行布施，財寶豐足不被他人侵奪，言語誠懇人皆信受，並能斷他人疑惑。無貪欲而行布施，財

寶豐足不被他人侵奪，能夠以智慧方式布施有情，信心堅定體解深奧，得眾人擁戴之威勢。離瞋恨而行布施，財寶豐足不被他人侵奪，智慧顯發無障無礙，五官端正六根清淨，受眾人擁戴。離邪見而行布施，財寶豐足不被他人侵奪，即便投胎做人也生在正信佛法之善知識家，能夠殷勤供養三寶，大菩提心念念相續。這便是菩薩行之十善業道，因離十惡、行十善布施，故能獲大利益。

　　十善業道，不僅是我人離苦得樂、財富豐足、健康長壽之根本，也是環境和諧、生態平衡的重要保障。人類的精神與肉體，無時不刻在與環境中的物質和精神進行各種形式的可觀察抑或不可觀察的信息能量交流。當人們的身口意持積極善良的念頭，交流的結果必然是積極善良的，反之消極不健康的身口意，交流的結果必然是負向的。正向交流的結果，必然是疾病之體的康復、長壽的可期、環境的和諧、官祿的優厚、財富的豐足、自然災難的減少、「人禍」的遁形。負向消極的交流，人類機體的健康日益問題嚴重、環境日益惡化、經濟危機日益加劇、道德價值體系日益淪喪、自然資源日益枯竭、新的瘟疫性疾病更加肆虐……人類還會有明天嗎？人類今天的十惡道身口意正在製造著「世界末日」！

> 龍王！舉要言之：行十善道，以戒莊嚴故，能生一切佛法義利，滿足大願；忍辱莊嚴故，得佛圓音，具眾相好；精進莊嚴故，能破魔怨，入佛法藏；定莊嚴故，能生念、慧、慚、愧、輕安；慧莊嚴故，能斷一切分別妄見；慈莊嚴故，於諸眾生不起惱害；悲莊嚴故，愍諸眾生，常不厭捨；喜莊嚴故，見修善者，心無嫌嫉；捨莊嚴故，於順違境，無愛恚心；四攝莊嚴故，常勤攝化一切眾生；念處莊嚴故，善能修習四念處觀；正勤莊嚴故，悉能斷除一切不善法，成一切善法；神足莊嚴故，

恆令身心輕安、快樂；五根莊嚴故，深信堅固，精勤匪懈，常無迷妄，寂然調順，斷諸煩惱；力莊嚴故，眾怨盡滅，無能壞者；覺支莊嚴故，常善覺悟一切諸法；正道莊嚴故，得正智慧常現在前，止莊嚴故，悉能滌除一切結使；觀莊嚴故，能如實知諸法自性；方便莊嚴故，速得成滿為、無為樂。

佛陀繼續告誡龍王菩薩和一切有情：行十善道則是護戒，故能帶來一切佛法之智慧福德利益，各種善願成滿；能行忍辱便得莊嚴，獲得如來清淨梵音，具足三十二相八十種好；能夠努力精進則化解一切神怨鬼仇，開顯本具如來法藏；力行禪定能夠斷一切惡念，生一切善念，能明慧，知慚知愧，身心輕安無恙；智慧得開顯，則能善辯一切妄想邪見；慈心能不惱害一切有情；悲心能憐憫一切有情；喜心能隨喜讚嘆善知識；捨心能夠遭遇順境抑或逆緣而安心；因努力布施、愛語、利行、同事，則能勸善攝受一切眾生；念身不淨、念觀受悉苦、念「心」無常、念法無我，則漸漸清靜無為；正勸則能斷滅一切不善身口意，成就一切善法；神通智慧開顯則身心快樂安適；眼、耳、鼻、舌、身、意五根之正識常能使我們信心堅固、不迷失彷徨、煩惱減少；如來十力能消解一切有情怨惱；七覺支能令我們覺悟開顯善法；正見、正思維、正語、正行、正命、正精進、正念、正定則能開顯智慧；禪定能消除一切纏縛煩惱；正觀能如實知自心；清淨方便法門則成就有為、無為之樂即世間和出世間利益。

龍王！當知此十善業，乃至能令十力、無畏、十八不共、一切佛法皆得圓滿。是故汝等應勤修學！龍王！譬如一切城邑、聚落，皆依大地而得安住；一切藥草、卉木、叢林，亦皆依地而得生長。此十善道亦復如是：一切人、天依之而立，一切聲

聞、獨覺菩提，諸菩薩行，一切佛法，咸共依此十善大地而得成就。

龍王菩薩，十善業道能成就三十七道品，所以當認真修學。世間萬物皆依大地而住，一切植物也依大地而住，所以一切人天、聲聞緣覺菩薩都依此十善道而得成就。

　　佛說此經已，娑竭龍王及諸大眾、一切世間天、人、阿修羅等，皆大歡喜，信受奉行。

佛陀說法完畢，予會大眾歡喜信受，奉行不怠。

　　說易行難，道理人人或許明白，但臨事、臨頭則因為習氣而善念不能相續。「世上無難事，只怕有心人」，設若我們堅信行十善道可以改善我們自身的健康狀態、和諧我們生存的生態環境，那麼就應該努力落實之。

　　十善道，誠全息養生之最佳途徑！

　　二〇一〇年七月國家頒布的《二〇一〇年上半年我國重大災害頻繁發生災害損失巨大》：

　　從國家減災委員會辦公室獲悉，2010年上半年，我國自然災害形勢呈現出「重大災害頻繁發生，災害損失巨大」等特點……重大災害頻繁發生，災害損失巨大。年初新疆連續遭受九次大範圍寒潮冰雪天氣過程；西南五省區遭受秋冬春連旱；4月14日青海玉樹發生七點一級強烈地震；6月中下旬南方十一個省分遭受洪澇災害。

　　氣候異常，極端天氣事件頻繁出現。全國多個地方出現乾旱、低溫、暴雨、高溫等極端性天氣事件。

水旱災害嚴重，滑坡泥石流等次生地質災害造成重大人員傷亡。全國十八個省分遭受旱災，二十六個省分遭受洪澇災害，農作物損失嚴重；滑坡泥石流等地質災害發生數量、造成的死亡失踪人數和直接經濟損失較常年同期大幅增加。

城鎮受災情況突出。我國許多大城市和中小城鎮相繼遭受暴雪、乾旱、洪澇災害侵襲。

交通、通信等基礎設施受損嚴重。受自然災害影響，部分省分鐵路、公路、通信、供水、供電等基礎設施遭到破壞，多個縣城停水、停電，多趟列車停開。

受災範圍廣，群眾生活受到較大影響。各省分均不同程度受災，受災人口數量大、農作物受災面積廣、倒損房屋多、直接經濟損失重，給災區群眾生活帶來較大影響。

中西部欠發達地區受災嚴重，受災群眾生產和生活困難加劇。

上半年，3514人在各類自然災害中喪生。

2010年上半年，我國自然災害以洪澇、乾旱、低溫冷凍和雪災、地震、風雹、山體滑坡及泥石流為主。經核定，上半年全國自然災害受災人口2.5億人（次），因災死亡3514人，失踪486人，緊急轉移安置人口644萬人（次）；農作物受災面積2029.4萬公頃，其中絕收面積304.6萬公頃；倒塌房屋90.7萬間，損壞房屋301.4萬間；因災直接經濟損失2113.9億元。

表面上看來自然災害屬於「不可抗力」因素導致的，而實際上是全部人類的身、口、意三惡業所作種種惡行，引致環境精神信息消極化改變，以至於產生物質化的災難——「共業」效應。是「不可抗力」？是「天災」？非也，實質乃「人禍」！

　　從我做起，從現在做起，行十善道，健康、富足、名利等世間利

益便能獲得，長壽也就有了希望，同時環境生態也會得到正向改善，各種自然災害就不再頻繁發作了！

釋、道、儒、基督教、伊斯蘭教，雖然在教理上存在很多差別，然就人類行為的基本準則而言都信奉十善道。人類的文明要延續、人類寄居的地球不致毀滅，全人類的五大宗教就必須「求大同存小異」，放棄「固執己見」和互相攻擊，攜手帶領人類落實十善道！

八　六度萬行是人類文明全息養生的保障

六波羅蜜，乃佛家十善道的具體體現，又曰「六度萬行」，是針對身口意三惡業之對治良策。簡言之，布施、持戒、忍辱、精進、禪定、智慧，實質對於人類而言就是衣食住行中的十善道落實。

> 菩薩次第圓滿六波羅蜜多已，能證無上正等菩提。謂施波羅蜜多，戒波羅蜜多，忍波羅蜜多，精進波羅蜜多，靜慮波羅蜜多，慧波羅蜜多。

所謂菩薩即菩提薩埵的簡謂，狹義理解即是諸佛如來的親近使者，廣義闡釋則一切追求身口意健康無恙、具備慈悲心、希求無上智慧的有情，延伸之即全部人類。儘管有各種宗教、各種膚色，然追求真理、行十善道的大方向並無差別。

布施一詞，狹義指社會其他有情對於修行僧侶、沙彌等的布施、供養，為了讓修行者能更好地安心修道，同時還有一層意思即布施者為自己培植福報。廣義則指對於十法界一切有情，即如來、菩薩、辟支佛、緣覺聲聞、天、人、修羅、畜生、地獄、餓鬼的平等施捨。布施因為其對象而獲得的福德大小有別，且布施實質乃是變相供養，供

養聖者與供養凡俗，所獲福德自然差別懸殊。大乘佛教的布施意義，則是平等布施。就社會現實而言，布施則是社會財富重新分配的一種方式，財富的重新分配而可減少貧富差距，貧富差距縮小社會矛盾也會相應減輕。

《佛說分別布施經》云：

> 阿難有十四種較量布施。何等十四？一者於病苦人而行布施，二者於破戒人而行布施，三者於持戒人而行布施，四者於離染人而行布施，五者於須陀洹向而行布施，六者於須陀洹果而行布施，七者於斯陀含向而行布施，八者於斯陀含果而行布施，九者於阿那含向而行布施，十者於阿那含果而行布施，十一者於阿羅漢向而行布施，十二者於阿羅漢果而行布施，十三者於諸緣覺而行布施，十四者於如來應供正等正覺而行布施。
> 阿難，汝今當知施病苦人獲二倍福，施破戒人獲百倍福，施持戒人獲千倍福，施離染人獲百千倍福，施須陀洹向獲無量福，何況須陀洹果，施斯陀含向獲無量福，何況斯陀含果，施阿那含向獲無量福，何況阿那含果，施阿羅漢向獲無量福，何況阿羅漢果，施諸緣覺獲無量福，何況如來應供正等正覺，如是名為較量十四種布施功德。復次，阿難，當知布施大眾有其七種：一者施佛現前諸苾芻眾，二者施佛滅後諸苾芻眾，三者施佛滅後苾芻尼眾，四者施佛滅後苾芻、苾芻尼二眾，五者施佛滅後遊方行化諸苾芻眾，六者施佛滅後遊方行化苾芻尼眾，七者施佛滅後遊方行化苾芻苾芻尼二眾，如是名為七種大眾，當行布施。

這段經文，是教戒布施以及布施不同層次有情的福德果報，布施的實

質是供養，因此供養的對象應該及於一切有情，緣一切眾生最終皆能成佛。平等布施，平等基於「一切有情佛性平等」，然有情宿世所積累的福德有大小差別，布施抑或供養處於不同功德智慧狀態的對象，所獲的福報必然表現出差異。

為何布施不同對象會有差別？眾生佛性平等，緣在六道輪迴中的善惡因業懸殊，投胎為人便有貧富、夭壽、順蹇、尊卑等果報差異。貧窮、夭折、疾病、蹇滯、卑下都緣於福德智慧積累不足，比如功德帳戶上是赤字。相反，富裕、長壽、健康、順遂、高貴緣於福德智慧積累較多，比如功德帳戶上是藍字。給一個有赤字的帳戶輸入資金，首先是消除赤字，而有藍字的帳戶輸入資金則是增加藍字積累。填一個大坑用的土石肯定比填一個小坑為多，大坑填平了，小坑上已經堆起了土石。

比如《阿闍世王授決經》「貧女一燈」的故事：

聞如是，一時佛在羅閱祇國耆闍崛山中。時阿闍世王請佛，飯食已訖，佛還祇洹。王與祇婆議曰：「今日請佛，佛飯已竟，更復所宜？」祇婆言：「惟多然燈也。」於是王乃敕具百斛麻油膏，從宮門至祇洹精舍。時有貧窮老母，常有至心欲供養佛而無資財，見王作此功德乃更感激，行乞得兩錢，以至麻油家買膏。膏主曰：「母人大貧窮，乞得兩錢，何不買食，以自連繼，用此膏為？」母曰：「我聞佛生難值百劫一遇，我幸逢佛世而無供養，今日見王作大功德，巍巍無量激起我意，雖實貧窮故欲然一燈，為後世根本者也。」於是膏主知其至意，與兩錢膏應得二合，特益三合凡得五合。母則往當佛前然之，心計此膏不足半夕，乃自誓言：「若我後世得道如佛，膏當通夕光明不消。」作禮而去。王所然燈或滅或盡，雖有人侍恆不周

匠，老母所然一燈光明特朗，殊勝諸燈通夕不滅，膏又不盡至明朝旦。母復來前頭面作禮叉手卻住。佛告目連：「天今已曉可滅諸燈。」目連承教以次滅諸燈，燈皆已滅，惟此母一燈三滅不滅，便舉袈裟以扇之，燈光益明，乃以威神引隨藍風以次吹燈，老母燈更盛猛，乃上照梵天，傍照三千世界悉見其光。佛告目連：「止止，此當來佛之光明功德，非汝威神所毀滅。此母宿命供養百八十億佛已，從前佛受決，務以經法教授開化人民，未暇修檀，故今貧窮無有財寶。卻後三十劫，功德成滿當得作佛，號曰須彌燈光如來至真，世界無有日月，人民身中皆有大光，宮室眾寶光明相照如忉利天上。」老母聞決歡喜，實時輕舉身升虛空，去地百八十丈，來下頭面作禮而去。

事今如此，必有前因。這就是真實不虛的因果關係。現代很多人不能接受因果關係規律，對於前生前世持懷疑態度，然世界很多地方的「靈魂」輪迴事件報導，都在證明「前世今生」的真實不虛。即使依照現代物質實證主義的研究方法，將兩個個體的全部因素對照研究，設若今世條件完全相同而個體社會成就、健康、功名、財富產生差別，必然存在一種「未知」因素，那就是「前世業因」。「種瓜得瓜，種豆得豆」，真實不虛！

　　從這段佛經中還可以體解到，設若虔誠一心則會事半功倍。信心，是一種物質力量所不能比擬的精神能量。明白此理，人類堅定行十善道的決心，大約此後的很多「天災人禍」都可以避免，人類文明的延續也就切實可行了，遑論個體的養生與健康！經中繼續云：

王聞之，問祇婆曰：「我作功德巍巍如此，而佛不與我決，此母然一燈便受決，何以爾也？」祇婆曰：「王所作雖多，心不

專一，不如此母注心於佛也。」乃更往請，佛宿敕諸園監，各令晨采好華，早送入宮。至中，佛便晨出祇洹徐徐緩行，隨道為人民說法，投日中至宮。有一園監持華適出園巷，正與佛會於大道之衢，聞佛說經一心歡喜，即以所持華悉散佛上，花皆住於空中當佛頭上。佛即授決曰：「汝已供養九十億佛，卻後百四十劫汝當為佛，號曰覺華如來。」其人歡喜，實時輕舉身升虛空，來下作禮畢。即更自念：「我王為人性大嚴急，故宿敕我齋戒將華當以供佛，而我悉自以上佛，空手而往必當殺我。」便徑歸家置空華箱於戶外，入告婦言：「我朝來未食，王今當殺我急為具食。」婦聞大惶懅曰：「王何故相殺？」便為婦本末說之。婦即出，至灶下具食。天帝釋便以天華滿空箱中，婦持食還，見戶外箱中華滿如故，光色非凡，即以告夫。夫出戶視，知是天花心大歡喜，止不復食便持華入。王適出迎佛，道與王相逢，王見華大好，世間希有，即問監曰：「我園中大有此好華乃爾，而汝前後不送上，汝罪應死寧知之不？」監曰：「大王園中無有此華。臣朝早將園華道路逢佛，不勝歡喜。盡以上佛，即授與我決，知當殺故過家索食，比其頃出視空箱中，復見此華，必是天華非園所有。今我生既卑賤，為王守園，拘制縣官不得行道，一已授決，正爾而死，必生天上，十方佛前無所拘制，可得恣意行道，王若相殺我無所在也。」王聞授決，便生慚怖，肅然毛豎，即起作禮，長跪懺悔。佛至宮飯食已訖，咒願而去。王復問祇婆曰：「我前請佛而老母受決，今日設福而園監受決，我獨何故初無所獲？心甚於悒，當復宜作何等功德耶？」祇婆曰：「王雖頻日設福，但用國藏之財，使人民之力，心或貢高意或瞋恚，故未得決。今宜割損身中自供之具，並脫瓔珞七寶珠環以作寶華，當與夫人太子並力合掌，自就功勤一心上佛，佛照王至誠必得決也。」

貴為國主的阿闍世王，雖然齋佛供佛極盡排場奢華殷勤，卻功德不及自己花園的園丁，非無因也。世人不明白宿世因業之巨大影響，僅僅著眼於今生的作為，孰不知「命運天定」。命運之「天」，誠人類六道輪迴積累之「功德智慧」！虔誠至心可以感動天地，「孟姜女哭長城」大約並非空穴來風的歷史故事。

於是王減徹廚膳晝夜齋戒，脫身上諸寶，合聚諸師日前作華，王及夫人太子皆自著手，至九十日所作悉成，敕外駕當往上佛。傍臣白言：「聞佛前到鳩夷那竭國，已般泥洹也。」王聞心大悲號，涕淚哽咽曰：「我故至心手作此華，佛雖般泥洹，我故當賫詣耆闍崛山，以上佛坐處展馳我意也。」祇婆曰：「佛者無身亦無泥洹，亦不常住無滅無在，惟至心者為得見佛。佛雖在世間，無至心者為不見佛。大王至誠乃爾，佛雖般泥洹往必見佛。」便至耆闍崛山中，見佛且悲且喜，垂淚而進，頭面作禮以七寶華前散佛上，華皆住空中化成寶蓋正當佛上。佛便授與王決曰：「卻後八萬劫，劫名喜觀，王當為佛，佛號淨其所部如來，剎土名華王，時人民壽四十小劫。」阿闍世王太子，名旃陀和利，時年八歲，見父授決甚大歡喜，即脫身上眾寶以散佛上曰：「願淨其所部作佛時，我作金輪聖王得供養佛，佛般泥洹後我當承續為佛。」其所散寶化為交露帳正覆佛上。佛言：「必如汝願。王為佛時必當做金輪聖王，壽終便上生兜率天上，壽盡便下作佛，在藥王剎土教授，佛號栴檀，人民壽命國土所有，皆如淨其所部。」佛時授決適竟王及旃陀和利，前為佛作禮便霍然不見佛所在。

阿闍世王眼見佛為貧女記莂、為其園丁記莂，獨不見佛陀為貴為國主

的自己授予記莂,內心之憂愁可想而知。世間眾生今日若逢此類「不得意」情境,很少思慮是否自身的問題,而更多怪罪於他人、環境。祇婆的分析使得阿闍世王明白一心至誠的重要性,於是發大信心,儘管佛陀已經涅槃,依然得到如來法身的記莂加持。

故,布施之心至為關鍵,虔誠為要。莫因自己富貴布施貧困而心生優越,若因自己貧困布施品乏少更應該內懷慚愧。能生起布施之心,就是大慈悲心之萌芽,心中即有佛住。設若僅僅是作秀式的布施,雖然也具有福德,然其福德渺也。比如有情財富數億,僅僅布施幾百萬,其誠心度正比之其財富,反之如有些富豪的裸捐則足見其愛心殷重。社會財富豐足的有情,當多思為社會之劣勢群體多做功德,這也是消除兩極分化、減少貧富差別的一種途徑。

然眾生,攀比心比較嚴重,見人身價數億,便覺自己千萬之數太也不足,於是乎「知恥後進」決心要趕上。此非知恥乃是貪欲使然,如此競爭心生,慈悲必少。是以古人言「知足常樂」、「君子不與命爭」。知足之有情,身心祥泰,家宅安寧。設若一切有情皆能知足,世間何來勾心鬥角之營營機心?人際關係必然體現和諧,生態環境也當風調雨順。《道德經》第九章云:

> 持而盈之,不如其已;揣而銳之,不可長保。金玉滿堂,莫之能守;富貴而驕,自遺其咎。功遂身退,天之道也。

既然富貴不過三代,富貴之人當思「遺子滿籯黃金莫如教子善心處世」!富裕之人,即便不能生起布施窮苦人的念頭但也別「顯擺」,炫耀會被社會人群乃至鬼神「鄙視」,遲早鬼神——精神生命體會來「登門拜訪」,彼時將悔之晚矣!

《佛說長者施報經》云:

佛言長者，彼彌羅摩如是行施，不如有人以其飲食施一正見人，一正見人不如施百正見人，百正見人不如施一須陀洹，一須陀洹不如施百須陀洹，百須陀洹不如施一阿那含，一阿那含不如施百阿那含，百阿那含不如施一阿羅漢，一阿羅漢不如施百阿羅漢，百阿羅漢不如施一緣覺，一緣覺不如施百緣覺，百緣覺不如施如來應正等覺，施如來應正等覺不如施佛及隨佛大苾芻眾，施佛及隨佛大苾芻眾不如施四方一切持鉢僧食，施四方一切持鉢僧食不如施四方一切僧園林，施四方一切僧園林不如施四方一切僧精舍，施四方一切僧精舍不如盡形志心歸依佛法僧。盡形志心歸依佛法僧不如盡形不殺生、不偷盜、不淫欲、不妄語、不飲酒。盡形不殺生、不偷盜、不淫欲、不妄語、不飲酒，不如有人於十方世界，徧一切處行大慈心饒益眾生，離諸分別心無相故，所得果報勝前果報。

布施在傳統意義上，視為「做功德」，也就是行為者為自己和親人或者為其他有情培養「福報」，簡單理解，就是行為者將屬於自己的財物拿出來周濟其他人，是克服我人吝嗇貪婪的良好對策。今生富足，表面上看來是自己努力獲得的勞動報酬，然深層次體解則是宿世積累善因之富足果報。是不是生活中每個很努力的人都富足了？誠然不是。努力只是今生的表象，實質還是因果關係在起作用。

「欠債還錢，殺人償命」，這就是直觀的因果關係。貧困者要想獲得富足，就必須先將功德帳戶上的虧空還清並積累新功德，這樣才能脫困。富足者如果不惜福，不繼續積累功德，那麼功德福報盡了最終復墮於貧窮。故不論貧富，積累福德最要。

布施，不失為一種良好的社會財富重新分配的平衡之策。今天社會的各種勞動保障措施，就是一種公共財富的「變相布施」。對於乞

兒、病者的幫助是直接布施，對於災難的社會拯濟則是一種間接布施。

　　布施者心懷慈悲，心胸開闊，行為大方。吝嗇者心缺同情，心胸狹窄，行為小器。誰能將滿簍金銀死後帶進墳墓？如果有，那不是找「挖墳」？即便財富留給子孫，可能只會增長子孫的好逸惡勞，是故有「富不過三代」之祖訓。現實生活中，哪個願意和小器吝嗇鬼打交道？吝嗇的人，人際關係必差，有了困難很少有人願意伸出援助之手。久之便被親痛仇快，最終事業和生活也會以失敗結束。

　　小器，是對自然美德的挑釁。天地賴虛空以寄，萬物憑天地以存。乾坤何曾於一切有情小器？《道德經》第七章云：

> 天長地久。天地所以能長且久者，以其不自生，故能長生。是以聖人後其身而身先；外其身而身存。非以其無私邪？故能成其私。

《道德經》第八章云：

> 上善若水。水善利萬物而不爭，處眾人之所惡，故幾於道。居善地，心善淵，與善仁，言善信，政善治，事善能，動善時。夫唯不爭，故無尤。

就是描述天地之萬物之博大無私胸懷。

　　太陽小氣，人類還有溫煦的白晝嘛？
　　月亮小氣，人類還有寧靜的月夜嘛？
　　地球小氣，人類還有存身的空間嘛？
　　山川小氣，人類還有依靠的根基嘛？
　　草木小氣，人類還有養命的資本嘛？

河海小氣，人類還有活命的源泉嘛？

虛空小氣，人類還有呼吸的自由嘛？

九　重建人類價值觀體系是全息養生的根本

　　對於人類而言，無論在家、出家，修行善業，遠離一切惡業是行為中心。菩薩行是利益眾生之行，故惟有善業可以對有情、環境帶來積極、有利影響。身口意惡業，在個體導致疾病、夭折、挫折、家破人亡，在群體則體現為眾生共業之天災人禍。要改善個體乃至群體以及環境，就必須修正身口意，否則「菩薩行」就是一句空話。即便可以背誦經典、舌綻蓮花，若回家和家人關係不睦，和鄰居關係緊張，在單位和同事不和，在大堂誦經很虔誠，離開寺院馬上恢復到嫉妒、怨恨、尖酸刻薄「習氣」中，都非真修行。非真實修行能帶來利益似乎是不可能的，故能真善行則可以肩負如來家業，否則非菩薩行。

　　所謂善業，首先體現在不僅自利也能利人，一味利己不可能利人，而利人則體現在行為、語言、思想上都是利人才是真實利人。言、行、思不一，即便表現出的是「利人」，然其效果就比之一心一意利人有很大差距。惡業則是損人利己或者損人亦不利己，身、口、意充滿真誠慈悲，事實上造成於人不利並非惡業；事實上利人，然身、口、意充滿怨恨、罪惡則依然非利人。心有瞋恨，眼前的植物也會顫慄，這就是為什麼心懷慈悲喜悅的人養花鳥魚蟲容易得活的道理所在。心有怨恨，莊稼難以豐作，業績難以提高，學業難以進步，職位難以提升，賺錢難以付現，愛情難以獲得，家庭難以幸福，子女難以孝順，人緣難以維持，好事不成，壞事不斷。

　　現實生活中利己無可厚非，但原則是不損人。然大多數眾生心態，利己者第一位，利己而兼顧利他則非常之困難。尤其在物欲橫流

的當今社會，自己不好亦見不得別人好，因此損人之事常有發生。愛財就自己努力，不強取豪奪，更不殺人越貨，完全靠自己的能力以正當方式獲取，自身獲得利益同時能體恤其他有情能予支持幫助，就非常難能可貴，就值得讚美。

如果學佛或者有精神信仰，就更應該明白世間善惡恩怨都是因緣聚會，是因果報應使然。一切有情都曾經是人類六道輪迴中的父母姊妹兄弟子女，這樣以悲憫心予以利益就順理成章了，在這個意義上，利益其他有情亦是報眾生恩。

佛法不悖世間法，將佛法與世間法完全對立起來的有情，是對佛法一知半解，好比瞭解小乘佛法就排斥大乘佛法，甚至排斥佛乘密法，如此等等都是「大海中的水是水，雲雨中的水、河流湖泊中的水非水的」井底之見。佛乘密法，乃真正的養生之法！

佛法的本旨乃是利益一切眾生，體現在世間利益則是有情之平安、健康、長壽、富足、風調雨順、安居樂業，體現在出世間利益則是愚薩埵轉煩惱為菩提成金剛薩埵、智慧薩埵，徹底解脫輪迴之因，證得三世無障礙智，究竟涅槃不生不滅。

欲利益他人，沒有自利的本錢則是奢談。自利就必須深入經藏不斷汲取智慧，就應該落實到生活不斷慈悲喜捨積累功德資糧。一個囊中羞澀的人能否予人一餐之食？一個智慧貧乏的人能否給予他人經驗教戒？一個江湖郎中能否給予他人養生之術？所以要「雪中送炭」必須具備可以饋贈的資源，要教書育人必須先具備深厚的學問，要治病救人必須具備嫻熟的醫藥技能。自利方有能力利他，否則就是紙上談兵、畫餅充饑。

佛經故事中，菩薩行施捨身體髮膚乃是積累功德資糧的利他而自利的慈悲事業。

佛陀感恩「無明」，緣於一切智慧悉由無明轉化而來。六波羅

蜜,就是利他而自利的智慧。比如忍辱,一個人被別人辱罵肯定不會開心,然若在菩薩行則以不僅「忍辱」更以感恩心待之,何以故?緣菩薩行乃慈悲利益有情之行,故菩薩被「羞辱、誹謗」,是有情「沾沾自喜」的獲利表現,亦即因為誹謗菩薩,有情獲得「開心」,就是利益有情。再者,「被誹謗、羞辱」乃緣於有情心目中的菩薩「不完美」,故「被誹謗、羞辱」則成為菩薩完善大丈夫人格的「鞭策、激勵」,如此不僅不會因為「被誹謗、羞辱」而生瞋恨,反之會生起「感恩」之心,這便是「忍辱」的自利。其次,受辱是結果,必有前因,故而受辱是酬償的自利利他。即便非菩薩行,明白「忍一時風平浪靜,退一步海闊天空」,也能息事寧人、和氣致祥。

若明世間一切活動,順心的、違願的、開心的、悲傷的等,都是宿世三業之因果報應,則應該生起酬償宿世孽債之念,亦即「了緣」,如此則應生起感恩心。故從生到死,乃是不斷「報恩」的過程,當「知恩圖報」。然我們流落六道,造作無數罪孽,根本忘記報恩,是以不斷輪迴,出離無期。知恩、感恩、報恩,才是真實菩薩行。知恩不報、恩將仇報都是小人行徑。不思報恩教育自己的老師,不念報恩養育自己的父母,不行報恩教導自己的師父等,悉為行者所不取,若為拯濟有情、和順四季,則應念念感恩、報恩。

若己富裕,看見窮苦人予以布施,就是造「活命」之功;若己智慧,看見頑劣愚痴布施佛法,便是造「慧命」之功;若己勇敢,看見膽怯者若能予以鼓勵,就是造「施無畏」之功;若己開心,看見憂悲者予以喜悅,就是造「供養」之功。
一切有情佛性平等無別,貧窮緣於宿世吝嗇於布施財物,愚痴緣於宿世吝嗇於智慧,膽怯緣於宿世不曾施以援手,憂悲緣於宿世少行供養。

因此今生修行,以自利利生為本願,予他人、它種生命體以快樂為原則。如果有慈悲利益有情的身、口、意,必然能產生積極的響應和回饋,於利他中自利。

而欲利益有情，五戒十善就必須奉行。一個宣稱有愛心的有情設若日日不離大魚大肉、生猛海鮮，那其愛心就是有瑕疵的，至少善待一切有情的慈悲心不具足。愛不僅是善待家人親戚朋友，還要善待鄰居同事陌生人，善待一切動物，善待一切植物，善待環境，善待鬼神。沒有愛就是不具備慈悲心，性情必然是冷酷的，生活工作也必然是機械單調的，環境效應也必然是「無情的」。食素不殺生，就是利益一切動物，利益動物則能感動鬼神，鬼神隨喜，生活工作必然順暢。慈悲心是「合氣」的核心，沒有慈悲心欲「生財」，幾乎是不可能的。

手不伸錯口袋，說易行難。在餓鬼道曾經沉淪的有情，看見他人、公共財物，都有「據為己有」的私欲，於是乎有盜竊、貪污、侵占他人財產的惡劣行為。「不予取」他人財物義同剝奪他人養命之源，因一切有情皆可成佛，故有「殺佛、出佛身血」之惡。侵占、偷盜他人財物的人不但害己而且連累子孫後代，無功德之蔭子孫如何得神鬼庇護？

身不睡錯床，在理論上人們完全理解接受，可是現實中呢？一個成年子女和父母睡一張床總歸失去體統，自己睡在別人家的床上，配偶也可能邀請別人睡你家的床，子女也會效仿亂睡別人家的床。結果家庭秩序紊亂、鄰里關係不睦、社會關係混雜、人際關係難調、人神關係失和，最終必然是疾病、分床、人禍、甚至喪失性命。睡錯床者是自己為自己安裝定時炸彈，要麼被別人引爆，要麼自己失手引爆。

古訓「知者為知之，不知者為不知，是知也」，就是告誡別亂說話，別不懂裝懂。不知言知乃是妄語，不懂言懂乃是愚痴，不是言是乃是黑白顛倒，不明就裡亂開口是綺語。如此之人，在北方百姓謂之曰「二百五」，在南方有情謂之曰「十三點」。

父母不懂裝懂子女教養就會出問題，老師不懂裝懂就會禍延學子，醫生不懂裝懂就會害人性命，僧侶不懂裝懂就會殘害有情慧命。

算命先生搖身一變居然能成為法師，氣功師一包裝居然偽稱是佛法傳人，跳大神的一忽悠居然能成為活佛，沒有傳承的僧侶居然能妄言佛乘密法，如此都是貪圖聞名利養戕害有情慧命，並為自身和有情種下赴向地獄的罪因，而罪莫大過害有情慧命也！為何如此？貪心名利財色之欲望太過強烈罷了，並非真懂佛法，只是假借佛法招搖撞騙更容易些。

人類的世界觀價值體系，則應該破除偏執的唯物或者唯心價值觀，而以釋道儒的全息哲學思想為基準！

十　於衣、食、住、行中念念善願、善行

人不僅僅為自己活著，還要為家庭、社區、乃至國家、乃至世界活著，因此承擔責任就理所當然，承擔責任就必須遵守約定俗成的各種社會行為規範，學佛者更應如此。其實權力擔當者、社會名流、財富擁有者，都應該自覺自願於社團、社會乃至全人類的責任、義務，這樣方為實至名歸！

人類是個大家庭，因此人類個體的生老病死憂悲苦就關乎整個人類的發展與延續。

《真圓檯球規律》告訴人們，人類群體的任何一個微小因素即個體的改變都會影響到整個人類的大系統結局。個體的因素是消極悲觀的，系統的最終結局亦是消極悲觀的。因此全人類健康、智慧地生活、學習、工作、繁衍，就是每個人類個體責無旁貸的義務。

《大方廣佛華嚴經淨行品第七》云：

爾時，智首菩薩問文殊師利言：「佛子！云何菩薩不染身、口、意業，不害身、口、意業，不痴身、口、意業，不退轉身、口、

意業,不動身、口、意業,應讚嘆身、口、意業,清淨身、口、意業,離煩惱身、口、意業,隨智慧身、口、意業?云何菩薩生處成就,姓成就,家成就,色相成就,念成就,智慧成就,趣成就,無畏成就,覺悟成就?云何菩薩第一智慧,最上智慧,勝智慧,最勝智慧,不可量智慧,不可數智慧,不可思議智慧,不可稱智慧,不可說智慧?云何菩薩因力具足,意力具足,方便力具足,緣力具足,境界力具足,根力具足,止觀力具足,定力具足?云何菩薩善知陰界入,善知緣起法,善知欲、色、無色界,善知過去、未來、現在?云何菩薩修七覺意,修空、無相、無作?云何菩薩滿足檀波羅蜜、尸波羅蜜、羼提波羅蜜、毗梨耶波羅蜜、禪波羅蜜、般若波羅蜜、慈、悲、喜、捨?云何菩薩得是處、非處智力,過去、未來、現在業報智力,種種諸根智力,種種性智力,種種欲智力,一切至處道智力,禪定解脫三昧垢淨智力,宿命無礙智力,天眼無礙智力,斷一切煩惱習氣智力?云何菩薩常為諸天王守護,恭敬供養;龍王、鬼神王、乾闥婆王、阿修羅王、迦樓羅王、緊那羅王、摩睺羅伽王、人王、梵天王等守護,恭敬供養?云何菩薩為眾生捨,為救,為歸,為趣,為炬,為明,為燈,為導,為無上導?云何菩薩於一切眾生為第一,為大;為勝;為上;為無上;為無等;為無等等?」

爾時,文殊師利答智首菩薩曰:「善哉!善哉!佛子!多所饒益,多所安隱,哀湣世間,惠利一切,安樂天人,問如是義。佛子!菩薩成就身、口、意業,能得一切勝妙功德;於佛正法,心無罣礙;去、來、今佛所轉法輪,能隨順轉;不捨眾生,明達實相;斷一切惡,具足眾善;色像第一,悉如普賢大菩薩等;成就如來一切種智;於一切法悉得自在,而為眾生第二尊

導。佛子！何等身、口、意業能得一切勝妙功德？……
　　佛子！是為菩薩身、口、意業能得一切勝妙功德，諸天、魔、梵、沙門、婆羅門、人及非人、聲聞、緣覺所不能動。」

這段經文的全息哲學意義，不僅僅在於奉勸佛子守護身口意，對於面臨各種生態環境威脅的人類更意義非比尋常。只有人們在日常生活中的一舉一動能熄滅一切貪瞋痴，善念存於一切言行思，那麼人類和它種生命體的和諧共生關係才能平衡健康，人類自身的健康才有保障，環境生態的維護才能落實。慈、悲、喜、捨之心念念相續，人類居住的地球才可以長保不壞。因為人類與環境中一切有形、無形生命體，在進行著不曾停息的物質能量、精神信息能量交流，良好的交流感應，必然是健康、長壽、風調雨順、災難不生。

　　古代一居士入山拜見一老僧，見面叩首請安，便開門見山諮問老僧：「何謂修行？」老僧閉目低吟：「吃、喝、拉、撒！」居士熟讀世間文章，於佛法亦有修持，乍聞於耳，頓時愕然。老僧知其迷惑，遂微開眼睛，緩慢言道：「若人能於衣、食、住、行此四事中，謹守十善業道，落實慈悲喜捨，就是修行。」居士聞聽，心扉豁然為開，恭敬頂禮老僧而歸。

　　在日常生活中落實十善道方是真正的修行，也是真正對人類文明延續的助益。人類的明天、地球的維護，需要人類中越來越多的人們積極行動起來，「從我做起，從現在做起」！

　　東晉天竺三藏佛馱跋陀羅所譯之《大方廣佛華嚴經卷第六─淨行品第七》中「清淨偈」可謂行者三業清淨行的明鑒，也期望道教、儒教、基督教和伊斯蘭教的有情能相似行之，世界和平和人類文明繁衍將不再有疑問障難！

　　經中「菩薩」，可以設想為任何希冀全息養生的有情自身。

菩薩在家，當願眾生，捨離家難，入空法中。

當人們安處家室，心念一切有情能知離開家庭的困難和不幸，居安思危，知悉家宅非能長保，作如禁錮想，生起出離三界火宅之信念。若人不修善，「閉門家中坐，禍從天上來」。關起門來起惡念、做壞事、開惡口，以為人不知鬼不覺，焉不知隔牆有耳、舉頭三尺有神明。獨處之善誠真善也，緣善心乃真實道場。對於在家修行人，念念祈願一切有情離苦得樂，於佛法智慧中找到歸處。當我們在家安處，總會關心不在家的親朋好友，此乃常情；如果能關注那些與己無關的人們，便是有愛之人；希望一切有情居於安處無有障難，便是大慈大愛者。「關心」的目標多寡，所具備的精神信息能量也高下懸殊，與外環境物質、精神的「合氣」程度必有大小。能體味此中旨趣，全息養生效果涇渭立判。

孝事父母，當願眾生，一切護養，永得大安。

「百事孝為先」，人無孝心，不如豬狗畜生。孝敬父母，也應該孝敬天下一切父母，並祈願天下父母各得贍養守護，頤養天年。自己今日年輕，明日也將垂暮，設自己今日不孝順父母，他日子女能孝順自己？自己只孝敬自己父母，不孝順配偶父母，自己的媳婿焉能孝敬於自己？不孝敬長輩，今生得安樂似乎不可能，死後靈魂也不會安息，緣於鬼神將我們之所行「記錄在案」了。尊老同時還應該愛幼，這樣我們的愛心就為鬼神所感應，家庭和睦的同時，風水也順暢了。宇宙的本然秩序是長幼有序陰陽有別，設若不尊老就是對秩序的破壞、使陰陽錯位，最終受苦受難的還是自己。於無始六道輪迴中，我們與其他一切有情曾經互為父母兄弟姊妹子女，能興此念，便得無量「關懷」回饋，養生易行也。

妻子集會，當願眾生，令出愛獄，無戀慕心。

夫妻恩愛，是世人夢寐以求的，相濡以沫、舉案齊眉的愛情和婚姻總是令人嚮往。家庭、妻與子女乃是每個有責任心的丈夫之牽掛，然當明白愛是纏縛，是一切煩惱的起因。在夫妻恩愛相敬如賓的同時，當心願天下有情不為蹉跎的婚姻所羈絆，不為背叛的感情而悲傷，更願他們明瞭愛是苦難煎熬的煩惱。即便自己覺得幸福，也能祝願天下有情幸福，便是以喜悅心迴向、供養一切有情。更能以智慧轉化夫妻貪愛，便不被愛束縛而得清靜。寵溺子女，多有過患。若能在今天對孩子一切正面教育，而不是只單純追求成績突出，更重視孩子的品格培養，或許未來的他們會給我們身為父母者及社會更多驚喜、安慰。故而，對於家人的態度也屬全息養生範疇。

若得五欲，當願眾生，捨離貪惑，功德具足。

所謂五欲即眼、耳、鼻、舌、身之感官需求，若得需求滿足，自然快樂。然沉湎快樂則為貪欲，生貪欲則會耽誤責任乃至頹廢。修行之人應該心生捨離貪欲之念，無貪欲則品德會逐漸完善起來。是故，古人云：「無欲品自高」。人類的欲望是無止境的，而一切自然災難、人禍的發生都和欲念息息相關。沒有貪著之心，則行為不會功利，與人相處也會更融洽，與環境的精神信息能量交流也會更和諧。知足常樂，得理安心。若我五欲快樂，祈願一切有情亦五欲快樂，我及有情感恩快樂而不沉湎五欲，同至清淨自在！

若在伎樂，當願眾生，悉得法樂，見法如幻。

人類是群居動物,所以喜歡熱鬧,因此娛樂場所總是人頭攢動、喧嘩吵鬧。然這些娛樂僅僅博得一時的快樂,並不能獲得長久安逸,再者沉湎於娛樂,人們的價值觀都會著相於表象,會為表象所驅使,心則難得安寧,並不能真正解脫煩惱。娛樂好比「抽刀斷水水更流,舉杯消愁愁更愁」,日復一日人們便會忘記責任、義務,最終便是積重難返之聽天由命「破罐子破摔」了。所以每當身處娛樂,明白這種快樂非真實愉悅而短暫,同時衷心祈願一切有情得智慧法悅,這樣娛樂便是對於其他有情的供養。一切法悉皆因緣而生,緣有生滅,法無自性。設若於其中悟出「一切如幻如陽炎泡影」,則伎樂亦是菩提。見伎樂是伎樂,見伎樂不是伎樂,見伎樂依然是未來佛的伎樂,而無喜厭是則養生。

　　若在房室,當願眾生,入賢聖地,永離欲穢。

唐朝著名詩人杜甫的〈茅屋為秋風所破歌〉中,有名句「安得廣廈千萬間,大庇天下寒士盡歡顏」,這是詩人在萬般無賴的貧寒窘迫情況下的一種美好祈願。如果我們安處家宅,可避風雨,可擋寒暑,則當生起感恩心,感恩自己擁有的頭頂這片瓦,感恩腳下這塊立足地。切莫以為我們今生擁有的是應該的,儘管是我們勞動所獲,然若有戰爭、饑饉、瘋狂的自然災害,這一切都可能朝夕不保。我們將家宅收拾乾淨,自己便有一份好心情,此時當發願一切有情,處清淨處,家國安泰和平,安居無憂。在當下,更祈願房地產市場從地方政府土地的肆意兜售、銀行與開發商的互相哄抬中、從政策的非理性中,解放出來走向需求理性化,使絕大多數工薪有情有能力買得起房子。當下有情有房有車就覺得生活比較安穩,設我擁有亦祈願其他全部有情擁有,於安穩後,守護三業正命,漸具智慧,更願有情入於大丈夫道中,最終獲得徹底的清淨。

著寶瓔珞，當願眾生，捨離重擔，度有無岸。

瓔珞是財富的象徵，是莊嚴的表達。然為生活衣食所苦之有情，則不可能擁有如此奢侈，他們要為生活而勞苦心力，肩負著沉重的負擔。故當我們富足，當思念貧窮有情，樂於施捨，祈願他們不再為生活重擔所壓，更願他們離八苦寒熱泥犁，出離輪迴，登於涅槃彼岸。設身處地為其他有情著想是一種關愛，也是菩提心之慈悲表現。更為重要的是，使有情明白今生「荷負」重擔的前劫惡因，從而息惡從善。任何「炫富」而不行慈悲布施的有情，都會被人類、鬼神所鄙視！網路上那些炫富的有情，其實很可憐，因為其精神世界空虛，只好以物質來彌補。財富如果不加善用，就會造孽，就成了負擔。故而，富足的有情若能捐濟貧寒，則是三業的全息養生。

若上樓閣，當願眾生，升佛法堂，得微妙法。

高瞻遠矚，字面意思乃高處放眼量之義，如「欲窮千里目，更上一層樓」。若人生的境界高大，則多具備拯濟有情出離苦難之情懷。然若理想、境界與現實脫節，則登高處別有淒涼在心頭，如杜甫的〈登高〉：「風急天高猿嘯哀，渚清沙白鳥飛回。無邊落木蕭蕭下，不盡長江滾滾來。萬裡悲秋常作客，百年多病獨登臺。艱難苦恨繁霜鬢，潦倒新停濁酒杯。」再如辛棄疾〈醜奴兒・書博山道中壁〉「少年不識愁滋味，愛上層樓。愛上層樓，為賦新詞強說愁。而今識盡愁滋味，欲說還休。欲說還休，卻道天涼好個秋。」在僧寶，登樓昔時本義指登藏經閣，亦即閱覽經藏獲取智慧。內懷悲心，祈願天下有情能入如來智慧法海，則得微妙法旨可解世間一切憂悲疾苦。廊廟之士，理該祈願天下和睦、夜不閉戶路不拾遺。願「一切有情脫離愚痴，開發智

慧」，便是積極地「全息合氣」養生之道。

　　布施所珍，當願眾生，悉捨一切，心無貪著。

布施是供養的慈悲表達，難捨能捨，則心念不復糾結貪著。在布施抑或為災難眾生發起募捐的同時，內心當祈願有情離苦得樂，徹底轉換三毒煩惱為智慧。世間的感情、義利糾紛、人鬼的冤仇間隙，無不緣於貪心不足而損人利己。一切眾生佛性悉皆平等，大眾在布施供養三寶之時多數大方愉悅，然幾曾大方慈悲地布施供養神鬼？小市民心態，在家中有尊貴客人來訪則好茶好酒笑臉相迎；若窮親戚來，則粗茶淡飯橫眉豎眼甚至拒之門外。何故？貪心使然！生活中貪心重者幾曾有德？《論衡‧問孔》云：「孔子曰：『富與貴是人之所欲也，不以其道得之，不居也。』」《孔子集語‧六藝下》：「大哉天命！善不可不傳於子孫，是以富貴無常；不如是，則王公其何以戒慎，民萌何以勸勉？」《史記‧田叔列傳》云：「夫月滿則虧，物盛則衰，天地之常也。知進而不知退，久乘富貴，禍積為祟。」無德之人，富貴不可能長保。布施是對治貪欲的良策，也是長治久安之道。能長治久安，健康、長壽則有保障。故而，富貴者養德護身，就是全息養生。

　　若在聚會，當願眾生，究竟解脫，到如來處。

聚會非僅指娛樂，昔者「聚會」乃文人高士擇山水勝處或宜居佳地雲集，而品評時事、填詞賦詩、交流感懷之活動，如書聖王羲之〈蘭亭序〉「群賢畢至，少長咸集，此地有崇山峻嶺，茂林修竹……」。在伽藍「聚會」則有大德法師升座「擊法鼓、吹法螺」，宣說真如理趣之殊勝法筵。聚會，總可以學到很多知識也能開闊眼界，也不失為人際

關係交流改善的良策。當聚會時，祈願一切有情能予會如來海會，開發真實智慧，徹底解脫。然今之聚會多少有些炫耀成功之內涵，比如大學昔日同學聚會，因各自事業、家庭、經歷乃至今日之社會地位名譽懸殊，自卑者酸辣唯有自知，但恐人洞悉，總難免要「裝飾」門面。依照佛法的全息哲學理趣體解，今之學佛有情昔日均曾予會靈山法宴，惜於紅塵中忘卻弘誓而於世間功名利祿中營營碌碌，不可謂不遺憾。故佛子當願一切有情和睦共處，安住如來智慧法海之靈山盛宴中，悉皆因緣成熟，實踐無上正等菩提。

　　若在危難，當願眾生，隨意自在，無所罣礙。

人生從生到死，處處如履薄冰危險不安，個中誰人明白？且由於眾生小人心態，在他人遭遇「危難之時」多有「落井下石、牆倒眾人推」之勢，更有乘人之危謀人財物之宵小。雪中送炭者鮮見，錦上添花者芸芸。人們處身危難，總不免希望得到他人的幫助，設若得到助力，則會生起感恩戴德之心，也會由衷祈願其他有情不再遭遇危難挫折。幫人總是在幫自己，為人添堵也是在自絕生路！在修行佛子，更當宏願一切眾生得大自在，無有罣礙。《心經》云：「無罣礙故，無有恐怖」，方能「遠離顛倒夢想」。地藏菩薩的「地獄之苦我獨擋，一切有情得清涼」境界，就理該是全部佛子追求的目標。君子不居危地，願我及有情克服恐懼，得大無畏。

　　以信捨家，當願眾生，棄捨世業，心無所著。

因為信佛，而捨家入於空門修行，值得隨喜讚嘆。如果修行人耽於紅塵名利，充其量是獅子身中蟲。故出家修行，當祈願一切有情不再沉

涵於三界煩惱妄想中，並祈願世間有情於世間行十善道，世間利益、出世間利益雙得。然現實中，從民國開始，加之十年動亂對於佛教、道教、儒教的衝擊，到十年動亂結束，華夏社會賴以為價值體系的釋道儒理念，近乎被徹底毀滅。雖然改革開放後逐漸恢復，如今很多寺院、道觀、孔廟都已經非常莊嚴輝煌，但問題是有些僧眾、道士等緣起，乃是因為貧窮為了口飯吃而進入寺院、道觀，不是因為真正追求解脫、自在而出家，這些出家人、道士文化層次很多連高中都不具備，僅為謀生焉能體解佛法的智慧？焉能體解老子的「無為」大道之博大情懷？焉能真實落實「五倫五常」？而且這些人之中信佛的、真正修行的比例也並不很高，加之如今受經濟大潮的影響，很多以賺錢為目的，更有些著名的山林、道觀，因為參觀遊客絡繹不絕，故財源滾滾，釋道儒精神的弘揚懈怠了，賺錢的途徑拓寬了，這一切是否導致了很多居士、信眾們不願意去寺院、道觀？即便去，也是「臨時抱佛腳」性質的索求。代表行世佛陀的僧眾，如果也職業化、商業化了，豈不是佛法莫大之悲哀！真正出家修行之人、當發大菩提心，祈願一切叢林行者不再耽於世間名利財色，做好「行世佛陀」的表率示範。須知，諸佛如來慈眼觀察三界，善惡之業如影隨形，一念善心至誠三千感應讚嘆。

　　若入僧坊，當願眾生，一切和合，心無限礙。

僧坊、伽藍乃殊勝道場，是諸佛菩薩加持的勝地、護法世天護持的聖所，理應安寧、和睦，是四攝即布施愛語利、行同事之典範，然實際呢？在這些本該肅穆莊嚴的場所，本該清心寡欲之士修身養性的地方，如今卻是烏煙瘴氣，甚或藏污納垢。小人心態的「哪個人前不說人，哪個人後人不說」現象亦非常嚴重，拉幫結派，是非紛紜，這也

解釋了為什麼古人有訓「地獄門前僧尼多」。一個伽藍，即使只有一個能夠真正精進的沙彌，伽藍方圓很大範圍也不會有重大災難。當我們朝拜諸佛菩薩道場、僧眾伽藍之時，祈願「行世佛陀」們以身作則，和合敬愛，更祈願一切有情和睦相處，人鬼各安！

　　詣大小師，當願眾生，開方便門，深入法要。

世間一切教授之人，都是值得尊敬和感恩的，當然必須是善業教授者。因為人生是個不斷學習進步的過程，獲得「教授」便縮短人們的磨礪時間，所以孔夫子有言「三人行必有我師」。對於有長處之人的尊敬，猶如對於有生養之恩父母的孝順。世間三百六十行，行行出狀元，所以也就有生活的形形色色職業，每一種職業都必須有「敬業」精神，即「幹什麼吆喝什麼」。形形色色的行業教授者，引導人們掌握謀生的技能，故當心念個個老師能讓我們解脫煩惱，獲得技藝乃至真理智慧，即不僅掌握謀生能力也掌握「謀死」的能力。「道法自然」、「理通天地」，行行有般若，事事蘊智慧。惟願一切有情莫「視而不見，聽而不聞」，獲得真如智慧，徹底解脫生死。

　　求出家法，當願眾生，得不退轉，心無障礙。

家庭，在追求解脫生死的道路上屬於「羈絆」，然在俗世意義上是避難擋風的安所。出家就是放棄五欲，追求徹底解脫生死輪迴之念、行。碳原子由雜亂無章的原子排列之簡單燃料，變成原子完美排列的金剛石，需要的能量是非常巨大的。同理，解脫生死輪迴求證佛道的修行，也需要艱苦卓絕的努力。修行中因為遭遇逆緣不能克服，由大菩提心之大乘、佛乘退回小乘、甚至放棄佛法的追求、出家眾還俗等

都是退轉表現。在諸多佛經廣明出家功德，故我們設若出家，便當祈願有情在追求真如智慧的道路上永不退轉、勇猛精進。

　　　　脫去俗服，當願眾生，解道修德，無復懈怠。

脫去俗服，換上糞掃衣，披上袈裟，在兩千五百多年來，一直被視為神聖之舉。然脫下俗服並非是件容易的事，所以能決心出家就值得讚嘆，三藏十二部經典中很多論及出家的真實功德。佛經有云：「大哉解脫服，無上福田衣，廣度諸眾生，被奉如戒行」。涅槃是證道者最終休息處，是最安逸處。晚上休息，常識是脫去衣服，就是為了能充分休息。穿著衣服、行頭睡覺，幾個能睡踏實？當人們就寢前，祈願一切有情能入安適處，祈願三惡道有情能脫離苦海到極樂處。祈願一切有情，能體解無上智慧真理並勤修功德徹底擺脫小人習氣，完善大丈夫品德，積累福慧資糧。

　　　　除剃鬚髮，當願眾生，斷除煩惱，究竟寂滅。

出家修道，作為象徵三千煩惱絲的頭髮自然要剃除，表斷一切貪染纏縛。出家不僅為自己證道安樂，更為一切有情之救度而難行苦行，即願代一切有情受苦，願一切有情獲得安逸快樂。當我們獲得智慧，也願一切有情能得智慧光明的溫煦。大乘、佛乘的真如理趣，乃佛法能度一切難度之人，如果今日還有人持「佛法不度無緣之人」諸如此類的言論，那就是智慧比較貧乏。因「一闡提也可成佛」，故有「生公說法，頑石點頭」的典故。我們在理髮、美容的時候，也能祈願他人身心更加美麗善良，亦不失為養生的理念。

　　在道言道，在商言商。無論從事何種職業，都有煩惱。權高位重

的管理者有兼覽天下之患，商業運籌之士有失先機之虞，為人師表者有後學頑冥不化之苦，農人有桑麻欠作之憂，如此等等。設若我們有智慧，一切憂患都能迎刃而解。故在佛子，當祈願一切有情汲取智慧不復憂患。因為具備智慧，在遭遇問題時可以方便妥當地找到對策予以解決。

　　受著袈裟，當願眾生，捨離三毒，心得歡喜。

袈裟，是一切諸佛菩薩之所慈悲、是一切龍神夜叉諸天所護衛擁戴，是遠離一切天災人禍的傘蓋，沒有深厚福報焉能身披莊嚴肅穆的袈裟？然身披袈裟者也應該惜福，不要為世間功名利祿纏縛，反而不得出離。身披袈裟身相端莊，令眾生欽慕。若不積功德不開智慧，則令人遺憾。貪、瞋、痴、慢、疑惱亂身心，不能為有情之楷模，則入地獄速疾也。故當身著袈裟時，當思諸佛如來如在身側，一切菩薩且為同侶，諸善知識天龍夜叉等衛護，更祈願一切有情遠離顛倒夢想，清淨祥和。我們如此念，環境及其它生命體便如此感應。眾生的安穩快樂健康、天氣的風和日麗、時雨順節、環境的安寧，則會有了相應保障。
　　若我們著衣整潔，自然心情適悅，更祈願他人亦整潔清爽，便是全息養生理念。

　　受出家法，當願眾生，如佛出家，開導一切。

生人中難，生中國難，聞佛法難。我們今生幸而得人身，沒有出生在邊荒蠻地，又能聞持佛法是非常幸運的，因此就該倍加珍惜。也祈願一切有情，能學道修行，成就無上正等菩提救度眾生。我們學習技能知識，當祈願一切有情脫離愚痴；我們遵守法律，亦祈願所有人都能

作守法良民。佛法不悖世間法，故世間的一切善法門都可以令我們開發智慧，是故我們當祈願一切有情於其領域開顯智慧，人生愉快。

　　自歸於佛，當願眾生，體解大道，發無上意。

佛是覺行圓滿的智慧者，是與物質宇宙全息一合的精神信息能量體，皈依並進入佛法中，精進勤行便能獲得精神能量的加持。擁有精神能量便可以影響物質世界的狀態，因此眾生的健康長壽、環境的少災少難都自然而然了。故佛子祈願一切有情入於佛法，身體力行體解宇宙至極真理，如此華夏平安可保，世界安泰有望，娑婆世界和諧亦可期。

　　自歸於法，當願眾生，深入經藏，智慧如海。

佛法是掌握宇宙精神信息能量的鎖鑰，是一切智慧的瑰寶，當我們擁有智慧便不再愚痴，擁有精神信息能量便能促進世界的和平與安寧。三藏十二部經典部部是智慧的結晶，因此我們祈願一切有情能深入經藏汲取智慧。

　　如今市面上各種「闡釋佛經」的書鋪天蓋地而來，而其中有幾許真正體解了如來真如旨趣？古之先賢大德輕易不著書立說，乃緣於體解不完善會引導有情走彎路，故而慎之又慎。今日沽名釣譽之輩動輒扮演「佛教家」的面孔，如果真誠地作研究也罷了，我們隨喜讚嘆，然「以其昏昏，使人昭昭」者多也。慈悲心不足、智慧欠缺的研究者，總呈現「歪瓜裂棗」的面相。設若發心虔誠於研究，面相必然和藹親切。何以故？相由心生！智慧虔誠者不假言辭，一舉一動也向人們傳達著慈悲、智慧。故佛子祈願一切有情不再愚痴於己見，於經藏中汲取智慧，於生活中精進落實。

自歸於僧，當願眾僧，統理大眾，一切無礙。

僧寶是行世佛陀，肩負著如來智慧法藏，使命乃是傳達智慧於一切有情，換言之眾生的導師。導師者，依《師說》中云：「師者，所以傳道授業解惑也」，在佛法，導師還有引領、率領之義。

　　因此我們應該衷心祈願一切僧寶都能「幹什麼吆喝什麼」，因為僧寶關係著佛法的興衰，關係著有情慧命的生滅。如今的現實如何？算命先生、氣功師和神棍搖身一變也能成為「大法師」，如此之類在引導有情走向解脫還是步向地獄？確實是值得每個有情深思的問題。遑論智慧具備與否，甚至少數慈悲也不具備。兩千五百年來佛陀沒有忽悠有情，但願如今的「行世佛陀」們也不忽悠有情！精誠專念護戒的僧寶，其言行舉止都有「合氣」之功效，於有情健康、環境和諧具有舉足輕重的作用，換言之具備功德法力。

　　　受持淨戒，當願眾生，具足修習，學一切戒。

戒律是開發人體本具一切「潛能」和智慧的保障，是誓言和清淨的行為準則。對於行者而言，守護戒律如救頭燃、如護眼球；對於有情而言，遵守社會約定俗成的道德行為規範也是人身、財產安全的保障。十善道的最起碼要求就是有情互相尊敬和諧共處，如果我們都能親身躬行，人際關係、人鬼關係、生命體與生態環境的關係應該是良好有序的，否則難免「天災人禍」。

　　　受行道禁，當願眾生，具足道戒，修如實業。

行有行規，這正是現實社會可以邏輯有序發展的必要條件。出家修

道，既然是至高無上的追求，其道德禁忌也就相當嚴格，行為規則則不同在家之人。俗話所謂「吃得苦中苦，方為人上人」，如來是天人師兩足尊，乃因地難行苦行積累無量功德智慧資糧故。道德禁忌可以約束我們的心猿意馬，收攝我們散亂的情志，而踏踏實實一步一個腳印地努力進步。我們當至誠祈願所有眾生遵紀守法，如此社會才能良性發展，相互尊敬，和諧共生。

　　始請和尚，當願眾生，得無生智，到於彼岸。

祈請和尚說法，乃是向智者問道。設若僧寶不具備智慧，眾生豈不問道於盲？僧寶應該以智慧和戒品為世典範，這樣眾生方能生起信心。我們誠心祈願一切有情智慧開顯，到達安適之地。如果人類不為缺少智慧成分的知識填充了大腦，不被今天「科學」證明「有用」而明天被「科學」承認「有害」的所謂科研理論所左右，給精神和靈魂一個智慧的喘息空間，人類才能漸漸開發本具智慧，惟有智慧能帶領人們到達清靜之地。

　　受具足戒，當願眾生，得勝妙法，成就方便。

出家受戒有三種即菩薩戒、沙彌戒和比丘戒，戒律是保證行者攝心靜意的誓言和行為守則，是成就戒體──開顯行者本具清淨法身的必要條件。戒律之功德歸納之為三，即攝善法戒成就自性法身，攝律儀戒成就報身，饒益有情戒成就應化法身。依照全息哲學觀，我們要開發本具的智慧、潛能，就必須嚴格守護戒律。戒律，是促進我們的凡夫肉胎向不壞金剛身發展的保障。故我們祈願一切有情能不斷開發智慧，於世間、出世間所行愉快。

若入房舍，當願眾生，升無上堂，得不退法。

旅途勞頓，走到可以休息的驛站就有輕鬆愉快的心情；翻新舊宅，走進新家便有滿意舒適的感嘆；厭倦高樓大廈，走進草堂茅舍便有如釋重負的心境；離開繾綣難捨的豪宅，走進古樸肅穆的廟堂，便有莊嚴神聖的心念；遠離紅塵的紛擾，走進清幽的山水便有歸宿之適悅；具備智慧，更會法喜盈身。故我們祈願一切有情，能入佛法之莊嚴殿堂，薰陶清洗三毒纏縛的靈魂，智慧地完成生死的延續。

若敷床座，當願眾生，敷善法座，見真實相。

家中來了客人，我們會客氣禮貌招待，讓座上茶，這是起碼的禮儀。如果得遇德高望重的善知識，我們就應該恭敬供養。設若我們被讓座讓茶，就理應感恩他人，並祈願一切有情和睦敬愛，更祈願眾生能登如來智慧法座，暢演真如至理，利樂有情。

正身端坐，當願眾生，坐佛道樹，心無所倚。

威儀具足的僧寶令人肅然起敬，道德高深的大德無不被仰慕擁戴。故當我們坐禪、讀經、修法都理應端心正念，一方面是對於諸佛如來的恭敬，同時也是為感恩那些曾經嘔心瀝血的先賢們，遠涉千山萬水攜齎如來智慧經藏並翻譯成今天我們能閱讀的文字。同時也祈願一切有情做如此感恩想，恭敬讚嘆一切美好、一切智慧、一切良善。更祈願行者們如佛陀成就於菩提座上，於三世十方恆轉智慧法輪、擊大法鼓，救贖一切有情出離水深火熱。

結跏趺坐，當願眾生，善根堅固，得不動地。

《一切經音義》卷八云：

　　結跏趺坐，約有二種，一曰吉祥，二曰降魔。凡坐皆先以右趾押左股，後從左趾押右股，此即右押左，手亦左居上，名曰降魔坐。諸禪宗多傳此坐，若依持明藏教瑜伽法門，即傳吉祥為上降魔坐有時而用。其吉祥坐，先以左趾押右股，後以右趾押左股，令二足掌，仰於二股之上。手亦右押左，仰安跏躍之上，名為吉祥坐。如來昔在菩提樹下，成正覺時，身安吉祥之坐，手作降魔之印，是故如來，常安此坐。

在幼稚的年齡段很自然可以跏趺坐，然到了長大跏趺坐則是訓練出來的。行者的心性真的調柔了，跏趺坐的功夫也就差不多了。諸佛身分肢體之舉動皆是如來密印，無不包含殊勝意義。在修行實踐中，末學自己的體會，跏趺坐、跪坐乃是經絡氣血運行之最佳姿勢，也是對治懈怠疲倦的良方。是故我們祈願一切有情身心堅固，成金剛身。

　　三昧正受，當願眾生，向三昧門，得究竟定。

《大智度論》卷七云：「何等為三昧？善心一處住不動，是名三昧。」即止息雜念，使心神平靜的坐禪密觀法。在紛繁的現實生活中，人們要保持沒有雜念似乎要求太高，就算沒有對於名利權色的奢望，畢竟還要為衣食住行費心，所以免不了要勞神，然能知足則得常樂。修行則必須盡可能放下任何貪欲、雜念，這樣才能反觀自性，徹照有無之本源。唐代詩人李涉〈題鶴林寺僧舍〉：「終日昏昏醉夢間，

忽聞春盡強登山。因過竹院逢僧話，偷得浮生半日閒」，是對於忙於奔命的匆匆過客自身而言，在行者則要力爭時時「閒」，這裡的閒更有安謐寧靜的意義。在生活中遇到問題，只要能冷靜下來總會找到妥善的方法加以解決，因此「冷靜」就是一種智慧的表現。大智慧者最終的境界是「六大寂靜」的無餘涅盤，則理應時刻能安於三昧耶中。故祈願一切有情，心得清淨，少有是非，便是生活三昧。「如如不動具足圓滿」方能「利樂諸有情」。

觀察諸法，當願眾生，見法真實，無所罣礙。

諸法因緣生，此乃一切佛法之真相，生滅者因緣，無生滅者諸法實相。《金剛經》有云：「法尚應捨，何況非法」，然其為正等覺之境界，我等凡夫俗子，尚在泥淖翻滾，故出離苦海之法還必須憑藉以渡。然正度需要正法，心念有魔，正法亦邪，故萬法唯心。痴迷於法，法不為法，此則要求菩提心清淨，誠《大日經》「如實知自心」之要求。於一切權實顯現，悉不住心作十緣生觀，便易得清涼寂靜安逸。故我們祈願一切有情無明纏縛的智慧藏開顯，如實知自心。

捨跏趺坐，當願眾生，知諸行性，悉歸散滅。

跏趺坐三密禪觀結束，不再執著於禪定之法喜。人生亦應如此，當我們獲得一些成就，則不能自滿於小小成就，因為一切皆成過眼煙雲。能如此則能心安理得，長久快樂。醉心於成就者將不再進步，痴迷於獲得者將失卻本性。就現實生活的有情心態而言，賺錢好、權力好、美色好，可是一旦因為醉心賺錢、專權、好色，變成金錢、權力和色欲的奴僕，本末倒置，也就開始人性喪失了，結果很多會變得喪心病

狂，最終難逃法律的制裁。跏趺坐在修行人好比權位、財富，「捨跏趺坐」便是不痴迷也。因為權利、財富、美色都不可能帶進棺材。是故我們祈願一切有情，知三界變化不實，無有恆常，惟有涅槃無有生滅。

　　下床安足，當願眾生，履踐聖跡，不動解脫。

佛乘密法行人，於生活三昧中觀「我身即是薩埵金剛，足下步八葉蓮花」云云，即是與本尊相應之自我祈願。明白「善良美好祈願」可以改變三界之格局，變穢土為淨刹，滅罪業於瞬間，念念不斷之善願就非同尋常地有意義了。當我們從睡眠中醒來，當祈願一切有情脫離痴迷；當我們下床著地，當祈願一切有情得如來大地；當我們洗臉漱口，當祈願一切有情能獲清淨；當我們穿衣打扮，當祈願一切有情威儀具足；當我們燃香供佛，當祈願一切有情相互禮敬；當我們展卷讀經，當祈願一切有情體解真如，如此等等。「念念相續無有間斷」才能真正「不忘失菩提心」。

　　始舉足時，當願眾生，越度生死，善法滿足。

舉手投足念念向善，則能感動周圍一切花草樹木、土地神明；若心懷忿恨、憂鬱、嫉妒、貪婪，則草木為之變色，山川為之顫慄。當人們懷有瞋恨，則巴不得冤家出門被車撞、被領導教訓、被別人潑髒水、被非難等。其實人們瞋恨他人的同時也在「怨恨」自己，個中道理幾人明白？故我們當祈願一切有情腳下安穩、前途光明、人生順暢，圓滿地走完生死歷程，並能超升極樂世界。

　　被著衣裳，當願眾生，服諸善根，每知慚愧。整服結帶，當願

眾生，自檢修道，不壞善法。次著上衣，當願眾生，得上善根，究竟勝法。

衣服不僅是遮風擋雨禦寒的，還是文明人的象徵，是「遮羞布」。成語「文質彬彬」的「文」通假為「花紋」好比服飾，「質」則是內在的氣質比之品德修為。故我們祈願一切有情以善良服飾心靈，文質彬彬，對一切惡念悉皆懺悔，徹底擺脫流落三惡道時集積的惡劣習氣。更願有情擺脫浮華虛飾，用智慧妝點心靈。當僧寶著衣時，當祈願一切有情得善法護持，不墮三惡趣。

著僧伽梨，當願眾生，大慈覆護，得不動法。

「僧伽梨」即如法衣，今日之袈裟是也。佛法從印度傳來中土，故僧伽梨也仿照古印度佛陀時代，但已經有很大改變，在上座部和下座部袈裟如今差別明顯。僧伽梨，比丘三衣之一，新稱僧伽胝，義為重衣或合成衣，以割截而更合重之故名。比丘入王宮聚落乞食說法時，必須穿著僧伽梨，故也稱為入王宮聚落時衣。有三品之不同，九條十一條十三條，二長一短，為下品；十五條十七條十九條，三長一短，為中品；二十一條二十三條二十五條，四長一短，為上品。袈裟是諸佛菩薩加持之福田衣，是諸天金剛夜叉護持之如來三昧耶身象徵，即大慈悲智慧之庇護衣。當我們著袈裟，理該祈願一切有情安順、健康、人格完善，安住如來智慧大地為法王子。

手執楊枝，當願眾生，心得正法，自然清淨。

楊枝讚偈「楊枝淨水，遍灑三千，性空八德利人天，福壽廣增延，滅

罪消愆，火焰化紅蓮。」沒有酷暑涼風習習，自然身清涼，沒有煩惱諸事順遂，自然心得清涼。心清涼之唯一辦法就是具備智慧，然有情流落六道三毒覆蔽妙明真性智慧不得開顯，幾乎被煩惱折磨心靈痛苦沒有間歇。故我們祈願一切有情入佛法智慧，百事順遂，清淨快樂。

晨嚼楊枝，當願眾生，得調伏牙，噬諸煩惱。

嚼楊枝，為古代印度及隋唐以前僧人清晨淨口的一種方式，磨齒刮舌之木片，為佛制比丘十八物之一。嚙小枝之頭為細條，用以刷牙齒者。《南海寄歸內法傳》卷一：

> 朝嚼齒木條「每日旦朝須嚼齒木，揩齒、刮舌，務令如法。盥漱清淨，方行敬禮⋯⋯其齒木者⋯⋯長十二指，短不減八指，大如小指，一頭緩，須熟嚼，良久淨刷牙關。」

牙齒健康，也是身體健康的一個標誌，口氣清淨總會令人愉快。調服牙即金剛牙齒，在佛乘密教有金剛牙菩薩，為釋迦牟尼佛的護法夜叉。故祈願一切有情口氣清香、言辭和雅，牙齒健利，得一切諸天龍神夜叉衛護。

左右便利，當願眾生，蠲除污穢，無淫怒痴。

大小便是身體廢物的正常代謝，能夠正常大小便應該說身體健康，如果不能則難有舒適可言。正常代謝則有舒適通暢之感，如釋重負。環境之正常代謝也必須有規可依，比如亂扔垃圾、亂排汙水等也會引致環境的擁塞塞滯，導致自然災害的發生。故我們祈願一切有情，解脫

一切貪瞋痴汙穢纏縛，於佛法藏中得清淨自在。

> 已而就水，當願眾生，向無上道，得出世法。以水滌穢，當願眾生，具足淨忍，畢竟無垢。以水盥掌，當願眾生，得上妙手，受持佛法。澡漱口齒，當願眾生，向淨法門，究竟解脫。

清晨起床，淨水是必需的，用於洗漱和清潔。當我們取來閼珈水，首先感恩水的養命之恩，其次心願一切有情得佛法之般若水，入於正信正行之無上菩提道中，出離一切垢穢過患，健康富足、獲取世間和出世間利益。水能洗滌一切垢穢，能讓我們手、面乾淨，乾淨是人身莊嚴的形式。我身莊嚴即佛身莊嚴，我身、手清淨則一切有情清淨。更祈願有情，於佛法智慧中汲取精神信息能量，得心清淨，心清淨則所在之處無不是淨土。

> 手執錫杖，當願眾生，設淨施會，見道如實。

《毗奈耶雜事》中雲錫杖是為了比丘托鉢時，不驚嚇到施主家所用。苾芻乞食入人家，作聲警覺，拳打門扇，家人怪問。佛言：

> 「應作錫杖。」苾芻不解，佛言：「杖頭安鐶，圓如盞口，安小環子。」搖動作聲而為警覺……至不信家，久搖錫時，遂生疲倦，而彼家人竟無出問。佛言：「不應多時搖動，可二三度搖，無人問時，即須行去。」

《得道梯橙錫杖經》云：

爾時世尊告諸比丘：汝等皆應受持錫杖，所以者何？過去諸佛執持錫杖，未來諸佛執持錫杖，現在諸佛亦執是杖，如我今日成佛世尊亦執如是應持之杖。過去未來現在諸佛，教諸弟子，亦執錫杖。是以我今成佛世尊，如諸佛法，以教於汝。汝等今當受持錫杖，所以者何？是錫杖者，名為智杖，亦名德杖，彰顯聖智故，名智杖；行功德本故，曰德杖。如是杖者，聖人之表式，賢士之明記，趣道法之正幢，建念義之志，是故汝等咸持如法。

在佛教中，錫杖多數時候於行道、化緣時執持。故我們手執錫杖，祈願一切有情悉得上味精美供養，體解真如至道。

擎持應器，當願眾生，成就法器，受天人供。

「應器」，指化緣用飯鉢。這個世界不是每天所有眾生都能飽食，餓鬼道中眾生即便食物在眼前也無福消受。手持飯鉢盛飯或者化緣，先作感恩想，飯食滋養我們的身體，成就我們此身成佛為大丈夫器，祈願一切有情先能飽食，再祈願一切有情都能克服小人秉性向大丈夫努力，直至成佛受一切世間、天人供養。

發趾向道，當願眾生，趣佛菩提，究竟解脫。若已在道，當願眾生，成就佛道，無余所行。涉路而行，當願眾生，履淨法界，心無障礙。

路在腳下，邁步向目標，當願一切有情腳下道路平坦，無有險難曲折，無有災眚，所遇吉祥。健康、和諧、菩提之路，在我們的身口意

行中，故我們祈願眾生善護三業趣佛菩提性海，最終解脫。

> 見趣高路，當願眾生，升無上道，超出三界。見趣下路，當願眾生，謙下柔軟，入佛深法。若見險路，當願眾生，棄捐惡道，滅除邪見。若見直路，當願眾生，得中正意，身口無曲。

走在上坡路上，祈願有情能入於如來無上道；走在下坡路上，則祈願有情謙虛謹慎心性調柔；行在險難，則願有情不墮三惡趣；行在坦途，則祈願有情守中持正、心性耿直，並使菩提心之慈悲念念相續。

> 見道揚塵，當願眾生，永離塵穢，畢竟清淨。見道無塵，當願眾生，大悲所薰，心意柔潤。見深坑澗，當願眾生，向正法界，滅除諸難。

路上灰塵飛揚，旅人心情難有舒暢；路途破磚碎石，路人行走不暢；路途坑坑窪窪，行路戰戰兢兢。故我們祈願，一切世間、出世間大道坦蕩平整，無有灰塵雜染，眾生所行愉快，終至安處。

> 見聽訟堂，當願眾生，說甚深法，一切和合。

人間不和，則會爭鬥，是為訟諍。世間的一切不愉快都緣於紛爭，言辭的、利益的、權色的。修行人先自清淨心田，看見爭訟當力勸解，更祈願一切有情和睦相處，互相利益。佛法是世界和諧的根本精神價值體系，人際關係和諧、國際關係和諧，則世界安泰，自然環境也相應會少了災難。

若見大樹，當願眾生，離我諍心，無有忿恨。

「木秀於林，風必摧之」。《後漢書‧黃瓊傳》亦云：「嶢嶢者易缺，皦皦者易污。《陽春》之曲，和者必寡；盛名之下，其實難副。」生活中眾生心態看見別人比自己好，內心總有些不自在，所以才有競爭，而競爭必然意味著不和諧，不和諧的結果便是被「缺」或者「被汙」。故我們祈願一切有情各擅勝場，互相讚美互相供養，沒有間隔紛爭。

若見叢林，當願眾生，一切敬禮，天人師仰。

看見寺院裡面雕刻或者繪製精美的佛菩薩形象，總令人生起莊嚴肅穆的恭敬心。恭敬佛菩薩乃恭敬我們自身，猶若對一切有情之恭敬，人際關係必然和諧，和諧就不會有紛爭，則天下太平也。

若見高山，當願眾生，得無上善，莫能見頂。

《詩經‧小雅》曰：「高山仰止，景行行止。」比喻高尚的品德令人仰慕，正大光明的道行令人坦蕩。三界惟有如來受一切人天景仰，故我們祈願一切有情都能成佛，三十二相八十種好，光明巍巍。

若見刺棘，當願眾生，拔三毒刺，無賊害心。

荊棘是長滿小刺的植物，見之令人畏縮，碰觸令人手腳難安，如芒在身，渾身不得自在。而眾生流落六道，為各種煩惱煎熬貪瞋痴毒刺令之坐臥不寧，如來以大智慧開眾生慧眼，拔苦與樂，始得痛苦消停令

至安處。故我們祈願一切有情不被紅塵權、色、名、利所害，行十善道，終至成佛。

　　見樹茂葉，當願眾生，以道自蔭，入禪三昧。見樹好華，當願眾生，開淨如華，相好滿具。見樹豐果，當願眾生，起道樹行，成無上果。

菩薩行是隨喜眾生之行，故見有情有優點便出言讚美，自身功德、優點好比大樹之陰涼能令旅人身心愉悅。故我們祈願，一切眾生以智慧功德莊嚴自身，心境安逸。

　　見諸流水，當願眾生，得正法流，入佛智海。若見陂水，當願眾生，悉得諸佛，不壞正法。若見浴池，當願眾生，入佛海智，問答無窮。見人汲井，當願眾生，得如來辯，不可窮盡。若見泉水，當願眾生，善根無盡，境界無上。見山澗水，當願眾生，洗濯塵垢，意解清淨。

看見水流，知一切無常，是以夫子《論語》中感嘆「子在川上曰：逝者如斯夫，不捨晝夜。」惟願有情入於如來正法流中，解脫生死。見池水時，祈願有情不為物欲所動，於紅塵之中「古井不波」，於真如智慧中安謐寂靜。若進浴池，但願有情於真如智慧中洗去煩惱垢弊，清淨自在。逢見清泉，但念大地山川之慈悲，祈願有情能飲如來無涸之智慧源泉，去除煩惱，身心自在。

　　若見橋梁，當願眾生，興造法橋，度人不休。

橋梁是跨越河川、澗谷的捷徑，看見橋梁先起感恩，感恩造橋人。為了建造橋梁方便後人，有些造橋人甚至犧牲了寶貴的性命。清代的《增廣賢文・朱子家訓》云：「滴水之恩，湧泉相報」，然眾生心態，受恩未必酬報，而且還可能恩將仇報。比如你幫助他人九次，一次沒有幫助，那在他眼裡前九次的幫助都無足輕重了，何以故？小人之貪婪使然。宋代無名氏詞話《永遇樂》：

柏頌才過，梅妝方試，六秀薨菼。恰是今朝，白花岩裡，一佛生時節。前身再現，金城桃熟，千歲蓮花重發。更一念、善根常在，作個在家菩薩。活饑好事，造橋陰騭，樂施常開金穴。瑤籍兒孫，玉京夫婦，慶聚神仙窟。從今生旦，三千紀算，常對曇華優鉢。華嚴會，彩箱慶滿僧寶骨。

就強調了良善和造橋修路的功德，所以我們感恩就是對於他人功德的讚美。故祈願一切有情深入經藏體解智慧，於現實生活中處處人生關隘造智慧之橋，安度有情越過蹇滯、蹉跎。

見修園圃，當願眾生，耘除穢惡，不生欲根。

看見園苑，我們不禁會想到「良莠不齊」，《說文》：「莠，禾粟下揚生莠。」《詩・齊風・甫田》：「惟莠驕驕。」《詩・小雅・正月》：「好言自口，莠言自口。」苗圃中雜莠總是令園丁頭疼，人群中有「莠」也令眾人鬧心。壞的品德、言辭、行為總是令人難得自在。故我們祈願一切有情惡心不生，三業清淨。惟有三業清淨，健康才有保障，長壽才有道理，生態和諧才有可能。

見無憂林，當願眾生，心得歡喜，永除憂惱。見好園池，當願眾生，勤修眾善，具足菩提。

無憂樹，每年春月間開花，花盛時狀如金色花蓋覆著整個樹冠，遠眺彷彿一座金色的寶塔。佛經最早的無憂樹描寫是佛陀誕辰之日，《過去現在因果經》卷一云：

十月滿足，於二月八日日初出時，夫人見彼園中有一大樹，名曰無憂，華色香鮮，枝葉分布，極為茂盛，即舉右手，欲牽摘之，菩薩漸漸從右脅出。

《酉陽·貝編》云：

無憂樹，女人觸之花方開，亦稱待女花之類。

顧名思義，無憂林是快樂無憂的象徵。故我們不惟看見無憂林，但凡看到一切美好的山水園林樹木花草，都祈願有情心情適悅，品德無「萎」，行為無害，沒有憂患。

見嚴飾人，當願眾生，三十二相，而自莊嚴。

小人心態是見不得、容不下別人比自己好看、整潔，這是嫉妒心理，是流落三惡道的習性使然。每每生起嫉妒心的時候，就想想我怎麼還有餓鬼、畜生、地獄之心態？當然願意繼續流露畜生、餓鬼、地獄的樣子也是自己的選擇，別人干涉不了。然菩薩不捨慈悲，悲眼普觀世間，總會在有情危難之時權實顯現予以幫助，使其知慚知愧而改正

之。我們去別人家做客，如果衣帽不整也是對別人的不尊重。在外拼搏若干年事業有成，回歸故鄉也才有「衣錦還鄉」之說。故見相貌端莊衣著得體之人，我們祈願有情各得莊嚴身相，品德光明炫目。

　　見素服人，當願眾生，究竟得到，頭陀彼岸。

素服即俗謂白色衣，《禮記‧郊特性》：「素服，以送終也。」看見他人披麻戴孝，心懷如喪考妣之痛，則人神共敬。並祈願亡靈能超升極樂世界，未亡人能知生死速疾，幡然醒悟。

　　見志樂人，當願眾生，清淨法樂，以道自娛。

《禮記‧樂記》「德者，性之端也，樂者，德之華也，金石絲竹，樂之器也。」志樂人，此處指愛好絲竹管弦：琵琶箜篌之士。水分子聽音樂，結晶因為音樂的快樂與否會表現為美麗或者雜亂。優美的音樂總能令人心曠神怡，悲哀的曲調如「三潭印月」總令人禁不住淚眼汪汪。故我們祈願一切音樂皆美妙動聽，一切音樂人皆大愛無私，一切有情能得聞觀音菩薩之海潮音，於佛法中歡悅自恣。

　　見愁憂人，當願眾生，於有為法，心生厭離。

人生不如意事十之八九，遇到不幸，幾個能開懷？首先若能感恩憂愁，明白憂愁之緣由，憂愁中復能出生智慧。《漢書‧司馬遷傳》云：

　　　　昔西伯拘而演《周易》，仲尼厄而作《春秋》，屈原放逐乃賦《離騷》，左丘失明厥有《國語》，孫子臏腳兵法修列，不韋遷

蜀世傳《呂覽》，韓非囚秦《說難》、《孤憤》；《詩》三百篇，
大氐賢聖發憤之所為作也。

如此我們焉能不感恩給我們困塞、使我們憂苦的因緣？佛陀尚且感恩
「無明」之恩！故，見有情憂悲淒苦，當願早日離苦得樂。

見歡樂人，當願眾生，得無上樂，淡泊無患。

快樂、喜悅是能夠傳染的，憂愁也能傳染，其實一切情緒都可以傳
染，實質就是精神信息能量的傳播。見有情快樂，當衷心祝福並隨喜
讚嘆，更祈願他們於大智慧中得無上樂。

見苦惱人，當願眾生，滅除眾苦，得佛智慧。

苦惱即為苦所惱，人生八苦，即生苦、老苦、病苦、死苦、愛別離
苦、怨憎會苦、求不得苦、五陰熾盛苦。世間一切有情為此八苦所
惱，於是不得健康、不得長壽、遭遇橫災、糾結於是非、不得財色
權，於是乎就成就了今天的千姿百態眾生相。佛陀乃有情中之果，菩
薩乃有情之華，一切眾生乃根莖枝葉，是以我們先應感恩，然後祈願
有情無有苦惱，智慧開顯，於無上正法中快樂自在。

見強健人，當願眾生，得金剛身，無有衰耄。見疾病人，當願
眾生，知身空寂，解脫眾苦。

俗話說：「有什麼別有病」，言外之意健康是人生的頭等大事，「身體
是革命的本錢」，所以強健的體魄就是每個有情之所願。然強健與否

除了今生的鍛煉、保養，還有宿世三業罪報之因果使然。體弱多病者總羨慕身體強健者，但卻不明就裡強健的宿世功德。或許不殺生就能強健，可是體弱多病者會相信嗎？他還要大魚大肉魚翅燕窩地「滋補」，其實是「飲鴆止渴」。故我們祈願一切有情行五戒十善，得金剛不壞之身，不生不滅。

見端正人，當願眾生，歡喜恭敬，諸佛菩薩。

我們的相貌，受兩方面因素決定，一者遺傳基因——得自父母的遺傳，俗話所謂「龍生龍鳳生鳳，老鼠的兒子會打洞」；二者靈魂於六道輪迴的三業記憶。首先我們能成就人身就該感恩，並非想做人就能做人，除非積累了足夠成就人身的功德。誰都希望相貌端正，可是未必誰都能有足夠的幸運生就端正的相貌。然在佛家修行，慈悲心可以轉化相貌，因為真正的修行「慈悲心」會不斷擴容故，誠所謂「相由心生」。設若一個人聲稱自己修行很精進，而相貌要麼「歪瓜裂棗」要麼「慘不忍睹」則不用言辭就否決了其「自吹自擂」。智慧、福德、慈悲都可以改善相貌，猶若意念改變水分子結晶。現代時興的整容職業大約就是應景兒的，整形相貌變得姣好了，設若心相依舊，則不幾日又將恢復昔日「素顏」，所以在整容的同時更要「整心」。俗話說：「江山易改，稟性難移」就是說心性改變是多麼困難。

老祖宗給我們留下《麻衣神相》之類財富，乃非常有道理的智慧結晶。無論是先整容後整心還是先修心後整容，都應該是值得隨喜讚嘆。就怕相貌端正「貌似潘安」，心地險惡猶若「西門慶」。故我們看見相貌端正之人，應該讚嘆，因為不僅是其父母給了他們優秀遺傳，也是他們宿世曾經擦拭佛像、打掃殿堂等積累了「端正」的資糧。並祈願一切有情，都能精進不斷，慈悲日增，相貌益發圓滿。

見醜陋人，當願眾生，遠離鄙惡，以善自嚴。

《德道經》第二章云：「天下皆知美之為美，斯惡已。皆知善之為善，斯不善已。」美醜，因為人類的視覺系統，建立了「對照鑑別系統」。沒有善何來惡，沒有美何來醜？相貌端莊靈魂醜陋的，面相也會越來越「走形」；相貌醜陋靈魂慈善的，面想也會越來越和藹。醜者視覺效果不佳之謂，陋者貧瘠、肢體有暗疾或者殘缺之謂。見到形貌醜陋者，我們理該先為他們惋惜，並盡可能軟語安慰，而不是敬而遠之，並祈願他們早脫醜陋遠離一切鄙吝邪惡，修善積德，死後超生極樂。

見報恩人，當願眾生，常念諸佛，菩薩恩德。

人生幾乎每時每刻都應該報恩，父母生育我們，老師教育我們，鄰居關心我們，同學幫助我們，同事支持我們，醫生護理我們，農民種糧食我們吃，工人提供我們生活必須日用品，戰士守衛我們的邊陲，警察維護我們社區的安寧，清淨工維護我們的環境……我們生活在一條必須感恩的生命鏈上，若不知感恩是因為愚昧無知。別說父母養育我們是天經地義，別說老師教育我們是應該的，別說鄰居關心我們是因為我們有錢有勢，別說同學幫助我們是捧我們檯面，別說同事支持我們是看好我們以後可以做領導，別說我們是花錢看病醫生護士應該如何，別說我們有錢就可以買任何食品，別說我們家都是知識分子或者官員，別說警察維護治安因為我們納稅了，別說戰士冒著性命危險守衛邊陲是他們的職責，別說我們繳納了物業管理費……因為一旦我們說了、想了，就是缺了感恩心，沒有感恩、感情的人際關係，會讓生活中的一切變成金錢商品的交易。帶著感恩心去看、去讚嘆，我們人

格會越來越完善。學佛者報四恩——父母恩、國王恩、四種恩、三寶恩，實際是感恩一切有情，不論親疏，不論貴賤，不論夭壽，不論人、非人。

依照真圓檯球規律，系統的當下是最佳的，就必須對系統過去的、當下的及未來的全部因素感恩！

見背恩人，當願眾生，常見賢聖，不作眾惡。

《魏書‧蕭寶夤傳》云：「背恩忘義，梟獍其心。」伊索寓言中的「農夫與蛇」，明代馬中錫《中山狼傳》的「東郭先生與狼」，都是警示世人恩將仇報、忘恩負義之教訓。然世間一切皆有因緣，今日之惡遇，緣於前世我們施人以怨；今日之被「橫刀」緣於曾經的「奪愛」；今日的被誹謗緣於宿世的「無中生有」業；今日的被挫折緣於往昔的「挫折」他人；今日的被冤屈，緣於宿世的屈枉事，如此等等。故見背恩之人事，也生感恩想，先緣為了消除宿世之惡業，次緣令我們開智慧。

若見沙門，當願眾生，寂靜調伏，究竟無余。

見沙門、夢沙門都是殊勝之事，《寶篋印陀羅尼經》云：

若與此人，往過道路，或觸衣風，或踏其跡，或唯見面，或暫交語，如是等人，重罪咸滅，悉地圓滿。

緣沙門乃荷擔如來智慧法藏之行世佛陀，袈裟具如來巍巍光明功德。同樣見到有德之士、夢到有德賢聖，也是吉祥之事。看見沙門，心生

恭敬，則為恭敬一切如來。出家為沙門乃宿世之福報因緣，故無論何種原因出家，若處身在僧眾之中，即受諸天龍神夜叉金剛衛護，設若於三藏中精進不輟，則功德無量。在隋唐時代出家是十分重大莊嚴的事情，甚至需要皇帝審批，緣於法師為一切世間導師，故學識修為人品都須上乘。《出家功德經》云：

> 若赦男女奴婢人民出家，功德無量。譬四天下滿中羅漢，百歲供養，不如有人為涅盤故一日一夜出家受戒，功德無邊。又如起七寶塔至三十三天，不如出家功德。

《本緣經》云：

> 以一日一夜出家功德故，二十劫不墮三惡道。

《僧祇律》云：

> 一日一夜出家修梵行，離六千六百六十歲三途苦。

《華手經》云：

> 自樂出家亦勸助他人令其出家，轉生當做善來比丘，蓮花化生，現增壽命。

《心地觀經》云：

> 若善男子及善女人發阿耨多羅三藐三菩提心，一日一夜出家修

道，二百萬劫不墮惡趣，常生善處，受勝妙樂，遇善知識。永不退轉，得值諸佛，受菩提記，坐金剛座，成正覺道。

《智度論》云：

出家之人雖破戒墮罪，罪畢得解脫

如蓮花色尼因色解脫、醉婆羅門因醉得度等。

《大智度論》卷十三云：

如《優鉢羅華（蓮花）比丘尼本生經》中說：「佛在世時，此比丘尼得六神通阿羅漢。入貴人舍，常讚出家法，語諸貴人婦女言：『姊妹可出家！』諸貴婦女言：『我等少壯，容色盛美，持戒為難，或當破戒！』比丘尼言：『但出家，破戒便破。』問言：『破戒當墮地獄，云何可破？』答言：『墮地獄便墮！』諸貴婦女笑之言：『地獄受罪，云何可墮？』比丘尼言：『我自憶念本宿命時作戲女，著種種衣服而說舊語，或時著比丘尼衣以為戲笑。以是因緣故，迦葉佛時作比丘尼，自恃貴姓端政，心生憍慢而破禁戒；破戒罪故，墮地獄受種種罪。受罪畢竟，值釋迦牟尼佛出家，得六神通阿羅漢道。以是故，知出家受戒，雖復破戒，以戒因緣故得阿羅漢道；若但作惡，無戒因緣，不得道也。我乃昔時世世墮地獄，地獄出為惡人，惡人死還入地獄，都無所得。今以此證知出家受戒，雖復破戒，以是因緣，可得道果。』」復次，如佛在祇洹，有一醉婆羅門來到佛所，求作比丘。佛敕阿難與剃頭，著法衣。醉酒既醒，驚怪己身忽為比丘，即便走去。諸比丘問佛：「何以聽此醉婆羅門

作比丘？」佛言：「此婆羅門無量劫中初無出家心，今因醉故暫發微心，以是因緣故，後當出家得道。」如是種種因緣，出家之利，功德無量。

出家之人高超俗表，為世福田，君不得而臣，父不得而子，應受人天恭敬供養。是故，剃髮著袈裟已，至於君父尚無設禮之義，況余人乎？故我們若見沙門當起恭敬心，並願一切有情能得寂靜。

　　見婆羅門，當願眾生，得真清淨，離一切惡。若見仙人，當願眾生，向正真道，究竟解脫。見苦行人，當願眾生，堅固精勤，不退佛道。

撇開古印度階級等級不論，這裡「婆羅門」指有身分有地位有社會影響的人，仙人乃得道飛升，樂於清幽修行之人，苦行人則饑來食果渴來飲泉以苦難磨練自身的行者。人們看見長輩總應心懷恭敬，因為他們具備更多的人生歷練經驗，所謂「吃的鹽、過的橋」多，因此我們祈願有情具有真實智慧；看見仙人總會羨慕，因為他們自由自在，他們的故事美麗動人，故我們祈願有情真實解脫；看見苦行者我們總禁不住感慨讚嘆，因為他們具有堅強的毅力，故祈願有情於正法精進不退。觸目所見皆從善行，隨耳所聞悉生善願，無時不刻傳達美好的意願，就是菩提心之念念相續。

　　見著甲冑，當願眾生，誓服法鎧，得無師法。見無鎧仗，當願眾生，遠離眾惡，親近善法。

甲冑乃戰爭中士兵護身的盔甲，於修行中護身的盔甲便是慈悲和諸佛

菩薩的加持力和自身開發的智慧福德。鎧仗指武器如刀、槍、戟、劍，在佛法降服一切愚痴、頑劣和煩惱的武器，便是代表智慧三昧的金剛劍和金剛杵。看見兵器，我們首先祈禱沒有戰爭，眾生安處和平寧靜的學習、生活、工作環境中，其次祈願一切有情以真如智慧武裝自己，遠離一切不善，行十善道。

見論議人，當願眾生，得無上辯，摧伏外道。見正命人，當願眾生，得清淨命，威儀不異。

論議是分析剖白義理的辯論活動，是五明之一的因明之延伸，因此要求嚴格的邏輯推理、明確的論點和充分的論據，廣義言之亦是一種智慧思辨活動。生活中有種人我們稱之為「茶壺裡的餃子——肚裡有貨，嘴巴吐不出」，就是說有學識卻不善言辭之人，當然八面玲瓏的伶牙俐齒也未必是眾人喜愛，更遑論「不學無術」者，故我們祈願有情於如來正法中辯才無礙，以正思維攝伏一切外道邪見之輩。正命人通俗講就是遵守社會行為準則道德規範之人，在佛教則指離開一切邪見，嚴守戒律深入經藏之行者，所謂勤行戒定慧，努力聞思修之行者。比如我們看見《百家講壇》的諸位大家侃侃而談，就先為他們祝福，感恩他們能使我們分享歷史、人生知識，其次祈願有情悉能獲得智慧；看見正直善良之人則祈願一切有情悉皆善良互相敬愛，關係和睦。

若見帝王，當願眾生，逮得法王，轉無礙輪。見帝王子，當願眾生，履佛子行，化生法中。

在佛法的輪迴理念中，帝王乃大福德之因業果報，是轉輪聖王應世，佛法中「感恩國王」大約就有尊敬福報深厚人之義。人人皆「望子成

龍」，但不是人人都能當國王，因為治理國家需要雄才大略和大智慧，若換成「劉阿斗」，則萬民遭殃也。至少我們可以祈願有情個個有智慧，事業順利、輝煌。王子是帝王冑裔，好比沙門是如來家眷，我們不可能出生在帝王家，但可以祈願一切有情成為如來眷屬，於佛法中成為法王子，荷擔如來家業。

> 若見長者，當願眾生，永離愛欲，深解佛法。若見大臣，當願眾生，常得正念，修行眾善。

我們應該尊重領導或者德高望重的長輩，這是長幼有序的社會秩序之必然，尊重他人才能被尊重和愛護。在大學畢業前，有位很慈悲的長者就曾經諄諄教誨：「人生中有三件事必須努力做到：一不能和領導對著幹；二手不伸錯了口袋；三不能睡錯了床。」其實這也是生活的智慧，確實受益匪淺。東方的價值觀念中，宇宙的本然秩序是陰陽和合然有區別，君君臣臣父父子子，長幼有序男女有別，否則必然天下大亂失去章法。如今有些地方無知少識的居士居然對出家人吆五喝六，一方面因為出家人自身的問題，另一方面也說明學佛群體尊卑之序失當，出家人理該受到在家人最起碼的敬重。即便父母無能，是否子女就該騎在父母頭上？道理相同，故我們祈願一切有情互相供養、互相禮敬，於佛法的宇宙至極真理中獲得自我莊嚴和解脫。

> 若見城郭，當願眾生，得金剛身，心不可沮。若見王都，當願眾生，明達遠照，功德自在。

城市之外的人們總嚮往城市之內的繁華歌舞，一個個想出人頭地的年輕人都渴望在「都市放牛」，在城市的現代化氛圍中可以開闊視野，

增長知識，故我們祈願一切有情能拋棄鄙陋邪見，於如來智慧中開闊眼界，於法王聖城得真自在逍遙。

　　若見妙色，當願眾生，得上妙色，天人讚嘆。

愛美之心人皆有之，眼見美好的人、事、物，我們總會讚嘆喝彩乃至羨慕，即便貪財愛色，也要遵循「君子愛財，取之有道；貞婦好色，納之以禮」之古訓。惟有大丈夫品德之端莊是無以倫比的，三藏之財富珍貴過世間一切財寶，佛法智慧的殊妙亦超越世間一切美妙之物，故我們祈願一切有情成就佛果，具莊嚴之三十二相八十種好，受三界所恭敬頂禮。

　　入裡乞食，當願眾生，入深法界，心無障礙。

古代僧侶以化緣為主要飲食來源，能布施齋僧的人，即與佛門有緣，僧人以募化乞食廣結善緣，故稱化緣。僧侶以托鉢方式乞食，結緣有情，並開方便教化之門。如今化緣已經演變成募化，而不是托鉢行乞隨緣度化眾生了。換言之，募化成為讓有情自覺或者被動「種福田」的莊嚴功德活動。無論是募化修建伽藍的功德錢款還是流布佛經的功德贊助，都祈願有情能真實入佛法中，沐浴智慧光明的法喜。

　　到人門戶，當願眾生，入總持門，見諸佛法。入人堂室，當願眾生，入一佛乘，明達三世。

無論去別人家拜訪還是求人，總要充滿尊敬和誠惶誠恐。求人的太理直氣壯就是要挾了，拜訪的行為太隨便就失去了恭敬。進別人家房間

總要換鞋子，不應該泥足踐踏人家乾淨的地板。學佛修行應該更恭敬，拜師則必須懷著十分虔誠，必要的得體的供養禮品總是應該置辦的，畢竟佛法是一切智慧中之最高最妙，若能憑藉入門則會獲福無量。眾生求法拜訪師父，覺得師父傳法是天經地義的，如果師父沒有傳法便怪罪師父「吝法」，焉不知你給孩子請個家教也要支付酬勞？習慣性禮節人們去別人家總不好意思空著手去吧？能夠入於佛法密藏乃是非常殊勝的福緣，一窺真如堂奧將受用無盡。

　　遇難持戒，當願眾生，不捨眾善，永度彼岸。見捨戒人，當願眾生，超出眾難，度三惡道。

難以持戒或者捨戒，悉有大罪過，《大智度論》中有詳盡描述。我們惟當虔誠懺悔，力爭護戒而不捨一切善法，否則出離是不可能的。

　　若見空缽，當願眾生，其心清淨，空無煩惱。若見滿缽，當願眾生，具足成滿，一切善法。

飯缽空了，自然要洗漱乾淨了，設若我們洗淨了一切煩惱纏縛也必然得心清淨。飯缽滿著，轉則祈願我們具備智慧，一切罪障悉滅，一切所願圓滿無缺，一切善法精進不輟。

　　若得食時，當願眾生，為法供養，志在佛道。若不得食，當願眾生，遠離一切，諸不善行。

每頓飯前，都虔誠思維，先行運心供養一切聖眾、十法界一切有情，然後帶著感恩心，並默念為了求證佛道，我珍惜此身。如果沒有吃

飯，則祈願一切有情遠離一切身口意惡業，修一切善。

　　見慚愧人，當願眾生，慚愧正行，調伏諸根。見無慚愧，當願眾生，離無慚愧，普行大慈。

人是文明動物，因為有能力知慚知愧，如果沒有慚愧心，那和低等動物就沒有區別了，儘管有情佛性是平等的，但人畢竟不能和豬狗同流合汙。慚愧心是良心的發現，是對惡言行思的反省，慚愧而改之則善莫大焉。故見慚愧之人亦應懺悔自身，因懺悔而攝伏不良的言行思，調服心猿意馬。見無慚愧人，先生悲憫，無慚愧之人猶如厚顏無恥之劣等動物，有幸身披人皮，不知珍惜，其後還墮三惡趣。故祈願有情，知慚知愧，每日懺悔業障，勤行十善。

　　得香美食，當願眾生，知節少欲，情無所著。得不美食，當願眾生，具足成滿，無願三昧。得柔軟食，當願眾生，大悲所薰，心意柔軟。得粗澀食，當願眾生，永得遠離，世間愛味。

如今美食似乎是一種時尚，你可以沒有權利、財富，但你不能不知道京城有簋街。是否美食，取決於主流社會的價值觀念，然當血腥殘忍成為美食的主題內涵，則美食不復為美食。若素食清蔬，可能在很多人無法下嚥。然一個修行人通過努力，任何食物入口都會口中自生甘露變成美食。從菩薩行的角度，見美食，則祈願有情能夠節制無休止的貪慾，見粗陋食物則祈願有情得甘美飲食，色身精力俱佳。心念非常重要，心念食物是美味，食物自然能滋養我們的色身，心念粗陋則食物就成為色身中的垃圾。帶著感恩心用食，久之飯食自成甘露。故美味與否全在心念，知此將不再貪戀世間所謂「美食」。

> 若咽食時，當願眾生，禪悅為食，法喜充滿。所食雜味，當願眾生，得佛上味，化成甘露。飯食已訖，當願眾生，德行充盈，成十種力。

能夠咽下飯食，就說明我們身體還健康無恙，若是連飯菜都不能下咽，則要麼為痛苦憂傷所困，要麼為病魔所纏，悉不幸也。我們下咽飯菜先祈願餓鬼道中眾生能得充分飲食，得清涼出苦海，願世間有情飽腹無虞，更願從智慧中品味甘露，法喜盈身。吃完飯則祈願有情身色俱佳，品德殊勝，成就如來十力。

> 若說法時，當願眾生，得無盡辯，深達佛法。退坐出堂，當願眾生，深入佛智，永出三界。

講經說法是非常莊嚴的修行實踐，然佛經不能以文字相理解，否則便差之毫釐，謬以千里。聽聞法師說法或者我們自己說法，都祈願其智慧泉湧辯才無盡，深解真如旨趣，有情聽聞之後心生皈依三寶之心。講法結束退堂則祈願有情深體如來無上法味，駐於佛智，脫離三界之纏縛。

> 若入水時，當願眾生，深入佛道，等達三世。澡浴身體，當願眾生，身心無垢，光明無量。

入水沐浴，則願有情入佛法智海，身心清淨。

> 盛暑炎熾，當願眾生，離煩惱熱，得清涼定。隆寒冰結，當願眾生，究竟解脫，無上清涼。

「心靜自然涼」，此話不無道理。心情煩躁即便數九寒天也會熱惱不安，心情舒暢即是烈日當頭也有清涼在心。故我們祈願有情得如來真實智慧，於時時事事處處心得清涼，無有煩惱纏縛。

> 諷誦經典，當願眾生，得總持門，攝一切法。若見如來，當願眾生，悉得佛眼，見諸最勝。諦觀如來，當願眾生，悉睹十方，端正如佛。

一人讀經，有緣眾生悉蒙利益，一處誦經，三千大千處處響應。讀經的目的，是為了深入如來法教汲取智慧，故我們祈願有情入佛法總持門中，究竟一切善法。三昧禪觀親見如來，做十緣生觀，同時祈願有情佛眼悉開，洞察三界如觀掌指，觀念諸佛如來，祈願有情悉得圓滿佛身光明巍巍。

> 見佛塔廟，當願眾生，尊重如塔，受天人敬。敬心觀塔，當願眾生，尊重如佛，天人宗仰。頂禮佛塔，當願眾生，得道如佛，無能見頂。右繞塔廟，當願眾生，履行正路，究暢道意。遶塔三匝，當願眾生，得一向意，勤求佛道。

佛塔是佛身象徵，其中要麼封藏佛陀舍利、佛經、法器，要麼有高僧大德遺骸，故是非常吉祥之物質化精神信息能量場。見塔誠拜並祈願有情品德如佛如塔，受人敬仰。繞佛塔就是獲取精神信息能量的經行，必得佛菩薩慈悲護持。

> 讚詠如來，當願眾生，度功德岸，嘆無窮盡。讚佛相好，當願眾生，光明神德，如佛法身。

讚嘆諸佛菩薩即是讚嘆自身，即是讚嘆一切有情，亦是隨喜，亦是供養。

　　若洗足時，當願眾生，得四神足，究竟解脫。

洗腳是為活血化瘀、通暢經絡，便於安寐。故祈願有情身心健康，夜能安眠，日行自在，開發智慧，漸具神通。

　　昏夜寢息，當願眾生，休息諸行，心淨無穢。晨朝覺悟，當願眾生，一切智覺，不捨十方。

能夠在一天的勞頓後，安然入睡是件幸福的事情。不幸的是白天很勞累，夜晚還要被夢魘所困擾，煩惱不息。故祈願有情煩惱熄滅，不復苦惱。生命在一呼一吸之間，早晨能醒過來先感恩，感恩又能呼吸新一天的空氣、享受多一天的陽光、祈願有情個個於三界火宅中覺醒，發勇猛心出離六道。

　　念念善願，我們的每個細胞都會處於機能最佳狀態，細胞的高效能也是健康和長壽的根本，善念被外環境中一切有情——有形的、無形的生命體所接受到，便會產生善良的聯動和累計效應，這樣天災人禍發生的概率必然降低。

　　以上《華嚴經》經文雖然是針對佛子而言，然在一切有情都能適用，這也正是佛法平等利益的表現。

　　拯救人類和地球的唯一途徑，就是身、口、意之十善道！

第三章
人類全息養生之道

　　養生，小言個體身心、社會適應等方面之健全良好，衣食住行安穩有保障；大言則涉及人類生態環境之維護、人類與動物、植物、以及精神生命體的鬼神之協調和睦關係、人類身心健康、生活幸福指數的提升。

　　身體局部不適，全身心機能都會受到影響，進而波及生活工作；家庭一人生病，家庭的每個成員都會不安，家庭正常秩序便被擾亂；社區出現一個罪犯或者精神病患者，社區的神經便被無形中繃緊，社區的生活便被影響；醫院發生一例惡性傳染病，整個醫院的病員醫護都會緊張甚至全院可能被隔離；縣城發生一次惡性暴力犯罪事件，整個縣城便憂心忡忡；機構有一個被雙規，整個班子便如坐針氈；動遷地域冒出一個釘子戶，發展商便可能狗急跳牆；省內還有一個貧窮縣，封疆大吏便臉上無光；地區發生一次災難，相鄰地區便壓力驟增；國家發生戰亂，整個世界都會警惕；一處核電站發生核汙染，整個世界都會被恐慌波及；歷史上出現一個希特勒，人類的歷史進程就被痛苦折磨很久；諾貝爾發明了炸藥，人類的戰爭便由刀劍矛戟升級為槍炮炸彈；愛因斯坦提出了相對論，各種原子武器中子武器核武器迅速誕生；互聯網的誕生，人類生活的空間和距離便被大大縮小……人類生活在一個非獨立而互相關聯、互相依賴的環境中，任何單獨事件都可能引發系統巨大的連鎖效應。

　　雖然可能是零星災難，然由於蝴蝶效應的連鎖反應，最終可能釀成整個系統的不可逆性災難。

對於個體而言，吃多一口飯、喝少一口水、說錯一句話、吃錯一粒藥、睡少一刻鐘、做錯一件事、錯走一步路、錯動一絲念……都可能引致個體以後的身心健康、命運發生意料不到的變化。

一個民族思想偏頗，和其他民族的和諧相處就存在障礙；一個宗教稍微有些偏激，就會極端狂熱主義抑或反人類行為泛濫；一個政權不為國民所用、所慮，便會導致獨裁、專治乃至動輒草菅人命；一個國家恃強凌弱，弱小國家便時刻惶恐不安，世界和平就如空中樓閣；一個時代的世界觀偏頗、錯誤，整個人類就可能步入漫長的黑暗……人類任何一個個體都不是孤立存在，故而身心肢體的舉動、言語、思想對於人類的明天都意味深長。個體的言行思關乎自身心健康和社會適應是否良好，人類集體的言行思則關乎人類未來的全部命運。

行為──衣食住行，語言──遣詞造句表義，思維──世界觀價值觀。言行思積極善良產生健康效應，消極邪惡則產生非健康效應，這是基本常識，大約不需要物質實證主義者加以驗證。

一　飲食與全息養生

飲食與健康息息相關，合理的飲食搭配會使人體更「合氣」。

食素，就是以農作物和瓜果蔬菜，不涉及一切其它動物屍體為食料的飲食（在佛家還排除食後會散發難聞氣味的韭菜、蒜、蔥等），它們可以為我們的身體提供所需要的絕大多數營養。

食素，便可以避免食肉，就避免了殺生，是培養慈悲心和守護我們身心健康的最佳養生方式。佛家有開許「三淨肉」之說：一、眼不見殺，沒有親眼看見人們為了食肉而殺死動物的慘相；二、耳不聞殺，沒有親耳聽到動物被殺死的聲音；三、不為己所殺，不是為了自己想吃，動物才被殺。

任何動物遭遇殺害會不憤怒？不驚恐？不無助而忿怒？殺生食肉，攝取了蛋白質脂肪，與其一合相的「忿怒、仇恨、恐懼」精神信息能量能憑空消失？只能為我們的身心「場」攝取！久而久之，我們的身心便會一直承受殺生的消極精神信息能量的損耗，焉能不生病？

現代醫學告訴我們，人類身體的基本構成元素是 C、H、O、N 即碳、氫、氧、氮，這些基本元素組合成生命的基本物質如氨基酸和 DNA（脫氧核糖核酸）、RNA（核糖核酸）等，也構成人和動物、植物的基本物質結構成分，這也是有情佛性平等的物質本基之平等性對應。人類身體每日所需的主要營養成分，簡單言之是蛋白質、脂肪、糖、維生素和微量元素等。於是乎人類殺害動物獲取肉食進而攝取蛋白質、脂肪似乎就順理成章，因為現代醫學如此教育了人們，也因為人們的飲食習慣向來如此。

然現代醫學完善嗎？人類生命體是個極其複雜的有機系統，其健康的維護必須是整體的全方位維護，而不是哪裡有洞補哪裡。現代醫學，建立在人體解剖學的基礎上，是將人類機體分割研究所形成的理論體系，就局部組織或者解剖結構的研究結論固然正確，但若將系統整合起來觀察，其很多結論都是盲人摸象。因為局部的機能不可能脫離人體大系統而孤立發生作用，全身的機能是整個系統的協同作用，況且人類的精神系統是更為複雜的，任何組織、器官的作用機理都會體現在兩個方面，即物質性和精神性。

比如因為西醫診斷某人患了闌尾炎並做了切除術，依照現代醫學觀點，闌尾是人體「無用的」零件，是否有嚴格的研究將人類闌尾切除後得出了如此簡單的結論？是否闌尾在生命整體中還有未被認識的作用？即便沒有物質性作用，難道也沒有精神性作用？即便沒有物質性和精神性作用，那麼一次手術的創傷是否會對整個生命系統帶來不良影響？手術創傷的消極作用是否會影響將來的健康狀況？難道「蝴

蝶效應」原理不適合人類身心？

　　再者，同樣是動物，同樣寄居在這個藍色星球上，人類何來生殺予奪動物生命的權力？大環境生態的平衡需要全部生命鏈的協作，當所有的動物都不存在，地球上只孤零零地剩下人類，人類是否還能繼續生存？即便「上天」（拳頭大）賦予了人類可以殺生食肉，人類對被殘殺的動物存有一絲一毫的感恩心沒有？縱觀人類發展的歷史，不得不得出一個很令人不愉快的結論：人類的殘忍、自私是這個星球上獨一無二的！

　　依真圓檯球規律，系統的一個微小因素變化，都會導致系統結果的巨大變化。此規律，也正好闡明了佛法中的「因緣法」之全息哲學性。身心系統多了「忿怒、恐懼、仇恨」，會否有消極蝴蝶效應？

　　如果「真圓檯球規律」也適用於人類身心，那麼現代醫學尤其是其臨床試驗、手術、治療等對於人體會產生很多消極影響在理論上也就必然存在了。

　　二〇一〇年春天應邀參加香山科學會議，其中一個議題是「中醫藥的臨床效果評價」。雖然自己不是很瞭解中醫，卻明白中醫乃我們祖先數千年智慧的結晶。就自己閱讀《黃帝內經》的體悟，感覺到它是一部非常宏觀完美的人體、環境協同作用的綜合性的、全息的哲學理念體系，其與現代西醫的物質實證主義理論體系存在很大區別。如果中醫藥也按照西醫的臨床試驗方式進行所謂「效果」驗證，好比讓男人和女人各自獨立比賽生孩子。中醫藥的今日，很大程度上已經徒具形式，昔日的望聞問切手段已經被「X光」、「B超」、「NMR核磁共振」、血液檢驗、實驗室檢驗等取代。如今的中醫藥專家，很多已經完全被物質實證主義理論左右了思維。於是在該次會議上末學便提出了相關的質疑，同時用哲學的物質、精神關係之基本邏輯，推理了經絡理論的全息哲學性。

現代科學的新貴們執著於「經驗積累」之上的「可以操作、測量、重複」等所謂科學之狹隘定義，紅口白牙地誹謗「中醫是偽科學」，緣由是中醫的理論，尤其是經絡理論「不存在」、效果「不可鑒定」等。

就人體而言，系統效果如何定量觀察？即使高科技化的現代醫學也不可能對任何藥物的效果作標準的定量觀察，緣於人體是物質、精神一合相系統。只考慮物質作用忽略精神作用，必然得出「謬之千里」的結論。這也就是為何今天「科研」認為對人體有益的，明天就會被同樣的科學研究否定之緣由所在。

關於哲學的基本問題：物質與精神，無論一元論還是二元論，都承認物質與精神是矛盾統一體，互相影響、互相依存、互相轉化。那麼，有形的可見的物質如何轉化為無形的不可見的精神？反之精神如何轉化為物質？若回答不了這個問題，就不能輕言中醫是「偽科學」。

研究物質，現代科學的方法無疑是正確的，所以必須遵循可觀察、可測量、可操作、可重複等一些基本規則。

研究精神，也用研究物質的辦法可行嗎？比如夢是精神活動，再操作一下重複一個同樣的夢可能嗎？故而研究精神，不能用研究物質的套路。精神是靠人類的心感知和作用，簡言之人類的意念活動。

科學應該是通向真理的探索，如果將「科學」定義狹隘化了，就變成不折不扣的教條了。

當人們不僅一分為二地看問題，也能「合二為一」看待問題時，那才是真正的科學態度。合二為一，就是將物質和精神結合起來進行分析判斷。宇宙萬物中最有意義的生命是動物，任何動物無一例外不是物質與精神的「一合相」體，除外星智慧生命以外，人類目下乃是最高級的智慧動物，因此關於人類的健康問題的相關理論也應該是物質與精神「一合相」的，這樣才是真正全息哲學的態度。

於當時的香山科學會議上，末學曾經問過與會專家一個問題，就是如何描述中醫中的「經絡」，在座的專家都是國內目下一流中醫專家，這個問題無異於小兒科，但回答這個問題則不是小兒科了。

　　末學還是以自己的修行體悟予以回答：

　　肉體和靈魂和合乃為人類完整的生命，肉體即物質，靈魂即精神。既然物質和精神可以互相轉化，那麼肉體與靈魂之間如何完成物質、精神轉化？或者肉體與靈魂如何相互影響？不可能用刀將身體一分為二，這半片是物質，另外半片是精神。那麼至少可以假設，在物質和精神之間存在一個「臨界狀態或系統」。如果要描述肉體和靈魂的「臨界」狀態，那就是「經絡」。臨界狀態具有雙向特徵，物質與精神的臨界狀態，就應該具有雙向特徵，即物質性和精神性。經絡能夠調整人體的功能，就是其物質性；而經絡不存在物質基礎，就是其精神性。在這個推理的基礎上延伸，一切超自然現象都是發生於物質與精神「臨界狀態或系統」上。

　　這個解釋得到了與會專家的認同，同時也被主管中醫的衛生部領導認同。在和一個著名院士交流的時候，他老人家就肯定了末學提出的「精神性」即他認為的「神性」。

　　現代醫學的最大不足，是其失去了「精神性」換言之「神性」的內涵，通俗理解即缺乏了「人文因素」。因此在現代醫學的醫患關係中，病人就是醫生面對的一個被完全孤立起來的「物質體」，醫生將病人看成一個完全的、未考慮其精神因素的研究對象。傳統中醫則不同，醫患關係是「一體」的，真正的中醫面對病人，是將病人和自己完全「相應」起來，病人的疾苦感同身受，所以在望聞問切中充分體現了慈悲和關愛，這也是「天人合一」哲學觀的具體體現。不僅如此，中醫理論的最美妙處是其物質與精神的「一合相」宏觀考慮，所以診治和處方也是宏觀大局性的，在配藥、炮製過程中充分融入了

「關愛慈悲」，所以能針對個體「藥到病除」。而現代化的製藥工藝流程中，如何體現「人文」因素到其產品中？當然，並非現代的中醫專家們能夠達到這種境界要求。

這個問題或許有人有異議，那麼就請看《水知道答案》一書，或許能得到啟迪。

既然人體是一個複雜的系統，那麼對治的「藥物」也應該是「複雜的」而非「單一」的，所以中醫的藥材無不是複雜物質，即植物、礦物乃至動物機體的部分。如果單一的藥物，能治療疾患嗎？比如我們知道人體所需的蛋白質是由氨基酸組成的，那麼天天「喝氨基酸」會有什麼結果？大約是「離死將近」，如此性命尚且須臾，遑論健康。

傳統的中醫理論充分體現了宇宙全息宏觀的「天人合一」精神，簡單地否定中醫其實很幼稚，至少動輒要求精神現象「證實」給人們看的論調，屬於哲學邏輯幼稚的表現。

人類的食物是複雜的，以植物為主輔以動物屍體，因為人類機體是一個非常複雜的系統。如果我們僅僅將身體作為物質看待，那麼顯然補充蛋白質、脂肪、維生素、微量元素等應該是合理的，但設若我們結合精神因素分析，那麼上述的補充可能是欠合理的。因為人類所食的動物是有感情的，會記憶「恨、恐懼、忿怒」等等，這些精神因素不可能和其物質之身的脂肪、蛋白質等分離，故而人類在攝取動物屍體的時候，也在攝取其蛋白質和脂肪中記憶的「恨、忿怒、恐懼」等精神信息，久而久之這些消極的精神信息焉能不反作用於人類物質之身而引起疾病？

病從口入，當以為鮑魚、魚翅、熊掌等是上味美餐佳肴，其實或許正是「毒藥」也未可知。至少已經有動物實驗證明，當宰殺一頭動物讓另外的動物觀摩時，其他的動物體內會有「毒素」產生，此其焉非消極精神因素的消極物質化作用表現？

在佛教，不殺生主要是為了培養慈悲心，更深層次的意義則是對一切有情的平等尊敬。在《佛說師子素馱娑王斷肉經》云：

> 又念過去阿僧祇劫，釋提桓因處忉利宮，以於過去食肉餘習，變身為鷹而逐於鴿。我時作王，名曰尸毗，湣念其鴿，枰身割肉代鴿償命。尸毗王者，我身是也，後當做王名曰聞月；其時帝釋化為鷹者，後當做王師子素馱。釋試我故尚生惡道，況余眾生無慚專殺，食噉血肉無止足時。
>
> 一切眾生從無始來，靡不曾作父母親屬，易生鳥獸，如何忍食？夫食肉者，歷劫之中生於鳥獸，食他血肉展轉償命。若生人間專殺嗜肉，死墮阿鼻無時暫息。若人能斷一生食肉，乃至成佛無由再食。

釋迦牟尼佛過去世行菩薩道時，遇見一隻饑餓禿鷹追捕一隻鴿子，鴿子驚慌恐怖，看到菩薩，倉皇投入懷中避難。禿鷹追捕不到盤旋於菩薩頂不去，並凶惡地對菩薩說：「你要救鴿子的生命，難道就讓我餓死嗎？」菩薩問鷹說：「你要什麼食物？」鷹回答：「我要吃肉。」菩薩一聲不響，便割自己臂上的肉來抵償。可是鷹要求與鴿子的肉重量相等，菩薩繼續割自己身上的肌肉，但是直到身上的肉快要割盡，重量還不能相等於鴿子。於是菩薩自己將身體全部放在秤盤上才正好和鴿子重量相當。

禿鷹便問菩薩道：「現在你該悔恨了吧？」菩薩回答說：「我無一絲悔恨。」為使禿鷹相信又繼續說：「如果我的話真實不假，當令我身上肌肉生長復原。」誓願剛畢，身上肌肉完好如初。

原來禿鷹乃釋提桓因所化，菩薩乃釋迦牟尼佛因地身。因為釋提桓因試驗菩薩所以還曾經流落惡道，而今眾生殺生果腹無有慚愧，豈

不更要遭受惡報。於六道輪迴中，一切眾生都曾經和我們為父母兄弟姐妹子女，因為轉生投胎做了魚蟲鳥獸我們就吃他們豈不過分？食肉者命盡之後還墮在禽獸道中轉身為獵食者或者被獵食者。冤冤相報，殺與被殺無有窮盡。而在人中，食肉死後身墮阿鼻地獄。

這段經文在今天的純粹物質實證主義者看來或許不能理解，但若以全息哲學觀看待則其意義完全契合智慧之理。

或許有人要問，既然提倡不吃肉，那麼人體的蛋白質和脂肪如何補充？豈不是會營養不良？誠然在物質實證主義此論必然，但若結合進精神因素，這種疑問就不成立了。緣於精神可以轉化為物質，人類身體所缺乏的營養可以由意念轉化補充。如果不明白這個道理，就好比只知道鼻子可以呼吸，不明白皮膚也會呼吸一樣。

沒有動物脂肪蛋白質難道人類就會營養不良？其實不然，是人們的意念為自己設立了一個「場」，即必須攝取動物蛋白和脂肪，否則就會如何如何營養不良。照這種觀點推理，食草動物肯定都會營養不良。實際上呢？兔子和偶蹄類動物如牛、羊、馬、豬、象等，只要草料充足總會膘肥體壯。當然人們也可以簡單認為，食草動物的蛋白質和脂肪來源於充裕的草料，那麼人類的身體所需蛋白質和脂肪為什麼就不可以來源於果蔬素食？難不成人類還不如食草動物？當然會有人用所謂「現代科學證據」證明食草動物體內具備某種代謝酶而人類不具備等，所以食草動物可以消化草料中的某某成分而人類不能。或許研究結論確實如此，但難不成人體只需要消化那種成分，而不能從其他形式轉化而來？

人類食肉的習慣，並非為了簡單補充蛋白質和脂肪，而是輪迴六道中畜生道時捕獵與被捕獵的習性、因緣使然，是無休止的殺與被殺的「惡性因果循環」。

「病從口入」，言外之意很多疾病是吃出來的。這就說明要麼吃

的東西有問題，要麼吃的方式有問題。不僅吃出了個體的很多疾患還吃出了一種「文化」，以至於成為人群的疾患。

　　五穀雜糧，其實不是雜糧，乃是蘊含天地精華靈氣之產物。在一個類似世外桃源的地方種出來的莊稼，比一個貧瘠比如鹽鹼地種出來的莊稼肯定要品質優良，前者對於人體的健康必然有益，後者對於人體的健康未必有益。人們所言「地靈人傑」同時也會有「窮山惡水出刁民」之說，大概就是環境的綜合作用。撇開其他因素，確實「地靈人傑」處多數糧食豐作，「窮山惡水」處莊稼則很少豐作。豐作處的五穀蘊含天地之靈氣——健康的精神信息，欠作處的五穀則可能蘊含天地之惡氣——消極的精神信息。同樣道理，兩個人吃了兩種截然不同的食物，其健康和行為必然表現有很大差異。

　　記得從高野山歸國回家看望父母，母親很開心問我要吃什麼。我說想吃「餃團」，今天人們稱為「水圍城」。小時候很窮，種的麥子幾乎全部上繳國家，剩下的幾乎全部是粗糧如高粱、玉米、穀子等。「餃團」是用玉米麵做成的，因為小時候吃習慣了，所以母親問起來時，就想吃「餃團」，母親說那我就用小麥精面給你做。我一聽很奇怪，餃團怎麼用麥面做？要吃就吃玉米麵做的。結果母親告訴我，玉米現在只用來喂豬。

　　這並非笑話，六〇前後出生的人，幾乎全部經歷過那個吃不飽穿不暖的歲月。現代的孩子，能明白吃了一頓高粱米後一個禮拜大便不出的痛苦嗎？這裡提起過去的飲食，是說明曾經的「窮山惡水」現在已經地靈人傑了。

　　五穀雜糧不是單一的吃，祖先們特別講究搭配著吃。各地的飲食文化中，都可見五穀雜糧搭配的傳統。搭配實質乃是「營養補足」的一種措施，難道這不是祖先的智慧？

　　炎黃文明為什麼能延續超越五千年不中斷？現代科學新貴們能回

答這個問題嗎？緣於炎黃文明的核心「天人合一」的全息哲學觀。「天人合一」，就是要求物質與精神協同發展。中國的傳統飲食文化也充分體現出了「天人合一」的智慧。

「天人合一」中的「合」非常重要，看似簡單其實蘊含很深奧的哲理。比如「和氣生財」、「家和萬事興」。因為漢字「和」、「合」通假，不「和合」則一切免談。成語「和氣生財」三歲稚子亦耳熟能詳，大眾化的詮釋就是好脾氣才能帶來利益。開著個門面，如果整天面孔凶巴巴的大約不會有幾個顧客上門，自然生財也無從談起，無論是從事哪個行業都是如此。因此，祖先們總結出了「和氣」方能「生財」的妙理。然祖先之睿智僅僅如此大眾化解釋未免失之膚淺，面帶笑容就一定能發財？可能未必。

在漢字「和」通假「合」，「氣」乃道家和儒家之術語，簡釋之就是所謂「氣場」，用五行術語描述就是五行場。因此，「和氣」的深層次涵義，就是人類自身的「氣場」與外環境中一切人事物的「氣場」相生相合，換言之所謂順應「風水」是順風順水，如此外環境才能為我身心所用，故可「生財」。故而「合氣」，乃是天時、地利、人和的智慧總結。修行就是身心、福智漸漸同圓一體，當煩惱轉化為菩提之時，就是人們身心清淨之時，清淨意味著物質肉身與精神靈魂處於一種渾圓平衡的狀態，外環境中的一切五行或者說五大因素，均不會再對此身心產生大的消極的影響，即所謂「跳出三界外，不在五行中」，這也正所謂「合氣」。

人類每日六時身心無不處於與外環境的物質、精神能量交流交換過程中。慈悲喜捨、六度萬行，正是讓人們的身心與外環境「合氣」的最佳途徑，亦是人類自性與法界真如智慧「合氣」的必要方式，若然必然「法財」逐漸具足。

飲食健康的核心亦是「和合」，就是人類身心與外環境一切物

質、精神的和諧。五穀雜糧，正好體現了「和合」換言之「天人合一」的哲學觀。大魚大肉，因為蘊含「殺生、仇恨、恐懼」的非和合精神因素，所以食之不得健康則不足怪也。

俗話說：「病急亂投醫」，由於人類的健康不僅和物質環境、遺傳等有關，還與流落六道的三業惡因有關。當人們不明此理，身患疾病就只能求醫問藥，當藥石無效，便會聽信江湖郎中的各種「蠱惑」，所以各種「養生大師」就應運而生了。要健康首先我們必須約束好自己的「口腹」！國內常見疾病死亡率排行榜：

一、惡性腫瘤（其中肺癌居首）

二、腦血管病

三、心臟病

四、呼吸系統疾病

五、損傷、中毒

六、消化系統疾病

七、內分泌，營養代謝系統

八、泌尿、生殖系病

九、精神病

十、神經病

就整個世界的統計：

一、心臟病，是北美、歐洲、大洋洲主要的疾病，特別是老年人所受此病威脅最大，僅美國每年就有七十五萬人死於此病；

二、惡性腫瘤；

三、腦血管病變對老年人危害嚴重；

四、胃腸炎在不發達的國家和地區死亡率很高；

五、流行性感冒及肺炎，無特殊的預防和治療方法，發病於世界各地，尤其是智利和墨西哥等南美國家的死亡率較高；

六、支氣管炎（包括肺氣腫和氣喘），吸煙，塵埃、空氣汙染以及環境中的致敏因子，促使著該病的發生和發展；

七、糖尿病，多見於發達國家；

八、肝硬化，病因未明，與過量飲酒及某些維生素的缺乏有關；

九、結核病，十九世紀曾危及全球，目前雖能控制，但仍有回升。

十、感染性疾病及外傷，特別在不發達國家，兒童在此類疾病和外傷中死亡率較高。

上面的統計僅僅是表相的東西，現代人的研究也給出了很多原因，都是唯物實證主義的的推測或者結論，沒有考慮到精神性因素或者宿世因果關係。人類的一切疾病，都是人類自身身口意三業之因果使然。至少在今生，主要緣於人類自己的「口腹」之欲。

　　就飲食文化來看，疾病的主因乃酒類和肉食。「酒肉穿腸過，佛祖心中留」只是一句自欺欺人的空頭禪。試問我們能否消除因為「酒肉」而帶來的惡果？換言之，我們的功德能否轉化酒肉的消極作用？

　　梁武帝時，有一位志公禪師，他每天要吃兩隻鴿子。廚子認為和尚不該吃肉，而這個僧人吃鴿子，那麼這鴿子一定很好吃，他就偷吃掉了一隻鴿子的翅膀。因為鴿子被切碎了，他以為志公禪師看不出來。志公禪師吃完了這兩隻鴿子，就說：「你為什麼偷我的鴿子吃？」廚師否認「沒有啊！」「沒有？你看一看！」志公禪師把口一張，從口裡吐出兩隻鴿子，一隻飛了，另外一隻沒有翅膀不能飛。「如果你沒有吃，這只翅膀怎麼會沒有呢？」

　　禪師的功德可以超度鴿子，我們自問具備這樣的功德能力嗎？真正的如法如儀精勤修行，有「化腐朽為神奇」之功效，此例便是。

　　俗話說：「沒有金剛鑽別攬瓷器活」，就是指做事要量力而行。欲求健康，人們的口腹就應該「量自身的功德力和智慧而行」。要「消化酒肉」，身、心必須具備轉化其消極精神信息的能力。

飲食文化，文縐縐點就是「料理」文化。自然說文解字就是「料－食料」和「理－烹飪之術」。關於食料，既然期求健康，就以五穀雜糧為主，輔以蔬菜瓜果足矣。至於「烹飪之理」，在中華傳統料理的傳承中非常講究。

此處不是為了探究「烹飪之理」，而是簡單說明烹飪之智慧。我們每個人幾乎都有自己動手做飯的經驗，小時候因為家境貧寒，母親身體不好，所以大約七歲左右我就已經學會做飯，關中人飲食中的食物幾乎能全部做出來。

做飯時的「心情」非常重要，懷著喜悅與懷著憂愁做飯，食用的人則會被傳染喜悅或者憂愁。喜悅或者憂愁，身體的水分子就會表現出「喜悅」抑或「憂愁」的變化，同樣身體的細胞機能器官功能也會有相應「積極」抑或「消極」變化。人們的心情不僅影響自身，還影響外環境中一切人、事、物。當菜蔬被感染「喜悅」或者「憂愁」，飲用的人就會接受「喜悅」或者「憂愁」。

靜下心來想想，在心情開朗的時候會覺得飯菜特別香，而在心情鬱悶的時候則有食不甘味甚至食不下嚥的感覺？其實乃人們的心意對於飲食行為的影響，或者說是「不合氣」的作用。人們在不知不覺間就將自己的情緒，在做飯菜的過程「輸入」到了菜肴中，如果是積極地健康的情緒心念，飲食者將獲得積極健康的精神信息，否則便是消極不健康的精神信息。明白這個道理，在做飯菜的過程中如果帶著感恩、喜悅，長此以往飲食者的健康就有了一層保障，這也就是「幹什麼吆喝什麼」的智慧所在。

就健康而言，吃什麼和如何吃就很有意義了。粗茶淡飯能成上味，山珍海味能成病因，完全取決於廚師和飲食者的心態。

就飲食者而言，無論誰做的飯菜，在吃前應該先感恩。在學佛者，如果是素食先起恭敬心、運心供養三世十方一切諸佛如來菩薩聖

眾，同時也平等供養十法界一切有情。接下來則應該感恩種莊稼的、感恩風調雨順、感恩陽光、感恩運輸的、感恩加工的，如此便有念念不斷的感恩，這種感恩心態就是與所感恩對象的全面「合氣」。即便粗蔬也會因為感恩變成佳肴，這也就是為何釋迦牟尼化緣所得任何食物入口都能味同甘露的道理所在。因為感恩，即便食物中有消極精神信息也會被轉化為積極的、於健康有利的。

故欲飲食健康，帶著感恩心做，帶著感恩心吃！

飲食，不僅人類要吃飯，其他動物也要覓食，甚至它種生命體的神鬼也要攝食。在此意義上，飲食就不再是一個人類專享的話題。

佛菩薩的光明，依靠佛子的精進和香花燈塗的供養，供養也是佛菩薩接受「飲食」的一種方式。如果將燒香拜佛看做是「偶像崇拜」就大錯特錯了。

人類的身口意時刻在與環境中的一切人、事、物，甚至它種生命體進行著物質化的、精神化的交流，這種交流也可以視為相互「攝食」。因此人們身口意釋放消極的信息，身心就會遭遇消極的信息反饋；身口意充滿慈悲喜捨，反饋的信息也必然是積極健康的。

在佛乘密法的修法儀軌中，特別有「施餓鬼」法事，就是為流落餓鬼道、地獄道的有情提供「食物」。當親人過世，燒香、獻供、焚燒紙錢等，也是為他們的靈魂提供「在虛時空體系」生活所必須的「飲食以及生活資料」，從全息哲學觀考量，這些行為並非科學偏執狂們所以為的「封建迷信」。

人類很多時候被自己的無知所擺布，總是進行「掩耳盜鈴」的勾當，以為說什麼、做什麼、想什麼沒有人知道就是「神鬼不覺」，焉不知神鬼有覺！

有一次一位居士問：「師父您說有鬼神，能否證明給我看？」我笑著回答：「你有做噩夢的經歷沒有？」他回答：「有次做惡夢夢見

鬼，給我嚇得半夜坐在床上不敢睡覺了。」自己的精神活動中已經「感知」了神鬼，還要別人「證明」似乎是欠智慧的表現吧？幾乎每個人都有「夢魘」的經歷，現代人解釋為「睡覺姿勢不對、身體狀況不好、壓力太大」等等，殊不知乃是為其不能解釋的現象尋找牽強附會的藉口。為什麼一生惡事做多的人在將死時，總會非常恐懼地感受到「冤魂」來索命？

所以飛揚跋扈、無惡不作、貪贓枉法的有情不必擔心沒有鬼神，遲早鬼神會找上門來「切磋」的！祖訓「舉頭三尺有神明」，難不成是嚇唬襁褓中的嬰兒？「隔牆有耳」，就是處處時時事事有它種生命體在「注視著」人們的言行舉動！

精神病，依照現代醫學是沒有具體病因的人類疾患，患者會有「幻視」、「幻聽」、「妄想」等症狀，殊不知是患者自己的身心真實感受到了「神鬼──它種生命體」的表現！

誹謗三寶、誹謗賢聖、欺師滅祖，結果便是或遲或早的精神病發作！如果已經做了，就趕緊懺悔，懺悔才能免去精神病發作、免去嚴重疾病、免去挫折甚至橫災！對於一個真誠懺悔的罪犯，人類的法律制度還是「懲前毖後、治病救人」，更何況以慈悲喜捨為本懷的宇宙全息哲學智慧的佛法！

慈悲喜捨的飲食習慣，可以改變人們的相貌。先祖遺留下來的「相術」，無疑也是全息哲學的生活經驗總結。關於面相，其中有一種面相叫「撮火嘴」，撮火嘴是剛脫離餓鬼道轉生為人的有情，此類相貌的人如果今生不修心養性無不遭遇家破人亡、妻離子散的厄運。緣於曾經三業種下惡因，儘管此生幸得人身，但卻要在人生中遭遇全部致命打擊，生就這種相貌的人無不貪婪、自私而且動輒誹謗三寶。故相貌如果「歪瓜裂棗」也應該懺悔，洗心革面行十善道，方是拯救自身慧命的唯一途徑。在佛乘密法的修行，就有改變相貌的相應經行。因

為相由心生，心改變了相貌也會隨之改變，命運也會順遂起來。

慈悲喜捨的飲食，可以使人們的生活學習工作變得順暢。慈悲喜捨是人格完善的一個特徵，如果一個人事業不成功，但人緣很好，遲早會得朋友相助，取得事業成功；反之一個人事業成功，人緣很差，遲早親戚朋友也會變成冤家，總會有面臨「牆倒眾人推」、被「落井下石」的一天。如果人們的飲食方式趨向素食，心性會越來越柔和，性格會趨向於和善，急性子也會改變，人格會越來越完善，因此在生活、工作中就會不斷得到他人的關心幫助。

慈悲喜捨的飲食，會使人類與外環境更「合氣」。

不可能一個人吃飽，不顧其他家庭成員吧？同理人類吃飽了能不顧它種生命體嘛？因為所有有情無論是胎生、卵生、濕生、化生的，都需要「攝食」，而且大家全部生存於同一虛實時空體系中，好比一個屋簷下的家人，息息相關，故焉能只管人類自身不顧及動物乃至它種生命體？

經常在新聞中會看到一些丹麥人、日本人屠殺海豚的血淋淋照片，海水完全被海豚的血染成紅色，未知人類這種無休止的惡性要持續到什麼時候？今天你殺海豚，下個生命輪迴就是海豚手持屠刀屠殺轉身為別樣的你！屠殺海豚是為了滿足自己的口腹之欲，這種方式大約是生命中最殘忍的飲食方式了。

最慈悲健康的飲食乃是素食，最慈悲智慧的飲食方式乃是自己滿足了口腹同時布施食物給其他有情！布施乃是一種供養，緣於一切有情皆可成佛。布施有許多形式，布施飲食、布施財富、布施身體性命、布施智慧等。人有「捨」心便能「得」福，更能生慧。捨是放下，是不執著，是一種開通暢明的胸襟，難捨能捨則會更加豁達開懷，誠如布袋和尚「大肚能容天下難容之事」，緣胸襟開闊可納山川河流乃至三千大千，是以一切佛剎悉住心中，一切有情皆在懷抱，虛空無邊寶藏自然蘊藏心間，焉有富庶過此者？

「捨」讓機體的每個細胞不再「緊張」，而是「輕鬆自在」，自在輕鬆的細胞機能之發揮則游刃有餘、優哉游哉，也就意味著健康得到保障，長壽得到保險。「捨」心的精神信息能量，能緩解環境的「緊張、雍滯」，五行關係調達順暢，則意味著「風水」的和諧、災難減少。

人類的戰爭、糾紛無不緣於「小利之爭」，若全人類都有捨心，何來鄰里不睦、社區不寧、疆土紛爭？在西方列強企圖侵略和殖民泰國時，那時的泰國國王就不斷地「捨」土地給列強，以至於國土面積由原來的九十多萬平方公里減少為後來的六十幾萬平方公里，然卻保全了大部分民眾的安寧。

地球非人類所有，人類僅僅是地球的寄生者！

菩薩行的捨心是無差別的捨心，緣於慈悲心無親疏故。有差別便有能捨與不能捨之矛盾，不能捨便有「劍拔弩張」的情形，和睦便會瞬息消失，由之安泰尚難保全，遑論健康長壽。

《施食獲五福報經》云：

> 聞如是，一時佛遊舍衛國祇樹給孤獨園。是時佛告諸比丘眾：當知食以節受而名損。佛言：人持飯食施人有五福德，智者消息意度弘廓，則有五福德道。何謂為五？一曰施命，二曰施色，三曰施力，四曰施安，五曰施辯。
>
> 何謂施命？一切眾生依食而立身命，不得飯食不過七日奄忽壽終，是故施食者則施命也。其施命者，世世長壽生天世間，命不中夭，衣食自然財富無量。
>
> 何謂施色？得施食者顏色光澤，不得食時忿無潤形，面目憔悴不可顯示。是故施食者則施顏色。其施色者，世世端正生天世間，姿貌煒煒世之希有，見莫不觀稽首為禮。

何者施力？人得飯食氣力強盛，舉動進止不以為難，不得食者飢渴熱惱氣息虛羸，是故施食則施力也。其施力者，世世多力生天世間，力無等雙出入進止而不衰耗。
何謂施安？人得飯食身為安隱不以為患，不得食者，心愁身危坐起無賴不能自定，是故施食，則施安也。其施安者，世世無患心安身強，生天世間不受眾殃，所可至到常遇賢良，財富無數不中夭傷。
何謂施辯？得施食者，氣充意強言語通利，不得食者身劣意弱，不得說事口難發言，是故施食則施辯才。其施辯者，世世聰明生天世間，言辭辯慧口辯流利無一瑕穢。聞者喜悅莫不戴仰。
是五福德施，若發道意施於一切，既得此福，所生之處常見現在佛諮受深法，四等四恩六度無極三十七品，法身現相壽命無窮相好分明，三十二相致十種力以成佛道，為立大安普濟危厄，智慧辯才出萬億音度脫十方⋯⋯

施食能獲如此殊勝功德，人們就該在生活中落實。

「施餓鬼」，在現代科學新貴們看來只是一種如同作秀「宗教儀式」，其實不然，明白生命全息一合之真諦，布施餓鬼之意義就自然明瞭。對於餓鬼的施食，則能拯救其慧命，種下脫離惡趣的菩提資糧，同時也是為人類自己積累福德，換言之積累健康長壽的本錢。

《佛說盂蘭盆經》記載，佛陀住舍衛國祇園精舍時，大弟子中「神通第一」的大目犍連尊者，以神通看到亡故母親墮於餓鬼道中，其母因沒有食物而瘦得皮包骨。大目犍連想到母親哺育之恩，心中難受至極，便以神通取鉢盛飯給母親送去。可是，母親左手抓鉢，右手搶飯，飯還沒有吃進口，就化成了火炭，反而被火灼更加痛苦。大目犍連目睹此景拾分悲傷，於是求教佛陀該如何解決亡母的痛苦。

佛陀告訴大目犍連，你的母親罪惡深重，墮在餓鬼道中，此道眾生受苦無盡，不是靠你一人的力量所能夠拯救的。你雖然孝心殷重，但僅僅孝心對此也束手無策。你必須在七月十五日僧眾自恣安夏這天，以百味飲食、沐灌盆器、香油錠燭、床敷臥具等放在盆中，虔心供養十方大德僧眾，只有靠他們的念誦功德威力，才可拯救你亡母及六親眷屬的惡趣苦厄。大目犍連聽後，即按佛陀所說如法作盂蘭盆供，才使得亡母脫離餓鬼之苦，往生天界享受福樂。對於亡魂而言，「盂蘭盆會」、「清明節」、「冬至」不啻於人類的「春節」、「元旦」、「聖誕節」等等。

大目犍連又問佛陀，我母親脫離了苦厄，其他餓鬼道的有情也能如此拯濟嗎？佛陀教戒說，無論比丘、比丘尼、國王太子、宰相大臣、三公百官、萬民庶人，凡是行慈孝者，只要如法盂蘭盆供，都能使現生父母無病無痛，亦無苦惱，長命百歲；也能使亡世父母離餓鬼苦，生人天中，福樂無邊。一切佛弟子，應當奉持此法，以報父母長養慈愛之恩。此後，佛陀四眾弟子持續此法事至今。

盂蘭盆會，是通過布施供養三寶，轉而由三寶弟子以誦經迴向功德給餓鬼，以解脫餓鬼道有情痛苦。布施意義非常之大，由此略見一斑。

佛法中的《蟲食偈》：「我身中有八萬戶，一一各有九億蟲，濟彼性命受信施，我成佛時先度汝。」就是行者自己食時還「念叨」讓身體中的病菌「吃飽喝足」，好比人類將狼馴化為狗，本來的獵食與被獵食者關係如今變成親密無間的朋友。人類的機體免疫排斥反應，可以全息地理解為機體的「愛憎分明」，實質是人類「分別心」在細胞和分子水平的貫徹。設若人們將六度萬行、慈悲喜捨能落實到細胞分子水平，屆時身體內的全部細菌和病毒應該與人類的機體細胞「親密無間」，「愛憎分明」的「免疫排斥」反應大約就不會發生了；固然人

類死亡，機體內的細菌和病毒大約也不會「落井下石」地破壞人類機體的細胞組織器官了，當然在具備道德和智慧的積累時，便能成就「肉身不壞」。

無論哪種有情，口腹飽滿了，基本就相安無事了。口頭禪品論那些無事生非的愚痴有情曰「吃飽撐的」，吃飽了本該安和，焉不知發「神經病」之類言行是「吃太飽了」。慈悲喜捨地吃就不會吃撐了，更不會「撒臆症」。

飲食行為習慣中，生起對於自身以外其他有情的關心非常重要，如果人們要健康就「從現在做起，從我做起」。口腹對「動物屍體」之貪欲應該逐漸抑制，慈悲喜捨的心態應該不斷培養並增加。這樣做不僅有利於自身的健康，也有利於家庭的和睦，更有利於人類的延續發展。沒有「殺害」，動物與人類、鬼神與人類就可以相安無事。

佛乘密法的修行儀軌，無一例外地涉及全息合氣養生，這也是佛乘密法為何是佛法發展的最高最完善階段的原因之一。

在佛法中，飲食時強調「平等進食」，在僧侶食時作法開始即唱誦「三鉢羅佉多，平等進食」。「三鉢羅佉多」又作三鉢囉佉哆或僧跋，意譯作善至、正至、時至。在食堂作法之時，由值日僧維那起頭誦唱，上座僧接唱「平等進食」，然後如法如儀進行食堂作法，作法完畢，僧眾才開始進食。三鉢羅佉多，指眾僧所食悉皆平等之意。《梵摩難國王經》云：

夫欲施者，皆當平心不問大小，佛於是令阿難臨飯說僧跋（即梵文三鉢羅佉多）。僧跋者，眾僧飯皆悉平等。

又《有部目得迦》卷八謂云：

> 凡於眾首為上座者，所有供食置在眾前，先令一人執持飲食，或先行鹽，在上座前曲身恭敬，唱三鉢囉佉哆，未唱已來不得受食。當知此言有大威力，輒違受食得惡作罪。

《十誦律》卷六十一云：

> 佛如是咒願：淫欲、瞋恚、愚癡，是世界中毒。佛有實法，除一切毒。解除捨已，一切諸佛無毒。以是實語故，毒皆得除……未唱等供（三鉢羅佉多），不得食。

三鉢羅佉多，因此還有除毒功效。唱三鉢囉佉多，飲食中的毒性都可消除，真諦乃慈悲喜捨之意念改變物質結構。

飲食文化告訴人們「吃什麼補什麼」，如果身體缺維生素應該多吃水果蔬菜，比如吃胡蘿蔔可以明眼等，因為人類的身體可以標示為土木水火金五行，故而須吃五穀雜糧。若然生病，傳統中醫便用中草藥進行調理，無一例外中藥的成分是草本、動物或者礦石。

因為傳統中醫堅持了「天人合一」的哲學觀，故而所使用的藥物也遵循了這一哲學觀。再者人類的機體是個極為複雜的組織系統，中草藥無一例外地使用的是天然、複雜成分，因為其治療的理念將人體疾病作為一個大系統綜合考量，複雜成分的全息意義乃是彌補五行土木水火金之不足並維持其平衡，此外傳統中醫的「人文」因素換言之「精神性因素」亦是其重要內涵。

反觀西醫，由於其理論是建立在解剖學和現代物質實證科學的基礎上，故而局部觀控制了診斷、治療的方向，全域觀被完全置於腦後，所以所使用的藥物即便最複雜的化學藥物，若與中草藥比較，也是簡單的不能再簡單的搭配。延伸思考，現代醫學告訴人們氨基酸是

身體必需的,只喝氨基酸不進補任何其他食物會出現什麼結果?一個人只喝水不吃食物,結果如何可想而知。

佛家提倡食素即不吃葷腥,菜蔬中的葷腥五辛指蒜、蔥、興渠、韭、薤等五種。廣義上的「五辛」則指一切吃後產生濃烈口臭的菜蔬,這點其實很好理解,如果人們明白修行之真諦為「合氣」之道的話。

然而飲食習慣中存在一種荒謬的論點,比如「吃豬、鴿子等動物腦子補腦子」之類。在物質生命鏈中,智慧最高的為人類。權且不論佛教中的眾生平等之慈悲觀,如果「吃豬腦子可以補人腦子」,好比說「低濃度的液體能夠提高高濃度的液體濃度」一樣荒謬。儘管我們攝取了所謂「有用的」成分,也必然攝取了跟這些有用成分相關聯的「消極、低等」精神因素成分。故而「吃什麼,未必補什麼」!

《五觀偈》是密法行人早飯、中飯作法時所念的偈讚,其實在人們的衣食住行、財色名食睡的追逐中都應該時時如此觀照自心。

計功多少量彼來處;忖己德行全缺多減;防心顯過不過三毒;
正事良藥取濟形苦;為成道業世報非意。

「計功多少量彼來處」,衣食住行所需所用,名聲、地位、權利、財富無不關乎自己的福德和智慧。關於「福德」,有前世前劫積累的福德,亦有今生今世修來的福德。能夠獲得名利、地位、財富,從因果關係規律判斷,多數屬於「前因」所積累的福德和今生再修之福德。然今生不續修,「福德」便有享盡的一日,那時一切名利都將化為烏有,輝煌成為煙雲!如果開發了或者覺悟了智慧,便會對於所擁有的、所欠缺的真實感恩戴德。

古人有云:「知恥而後勇」,「恥」者言行思之不足、瑕疵也,換言之「福德」欠缺,知道自己福德欠缺就應該努力積累福德。

問題是，如何知道自身福德不足呢？考量思維自己目下的生活、工作、學習、健康、情感等等是否順心如意，設若不如意就是福德不足。當吃飯、穿衣、被人擁戴、高權在握的時候，想想這一切是如何來的，是「誰」賦予的？那自己報效賦予者了沒有？是「神授」的？那敬畏神明了沒有？是自己「投機鑽營」來的？那良心安穩否？是自己的「能力功勳」得來的？那感恩時代、報效時代的有情了沒有？

　　人們在「享受」的時候，是否「問心無愧」？千萬別以為是「天經地義」的，功名利祿無不對應於人們自身心的福德。設若福德不足而具備「名利」，遲早會被名利所毀，所謂德不配位。緣於缺乏福德，就會不知檢點，就會放縱，放縱的結果必然是毀滅。同樣健康、壽命等，無不對應於人們具備的福德。遭遇饑餓、寒冷、貧困、挫折，都應該明白緣於自身心福德欠缺，故而應該發心懺悔，努力精進以便積累福德。

　　如果家庭中出現了「弱智」的「二代」，那麼做父母的就該檢點自己財富、權利是不是對應自身的福德了！設若能「捫心自問」並「知恥而後勇」，一切當會有很大改觀，否則就是「自絕於」天地鬼神！「一針一線」來之不易，緣福德積累來之不易！

　　「忖己德行全缺多減」，名聲、地位、權力、健康、壽命等等無不和前世積累的、今生修行的福德相對應。是以當「吃多」了，身體就會生病；「拿多了」子孫便會淪喪；「用多了」神鬼便來騷擾；「想多了」就會變成精神病；「言多了」就會被神憎鬼厭；「權過了」地位便將傾覆；「名過了」必然會臭名昭著。時刻檢視自身的德行，然後再「量德為用」方是「常保」之策！

　　「防心顯過不過三毒」，福德不濟的根本原因乃貪瞋痴三毒。教師貪婪了，學子就遭難了；醫生貪婪了，病人就遭殃了；官吏貪婪了，庶民就艱難了。當貪婪成為時代的流行「品德」，時代的墮落便

為期不遠了！瞋恨是一切「不和睦」的根本原因，十年動亂的「與天鬥其樂無窮，與地鬥其樂無窮，與人鬥其樂無窮」，是一種愚癡透頂的「漫無目的」的「瞋恨」發洩。「與天鬥」能「得天時」？「與地鬥」能得「地利」？「與人鬥」能得「人和」？豈不是癡心妄想！不得「天時地利人和」，能成就什麼？大約只能是不斷地「毀滅」。「愚癡」已經成為這個時代的「通行證」，被片面知識左右了的人類，智慧不見增加，愚癡益發嚴重，今天人類生存的環境可謂真實意義上的「娑婆世界」——不堪忍受了。

「正事良藥取濟形苦」，行為端正，良心守護，方能救贖身心的一切疾苦。「正事」非十善道無它也！正是十善道才是真實「合氣」天地萬物、鬼神、佛菩薩的「相應」之道。「合氣」則得「常保不衰」！「合氣」才能「福德聚集」！「合氣」才能「子孫永昌」！

「為成道業世報非意」，於修行人「證道」、「利生」乃是「戒」之本義要求，至於世間的功名利祿非所戀慕。設若叢林伽藍中住著刻意功名利祿之徒，那麼惟有惡鬼夜叉與之為伍，佛菩薩遠矣！

二　言辭與全息養生

「病從口入，禍從口出」，就是最生動的行為與身心健康關係的箴言。人類的行為狹義言之即肢體的動作、所謂舉手投足，廣義則包含言、行、思三方面。

言、行、思關乎健康似乎在很多有情可能還會覺得懵懂，健康不就是身體沒有疾患？孰不知人類的疾患無不和自身的言、行、思，有直接或者間接因果關係。

言語，是人類進行相互交流的最基本方式，也是人類表達思想情感的主要手段，同思維有密切的聯繫，是思維的載體。語言是一種社

會現象，且無不具有民族性，幾乎每個民族都有自己的獨特語言。

曾經有這樣一個故事，一個美國人和日本人開玩笑，將日本人女性名字「福美」和「福佑」，故意以不正宗的發音讀成「fuckme」和「fuckyou」結果因此發生了嚴重爭執。如果按照漢語拼音讀「福美」和「福佑」的音讀則是「fukume」和「fukuyou」。這個故事說明語言的民族性是非常強烈的，也是禍從口出的典型。

一個正常人，言語出口之前必定經過大腦的思考，所以語言會得體適宜。而在一個心智欠缺正常的人，其語言則多數時候不經思考而顯魯莽、唐突，令人有手足無措的感覺。身心健康的人語言多健康、坦誠，身心有瑕疵的人語言可能猥褻、做作。

柔和妙曼的聲音總是動聽的，但也分什麼樣的對象發出的，如果是一個五大三粗的男人就味道有些酸溜溜了，讓人聯想起古代皇宮中的太監；如果是貌比西施的美女則多數人感覺很受用，反之如果是一個相貌平平的女性則會有些令人遺憾。為什麼有這樣的反應？緣於人們的感官會做選擇判斷，換言之，言者在傳達一種信息，聽者在接受一種信息，是否中聽，完全取決言者的內涵和聽者的感受，因此也就是一種雙向交流互動作用。

踏青時聽到鳥語聞到花香，會令人快樂；荒郊野外聽到鬼哭狼嚎，會令人恐懼顫慄不安；閒山靜水中聽到溪水潺潺，會令人心情舒緩鬆弛；在大江長河邊聽到滔天濁浪的轟鳴，便有令人豪邁激昂的情緒反應；安處靜室聽到纏綿優美的音樂，令人感受到寧靜和寫意；在作坊車間聽到噪雜尖銳的重金屬撞擊聲，令人感受渾身不舒服。

難道僅僅是情緒反應？大約不會那麼簡單。大自然的聲音和人類的語言是攜帶精神信息能量的，人類在語言交流中的各種情緒反應實質是語言中精神信息能量的反應。是以，無論如何措辭激昂的語言，只要內涵慈悲喜捨就會令聽者舒暢；無論如何美麗漂亮的言辭，如果

包藏奸邪，則聽者無不有「起雞皮疙瘩」的感受；無論如何舒緩平和的語言，如果包藏殺心，則聽者無不毛骨悚然；無論如何慷慨陳詞，如果缺乏誠意，總令人感到空洞無物。

語言是思想的載體，是攜帶精神信息能量的。掌握宇宙真理，就是掌握宇宙精神信息能量。佛法是宇宙至極真理，故佛法的言辭無論是古梵語還是翻譯成的漢文，都是打開宇宙精神信息能量的鑰匙。這也是為什麼讀經，不僅家人朋友獲益，也會使地獄、餓鬼、畜生能蒙利益的緣由，也是「生公說法，頑石點頭」典故之詮釋。

當一個人被孤立在四面牆壁的囚室中，沒有交流沒有信息，內心之孤苦可想而知。設若有人在牆壁外不經意地敲打，對於牆內人而言不啻福音，因為在瞬間被囚之人不再感覺孤獨。眾生被困三界火宅，佛法正是緩解眾生各種孤獨痛苦的莫爾斯編碼，使得眾生的身心痛苦因而得以解除。

一杯清茶，一曲〈大悲咒〉，心中會蕩起安詳靜謐的適悅；一杯咖啡，一曲〈何日君再來〉，胸臆間便會泛起哀怨的情愫；一杯苦酒，一段〈二泉映月〉，內心悄然生起絲絲淒苦；一杯牛奶，一支搖籃曲，很快可以使人進入夢鄉……

快樂和憂傷，都能通過語言、音聲傳播，這點不需要統計學的隊列研究或者實證主義的比較研究去印證。

如果言辭中少了虛假，少了空話，少了顛倒黑白，那麼很多時候無論說者還是聽者身心都會有積極的、正常的反應。如此健康則似乎有了契機，和諧有了緣由，安泰有了基礎。既然語言是有精神信息能量的，那麼就有消極抑或積極之別。人類健康與否，廣而言之就是人體和內外環境信息能量是否能平衡交流，換言之是否「合氣」。由此而論，健康的善意的語言必然是有利於健康的，而消極的惡意的語言則必然影響健康，這應該是再簡單不過的常識。

現實生活中「千穿萬穿馬屁不穿」就是言人們都愛聽讚美之詞，因為「好聽」的言語，即便有「阿諛奉承」的味道，至少惡意不多，所以能使喜歡被拍馬屁者動心。當一個時代的主流媒體和媒介專事「拍馬屁」的事業時，國家的權力制衡、法律體系、民主制度等等大約已經面目全非了。

　　君不見，現在任何一個領域都存在「潛規則」和互相戴高帽拍馬屁的？「潛規則」，是權力、資源掌控者對於欲進入這塊陣地的「新人」的一種「財、色」的檢驗。「戴高帽」，是同行間甚或下級對上級的吹捧哄抬。懂得「潛規則」的人們在支付了「財、色」之後都能如願以償，會拍馬屁的在演出了「吹捧」之後多得升職加薪如此等等，反之「不諳此道」不論能力如何優秀就會被晾在一邊。但「潛規則」畢竟逾越了法律、道德的界限，致使社會逐漸變成一個不公正的「暗箱」；拍馬屁畢竟不是真誠的而是曲意奉承，是對現狀粉飾一番後的行為、語言，必然和真實存在差距。當下管理者正在大力懲治貪腐及官場「潛規則」，確實大快民心。

　　《道德經》第三十六章云：

> 將欲歙之，必故張之；將欲弱之，必故強之；將欲廢之，必故興之；將欲取之，必故與之。是謂微明。

直觀理解就是：若要將某人拿下，就先讓其肆意為之；若要將某人消弱，就先讓其剛猛；若要廢黜某人，先捧其到飄飄然；若要剝奪某人的所有，就先充分地滿足之。

　　生活中，「潛規則」正在動搖和顛覆著人們的價值觀念和精神思想，整個社會乃至國家由此便滑向墮落的深淵。而被拍馬屁的人，最終都會輕者個人被拍馬屁者害得很慘，重者亡國。故有「忠言逆耳利

於行，良藥苦口利於病」之智慧總結。

　　說好話並非違心地說，而是帶著真誠善意表述。真誠和善意的語言，就人類自身心而言是積極健康的，同時對於聽者也會產生積極健康的效應；對於環境中的動植物，也會有積極的物質抑或精神信息能量的加持；對於和人類「一合相」共處相同「虛、實時空體系」的它種精神生命體也是一種「安撫」，即所謂「善心安鬼神」。

　　是以，為了身心健康，解脫煩惱痛苦，佛陀教戒人們說實話、說真話、說好話、說有意義的話，因為語言確實關乎人們的身心健康。妄語、兩舌、惡口、綺語，都會給自己和他人帶來煩惱和不適，同時也對外環境中它種生命體構成「挑釁」，挑釁的最後結果就是「找死」。殊不知「閻王好請，小鬼難纏」，得罪了神鬼和得罪了小人大約異曲同工。

　　將語言粗分為健康積極、悲觀消極，則不外乎讚美和辱罵兩大類。

　　罵人的語言大約不會順耳，如果被罵者喜歡被人罵那一定是犯賤，因為做錯了事情挨罵是咎由自取。生活中為雞毛蒜皮的小事就動輒粗口的並非罕見，緣於小利而起語言「衝撞」。除非修為高的人，幾乎很少人在被語言諷刺挖苦甚至謾罵的時候保持心平氣和。更有很多有情嘴巴中不帶髒字粗話，就感覺說話不帶勁不過癮，持而久之就成了「口頭禪」，給人感覺好像早晨起床不曾刷牙而口臭依舊。如果罵人，自身的細胞、器官也處於亢奮的應激狀態，所以罵別人同時也在「羞辱」自己，如此吃力不討好的事情只有愚痴之徒不亦樂乎，智者所不為也。

　　生活中，不可避免會碰上讓人上火著惱的事情或者人物，這個時候很難自禁地就言不由衷地「開罵」了，沒有很好的修為是很難按住無名火的，所以說修行是件苦差事，難忍能忍則就不會如此了。再說「火燒功德林」，你修行一天很精進，身體的水分子、細胞、器官組

織都進入良好的結構和功能狀態，可是丁點小事結果無名火大發，一天的修行就告吹了，身體的物質結構、精神結果復歸於本原，如同「猴子掰苞米」。須知修行積累功德不是一件容易事，故而有「破壞容易建設難」的感嘆。

再者，罵人而不得罪人幾乎不可能，雖然人們明白「寧可得罪君子，切莫得罪小人」的道理，但在惡口的時候小人君子都不會有舒服的反應，君子可能事後作罷，小人則會耿耿於懷，遲早被小人捉到「機會」，那可就慘了。生活中動輒言「最近犯小人」，大約就是曾經惡口種下的因，所以怨不得別人。即便君子也別得罪，萬一哪天君子墮落成小人呢？

修行中的四攝，其中一條就是愛語，既然是愛語就必須以慈悲為懷，如果僅僅是空洞的、模棱兩可的曖昧語則失去了慈悲的智慧成分，無異於妄語。

早晨起床對愛人說關切的話了嗎？對父母問安了嗎？對孩子關照了嗎？如果充滿愛心關懷家人，也勢必會關心鄰居關心同事，如此人際關係必然和諧，身心快樂有保，健康才有了基礎。

好話未必動聽，但只要誠懇懷有善意則必然有利於己人，是則忠言逆耳。不擅長說好話，可以皈依三寶讀經，深入經藏攝取智慧，漸漸就會智慧地運用言辭了。同時不斷懺悔往昔曾經的惡口、兩舌、綺語和妄語，這樣就是在為身心排列混亂了的組織結構重新建立秩序，秩序的建立就意味著機能的和諧完善，也就意味著健康的再來。

空話、大話是不靠譜的言辭，是虛誇或者掩飾「見不得人」隱私的表示。大躍進的「浮誇風」幾乎斷送整個中華民族，教訓不可謂不慘痛。「人有多大膽，地有多大產」，可以說是一個時代空話的典型代表，正是當時的「浮誇風」害死了千萬無辜的性命。由此看來，空話不僅不能有利健康甚至會要人命。

愛說大話、空話的人沒有一個踏實做人的，所以也很少在生活中有成就、在事業上有建樹。老師說空話會害了學生，醫生說空話會害了病人，警察說空話會害了民眾，領導說空話會害了群眾。空話就個體而言影響或許不大，然在群體就會產生消極連動效應。

　　說空話大話，就自身的細胞機能、組織器官機能也會被「虛張聲勢」，一旦遭遇應激情境，機能就會「打蔫」，長此以往健康必然出現危機。其道理無別於曹劌論戰中的「一鼓作氣，再而衰，三而竭。」所以做人就應該「做老實人，說老實話，做老實事」。

　　說假話不僅害人也害己，生活中沒有一個騙子最終不是連自己也騙了的。信口雌黃、黑白顛倒，似乎是個永遠剪不斷理還亂的是非話題。說假話者無不是「昧著良心」，如此之流人皆厭之，更不必說鬼神也嫌棄了。

　　大臣說謊，有討皇帝主子歡心的嫌疑；太監說謊，有混亂天子朝政的嫌疑；官吏說謊，有欺上瞞下的嫌疑；商賈說謊，有多騙幾個銅板的嫌疑；強盜說謊，有對受害者巧取豪奪的嫌疑；律師說謊，有謀取私利的嫌疑；法官說謊，有貪贓枉法的嫌疑；醫生說謊，有草菅人命的嫌疑；政客說謊，有欺騙民意的嫌疑；科學家說謊，有沽名釣譽的嫌疑；媒婆說謊，有拉郎配的嫌疑；男人說謊，有牆外養花的嫌疑；女人說謊，有孩子背姓的嫌疑。說謊者，其實就是違背社會「道德、倫理」的嫌疑犯！

　　個體說謊，必然是心虛、掩飾乃至爾虞我詐的；家庭說謊，必然是刁橫、粗鄙乃至魚肉鄉里的；民族說謊，必然是自卑、懦弱乃至背信棄義的；政黨說謊，必然是欺瞞、自私乃至教條主義的；宗教說謊，必然是偽善、殘酷乃至極端主義的；國家說謊，必然是恐怖、強權乃至悖道枉為的；歷史說謊，必然是黑暗、奸邪乃至被千古唾罵的。

　　然一個謊言要不被拆穿，就要不斷用新的謊言去掩飾，久之則說

謊成性，說謊之人誰願意交往？說謊之民族誰願意尊重？說謊之政黨誰願意投效？說謊之宗教誰願意追隨？說謊之國家誰願意久居？說謊之歷史誰願意相信？當然「物以類聚，人以群分」，騙子還會與騙子為伍的，畢竟生活箴言有「龍找龍鳳找鳳，老鼠找的會打洞」。

謊言幾乎很少有善意的，儘管可以欺騙他人於一時，然最終還是「紙裡包不住火」會露餡兒，那個時候謊言者必然得到應有的懲罰。

言辭沒有意義或胡言亂語，就是綺語，有頭腦的正常人大約都不會說一些使人丈二和尚摸不著頭腦的話，只有精神病患者的言詞很多時候是綺語。不過就今天人群中精神病患者發病率高的實際情況判斷，很多時候很多人大約在「嘀咕」無意義的詞句。然精神病患者確實很可憐，如果明白他們宿世或者今生因為誹謗三寶、誹謗賢聖等而報應如此，就該慎護我們的口業了。

少說無意義的話，別招惹他人謾言「二百五」或者「十三點」。

關於二百五，傳說戰國時期的蘇秦因為口才好而得勢，身佩六國相印，威風八面，當然也結下了很多冤家。後來，蘇秦在齊國被人殺死，齊王很惱怒，想要為蘇秦報仇。可一時拿不到凶手，於是齊王想出一條計策，讓人把蘇秦的頭從屍體上割下來，懸掛在城門上，旁邊貼著一道榜文「蘇秦是個奸邪惡徒，殺了他的獎賞黃金千兩，望速來領納。」榜文一貼出，就有四個人聲稱是自己殺了蘇秦。齊王說：「這可不許冒充呀！」四個人又都信誓旦旦說是自己幹的。齊王說：「一千兩黃金，你們四個人分各分得多少？」四個齊聲回答：「一人二百五。」齊王拍案大怒道：「來人，把這四個『二百五』推出去斬了！」

「十三點」是上海地方的常用口語，和北方的「二百五」意思差不多，吳越音調讀起來就是「澀賽地」。由來有很多緣起，最可信的大約來自於洋涇浜英語「Society」，用來描述輕浮淺薄的交際花之類，後來演化為罵人。還有一種說法，老式的自鳴鐘，到點報時，一

點一響,十點十響,到了十二點敲十二下,若是到了下午一點敲十三下,那就不正常,便是「亂敲鐘」了,比喻說話不得體、不恰當或者腦子有了問題,間接的意思大約有「神經病」內涵了。

當然關係親近玩笑的戲罵「二百五」、「十三點」也不傷大雅,只要沒有惡意。

音聲是通過喉部發出來的,如果不是通過大腦思考,沒有任何依據或者道理,或者僅僅「道聽途說」、「跟風揚碾子」,就衝口而出,大約和「下氣」有得一拼,所以才有俚語「說話如放屁」之說。故「話」還是經過大腦思維從嘴巴裡出來的正常,從身體其他腔洞出來就不太正常了,除非開發了神通。

當然因為宿世惡口的緣由,今生僥幸得人身,腦子愚痴,說話無意義尚能理解。如果因為某種惡意,而故意瞎編亂造那就另當別論了。生活中人們總言「說話、做事別昧著良心」就是別有惡意,因為「昧著良心」和沒有良心一個意思,沒有良心就是沒有善心,所以有「沒有良心的狗東西」之說,那就將「惡意」者劃歸畜生一類了。

作為一個正常人,開口說話前先自問:自己對父母有良心嗎?對家人有良心嗎?對恩師有良心嗎?對幫助過自己的醫生、警察有良心嗎?對於和平安寧的社會有良心嗎?

良心即善心,有良心自身的細胞、組織、器官也在善意的「加持下」,機能則容易處於正常健康狀態,反之沒有善心則處於非正常狀態下。如此,抱著善心說實話、說真話、說理智的話、說好話,對於自身和他人的健康意義就非同尋常了。善心能感動鬼神,鬼神相安無事便沒有天災橫禍;善心能感動周圍每一個人,既然「人和」更何來人禍?

菩薩行要求佛子善心軟言細語,在現實生活中人們「慢條斯理」地講話大約也容易被人接受,言辭邏輯清晰,說話就不會有太多瑕

疵，沒有瑕疵且言之有理就容易被人採納。說好話、說令人喜悅的話、說實話、說有智慧的話、說通俗易懂的話，就是軟語。

無論和什麼人打交道，語言上的尊重和誠懇是必須的。

去醫院看病，如果對醫生護士惡狠狠地講話，會遭遇冷處理可想而知；去別人家探訪，如果吆五喝六，下次准沒人敢讓進門；去參加追悼會，喧嘩嬉笑，任童稚也會白眼；去警察局報案，連編帶捏，如同耗子戲貓；去做新聞采訪，胡編亂造，大概唯恐天下不亂；和領導講話，怒目相對，那是嫌自己腳大；和下屬講話，愛搭不理，是不想要下次的選票了；去向人借錢，言辭要挾，別人大約不會吃錯了藥借給銀兩；去向人求親，說話恫嚇，那可是誠心找冤家作親家。

初次和人見面禮貌必須周全，下次做朋友的機會就有了，「多個朋友多條路」，也許多了條財路，也許多了條仕途。

和相貌比自己端正的人相處，言辭如果嫉妒譏諷，那別人很可能讓你去問罪自己父母；和有智慧有才華的人相處，言辭如果缺少尊敬和禮貌，大約屬於甘願與愚痴之人同流合汙之輩；和年長者說話不恭不敬，任誰也不會認為你家教良好；和有恩於己的老師、師父、朋友相處，謊話連篇，大約不久就成「孤家寡人」了。

謊言、惡語、狂言、亂語者，和身患痲瘋病者其實區別無幾，眾人避之唯恐不及。

對一個遭遇婚變的痛苦人言辭關乎愛情與幸福，豈不是給人傷口撒鹽？跟一個事業遭遇挫折的人侃侃而談自己的幸運，有點「落井下石」；和一個臥病在床的人講死亡的悽慘，好似唱「催命曲」；和一個飢腸轆轆的人談論美食，有點惡心刺激；在餐桌上大談廁所衛生，是倒人胃口；和修行人說風花雪月，是亂人道心擾人清修⋯⋯諸如此類都是百姓所謂「哪壺不開提哪壺」。

缺乏誠意言語言不由衷，如果人們多些誠意大約就不會違心了，

不違心己人身心才能安和；缺乏慈悲言語透著刻薄，如果稍具慈悲言語也會祥和，祥和才能「和氣生財」；缺乏同情言辭難免冷漠，如果富於同情言辭便有熱情，熱情才能洋溢喜悅；虛情假意言辭很難動聽，如果多些良善言辭必然順耳，順耳就減少了違緣；惡意出口言辭無不傷人，如果少些惡心大家就會相安無事，才能神鬼安寧；看人笑話言辭多帶挑撥，如果少些是非眾人便能和睦，和睦才有和諧可言；嫉妒心重言辭總會憤懣，如果少些嫉妒言語大約和暢，便能舒緩身心壓力；羨慕別人言辭總會酸澀，如果多些隨喜雞犬也能安寧，天下太平我們才能安心生活；不滿他人言辭總有衝撞，如果少些牢騷壽命可能延長，壽命是人類文明延續的前提！

　　生活中有「借花獻佛」和「順水人情」，善心軟語與之有異曲同工之妙。同樣的事、同樣的對象、同樣意思，不同的語言表達，會產生完全不同的效果。歷史上有名的遣詞「屢敗屢戰」和「屢戰屢敗」，在皇帝閱讀奏章後感受完全不同，前者勇敢後者無能。

　　對於佛子，更該善心軟語，不說惡狠狠的話，比如「你去死吧」、「你見鬼去吧」、「你去倒楣吧」、「你活該如何如何」等。生活中有時候確實說好不驗，說壞立現。所以為了眾生利益，就要免開「烏鴉嘴」。民間關於「烏鴉嘴」的由來，緣於烏鴉叫通常會有人死亡，而喜鵲叫則會有喜事臨門，於是生活中人們講說話不好聽的人稱呼為「烏鴉嘴」。

　　去商店哪怕不買東西，臨走說聲「祝願生意興隆」大約不會有什麼損失，而店家聽了至少寬慰；見人兒女考上大學或者找到好工作或者婚嫁，多美言讚嘆似乎也無損於人們健康；見他人事業有成，隨喜讚嘆大約不會多個冤家。只要是讚嘆別人的優點，就是隨喜眾生。

　　欲言說別人的缺點，首先想想自己有沒有這些缺點，自己憑什麼說別人？自己是別人的領導？老師？長輩？如果自己也有同樣的缺點

就免開尊口。如果不是其領導、老師、長輩,那批評別人的缺點就有些多管閒事了。即便不批評幾句自己可能會憋出病來,那就用順耳的言辭去批評。生活中有句口頭禪「好孩子是誇出來的」,一直讚美一個人的優點,得到鼓勵,其人優點就會不斷發揮。

在聽別人的話語時,如果能帶著感恩心,則可能不會因為不中聽起煩惱。有缺點就懺悔,就改正。如果抱著「虱子多了不癢,債多了不愁」的心態,大約遲早會「人窮志短、馬瘦毛長」。

言辭勸人向善,是不斷積累功德資糧。說話智慧明理,聽者無不受用,所以有「聽君一席話,勝讀十年書」之讚嘆。

「話不投機半句多」,就是言者和聽者不能正常言語交流的情形。只有具備智慧,才可能「對牛彈琴」,否則就是「亂彈琴」了。

生活中積累的「口彩」就是軟語,比如吃飯筷子掉地上說聲「快樂」免了尷尬,喝茶不小心摔碎了杯子說聲「歲歲平安」就免了困窘。瞭解水分子對於言辭、意念、文字、圖像的認知反應,便會明白軟語對於健康的重要性。

「見人說人話,見鬼說鬼話」,本來指說話靈巧,因人而異,就是軟語。不說「人話」,如何與人交流?不說「鬼話」,如何安撫鬼神?「佛一音聲演說法眾生隨類而得解」,在人聽就是「人話」,在鬼神聽就是「鬼話」,在畜生聽就是清涼舒適的「哼唧」。

「吃人飯」就要「說人話」,這是最基本的人格要求。「狗嘴裡吐不出象牙來」,大約就是因為非說「人話」吧。

菩薩行要求行者對於「非人話」忍辱,如果因為被罵、被誹謗而惡口相向,則積怨更深有悖利益眾生之誓願,如《妙法蓮華經》中的常不輕菩薩就是因為一切眾生皆可成佛故而忍辱一切「譏諷謾罵」。

對不敬師長不孝父母之人好言相勸,對無事生非者曉之以理,對魯莽衝動者動之以情,如此善心軟語便可息卻糾紛,和睦家庭,安和鄰里,甚至安寧一方社區。

言辭善良能解疑慮,說話誠懇能動人心。有則言有不謊說無,見則說見不論途聽,知則為知不裝明白,是誠實善語。

搬弄是非者怕他人和睦相處,只有「說長道短」才能親己疏彼;顛倒黑白者是為了渾水摸魚,只有「鷸蚌相爭」才能謀取私利;口是心非者是為了掩飾過失,只有「虛與委蛇」才能免遭責難;巧言令色者是為了追逐名利,只有「八面玲瓏」才能借坡上驢;欺上瞞下者是為了投機鑽營,只有「混淆視聽」才能瞞天過海;道聽途說者是為了賣弄見識,只有「張冠李戴」才能忽悠童蒙;不懂裝懂者是為了掩蓋無知,只有「空穴來風」才能魚目混珠;惡口罵詈者是為了發洩私憤,只有「義憤填膺」才能挽回自尊;信誓旦旦者是為了騙人信賴,只有「言之鑿鑿」才能信以為真;火上澆油者是為了起哄鬧亂,只有「煽風點火」才能趁火打劫……如此等等皆非善心軟語,害人害己。

解釋是為了消除誤會,解釋的言辭必須是心平氣和的,心平氣和才能身心輕安;辯解是為了掩蓋瑕疵,辯解的言論必然強詞奪理,強詞奪理必定面紅耳赤;安慰是為了平息痛苦,安慰的言語必定柔和寬心,柔和寬心方能除卻煩惱;廣告是為了推銷商品,廣告的言辭多言過其實,言過其實則害人害己;口號是為了鼓動群情,鼓動的言辭多煽情,煽情則會行為偏激;誇口是為了面子虛飾,誇口難免胡編亂造,結果使人事悉不靠譜;讚嘆是為了歌功頌德,歌功頌德的言辭總發自肺腑,肺腑之言總令人感動。

故當語言帶有消極情緒色彩,必然欠缺柔和,說者聽者身心都會煩躁不安;語言善意喜悅,必定悅耳動聽,己人聞之受用。

對於痛苦的人,言辭應當安慰;對於貧苦的人,言辭應當同情;對於蹉跎的人,言辭應該理解;對於委屈的人,言辭應當體諒;對於受挫的人,言辭應當鼓勵;對於悔罪的人,言辭應當接納;對於成功的人,言辭應當欽佩;對於卑下的人,言辭應當關愛;對於德高的人,言辭應當恭敬。

如此等等方是真實菩薩行，於己人健康有利，於環境神鬼能安。如此便能風調雨順，少了天災人禍。

三　行為與全息養生

　　行為就是人們的身分舉動，反映人們的生活態度以及表達生活方式，概而言之即衣食住行。既然行為涉及生活方式，必然關係到健康、環境生態的平衡等。人類是知性的高級動物，動物顧名思義以「動」為典型特徵，而「動」正是與外環境物質、精神信息能量交換必不可少的行為。

　　舉手投足都是有意義的，都會引起周圍環境的「風生水起」，是個體與外環境進行交流的一種直接方式。由此，行為的積極與否就對環境產生各種影響。環境中的人、事、物無不做出相應的「應對」反應，積極的反應有利於健康，消極的反應必然有損於健康。

　　幼小天真行為必然充滿童趣；少年老成行為多數獨行特立；事業有成行為則彰顯春風得意；身心健康行為有序；身心殘疾行為猥瑣；權高位重行為端嚴莊重；財大氣足行為飛揚跋扈；名聲顯赫行為冷漠傲慢；職位卑下行為拘束謹慎；阮囊羞澀行為惶恐不安；默默無聞行為收斂低調；善良者行為透著慈悲惻隱；卑劣者行為包藏禍心；無情者行為自私自利；無義者行為出爾反爾……是以，身分舉動表達著一個人的性格、人格和身心健康等諸多方面。

　　在僧寶講究四威儀，通俗講即行、住、坐、臥。《菩薩善戒經》云：

　　　　謂修道之人，心不放逸，若行若坐，常在調攝其心，成就道業。雖久於行坐，亦當忍其勞苦。非時不住，非時不臥。設或住臥之時，常存佛法正念，如理而住。於此四法，動合規矩，

不失律儀，是為四威儀也。一得謂修道之人，舉止動步，心不外馳，無有輕躁，常在正念，以成三昧，如法而行也。二住謂修道之人，非時不住，若或住時，隨所住處，常念供養三寶，讚嘆經法，廣為人說，思惟經義，如法而住也。三坐謂修道之人，加趺宴坐，諦觀實相，永絕緣慮，澄湛虛寂，端肅威儀，如法而坐也。四臥謂修道之人，非時不臥，為調攝身心，或時暫臥，則右脅宴安，不忘正念，心無昏亂，如法而臥也。

《大智度論》卷三十四云：

威儀名身四動止。譬如象王，回身而觀；行時足離地四指，雖不蹈地而輪跡現；不遲不疾，身不傾動；常舉右手安慰眾生；結跏趺坐，其身正直；常偃右脅，累膝而臥；所敷草蓐，齊整不亂；食不著味，美惡等一；若受人請，默然無違；言辭柔軟，方便利益，不失時節。

行、住、坐、臥可以反映一個人的修為學識和人格。

行走如清風和磨磨蹭蹭，大約看出是兩種截然相反性格的人。健步行走者給人有精神飽滿之感，辦事多有條不紊，才思敏捷說話可能亦簡潔明快；磨磨蹭蹭的人則給人萎靡乏鈍之嫌，做事多拖宕延滯，思維散亂言辭則可能吞吞吐吐。善心重的人行走帶動慈風；惡心之人走動雞犬不寧。身心健康的人，行步安詳如徐徐清風，走路目不斜視，善能守護心意，下足謹慎踏實，慈悲能及螻蟻。比如在大雄寶殿行道之時，腳步沉重踢踏就非對佛菩薩恭敬。

人類行為對於他人、動物、環境會傳達尊敬、讚美、喜悅，抑或蔑視、詆毀、忿怒。所以作為個體欲對群體、環境、它種生命體產生

利益，人類自己的行為首先要慈悲端正，否則就是空談。作為僧寶、道士、基督教天主教神甫、伊斯蘭教的阿訇等，設若走路無精打采、懶洋洋的樣子能讓人們生起恭敬和信心似乎不太可能。

站立挺拔傲岸和佝僂腰背反映的是不同的身心狀態，前者可能神清氣爽，精神飽滿，後者則可能面黃肌瘦，身心羸弱。人類是三善趣之有情，而且佛由人中修成，那麼站立就應該像個偉岸的丈夫。舉行法會是和諸佛菩薩的交流，站沒站相就失去了恭敬，佛菩薩加持的效力也會因為我們的不莊嚴而減弱。站相不雅的人多缺少穩重，自己不穩重，別人大約也不會太看重你。站沒站相就會人見人不愛，鬼見鬼發愁，這樣人際關係、與外環境的關係可能都會不良起來，最終疾病、災難不可避免。

屁顛屁顛一生多有蹉跎，緣身心缺乏自信少福少慧；左顧右盼其人心性不定，緣無主見隨緣動情；昂首挺胸當懷過人之能，緣具自信亦不盲目；低頭沉穩其人多有主見，緣具內涵且才思過人；走走停停難免牽掛在懷，緣心性不定煩惱頻頻；安步當車深諳養生之道，緣內懷中正知曉陰陽；搖搖晃晃心性吊兒郎當，緣輕浮淺薄不務正業；來回度步勢必大事縈懷，緣遇大是大非而思謀定奪；一步三回頭豈無煎熬在心，緣掛慮過度難守方寸；緩步輕歌大約知足，緣少慮少憂惜福無怨；輕車熟路精於此道，緣一技在身心無旁騖；疾行如飛要事在身，緣情勢所迫唯恐失機；走馬觀花暫無憂愁纏身，緣自得其樂心安理得；閒庭信步躊躇滿志，緣財色名食睡悠然自得；高頭大馬張揚炫耀，緣乍富新貴恐人不知；腳步沉重心事重重，緣身心壓抑不知所措……如此等等不一而足。

坐如鐘磬，巍然不動，方有威嚴、莊嚴可言。俗話說：「猴屁股坐不了金殿」，就是說坐相不雅之人上不了檯面，即便現在是領導，如果屁股坐在椅子上不停地晃動，那領導的位子毫無疑問坐不長。心

性易變的人坐相都不怎麼端正，老有忐忑不安之感，心性淡泊的人坐相則穩重不偏不倚。善心殷重的人無論如何坐相都帶慈悲祥和，惡心之人坐相則令周圍人感覺不適。翹著二郎腿顯得或輕浮或傲慢無禮，局促不安的坐姿因為心神不定，懶懶散散的坐相缺乏崇高，端身正坐則顯得禮數周全。參加宴會不知長幼秩序，餐桌上亂坐就會被人看不起，那該多麼尷尬。

臥如弓則是右側壘足而臥，如佛陀涅槃之臥姿。睡覺的姿勢和我們六道輪迴的習性息息相關，睡眠中人的姿勢是最放鬆的，也最能反映一個人身心的健康狀態，因為此時日間的功名利祿都已經漠然，不再是斤斤計較的應激狀態，也是「最輕鬆自在的時刻」。打呼嚕、翻來覆去、磨牙、夢魘等都非健康良好的信號，自然睡眠狀態僅僅影響同床之人不會影響到他人，雖不為旁人注意，但卻為鬼神矚目，是以睡姿也非常重要。如果身心狀態良好，睡眠就會安詳平穩，否則就很難安眠。鬼神騷擾多數時候於人們睡眠之中，所以「惡心之人難有好夢」，「不做虧心事，半夜鬼無驚」。那些殺生重、壞事做多、虧心事做多的人幾乎夜夜會有惡夢，何以故？惡心招惹了鬼神──所謂冤家，除非皈依三寶、真誠懺悔，否則藥石、堪輿無救。不學佛，不修行，不可能體會「右側而臥」的吉祥意義。

面部表情也是行為的一個重要方面，可以傳達一個人的內心活動，因為「相由心生」。心性善良面孔總帶祥和慈悲；心性奸惡面帶狠戾；大器之士眉頭敞開；狹隘之人眉頭常鎖；宵小之徒面帶尖刻；鼠盜之輩面有賊星；好色者滿面桃花；貪婪者眼神如鷹；智慧者精神矍鑠；愚昧者面呈愚形；謊言者眼神飄忽；傲慢者眉高眼低；虛偽者面帶諂笑；狡詐者眼神無定；憂鬱者常皺眉頭；技窮者抓耳撈腮；賣弄者搔首弄姿；後悔者掩面長嘆；幸福者神采奕奕；喪志者表情木然；傷心者顧影自憐；財大者滿面信心；權高者表情凝重；內疚者相

無自信；憤世者神帶譏誚；懷恨者目露凶光；自責者滿臉懊惱；魯莽者言笑輕率；平易近人面帶微笑；拒人千里冷若冰霜；忿忿然面容抽搐；蕩蕩然表情緩和，仇恨深咬牙切齒；喜悅時笑逐顏開；憂愁處雙眉緊鎖；開解時一臉坦然；被冤屈表情無奈；被讚美眉飛色舞；遭挖苦目帶恨意；尷尬事面帶苦笑；傷心處眼含淚花；激動時情不自禁；疼痛時滿面冷汗……

　　面部表情既然關乎人們的內心精神活動，必然與健康息息相關。當人類懷著慈悲喜捨，具有六度萬行的菩提心行，表情就會舒緩自然，煩惱也會減少，鬱悶少心結不多，身心健康才有可能。

　　行為是人類每日的活動，小到吃喝拉撒、穿衣、睡覺、做事，大到治國平天下。「無規矩不能成方圓」，無論做什麼都必須遵守社會約定俗成的行為規範和道德準則。學佛修行了，在家人就必須尊重出家人，為人弟子就必須遵守《弟子規》，天地君親師都必須尊重，否則就是長幼無序，陰陽顛倒。

　　吃飯沒有規律、食量無有節制、吃相不隨因緣，都會引起人們身心的不適，也會給周圍人帶來不便。隨地大小便在今天的文明國度裡顯然是不被接受和忍受的，以至於連公廁內都張貼著口號「前進一小步，文明一大步」。

　　衣飾是人類文明進化的標誌，是文明的遮羞布，從這個角度說，衣飾穿著的確有很多講究，它的發展也記述著人類文明的進程。記得災難深重的十年動亂時，人們是千篇一律的黑色、灰色、藍色中山裝，在那個時代小褲腳管也會被批判為小資產階級甚至被「戴高帽子遊街」。今天，衣飾往往是身分的標識，軍人著軍裝威武端嚴，醫生護士穿白衣素潔明淨，郵寄員著皁綠勤奮無歇，僧侶披上黃袈裟肅穆莊嚴，運動員穿運動服健美大方。至於名牌時裝，多有招搖、炫耀、裝飾、浮誇在內，因為自信不足而外物彌補，各隨其緣。奢侈品則完

全屬於內在欠缺，拉大旗作虎皮罷了。

　　天地分別，陰陽立判，男女也就產生了差別，在衣飾上男女的區別應該是最大的。一個男人身著女性服飾，除非演戲否則被看做小丑；一個江湖郎中披上白大褂再冒充「老軍醫」，搖身一變就成為「神醫」會禍害他人性命；一個心術不正的氣功師披上袈裟謊稱具有神通冒充法師，便能帶領有情向地獄邁步前進；一個騙子戴副眼鏡來段斯文再忽悠一幫閒人，就會成為「大師」而招搖撞騙。穿錯服飾演錯角色，不僅害自己還連累別人。比如偽娘就是一種社會病態。

　　錯穿服飾有惡心的也有無心的，惡心的是為了欺騙，無心的會帶來麻煩。流氓穿上警服，秩序就會大亂；膽小鬼穿上軍裝，長城就會倒塌；騙子披上袈裟，就會荼毒有情慧命；道德敗壞者架副眼鏡，就能矇騙斯文等等。

　　從皇權產生服飾就有了級別，所以有「衣冠禽獸」的威風，有蓑衣斗笠的淳樸。當衣服越穿越少時，也就意味著物質文明越來越昌盛，精神文明則可能越來越萎縮，所以在古代完全靠服飾變化謀生的職業，今天都成了時髦的新寵。當服飾不再被看做遮羞布的時候，服飾就成了多餘的奢侈，所以有這個「門」那個「門」不斷被推開而雷擊著人們的眼球，其實都是不養生的。

　　膚淺的時代，流行穿著必然是輕佻的；壓抑的年代，服飾的效果必然是沉重的；歡樂的日子，服飾總是姹紫嫣紅；悲傷的時刻，服飾總是灰暗陰沉；莊嚴的時刻，服飾總體莊重典雅。

　　慈悲善良的人服飾總透著端嚴，輕佻無知之輩服飾無不俗麗。潔淨得體的服飾在表明主人的嚴謹，邋遢骯髒的衣著在訴說主人的頹喪。飄飄長裙無聲讚美端莊賢淑，露臍的服飾默默陳說著無知和輕佻。

　　當「誨淫誨盜」的衣飾成為「性感」的新貴，端莊肅穆的袈裟便成為沉重的負擔。如今是崇尚物質、金錢、權利的時代，出家人不

僅缺乏智慧度化不來在家人，還越來越多地被在家人「度化」，可悲可憐！

　　服飾既代表著物質文明的繁榮程度，也標識著人類精神層面的高低。當服飾失去「合氣」的意義，就逐漸不再給人們的生活帶來祥和、輕快。女性出門會因為考慮穿什麼衣服而煩惱；孩子會因為衣裳不時尚而吵鬧；上班族會因為衣裳非名牌而不安；老人會因為服飾太花哨而感嘆；明星會因為時裝欠得體而窘迫等等，這些問題在衣飾僅僅是禦寒遮風擋雨的時代根本不會存在。所以老百姓有句口頭禪：「有了就開始作了」，言外之意都是因為富裕而衍生出的煩惱。在這個時候如果人們心懷慈悲，可能想到的是失學兒童，是災區百姓，是貧困地區的農民，就會感恩戴德地穿著。

　　當物質財富的增長與精神境界的提高不成比例時，各種社會煩惱層出不窮。這些煩惱在不知不覺中侵蝕著人們的精神世界，折磨著人們的身心，也在驚擾著鬼神。

　　各行各業都有自己的行業規則，從事不同行業工作就必須遵循這些規則，也就是遵守行為規範。醫生收「紅包」是壞了良心；老師討「贊助」抹黑師道尊嚴；警察幹壞事是知法犯法；律師說謊是人性淪喪；法官收賄是貪贓枉法；教授睡學生是道德貶值；官吏仗勢欺民是腐敗徵兆；僧侶做生意是玷汙如來事業……

　　如果人們有顆慈善的心，無論從事什麼工作都會嚴格遵守規矩，善心會使人們在做事情時考慮到他人的利益，做好本職工作就可以利益他人，就是菩薩行。善心會使人們任勞任怨，因為自己受苦受累，眾生蒙益。善心會讓人們隨遇而安，放棄計較人們便能心情平和。

　　當人類的行為充滿和善、理解、同情而不是蠻橫、歪解、冷漠，人際關係就會和諧，交流就會減少誤解增進共識，結局便能皆大歡喜。

　　有利益他人的菩提心，就不會從窗口往樓下亂丟垃圾，就不會在

高速公路上往車外扔雜物，就不會在馬路上、公共場合隨地吐痰更不會隨地大小便，就不會覬覦他人財物，就不會為了升官發財不顧廉恥，就不會為了功名利祿爾虞我詐。

多些良善與人交往就會尊重並盡可能理解每一個人，人際關係就會和睦而不會劍拔弩張。多些智慧就會面對非難忍辱負重，少些貪欲就會少了人與人之間的利益糾紛，就不會伸錯了手，就不會睡錯了床，更不會被法律的準繩約束和制裁。

多些理性，多些思考，就不會胡言亂語；多些宿命感，多些因果報應知識，就不會牢騷滿腹；多些平等心，多些共生觀，就不會殺生自活；多些祥和，多些體諒，就不會惡言、妄語、綺語、兩舌；多些隨喜，多些祝福，就不會嫉妒他人的成功；多些努力，多些耐勞，就不會眼紅別人的富有；多些憂患、多些危難意識，就不會爭權奪利；多些同情，多些友善，就不會巧取豪奪；多些關愛，多些大器，就不會仗勢欺人；多些尊重，多些理解，就不會輕視卑下；多些自尊，多些自信，就不會屈尊權貴；多些合氣，多些大局觀，就不會結黨營私；多些歷練，多些調查，就不會信口雌黃；多些理智，多些視野，就不會人云亦云；多些關心，多些注意，就不會熟視無睹；多些思考，多些自我批評，就不會聽而不聞；多些冷靜，多些長遠打算，就不會利令智昏；多些責任，多些義務，就不會欺上瞞下；多些合理，多些公平，就不會強買強賣；多些淡泊，多些思慮，就不會覬覦橫財；多些品德，多些愛心，就不會袖手旁觀；多些自責，多些寬容，就不會冷言冷語；多些懺悔，多些自知，就不會驕傲自大；多些平和，多些不安，就不會欣喜若狂；多些直心，多些坦誠，就不會道聽塗說；多些聞達，多些經驗，就不會貽笑大方；多些陰德，多些善事，就不會禍延子孫；多些博愛，多些忍讓，就不會雞犬不寧；多些公心，多些兼顧，就不會親痛仇快；多些福田，多些慈悲，就不會噩夢連連；多些

恭敬，時時皈依三寶、或禮敬天地君親師，就不會顛倒錯亂。

　　雞犬寧，神鬼安，便能風調雨順，天災人禍減少。故而「和諧」社會之「和諧」二字其義大哉！

　　「和」是一切物質與精神之「合氣」，意味著人與人、人與自然、人與動物、人與植物、人與鬼神的友好和合；「諧」是無爭，是共鳴，是協同，是諧美共頻。身心蘊含智慧品德，真正「和諧」，身心健康有保，環境祥和有序，夫復何患？

　　治國平天下，需要睿智，需要大器，需要大愛，需要大身。

　　《禮記‧大學》云：

> 古之欲明明德於天下者，先治其國，欲治其國者，先齊其家；欲齊其家者，先修其身；欲修其身者，先正其心；欲正其心者，先誠其意；欲誠其意者，先致其知，致知在格物。物格而後知至，知至而後意誠，意誠而後心正，心正而後身修，身修而後家齊，家齊而後國治，國治而後天下平。自天子以至於庶人，壹是皆以修身為本。其本亂而末治者，否矣。其所厚者薄，而其所薄者厚，未之有也。此謂知本，此謂知之至也。

　　欲家庭和睦內外敬愛，行為不端心性不良似乎不可能。遵守社會的行為規範道德準則個體人格才趨於完善，家庭的和諧才有可能。有了「家和萬事興」、「妻賢夫禍少」的家庭幸福，才堪服務於社會，服務於社會才能管理邦國。而這一過程中一切行為規範都必須嚴格遵守，否則便會「身敗名裂」，不僅不能治天下更可能「荼毒天下」。

　　所謂修身，便是個人的身心修養。炎黃文明能夠延續五千年以上而不中斷，其中最重要的環節就是炎黃文明對於個人修為的嚴格要求，這種要求以「天人合一」為基本價值觀，在此基礎上，人與人、

人與環境、人與它種生命體的關係「合一、和諧」，才保證了炎黃文明不被物質文明極度發展所破壞。在炎黃祖先有四大發明的時節，如果當時祖先們繼續發展相關技術，今天只有兩種可能：一者炎黃文明的科學技術成就其他民族望塵莫及，二者炎黃文明已經凋謝。何以故？發展技術就意味著不斷改變環境，環境的改變逐漸破壞「天人合一」的和諧關係，最終導致人類被大自然的「反作用」報復而滅亡，至少是文明的失落。所以炎黃祖先是睿智的，是祥和慈悲的，因為他們兼顧了後代的千秋功業。當現今喝了幾天洋墨汁的所謂現代科學新貴們，哲學牙齒還沒有長齊就開口「亂咬」炎黃先祖的智慧結晶《周易》、《黃帝內經》、《中醫》等是「偽科學」，什麼「阻礙了發展進步」啦，是多麼幼稚可笑。

炎黃文明以講究個人美德而稱世，人們的成長就是在父輩親切教導如何做人、如何利人、如何以德服人中循序漸進的。然自五四運動至文化大革命結束，炎黃文明的精神價值體系首先被「急功近利」的西洋文明所衝擊，其次新中國的「文革」運動中被作為「四舊」嚴重摧殘破壞。如今要講究「和諧」，重建精神價值體系乃當務之急。「仁義禮智信，溫良恭儉讓」的行為準則和價值觀體系要恢復，則需要全社會的重視和努力，尤其是自上而下的宣傳貫徹執行。

「仁、義、禮、智、信、溫、良、恭、儉、讓」是「五倫──君臣、父子、兄弟、夫婦、朋友」關係中，是最起碼的做人道德準則，是進行正常社會活動、進行良好人際交流的先決條件，也是自我身心健康的保障。

仁就是慈悲就是良善，通俗地講是有良心。良心契合天理，也是「天人合一」的先決條件。人類對同類要有良心，對環境要有良心，對動植物要有良心，對鬼神要有良心，如此才能真正全息意義上達到「和諧」。這就要求人們思維、說話、做事，都符合自利利他的基本原則。

義即「道義、義氣」。「道」是天地本然規律,「義」就是符合社會道德、文化、傳統、倫理的行為準則和符合天地本然規律的信條。故「義」是大局觀,是社會觀。「見利忘義」,就是因為利益而影響他人、影響社會大局的行為。「不義之財」要不得,拿了會「天怒人怨」,最終禍及自身及家庭子孫。

禮指古代對天地神祇的恭敬和侍奉,《說文》曰:「禮,履也,所以事神致福也。」炎黃文明很早就有敬天事神的觀念,大自然養育萬物,故應該以「禮」恭敬大自然——神。禮在今天言,是最起碼的禮節和儀軌。當人們不斷迷失在物質欲望的追求中時,對於天地、鬼神的敬畏就蕩然無存,狂妄的人類以為自己「人定勝天」,所以不斷在破壞自然資源的同時,也沒有停歇地被大自然「報復」著——自然災害。人類對於天地大自然應該帶著敬畏和感恩,就是「大義」,遵守社會道德倫理準則就是「守義」。感恩圖報就是義,恩將仇報就是不義。不義,必然被鬼神所騷擾,家庭和睦、個人健康都是「紙上談兵」。

智即智慧,是對於宇宙真理的認知,所以說文解字「會意兼形聲,從日,從知,知亦聲。」稍具智慧便能明白是非、曲直、邪正、真妄,最關鍵的是明晰因果,便能斟酌思維、措辭、行動,並做出符合社會大眾利益、符合天地本然規律的選擇。其反義詞就是「愚」,謂不開化、冥頑。缺乏智慧,在商生意不可能很興旺,在仕官階也不可能很高,在學即便博聞多識也不可能成為大師,在醫不可能成為國手,在工不可能有發明創造,在人不可能順利通達,在伽藍不可能成為導師。是以佛教傳入中土很快便被吸收成為炎黃文明的內在構成,因為佛法的真理性和智慧性深深契合東方哲學體系之理念。依照佛法,眾生佛性平等,本具一切如來智慧藏,只是因為被三毒煩惱纏縛無明隱蔽,所以不得開顯,故要獲取智慧就該皈依三寶深入經藏。忽視精神的片面實證主義現代科學,不可能為人類提供豐富的智慧資源。

信即誠也，《墨子經》云：「信者，誠也，專一不移也。」同時還有相信，信仰之義。信則不疑，當然不是盲目迷信。以信立世，則處世端正，不誑妄，不欺詐。人有誠信，則商人不會昧心，學者不會沽名，權貴不會欺民，社會風氣就會良好，秩序也會井然。不欺誑他人，才是對自己身心健康負責。

「溫良恭儉讓」，出自《論語·學而篇》是子貢讚美孔子的。子貢曰：「夫子溫良恭儉讓以得之。夫子之求之也，其諸異乎人之求之與？」意思孔子待人處事的態度不是借勢壓人，不靠強取豪奪，總是持溫良恭儉讓的方式和態度。待人處事要溫和、善良、恭敬、勤儉、謙遜禮讓，就是千百年來炎黃文明人際關係的要素，也是祖輩傳家的教戒。《管子·形勢篇》中云：「人主，溫良寬厚則民愛之。」行世不能懵懵懂懂一生，應該不斷完善自己的人格，人格趨於完善人生也就趨於完善了。人們在一生的學習生活工作中能堅持五常，做到溫良恭儉讓，即便沒有皈依三寶，死後也有福蔭庇護子孫後代。

溫者，即行事態度溫和、言語和雅，與之相反就是「躁」。溫和的性格才有溫和的言行，遇事不急不躁，語言行為就不會出錯，如此人際關係必然得體和睦。溫亦有「順」義，不忤逆就是順。在對待五倫關係中，「溫」是人們的基本品格之一，能「溫」則天、地、君、親、師尊卑有序，社會秩序井井有條。

良者，性格善良、寬仁，反義詞則是惡。「人有善心，天必佑之」，乃真實不虛的真理。今日浮躁的社會現實中，「人善被人欺，馬善被人騎」的無知論調卻大行其道，何以故？緣整個社會失去了道德價值倫理精神體系所致。

恭者，態度嚴肅莊重，行為恭敬之謂。《禮記·曲禮上》云：「在貌為恭，在心為敬」，惟有嚴肅莊重之人，方能對人恭敬有禮。輕浮、淺薄之輩，多待人處事接物缺乏必要的恭敬，要麼出言不遜，要麼紅

口白牙亂語。性情「恭」則行為耐心，耐心則能得益於天、地、人。

　　漢代張良之「橋下拾履」的故事，就是稚子對於耆宿的恭敬。《太平廣記‧神仙傳》記載：

> 童幼時，過下邳圯橋，風雪方甚，遇一老叟，著烏巾，黃單衣。墜履於橋下，目子房曰：「孺子為我取之。」子房無倦色，下橋取履以進。老叟引足以納之，子房神意愈恭。叟笑曰：「孺子可教也。明旦來此，當有所教。」子房昧爽至，叟已在矣。曰：「期而後至，未可傳道。」如是者三，子房先至，亦無倦怠。老叟喜，以書授之曰：「讀此當為帝王師。若復求吾，乃穀城山下黃石也。」子房讀其書，能應機權變，佐漢祖定天下。

由於張良對於黃石老翁恭敬有加，是以被授以治國之書，後輔佐漢高祖而得天下。「程門立雪」，則說明求學者對於良師的尊重。《宋史‧楊時傳》記載：

> 見程頤於洛，時蓋年四十矣。一日見頤，頤偶瞑坐，時與游酢侍立不云。頤既覺，則門外雪深一尺矣。

說的是一次楊時拜師程頤，見其眠盹，於是和侍者不言不語在大雪中站立等候，直到程頤醒來。

　　儉者，質樸勤勞之義，是中華民族的傳統美德，是人們世世代代在生活中，一直尊奉勤儉持家的信念。在蒸汽機車革命之後至今，實體經濟的主導地位逐漸被今天的虛擬經濟所取代。受經濟主體格局變化的影響，消費模式也發生了變化，超前消費漸漸流行起來。人們寄

希望於可以預期但是並不確定的未來財富,比較我們的傳統消費模式,即是所謂「寅吃卯糧」。一旦明天的變化並非今天所預計的,那經濟打擊帶來的精神心理挫折和艱辛在某些人就難以承受,同時人際關係也會因此發生消極微妙變化,更有甚者,面對情境不知所措而選擇逃避者大有人在,在人力及資源完全不能應對突然打擊的時候選擇自殺則也不足言怪了。「居安思危」,是炎黃民族的傳統精神。但由於全球經濟的一體化,加之「西洋文化」的灌輸衝擊,國人的這種傳統意識正在逐漸被外來思想所取代。當我們看到外來文化所引致的消極結果後,回歸傳統文化似乎成為必須的選擇。簇新時興者未必能引領潮流,守中持正者才能砥柱中流。要做到守中持正,就必須具備良好的精神修為,而佛法乃至宗教不失為良策。俗話說:「乍富不知新受用,乍貧還是舊家風」,前半句大約就是龐大物質財富突然擁有者的恰當寫照。老百姓還有句口頭名言「有什麼別有病,沒什麼別沒錢」,物質財富可以說是我們衣食住行不可或缺的,在某些場合可能缺一分錢事情也不能解決。而古聖人亦有言「飽暖思淫欲」,當人們擁有的物質財富正好可以滿足衣食住行需求的時候,尚不會有所謂「精神追求」,而一旦手中財富聚多,積極的、消極的精神追求都會表現出來。由於眾生本來的欲望是無止境的,所謂「人心不足蛇吞象」,而同時出現了明顯的社會貧富兩極分化,由此產生了社會不平等感的人群開始居多。今日社會的「暴發戶」們豪宅、豪車等等都似乎將祖訓徹底忘記,如果能夠記得曾經的貧窮,就該為還生活在貧困中的有情想方設法。司馬光《訓儉示康》:

  侈則多欲,君子多欲則貪慕富貴,枉道速禍,小人多欲則多求妄用,喪家敗身,是以居官必賄,居鄉必盜。故曰:惡之大也。

故而「官二代」的張狂、「富二代」的無知、「窮二代」的無奈、「雷二代」的怪誕層出不窮等等，這些問題同時在警示人們「產業化教育」是極其嚴重的失誤！

讓者，謙讓、辭退之義。歷史上最為有名的「堯舜讓位」的故事，將「讓」的積極善良涵義詮釋的非常完美。在今天「謙讓」一詞已經令人們生起了恐懼，一旦直面利益，各個使出渾身解數唯恐落於人後，因為人們已經被物質欲望駕馭了。

五常之理和十善道異曲同工，即便不信佛，能遵守「仁義禮智信」也不枉為養生之道了。

個體組成家庭，家庭構成社會的基本單元，故社會的安定和諧與否最基礎的乃是個體的身心健康狀態。個體缺乏良善，家庭必定不幸，家庭不幸社區就不得安寧，社區不得安寧邦國的和諧就是一句空話。祖訓要求人們遵守五常，佛法更教戒人們守五戒十善，努力去做了，就是在堂堂正正地做人，就是在為社會的安定盡力，就是在為子孫造福。

治理國家更需要完善的人格者擔當，首先必須愛國，而愛國的核心是愛民，這就需要大慈悲心。歷史上奸邪官宦無不禍亂朝廷，殘忍無道的昏君最終都亡國禍民，究其原因乃是沒有盡好「人」的本職，沒有體恤萬民的胸襟，沒有高瞻遠矚的智慧。今日的「裸官」數量觸目驚心，這些人已經基本喪失了人的良知，等待他們的不是法律的審判就是鬼神的「追索」！

少些抱怨，因為今生的一切都是宿世的因果報應。別把個人的理想凌駕於社會的整體理想之上，那樣一旦不為社會接受就成為「反社會」的「精英」。別奢談、空談民主，符合宇宙本然規律的民主就是陰陽有別、長幼有序，否則會天下大亂，導致兄弟姊妹蒙受災殃。別因為表象的不公不平，就忽略了因果關係！

深懷慈悲，踏實做人做事，諸天龍神才會侍衛，諸佛菩薩才會護佑！

一個人事業不順有必然的因緣，就常識而言要想事業順必須具備「天時、地利、人和」，然「天時」、「地利」、「人和」與人們的身口意密切相關，換言之與人們的身三業「殺、盜、淫」、口四業「惡語、妄語、綺語、兩舌」以及意三業「貪、瞋、痴」有著千絲萬縷的聯繫。事業不順究其原因乃「不合氣」，不能「與天合氣」便不能得「天時」，不能「與地合氣」便不能得「地利」，不能「與人合氣」便不能得「人和」。

在現實生活中，人們總會將失敗歸結為機會不成熟、條件不具備、政策不全面、法律不健全、制度不公允等等，其實根本問題乃在於自身。今生的富貴榮華、順遂、健康，乃緣於前世曾經積累了相應的功德，故而有今生的福報，然現世眾生有幾個堪透？

如今炙手可熱的算命術、風水術應運而生，對於「拿人錢財予人消災」的算命先生們而言，當一個人遇到「人和」問題，總不外告之「你遭遇小人了」，試問所謂「小人」是憑空而生的？自己沒有種下「小人」的因，何至於有「小人」的果報？沒有積累「順遂」的福德，如何產生「順遂」的果報？再者言別人為「小人」，實際自己是否真「君子」？

今生的努力僅僅是成功的一個方面（緣之作用），前世的福德積累（因）是今生成功（果）的基礎，今生的福德積累更是守護「成功」的要件。

「和氣生財」，「和氣」的基礎乃是奉行十善道，換言之修身養性積累陰德。「和氣」方能「位高而不傾」、「權重而不倒」、「財富而不損」、「名重而不累」、「順遂而快樂」。

今生不斷修福德必須先將前世所欠的功德補足，換言之「酬償宿

債」之後福德才有盈餘，才能享有順遂如意。比如欠了別人三千元債不可能還三百元就了事，直到還清本債和利息，才能身心輕鬆。

　　水分子結晶受到積極情緒、意念、圖形、文字影響會有美麗、規則的結晶，相反受到消極情緒、意念、圖形、文字的影響則要麼不能結晶要麼結晶很雜亂。看似很簡單的實驗，其實包含的意義深刻。

　　推而論之，對於學佛修行者而言，心態就至關重要。積極健康的心態，身體的組織結構、機能就趨於和諧、平衡、穩定；消極病態的心態，身體的組織結構、機能便趨於雜亂、失衡、不穩定。一個寬和、大度的人，必然精神面貌具有鼓舞力；而狹隘、鄙吝的人，精神面貌則猥褻令人生厭。心態寬舒的人，面相亦呈和善；心態狹窄的人，面相大多醜陋甚至「可憎」。

　　學佛修行不是用尺子去衡量別人，而是用規矩約束自己。俗話說：「馬不知臉長」，無知者總以為自己「無所不知」，無能者總想處處表現自己「很能」，其實總是「東施效顰」而已，徒增笑料。設若明白這個道理，就應該先檢點自己，反省自身的言行思，在對別人「指手畫腳、品頭論足」之前先把自己「拾掇」乾淨了，千萬別「虱子多了不癢」，「我是流氓我怕誰」的心態。

　　修行者愈是有道德，面相會越來越慈悲和善。何故，緣於「相由心生」。靈魂醜陋者，面相罕見圓滿；尖酸刻薄者，面相欠缺福德；無知少慧者，面相多帶愚痴；瞋恨鄙吝者，面相多有凶紋；虛偽奸詐者，面相笑中帶刀；大智大勇者，面相總呈中庸；奴顏婢膝者，面相總帶諂笑；貢高我慢者，面相目空一切；好高騖遠者，面相總顯輕浮；憤世嫉俗者，面相總帶蹉跎；見利忘義者，面相總帶貪婪；出爾反爾者，面相總顯狐疑……

　　相貌雖說遺傳自父母，然靈魂於六道輪迴的習氣總會表現在面孔上。曾經輪迴於畜生道者，面相總有愚形；流落餓鬼道者，面相總

帶貪婪；流落地獄道者，面相總帶憂苦；流落修羅道者，面相總帶鬥殺之氣；流落天道者，面形總呈「悅目」；於人道中修行者，面相多呈祥和。

修行，就是將人類六道輪迴的「愚形」全部轉化為「智態」。智態的表徵，就是祥和、大度、從容、睿智、福德。

四 情志與全息養生

情志即指喜、怒、憂、思、悲、恐、驚等七種情緒活動，是人類以及動物心理變化的外在表現，是內在真實思維的具象化表達。

人們的情緒、情感的變化，對於自身和他人的健康都會產生影響。

成語「心平氣和」，言心情安適，神態、言語才能祥和。「心平」就是情緒不波動、欲念淡泊、誠懇、平等之謂。「氣和」同「合氣」，簡言之指四大（小乘曰地、水、火、風，大乘曰五大地、水、火、風、空，佛乘曰六大地、水、火、風、空、識）協調平衡，換言之五行（土木水火金）平衡，就是個體與內外環境的一切人、事、物之和諧相處。如此個體與內外環境的交流就祥和，順風順水，健康和長壽就有了保障，同時也能致風調雨順。

人類的情緒活動和眼、耳、鼻、舌、身、意即所謂佛家六根之覺識無不相關，眼睛所見、耳朵所聽，鼻子所聞，舌頭所嘗，身體所觸，意識所思都會引起一系列情緒反應，從而表現出喜、怒、憂、思、悲、恐、驚等情緒。持不同心情，即便所聽、所聞、所見、所觸、所思相同，情緒反應則完全不同，這也是「三界唯心」的另一種詮釋。故而在修行，反復強調大菩提心即大慈、悲、喜、捨心的意義，正是首先要合理調控人們的情志。

傳統中醫認為人有喜、怒、憂、思、悲、恐、驚的情志變化，俗

謂「七情」。其中將怒、喜、思、憂、恐表述為五志，而五志與五臟六腑之功能有著密切的聯繫，這也是歷代醫家於養生學中強調對於情志調攝、防病祛疾、益壽延年的旨趣所在。

　　人類不是孤立的生命體，就本身而言是一個極其複雜的有機構成，然結合外環境則更為複雜紛呈。拋開外環境，單獨討論人類的健康等問題，屬於還原法的幼稚思維。比如離體心臟的活動，和在正常身體內部的心臟活動，區別相當大。完善的方法應該是在環境的綜合因素中，考察人類的各種物質機能和精神情緒反應。現代醫學的片面性，就在於將人體作為一個孤立的物質進行研究，幾乎完全忽略了環境的影響，尤其環境中它種生命體的影響，所以在解剖學上建立起來的現代醫學就身體的局部機能而言，研究可能是正確的，設若一旦綜合環境因素後，許多結論都很難成立，因為結合環境因素後機體的任何機能都將隨環境的改變而改變。

　　七情六欲，不僅人皆有之，所有的動物無不例外也有。因為無論胎生、濕生、卵生抑或化生的生命體都存在於三界之中。三界中的有情形形色色，無不和人類發生著千絲萬縷的聯繫，抑或積極抑或消極，故而與色、欲相關之煩惱、適悅就不可避免，情志的變化也就順理成章了。

　　按照對於健康的影響效果劃分，情志活動大約可以分別為正常與非正常兩類。正常的精神活動，有益於身心健康，反之異常的精神活動，可使情緒失控而導致神經系統功能失調，引起人體機能紊亂，從而身心百病叢生甚至瘋狂或者夭折。

　　在修行，如果要身體力行六度萬行，必然要調控好自己的情緒，如此才能安心守意，身心健康，學習生活工作如意順暢。自己一切不順利，利益別人就是一句空話。

　　按照傳統中醫理論，怒會損傷肝臟。憤怒時刻氣血賁漲，眼睛會

有燒灼感，同時肝臟因為代謝活動的突然加劇而轉呈「肝火」旺盛的狀態，表現在身體有頭暈目眩，心情則煩躁不安，血壓升高，胃腸活動由於供血減少而處於非正常狀態，消化不良、胃腸疾病等很容易相繼發作。怒火攻心，就思維而言，喪失條理性和邏輯性，慌不擇口，怒不擇言，行為很可能過激而造成惡性的結果，人、我兩傷。何況怒氣與「合氣」完全背道而馳，不能合氣，則神鬼不安，雞犬不寧。

　　修行人，必須控制自己不慍不怒，保持心境暢和。要想家庭和睦、鄰里友好，同事相助，就必須克制怒氣。俗話說：「退一步海闊天空，忍一時風平浪靜」，在身心健康更是如此。能夠控制怒氣也是修為的表現，怒氣重的人，慈悲心不足，所以不僅身心有問題，而且家庭不睦，單位同事關係緊張，鄰里關係也失諧。

　　經商怒氣重，發財是不可能的；做官怒氣重，升遷是不可能的；求名怒氣重，名聲是不可能顯達的；養生怒氣重，長壽是不可能的；做任何工作，怒氣重都不會順心如願。怒氣重者，家庭「風水」失和，環境「風水」不諧，如此無論身心內外都失和，也就意味著健康、事業都會失去天時、地利、人和。

　　然若慈悲心不足，忿怒就是愚痴至極的表現。在修行，內心清淨，嬉笑怒罵皆成如來事業，內心還沒有清淨，慈悲心不具足，那嬉笑怒罵就是輕率、愚痴的表現。

　　大喜、狂喜，會傷及心臟。人在情緒亢奮的狀態下，氣血流通加劇、身心會過度鬆弛，雖然易於恢復身心疲勞，但歡喜太過，則適得其反。大喜的狀態，心情激動難以平定，一方面思維、語言、行為都會反應過度，過度則是一種生命能量的「透支」，必然不利身心健康。另一方面也可能不假思索，言語、行為就冒冒然，「說者無心，聽者有意」就可能造成他人的身心不適。比如生活中有因狂喜而中風的、猝死的，同時也有很多因為高興時刻口不擇言造成人際關係惡

化。故而「傷心」，一傷自身心，二傷他身心。在日常生活中「大喜」當有特指，結婚喜慶、升官發財、喬遷新居、喜得麟兒等，是以「大喜」之事僅僅是瞬間性的，如果持續「大喜」，則身心因持續疲勞而必然產生煩惱。適度的喜悅可以使人類的身心處於良好的應激狀態，過分必然導致一系列問題產生。在修行人，只有控制好自己的興奮，保持心緒平和，才能更好地獲得世間和出世間的利益。

如果是悟道之喜則是恬淡靜謐之悅，不同於大喜、狂喜，而有利身心。狂喜，顧名思義有「狂」之義，非正常者、過度者謂之「狂」。《說文》云：「狂，狾犬也。」引申指精神失常、瘋癲，如瘋狗狀態。成語「樂極生悲」則是另一種因為「大喜」、「狂喜」而招致的消極結果。

多思傷脾。脾臟與消化系統功能關係密切，傳統中醫認為「思則氣結」，思慮過度毫無疑問會影響消化系統的機能正常，從而影響睡眠和作息習慣，使得精、氣、神消耗過度，這樣食欲不振、形容憔悴、神疲力乏、鬱悶不舒等都會隨之發生。

「人無遠慮，必有近憂」，理性的思考會理順我們的頭緒、語言和行為，但若「思慮」過度，則可能有「手足無措」、「無所適從」的感覺。「思」而得解，則思有積極健康的意義，「百思不得其解」則身心因「思」而被累及。過度「思慮」狀態腦部的供血增加，其他身體組織器官的供血就會相應減少，肝臟供血減少影響正常代謝，消化道供血減少影響食物的消化吸收，腎臟供血減少影響體內廢物的排泄，久而久之一系列身心健康問題隨之產生。

唐代著名詩人白居易的「枕上愁吟堪發病，府中歡笑勝尋醫」詩句，千百年來演變成了人們養生的至理名言。其實原詩本義並非養生，而是詩人在聽聞好友盧尹舉行夜宴，然自己抱病在床不能參與，遂戲作此詩以為下次讓友人請客的預酬。

詩人首先感嘆「榮鬧興多嫌晝短，衰閑睡少覺明遲」，興頭正濃若未盡興就嫌日短，和身體衰弱時睡眠少覺得天亮得太遲而形成鮮明對照。詩人對於友人夜宴的羨慕卻因抱恙不能與會也躍然紙上，「當君秉燭銜杯夜，是我停飱服藥時」，你喝酒作樂我卻停食吃藥。於是乎才有詩人對於健康和養生的感言「枕上愁吟堪發病，府中歡笑勝尋醫」，詩人不甘寂寞，於是自勉「明朝強出須謀樂，不擬車公更擬誰」，詩中的「車工」大約是詩人同時代以宴樂聞名的某位豪紳吧。

　　後人因為白居易乃歷史上鼎鼎大名的詩人，於是就將其詩歌來個掐頭去尾，獨留下「枕上愁吟堪發病，府中歡笑勝尋醫」，儼然成了十足的養生名言警句。撇開詩人作詩的緣起，獨此二句確實堪稱養生箴言。「愁吟」遑論臥榻，即使無病，無事呻吟也會逐漸病魔纏身，就是消極情志「加持」的消極結果。家中歡笑聲多，說明喜悅瀰漫，即使身體有恙也會很快康復，積極的、樂觀的精神因素，可以作用於疾患狀態的肉體而促使其痊癒。

　　養生中，樂觀大度的情志培養，至關重要。翻閱歷史，很少有「小肚雞腸」的歷史人物延年益壽的，惟那些正直、中庸、廉潔、大度之士往往住世時間長久一些。

　　為何經歷過戰爭嚴酷考驗的抗日老兵很多都高壽？緣他們堪透了生死，更加樂觀大度，即使在被「三反五反」、「文革」等等的無情摧殘，甚至改革開放後仍被棄之不顧時，也沒有垂頭喪氣悶悶不樂，依然能夠談笑風生，而且他們的精神還能感染家人，他們的健康高壽誠然是「府中歡笑勝尋醫」之功了。

　　百姓有言「有什麼別有病」、「英雄只怕病來纏」，都是渴望健康的意思表達。三國時代蜀國大將張飛，一生縱橫沙場，所向無敵，一經生病在榻也不禁潸然落淚。由此可知沒有健康，確實不幸！

　　希求身心健康愉悅，全息智慧養生為您保駕護航！

《楚辭‧九章‧悲回風》曰:「曾歔欷之嗟嗟兮,獨隱伏而思慮。」因悲傷感嘆而孤獨思慮,就是思慮與不如意、蹉跎、災難相關聯。漢代董仲舒的《春秋繁露‧正貫》曰:「夙夜無寐,思慮倦心。」則描述因為思慮過度致心情慵懶、精神萎靡。清代黃遵憲〈雜感〉詩云:「從古禍患來,每在思慮外。」則言災難屬於意外,非思慮所能顧及,思慮過多於事無補也。然災難並非意外,而是人類宿世今生身口意三業之因果報應,若要思慮也應該思慮如何守護十善道,從而避免災難的發生。

憂鬱傷肺。憂鬱情緒非常有害,會導致人體氣血凝結蹇滯不通,因而妨礙身心機能,氣血阻滯則氣機不暢,故容易出現乾咳、氣短、咯血、音啞等呼吸功能障礙表現。

「憂心忡忡」,不僅傷肺也傷心,心情沮喪,神情委頓,言行思都受到消極影響。憂鬱可以傳染,不僅不利自己身心,還會連帶影響他人身心健康。憂鬱滿面,則配偶無所適從,家人悶悶不樂,同事謹言慎語,人際關係必然受到影響。心情憂鬱,連環境、天氣似乎也被感染的沉悶,從全息哲學的角度看確實如此。

驚恐傷腎。指恐懼不安、心中害怕、精神過分緊張。恐懼情緒會導致很多生理機能處於「窒息」狀態,恐懼瞬間甚至細胞壞死,伴隨諸如出現耳鳴、耳聾、頭暈眼花、陽痿,甚至休克,重則致人於死。

在恐懼狀態下,身體的每一細胞都會處於恐懼的應激狀態下,表現出「僵化」,功能完全失去健康狀態時的「靈活」,語塞、大腦反應遲鈍、行為失序等等。腎臟是身體內部廢物排泄的主要器官之一,在驚恐狀態下,腎臟「停止」工作,導致廢物在體內蓄積,出現憋尿或者相反情形如大小便失禁等。

恐懼如果不是突發性的,則可能因為應對及時而對身心乃至其他事情帶來有利影響,如《周易‧大象震卦》云:「洊雷,震,君子以

恐懼修省」就描述的是「居安思危」的修身養性之境界。在歷史上《史記·秦始皇本紀》記載:「諸侯恐懼,會盟而謀弱秦」,就是對於恐懼結局的提前應對。

夢中恐懼多因腎虛,《要方·序例·診候》云:

> 陰盛則夢涉大水而恐懼,陽盛則夢蹈火而燔灼,陰陽俱盛則夢相殺毀傷。上盛則夢飛揚,下盛則夢墮墜。甚飽則夢與,甚饑則夢取。肝氣盛則夢怒,肺氣盛則夢恐懼哭泣,心氣盛則夢喜笑及恐畏,脾氣盛則夢歌樂體重、手足不舉,腎氣盛則夢腰脊兩解而不屬。

故而恐懼不僅在清醒狀態下發生,在夢境中也會發生,根本原因乃是人類三業惡行所引致的。在修行中,禪觀之「魔境」也會令人毛骨悚然,惟有正心端念方能免之。

俗話說:「不做虧心事不怕鬼敲門」,如果人們具備慈悲心,不存害人之心,不謀奪他人財物或公共財物,不濫用權力,不違背職業道德,大約遭遇清醒或者睡眠狀態「恐懼」的情形就不多見。

悲者,傷心也,愴惻之意。諸佛菩薩、行者常懷救苦救難之心去觀察眾生之疾苦,拔苦與樂,名曰悲觀。在現實生活中,悲觀是一種悲傷、失望的情緒。

悲傷與憂鬱,對於身心健康具有同樣的消極作用。悲傷通常指是由親人分離、死亡、丟失財物、挫折等引起的情緒反應,表現出沮喪、失望、氣餒、意志消沉、孤獨和孤立等。持續的悲傷會使人感到孤獨、失望、無助,甚至會引發精神性抑鬱,同時悲傷也會損害人的生理機能,持續的悲傷會削弱個體的免疫功能,導致易患消化系統疾病、心血管疾病、腫瘤疾病等,嚴重的悲傷甚至導致猝死。

驚，當突然遇到意外、變故而引起的心理突然緊張失措。如冷不防聽到巨響、目睹突然災難、噩夢等都會產生受驚的情緒反應。通常表現為顏面失色、魂飛魄散、目瞪口呆、毛骨悚然，生理機能反應遲鈍，肢體運動遲緩，失語或者驚叫，大小便失禁等。成語「驚弓之鳥」，就是描述受驚的情緒狀態。

引起人類情緒變化的因素，無不涉及到人們的身口意之過患，所以要有效控制情緒，就必須慎護十善道。如果具備智慧，遭遇任何情境都能以智慧合理化解，則必然不會引起過度的情緒宣泄，於身心定然有利。

淡泊寧靜，知足長樂，智慧者將人生憂喜、榮辱、勞苦、得失視為過眼煙雲，知一切遭遇悉皆因果使然，故能萬事但求安心，並保持精神內守，則不會因為遭遇逆緣而有太大情緒波動。讀經、打坐、朝拜聖山聖地，多和善知識交流都有益於情緒的控制。情緒反應是正常的生理心理活動，在適當的限度內，情緒可以幫助人類身心建立和完善情境應激功能，但超過一定限度，則會損害身心健康。

《黃帝內經》曰：「暴喜傷陽，暴怒傷陰」，「大驚卒恐，則氣血分離，陰陽破散。」天地萬物和諧共生的先決條件，就是陰陽和諧，人體的陰陽失衡，氣血營衛機能必然受到消極不利影響，五臟六腑自然表現出相應症候，疾病生焉。故《黃帝內經》強調，「陰平陽祕，精神乃活；陰陽離決，精氣乃絕」。陰陽平衡，狹義指身體臟腑機能的平衡，廣義則言肉體與靈魂的平衡，換言之物質與精神的平衡。人體要維護自身心健康就必須做到「天人合一」，而就自身言「天人合一」便是陰陽合一，便是物質與精神的合一。

各種過度的情緒反應，都會嚴重影響人們的精神狀態。如果將肉體視為「陽」，精神視為「陰」，就是機體陰氣的失衡，陰陽本然一合，陰陽失衡，表現要麼陽盛陰虛，要麼陰盛陽虛，亦即破壞了人體

本身物質與精神的平衡狀態。是以《黃帝內經》曰：「陽勝則熱，陰勝則寒」，「陰虛生內熱，陽虛生外寒」。陽盛之外在情緒表現就是狂怒、狂喜；陰盛之外在表現就是憂鬱、思慮、悲傷；陰陽嚴重失衡就會出現驚、懼的情形。所以情緒與健康是相輔相成的，身心不健康者情緒未有佳者，情緒活動激烈者沒有健康長壽之人。

然疾病與人類六道輪迴的三業夙因不無相關，是以情緒表現也是輪迴六道的各種不良習氣之延續表現。今生幸得人身就該知恩圖報，不斷完善身口意，如此才能保證身後不再淪落惡趣。

依照「定業不可轉」之說，疾病的發生緣於夙因，故不能改變。如果這樣狹隘理解就大錯特錯了，疾病是宿世因果報應使然，既然定業不可轉，那吃藥打針豈不是「瞎子點燈」？因果關係不會改變，但因果關係發生過程中的性量會發生改變，這正是修身養性的意義所在（緣的作用），修身養性好比打針吃藥。如果教條地理解「定業不可轉」，那修行就完全失去意義，五戒十善的目的，正是要人們通過努力將夙因的消極影響降低到最低限度，這也正是養生的旨趣所在。

今日之養生多重外護，儘管先祖們關於養生論述的非常透徹，可惜現代人忽視了精神養生的一面。傳統中醫的醫家能「通神」，而今的所謂中醫師們則相去甚遠。究其原因還是受物質實證主義的影響，更為滑稽的是居然會想方設法搞出所謂與西醫相同的「臨床效果考證體系」。不將哲學的基本內涵物質與精神的辯證關係搞清楚，動輒「一分為二」，不能「合二為一」，此類研究永遠是「刻舟求劍」之舉。

真正的符合全息哲學觀的養生，必須是肉體和靈魂的一合養生，即身體的內外護理和精神的安心守意並舉。吃飯、穿衣、打針、吃藥、運動的同時還必須守護身口意。正如在《行為與全息養生》、《飲食與全息養生》和《言辭與全息養生》所述及的。

缺乏善心，狂喜導致瘋狂，狂怒遭遇非橫，憂愁如同嗜骨，思慮

加劇頹廢，恐懼令人喪身，驚懼引發痴呆，悲傷導致減壽。

具備善心，值遇「久旱逢甘露，他鄉遇故知，洞房花燭夜，金榜題名時」之大喜便不會癲狂，因為善心能守攝心志；具備善心，遭遇不平才不會暴怒，而是心平氣和，緣於善心讓人們寬恕；具備善心，憂愁便會遠離，因為善心「合氣」一切；具備善心，就不會過度思慮，因為善心能化解一切煩惱；具備善心，就不會恐懼，因為善心可以安撫鬼神；具備善心，就不會悲傷，因為善心可療治一切災難；具備善心，就不會驚慌失措，因為善心讓人們遠離一切危難。

有善心才能有善思、善言、善行。善心蘊含無盡智慧，因為一切有情本具如來藏，然因三毒煩惱無明纏縛未曾顯現，大菩提心、大悲心萌發方能逐漸開顯，而善心正是菩提心、大悲心的基礎。正是善心能開發人類的智慧，惡心之人最多狡黠，然狡黠並非智慧，僅僅是小聰明的表現，豈不知「聰明反被聰明誤」。善心之智慧可以化解一切不祥和，所謂「逢凶化吉遇難呈祥」，是以智慧的人生優哉游哉！

佛陀感恩無明，緣於無明乃一切智慧本源，是我們大系統中「存在的、合理的因素」。當我們懷著善心，帶著感恩，自身心就會舒暢，人際關係就會和睦，而「得道多助」，世間事業必定會成就。

感恩使我們狂喜的事件，讓我們明白「禍兮福所倚」，一切喜悅都是以磨難為代價；感恩使我們狂怒的因緣，讓我們明白「火燒功德林」，一切忿怒都會泯滅智慧功德；感恩使我們憂鬱的環境，讓我們明白「鬱悶生百病」，任何憂鬱都會妨礙我們明天的努力；感恩使我們恐懼的噩夢，讓我們明白「舉頭三尺有神明」，捫心自問和懺悔完善是安和之道；感恩使我們困惑思慮的難境，讓我們明白「天上不會掉下餡餅」，做力所能及的善事就會積累功德資糧；感恩使我們驚懼的情形，讓我們明白「居安思危」，守護十善道是唯一的安途；感恩使我們悲傷的情境，讓我們明白「生命只在呼吸間」，珍惜人身，珍

惜慧命。感恩二字，就是感恩我們身心內外環境中的全部因素（積極、消極），即全息感恩！

五　感恩與全息養生

《釋摩訶衍論》卷四云：

> 清淨契經中作如是說，文殊師利則白佛言：世尊無量劫中不惜身命，斷一切惡修一切善，圓滿行因莊嚴性海，喜樂自在德用無礙。何因緣故作如是言，我有多恩盡未來際不能盡報？佛言：我由無明，以之為質成正覺道，是故我說有極重恩，於塵劫中報恩不盡。以此義故，無明住地亦名報恩無盡住地故。

在小乘、二乘佛法中佛說四聖諦、十二因緣，一切煩惱苦難輪迴之因皆悉無明之過，所以小乘、二乘行人皆言「斷無明」，然於此大乘義中言「報無明恩」，正是佛乘密法「轉煩惱為菩提」之殊勝處。

學佛之人要報四恩，所謂父母恩、國王恩、四眾恩、三寶恩。

在今天，五十六個民族十四億人，處身沒有戰爭沒有內亂的環境生活工作，就必須感恩。試設想如此龐大複雜的社會，如果西藏分裂、新疆獨立、蒙古獨立、臺灣獨立，局部各種軍事、政治、經濟勢力的重新洗牌布局，焉不引起內亂、糾紛、戰爭？局面和前南斯拉夫、車臣的慘烈內戰不會有太大區別，屆時倒楣遭殃就是我們的父母姊妹兄弟子女！國尚不安，何談天下太平？

曾經和一個旅居海外的網友交流，他的言談措辭刻薄。他們家曾經是地主，祖父土改被分了家產戴了帽子，文革中遭遇迫害含冤而死。改革開放他考上了大學，畢業留校，後來因為「不得志」才出國

發展。在和他交流中，涉及土改、文革和後來的改革開放以及他的懷才不遇，言辭都很偏激。我告訴他應該感恩，他反問：「我感恩什麼？我們家的土地和財產被瓜分，我祖父被批鬥，我自己懷才不遇等等。」於是我問他：「沒有土改，你們家田地不被分，你祖父不戴帽子，你父親還是地主兒子會不會娶的就是你母親？那樣生出來的孩子是不是你？沒有改革開放恢復高考你能上大學嗎？沒有工作期間的所謂不平待遇你能出國發展嗎？如果前面一項因素改變？今天發牢騷的是誰？」顯然一連串問題他無話以答了。稍微有醫學常識的人都明白，夫妻同房，男子射精早晚毫秒之差，與卵子結合的精子（數億的競爭該卵子）就成了另外的數億分之一了。

一切遭遇都是因緣使然，儘管看上去是「人禍」然究其根本依然是人類宿世三惡業之果報，故而怨天尤人不是解決問題的辦法，只有守護五戒十善才能真正改善人類自身和外環境。

感恩父母，這是做人起碼的要求。「萬事孝為先」，孝順就是對於父母的遵從。不孝敬父母，大約連豬狗都不如，只不過枉披了一張人皮而已。十月懷胎一朝分娩，不是件輕而易舉的事，母親要忍受多少苦楚，分娩的陣痛是無法用語言來描述的。再者靈魂的投胎也不是漫無目的，是往世善惡因緣的聚會，故而有些孩子是報恩來的，有些則是討債來的。無論宿世因緣如何，今生母親的乳汁哺育了我們就該感恩並圖報。曾經那首「常回家看看」的歌打動了多少兒女的心？「可憐天下父母心」，父母很少要求子女回報，他們只要子女健康平安順遂就知足了。

曾經有個孩子對我說：「我恨自己父母，他們不該生我」，一副生無可戀的態度。我問他：「戀愛過沒有？」他回答：「戀愛過幾次」。我又問：「有感覺愛情幸福的時刻嗎？」他回答「有的」。我又問：「你開心快樂的時候還恨你父母嗎？」他顯然不願意接受這個邏輯，

因為他現在不快樂，所以怨恨。一個人在快樂的時候忘記父母之恩，而在不開心的時候仇恨父母，這樣的孩子也只能說太不孝順了（與父母的因緣夙世有惡）！問題是我們許多人開心的時候會忘恩，傷心的時候更記仇，捫心自問這樣對嗎？

當然，父母與子女的夙世因緣有善惡，今世顯現就有慈祥父母和邪惡父母。遭遇「食子」之父母，亦應明白是酬償夙世欠債，以感恩心待之。

感恩四眾，人類日常所需無不是他人勞動的成果，無論親疏，人們都在接受著他人的勞動成果，這就要求人類必須感恩。千萬別說「我是花錢買來的」，因為那樣連鬼神也會厭惡。感恩才會惜福，惜福才能長保。能夠念念相續生起感恩心，語言和行為都會很容易被他人接受，才能真正「和氣」，「和氣」了還有什麼不能解決的煩惱嗎？人際關係和諧，事業得人相助，家庭和睦幸福，大約煩惱也不多了。我有錢，我任性，我炫富，我張揚……都是不知感恩消耗著自己的福報。

感恩三寶，佛法僧是我們人生的指路明燈，是使我們解脫煩惱的依處。佛陀德高望重，功德智慧光明巍巍和藹可親，如此之大丈夫焉能不景仰不禮敬？真如哲理淺顯易懂，十善道旨趣昭然若揭，如此之寶藏焉能不深入？袈裟莊嚴荷擔如來家業，如此之行者焉能不尊順？佛法僧是指引人們離開煩惱、離開災橫、脫離六道輪迴的舟楫，焉能不感恩？從根本上拔苦與樂的惟有佛法，是以必須感恩。

感恩心，不僅局限於四恩，廣而言之對一切煩惱、忿怒、嫉妒、仇恨等持感恩、報恩之念，對六識、六根、六蘊報恩，換言之就是對「貪、瞋、痴」三毒亦報恩，乃至對於宇宙萬象及一切精神信息體無論善惡皆報恩，即對「六大──地水火風空識」報恩。因為正是「貪瞋痴」三毒無明，使我們明白必須戒貪、忍辱、思慧。故「佛性解脫契經中作如是說，從無明種出覺知樹，從覺知樹出功德智慧華，從兩輪華結法身解脫果。」

人類於無量劫六道輪迴中，善惡因緣連續不斷，所以今生為人必然遭遇各種情境，如疾病、夭折、醜陋、蹉跎、貧賤等。由於善惡因緣的因果報應使然，要麼孩子孝順健康平安，要麼孩子忤逆不孝且牢獄非橫。人們所擁有的哪怕短暫的健康、微小的成功、瞬間的富裕、須臾的名聲、短暫的權利等，都是往昔世所積累之福報，就應該惜福更應該感恩。

古人云：「滴水之恩，湧泉相報；銜草結環，以德報恩」。從我們不懂事起，父母長輩和老師教育我們如何讀書學習做人，親戚朋友鄰居關懷我們的成長，我們有今天如何能不感恩？

早晨起床，首先感恩還在呼吸，生命是非常可貴，如果突然離世，親人們是否會悲傷？所以活著就該感恩，因為呼吸著，才能享受生活的樂趣。

目睹晨曦該感恩，因為陽光給予我們溫暖，緣「萬物生長靠太陽」，如果我們一直處於黑暗，是否渴望光明？故而必須感恩！

清新馥郁的空氣該感恩，因為空氣給我們補充了氧氣，維持我們的身體機能。當霧霾遮了望眼、影響了呼吸時刻，是否更希望空氣清新？是以霧霾讓我們對清新的空氣有了感恩心，是否也必須感恩霧霾對我們的覺悟？

刷牙洗臉該感恩，因為牙膏和牙刷去除了我們口腔的異味垢穢，保護我們的牙齒，水使我們清潔自如，使我們能精神煥發地迎接新一天的生活；上廁所該感恩，二便通利新陳代謝正常使我們輕裝上陣；穿衣帶帽該感恩，服飾保暖禦寒遮擋風雨，使我們不被風吹雨淋；吃飯該感恩，營養的補充使我們能精神煥發朝氣蓬勃；上學該感恩，因為我們能夠享受教育，能夠獲得知識；放學該感恩，因為我們可以有些輕鬆自在的閒暇；上班該感恩，因為勞動讓我們最終收穫，可以養家糊口；下班該感恩，因為我們可以回家歇息，暫緩身體的疲勞，享

受天倫之樂；洗澡該感恩，因為可以去除身體的汙垢，恢復精神體力；睡覺應感恩，因為我們可以在睡眠中讓疲憊的身心恢復能量；做夢該感恩，因為夢給我們警示，夢是過去、現在、未來已經發生、正在發生、將要發生的事件的精神化表現。

生病該感恩，百姓曰「有什麼別有病」，如何生病還感恩？疾病是人類過去世三惡業積累之惡果，所以是還債了緣，故而應該感恩。生病的是自己，不是最愛的人，所以應該換位思考並感恩，因為所愛的人沒有生病省去了牽掛和擔憂，值得高興的是自己生病了不是他們，所以能不感恩？生病讓我們明白身體的脆弱易壞，如果能發菩提心，真實求得解脫更應該感恩。生病求醫問藥，對醫生該感恩，對照顧我們的護士該感恩，打針吃藥該感恩製藥人。如果在疾病過程中能念念相續感恩，病體的康復速度會超出人們的想像。

上大學該感恩，感恩老師的悉心調教，感恩能夠有上大學的機會和條件。文革斷送了很多人的學習深造機會，恢復高考，令許多人獲得了深造的機會，焉能不感恩？在七二年以前只有工人階級和貧下中農的孩子能升高中，地富反壞右家庭的孩子根本沒有上高中的機會。如果不是恢復高考，至少我是不可能上高中讀大學的，所以真誠感恩。在當時的「商品糧戶口」高於一切的時代，多少人夢寐以求脫離農村走進城市人的行列。

一切都有因緣，儘管從人性角度確實應該批判文革的錯謬，但從佛法的角度看屬於因緣果報，世間的一切無不是因果報應規律使然。

戀愛了該感恩，感恩那個魂牽夢繞的戀人，因為戀愛人們會自己覺得是天底下最幸福而偉大的人。感恩相遇，因為相遇而有傾訴、交流，有共同勾畫明日美麗藍圖的機會。感恩相處一起時的一切酸甜苦辣，這些記憶和經驗會伴隨並幫助人們以後的人生歷練。感恩戀愛使自己成長，因此由小男孩成為男人，由小女孩成為女人。感恩戀愛對

責任心的重視，因為人們明確了奮鬥的目標並去追求幸福快樂。感恩戀愛的幸福感覺，它將成為人們老年後回憶的甜蜜內容。感恩戀愛帶來的美好憧憬，無論山盟海誓抑或舉案齊眉、相敬如賓的期待都讓人們充實而感覺富有。感恩失戀的痛苦，由此明白不僅疾病會痛苦，人生有很多不如意的事情也會令人痛苦，因此便學會珍惜，學會感恩就不會耿耿於懷。感恩戀人的背叛，因此明白光有「牛奶和麵包」的愛情畢竟很難長久，「上層建築是建立在經濟基礎之上的」。人生可能不止一次戀愛，無論結局如何都該感恩他們或她們每一個人，記住對方曾經帶來的快樂。然而，愛畢竟是纏縛是牽掛，沒有人不會因為愛而煩惱、嫉妒甚至因為愛的背叛鋌而走險，所以也是煩惱的根源，能夠將小愛轉化為對全人類的大愛，方是真正的慈悲之愛。人生之戀愛是必須的經歷，但「天下沒有不散的宴席」，愛情可能到了盡頭，生活還要繼續。如果我們學佛了，對於愛就會更坦然更大度地對待。如果因為感情挫折而深入佛法經藏，焉非「因禍得福」。

　　工作才能獲得報酬，才能養家糊口，所以有工作就該感恩。沒有工作，沒有收入，焉能養家？失去工作就會彷徨、不安、頹廢墮落甚至去犯罪。將工作當做菩薩行，工作就會變得更具意義。工作，使人們肩負起了責任，接觸社會並建立各種人際關係，開闊視野，使人們充實。因為工作才有世間成功的機會，所以應該感恩。不要抱怨工作的瑣碎，不要抱怨工作的繁重，不要抱怨工作的乏味，瑣碎中明白要辦成大事必須先成就小事，繁重中體會做好一件事情有多麼困難，乏味中燃起追求和渴望。「吃得苦中苦方為人上人」，不能忍辱負重，成就不了大業，不熱愛工作尚且不可能管理好家庭更別說管理一個社區、管理一個城市，沒有工作的人生僅僅是流浪度過。

　　結婚是人生的大事，所以應該感恩。感恩那個願意與之共同生活的人，感恩對方的父母接納了自己，感恩從今以後在一個屋檐下生

活,感恩將攜手譜寫明天的篇章,感恩由此奮鬥的目標將更明確,感恩有人收拾屋子,感恩有人照顧,感恩相依相從,感恩肩負了新的責任,感恩因為結婚與更多的人建立了聯繫。即便在家庭生活中出現了不愉快,也學習感恩,因為另一半一直照顧自己的生活、感情、給予支持。有言「每一個成功的男人後面都有一個默默支持著的女人」,「妻賢夫禍少」,「家和萬事興」。如果感恩,不愉快就會過去,小糾紛就會諒解,既然「兄弟齊心,其利斷金」,那麼夫妻和睦家業必然昌隆。別嫌棄自己的配偶長相不端正,古人云:「家有醜妻是珍寶」;別嫌棄自己的配偶事業不發達,知足才能常樂;別嫌棄自己的配偶官職不大,踏實無難才是福氣;別嫌棄配偶錢賺的少,錢財是身外之物,即便富可敵國卻同床異夢則更加痛苦。畢竟婚姻是因緣——姻緣,是宿世之三業果報,明白此理,就用感恩心在婚姻中了結宿怨糾紛。

　　事業有成,應該感恩。別說成功是只靠自己努力,如果沒有天時、地利、人和,再努力也無濟於事。所以感恩機緣,感恩各方的協助,感恩法律的保護,感恩身邊的每一個人。事業成功是福報,是宿世積累的善因之果,看似通過自己不懈努力成功,實質是身口意三業所集積功德之果報。人類流落六道歷盡生死,造孽無數也曾集功,故而今生的成功是過去世的功德化顯。因為有宿世福德在身,所以才能「合氣」,才能成功。從起步到成功,必然要經歷各種各樣的挫折和磨難,其中不乏辛酸苦楚,然感恩辛酸感恩苦楚,一切磨難都會使今天的成功更具有意義。事業成功,當考慮回報社會,回報其他有情。惟有生起感恩心才會如此,回報社會就是真實知恩圖報,不悖菩薩行。沒有感恩心,事業成功者最終都會墮落、失敗。故而《道德經》第九章云:「持而盈之,不如其已;揣而銳之,不可長保。金玉滿堂,莫之能守;富貴而驕,自遺其咎。功遂身退,天之道也。」

　　財富如果是正常的勞動所得,就是應得的報酬,應該感恩,因為

財富會提高人們的生活質量。如果是不義之財，只會給自己和家人帶來災難，也許以為「神不知鬼不覺」，這種想法僅僅是「掩耳盜鈴」之念，遲早會因為「不義」而被「人忿鬼怒」，屆時方明白「不義」之惡果真實不虛。是以古人云：「君子愛財，取之以道」，財富只是讓人類的物質生活水準更高，而並非精神生活昇華。財富的主要功能是養命，如果因為財富充裕不再用來養命而耽著酒色犬馬歌舞伎樂，就會成為福德之障難。故富有善心的有情，會用多餘的財富賑濟其他有情，比如救助失學兒童、扶貧幫困等，就是利益社會。

「資本的原始積累是血淋淋的」，審視財富的本質起源無不如此，但願財富主能將功折罪，回饋社會，方能減免「血腥」之罪孽，而得健康長壽、家庭和睦、子孫健康快樂。財富若不善加利用必然作惡，故人生真實的財富惟有智慧。

名譽是社會對個體所做貢獻的肯定，是良性評價，功成方能名遂，名譽可謂來之不易，所以應該「珍惜羽毛」。如果帶著感恩心看待名譽，審視貢獻是否值得所獲得的名譽，如果有欠缺當繼續努力，如此則名譽可以長久，乃至流芳歷史。如果是沽名釣譽，浪得虛名，名譽就有嚴重瑕疵，畢竟如此獲得的名譽與對社會的貢獻不成比例甚至對社會不利。是以《墨子·修身》云：「名不徒生，而譽不自長，功成名遂。名譽不可虛假，反之身者也。」如果沒有貢獻於社會而獲得名譽，便會受到非議便會內心不安。如今的網路十分發達方便，凡所曝光的很多「名人」都很「不名譽」地謝幕收場，何以故？一者名不副實，二者品性諸多瑕疵。

學佛修行，應該明白名譽並非真實真如，而是假名假相。俗諺「人怕出名豬怕壯」，如果不修身養性，名譽遲早只會成為不堪重負之拖累，尤其當「盛名之下其實難副」之時，煩惱隨之不斷產生。缺乏良善，缺乏愛心，不可能有好名譽，當惡性敗露必然會「臭名昭著」。

地位是社會身分的象徵，是能力的體現，是通過努力獲得的可以享受很多「優遇」的標識。獲得地位，就因果報應而言是宿世累積福德的體現，應該感恩應該珍惜。「在其位謀其政」，既然有地位，就通過地位多為社會和民眾服務，地位則會越來越穩固。如果是通過「走路子拉關係」甚至「買賣」獲得的地位，其服務於社會和民眾的目標就含糊不清，充其量是為了中飽私囊而投機取巧罷了，如此地位勢必有天失去，甚至成為階下囚。古訓「當官不為民做主不如回家賣紅薯」，故而有「地位」就該言行思發揮符合其地位的社會促進作用，否則就是污吏，是導致「民憤」的根源。是以天子之治下，使民安不使民憤！地位之作用不能利益於社會與民眾，民必反之，故而吏治是治國之大事。換言之對於地位的衡量、約束、監督、管理就非常重要，不能使其衍生出不良的社會效應。貪官之流大約就是「地位」的獲得有瑕疵，地位的作用有瑕疵，地位的衡量監督有瑕疵，地位的管理有瑕疵，而產生的讓社會民眾「忿怒」的「惡權勢」群體。獲得地位就該感恩社會，感恩社會就必須努力回報社會，努力服務於社會，就少了私心雜念，就少了貪欲，少了強權，少了民憤。這樣國泰民安才能真實體現，才是「地位」應該發揮的社會作用，民眾沒有怨言就是對「地位」的肯定，社會安定團結才能有保障。

　　挫折是每個人一生都會經歷的情境，雖然挫折因人而異，但就個體而言，無論什麼挫折產生的影響之意義基本相同。諺語「失敗是成功之母」，挫折是繼續努力的動力，當然除非挫折將意志完全消磨掉了。挫折在大多數人會總結經驗，繼續努力最終獲得成功，從此意義言，應該感恩挫折。沒有挫折的人生幾乎沒有什麼樂趣可言，正是因為挫折才使得人生變得豐富多彩。在佛家，挫折是宿世惡因的報應，所以是不可避免的，因為宿世的惡業積重如山，所以惡業的果報挫折就成為必然。要避免挫折，今生惟有修身養性，減少惡業的消極作用，才可能順利暢達。

屈辱有委屈有被羞辱之義，人生委屈之事多不勝數。委屈能使人們變得堅強，使人們懂得愛護和保護自己，受辱促使人們應該不斷完善，如此對於屈辱應該感恩。比如貧窮被有錢人譏諷的屈辱，「窮則思變」；比如卑下被有威勢的人屈辱，「韓信胯下之辱」就是範例。韓信很小的時候就失去了雙親，靠釣魚賣錢維持生計，常受到一位洗布老婦人的周濟，但也屢屢遭到周圍人的歧視。一次，一群惡少當眾羞辱韓信。其中一個屠夫對韓信說：你雖然長得高大，舞槍弄劍，其實你膽小如鼠。你敢用你的配劍來刺我嗎？如果不敢，就從我的褲襠下鑽過去。韓信自知雙拳難敵四手，於是，他便當著許多圍觀人的面，從那個屠夫的褲襠下鑽了過去。韓信發達之後，找到那個屠夫，屠夫很害怕，以為韓信要殺他報仇，沒想到韓信卻善待屠夫，並對屠夫說，沒有當年的「胯下之辱」就沒有今天的韓信。生活中很多屈辱來自於人們自身的言行思之不妥、不善，所以是「自取其辱」。「人貴有自知之明」便是讓我們明白自己的短處，這樣才能避免「自取其辱」。使別人蒙受屈辱遲早也會被別人屈辱，所以有言「尊人尊自己」，因為自身品德、學識乏匱、人格不完善而招致的屈辱，就應該通過努力完善才能避免。屈辱他人是缺乏善心的表現，沒有善心遲早會有惡報。在修行人明白菩薩行是利益眾生之行，故能忍辱負重。

親人故世是遲早的事情，「人生百年，必有一死」。所以當面臨親人離世，應該節哀順變並應該感恩。壽命夭折是果報使然，如果沒有修身養性，沒有守護十善道，自然「回天乏術」。對於長期臥病在床的親人也許早點離世並非壞事，是痛苦的解脫，任誰也不願意自己的親人天天在眼前被病痛困擾，而且畢竟「久病無孝子」，所以重病者離世時家屬應該感恩，同時無論何種情形，死亡讓人們明白「世事無常」而倍加珍惜。

有了孩子該感恩，因為從此有了許多新的快樂，感恩將承擔新的

家庭責任、社會責任。孩子會帶來這樣那樣的問題，使人們「痛」並快樂著。伴隨著孩子的成長、成人都會帶來無數的煩惱和擔憂，正是這些煩惱讓人們獲得經驗，從而傳授給下一代，把文明繼承和發揚下去。從出生到老死，任何事情都應該感恩！感恩並圖報就會世間完滿！

六　人類與「鬼神」友好相處

　　神鬼存在嘛？至少這個問題很困擾現代人類，緣許多人無法用現代知見所解釋的現象都關係到「鬼神」的存在。人類的愚痴在於居住在地球上便以為是地球的主宰，發射了宇宙飛船便以為可以統駕宇宙。其實就物質生命鏈的關係而言，儘管人類居於最頂端，設若生命鏈的任何一個環節斷裂，人類將不復存在。

　　人類是否已經認識到自身的生存，必須依賴這個星球上全部其他生命體？人類是否必要，重新審視自身的世界觀和生命觀？人類能否將自己，從現代科學所造成的惡果──環境汙染、臭氧層破壞、海洋汙染、土地沙漠化等等一系列災難中，拯救出來？

　　至少就目前的認知水平，人類還遠遠不能解脫困厄，設若世界觀和行為方式不發生徹底轉變，人類的未來不是未知數而是毀滅！

　　人類歷史上最偉大的智慧者釋迦牟尼，於兩千五百多年前為尋求人生真諦與生死解脫，毅然捨棄王位，出家修道，曾於雪山六年苦修，以至「身形消瘦，有若枯木」。釋迦牟尼認識到，苦修不是通往解脫的正確道路，決定放棄。由於苦行太甚，以至於虛弱昏倒在尼連禪河邊。適逢一位牧女見世尊虛弱不堪，便獻乳糜供養。世尊食後體力有所恢復，於是下河洗浴完畢，來到岸邊一棵菩提樹下，鋪吉祥草為座，發誓「若不證無上菩提，寧可碎身不起於座」！經過七天七夜的三密禪觀，釋迦牟尼終於豁然大悟，認識了人生痛苦的原因以及滅

除痛苦的方法等真諦，得到對宇宙人生真實的徹底證悟。

宇宙真諦亙古常爾，世尊證道了，並非世尊創道了！

在釋迦成道之時，四魔來擾，世尊以指掌按地，從地湧出無量菩薩為釋迦作證。《佛本行集經卷第二十九—魔怖菩薩品》云：

> 我身終不起於此處。魔王波旬，如是次第，我等當觀，是誰勇猛誓願力強？有能在先成就此願，或我或魔及汝軍眾。若我福業善根力強，我應成此誓願不虛。是時菩薩向魔波旬，而說偈言：「汝昔施一無遮僧，今得如是大威權；我於無量億僧祇，為諸眾生種種施。」
>
> 爾時魔王波旬復向菩薩，而說偈言：「我昔祭祀無遮會，汝今驗我既非虛；汝若干劫布施行，誰信此言欲降我。」
>
> 魔王波旬，說此偈已。是時菩薩，不畏不驚，不怯不弱，專注不亂，以柔軟心，捨諸恐怖，身毛和靡，視瞬安庠。伸其右手，指甲紅色，猶如赤銅，兼以種種諸相莊嚴具足。無量千萬億劫，諸行功德善根所生，舉手摩頭。手摩頭已，復摩腳趺。摩腳趺已，以慈湣心，猶如龍王，欲視舉頭。既舉頭已，善觀魔眾。觀魔眾已，以千萬種功德右手指於大地，而說偈言：「此地能生一切物，無有相為平等行；此證明我終不虛，唯願現前真實說。」
>
> 爾時菩薩，手指此地，作是言已，是時此地所負地神。以諸珍寶，而自莊挍，所謂上妙天冠耳璫手鎖臂釧及指環等，種種瓔珞莊嚴於身，復以種種香華，滿盛七寶瓶內，兩手捧持。去菩薩坐，不近不遠。從於地下，忽然湧出，示現半身，曲躬恭敬向於菩薩，白菩薩言：「最大丈夫，我證明汝，我知於汝，往昔世時，千億萬劫，施無遮會。」作是語已，是時其地遍及三

千大千世界，六種震動，作大音聲，猶如打於摩伽陀國銅鐘之聲震遍吼等。如前所說，具十八相。

爾時彼魔一切軍眾及魔波旬，如是集聚，皆悉退散，勢屈不如，各各奔逃，破其陣場，自然恐怖，不能安心，失腳東西南北馳走。當是之時，或復白象頓躓而倒，或馬乏臥，或車腳折，狼藉縱橫，或軍迷荒不能搖動，或復弩槊弓箭長刀絹索劍輪三叉戟翼小斧鉞鈇，從於手中自然落地。又復種種牢固鎧甲，自碎摧壞去離於身，如是四方爭競藏竄，或覆其面，踣地而眠，或仰倒地，乍左乍右，宛轉屍移，或走投山，或入地穴，或有倚樹，或入暗林，或有回心歸依菩薩，請乞救護養育於我。其有依倚於菩薩者，不失本心。時其波旬，聞大地聲，心大恐怖，悶絕躄地，不知東西於上空中，唯聞是聲：「打某撮某，捉某斫某，殺某斷某。黑暗之行，悉令滅盡，莫放波旬。」

世尊證悟宇宙至極真理，洞悉宇宙精神能量之關契，運用精神能量可以攝伏任何精神生命體，於是乎一切鬼神悉皆臣服，並令物質世界引起相動。

四魔，通指惱害眾生而奪其身命或慧命的四種魔障，即煩惱魔、蘊魔、死魔、天子魔。煩惱魔，指惱害眾生身心的貪、瞋、痴等煩惱；蘊魔，指起種種障害而構成眾生生命的色受想行識五蘊，又作陰魔、五蘊魔、陰界入魔等；死魔，指能斷眾生命根的魔——鬼神。他化自在天子魔即欲界第六天的魔王及其眷屬，以其憎嫉賢聖的無漏法，作出種種擾亂，妨害眾生行善事，令無法成就出世間善根，又作天魔、天子魔。

《大方等大集經》卷九云：若能觀法如幻相者，是人則能破壞陰魔。若見諸法悉是空相，是人則能壞煩惱魔。若見諸法不生不滅，是

人則能破壞死魔。若除憍慢,則壞天魔。復次,善男子,若知「苦」者能壞陰魔,若遠離「集」破煩惱魔,若證「滅」者則壞死魔,若修「道」者則壞天魔。

天臺鼻祖智顗大師在《修習止觀坐禪法要》中,將四魔的第四種稱為鬼神魔,並將其分為精魅、堆剔鬼、魔惱三種。

從物質與精神的哲學關係,邏輯上可以推論神鬼之「存在」。自然常識中,物質界的一切有情以生物鏈的形式存在,在這個生物鏈的最頂端如今是人類。如果明白物質與精神是一對矛盾統一體,那麼在「虛界——精神界」中的有情存在方式也有「精神生命體鏈」形式,該精神生命鏈的最頂端就是如來。而「虛實本來一合相」,所以這種區分理解只能是文字相上的理解,實質上渾然一體猶如水乳交融不可分割。在與物質宇宙對應的「精神宇宙」中,存在的有情就是通常所言的孤魂野鬼、地獄、散仙、諸天、修羅、二果聖人、菩薩、佛。

佛法中對於「三界六道」的描述,就是物質生命鏈與精神生命鏈的最佳寫照。

欲界,即具有淫欲、情欲、色欲、食欲等有情所居之世界。上自第六他化自在天,中包括人界之四大洲,下至無間地獄等二十處,因男女參居,多諸染欲,故稱欲界。按照六道劃分,人、畜、修羅、餓鬼、地獄皆屬之。

色界,色為變礙之義或示現之義(通俗理解即物質),乃遠離欲界淫、食二欲,而仍具有清淨色質等有情所居之世界。此界在欲界之上,無有欲染,亦無女形,其眾生皆由化生。其宮殿高大,系由色之化生,一切均殊妙精好。以其尚有色質,故稱色界。此界依禪定之深淺粗妙而分四級,從初禪梵天,終至阿迦尼吒天,凡有十八天,故為六道之天道。

無色界,唯有受、想、行、識四心,而無物質之有情所住之世

界。此界無一物質之物，亦無身體、宮殿、國土，唯以心識住於深妙之禪定，故稱無色界。此界在色界之上，共有四天（空無邊處天、識無邊處天、無所有處天、非想非非想處天），又稱四無色、四空處，可以體解為脫離六道之涅槃境。

如果不清楚「物質精神一合相」的全息哲學意義，要體悟「三界」之真實理趣則非常困難。三界，全息體解即是物質生命與精神生命所處之「一合相」虛實時空，六道有情處於欲界和色界之中，脫離六道的菩薩、佛則在無色界。無色界之四天，前三天因緣果尚未斷盡可以視為有餘涅槃，為菩薩階位。後一天斷盡因緣果可以視為無餘涅槃，為佛國。至於四天名相中「無邊」一詞，智慧不究竟。

就末學自己的親身體會才明白「鬼神」之力量「很猛、很暴力」。在學佛之後，讀佛經看到經中「鬼神」之描述還是有些將信將疑，畢竟大學的專業是屬於自然科學的「醫學」，只有在和看不見、摸不著的「神鬼」打過交道才明白它們的真實「存在」。這個時候才明白世尊成道時「四魔」來擾非神話故事。於是乎要應對，本可以修「誅殺法」，然心念一起「一切有情皆可成佛」，神鬼也屬有情，如何能誅殺之？豈能以「小人之心」度「神鬼」之腹？更念「閻王好請，小鬼難纏」，於是乎便為神鬼做三皈依，講佛法，解釋四無量行，講六度，並迴向所修功德，才得以安然渡過「鬼神關」。

人類的眼睛體察不到紫外線、紅外線，耳朵不可覺知超聲波、次聲波，然它們真實存在。人類的感知畢竟極為有限，以為「沒有看見、沒有聽到、沒有觸摸著」，就認為「不存在」則會大錯特錯。

鬼神的「存在」，正好說明了精神現象的「不可物質實證性」。好比經絡，沒有物質實證的證據表明其存在，但卻存在調理人類身體機能的物質化作用。

故而老祖宗曰「舉頭三尺有神明」，「人在做，天在看」誠不我欺！

如何「證明」有神鬼？這個問題在無神論者會首先發難，因為現代人接受的教育是偏頗的物質實證主義哲學觀，割裂了物質精神的辯證關係中「相互影響、相互轉化」的部分，故而很多人不相信有神鬼。

既然物質和精神是一對矛盾統一體，那麼對於真理的追求探索就應該包含物質和精神，如果把「科學」狹義地定義在「經驗的基礎上累積起來的知識並提升出來的理論」那就完全背離了探索真理的本來目的。研究物質必然有相關理論即現代科學，那麼研究精神呢？也用實證主義的現代科學理論？精神現象可以實證嘛？精神現象是人類心靈感知的範疇，比如昨天晚間做了一個夢，能否用現代科學物質實證主義的手段再重複這個夢？

人的一生可能會做數次內容相同的夢，但在「可觀察、可操作、可測量、可重複」實證主義的模式下，重演夢境根本不可能，換言之精神現象不能用物質手段來證明。那麼責問「證明鬼神」，就已經犯了哲學邏輯幼稚病。

曾經有個居士問到類似的問題，末學反問：「你有沒有做過噩夢？」她回答：「有過一個惡鬼的夢，給我嚇得醒過來不敢睡覺了。」自己的智覺已經證實了「神鬼」，還要別人證明豈非畫蛇添足？

夢是什麼？毫無疑問是人類精神活動的現象。現代人動輒引述的就是佛洛依德、榮格、馬斯洛等人的理論來闡釋夢，其實和佛法相比這些理論幼稚得可憐。

依照佛法的宇宙全息哲學觀，精神現象是一切物質現象活動的映射，故而末學總結為「夢是已經發生的，比如昨天、去年、前生等事件、正在發生的當下事件、將要發生的比如明天、明年、來生事件的精神信息全息表達。」故而有些夢是關乎過往的事件，有些夢是當下事件「日有所思，夜有所夢」，有些夢則是預兆將來事件。

《金剛經》云：「所謂世界是一合相，即非一合相，是名一合相，而凡夫之人貪著其事。」此處「一合相」即是「物質、精神一合

相」，現代物理學理論中，多維空間的理論假設都是撇開了精神研究宇宙和生命現象，故而是幼稚的。物質宇宙與精神宇宙乃一合相，亦即物質生命體和精神生命體處於一合相的時空體系。比方陸地、海洋、天空存在於同一時空體系，但水中生物、陸地生物、空中生物，各自生活無礙，或許在地水空各類生物的知覺裡，它種境界不可知。如魚不可知陸、人不可知空、鳥不可知水，儘管各類生物可以瞬間游曳於他類生物的生活空間，但畢竟是暫時的。生活中，人們偶爾「經驗」到的「幻視、幻聽」等所謂「幻覺」，就是物質生命體對於精神生命體的瞬間「感知」，並非是幻覺，如人、鳥暫入水中，魚兒暫躍空中所感知到的屬同樣道理。

精神病在醫學上沒有可以令人信服的發病機理，而且具有「家族性」。如果按照佛法的全息哲學觀解釋，精神病乃緣於人類過往的生活中身口意三業曾經「誹謗」過「高級精神生命體——誹謗三寶、誹謗賢聖、誹謗恩親」所產生的惡果，觀察下十年動亂時砸寺院、毀佛像、燒佛經的那些人的晚年，似乎結論就已經明瞭。精神病的家族性，正好說明靈魂投胎的「物以類聚，人以群分」現象。父母只是遺傳給了子女物質生命，精神生命是「因緣」契合的靈魂「投胎」而來。

物質生命體和不可觀察的精神生命體共存於「一合相」的虛實宇宙時空中。當人們來到一個荒涼、淒厲、殘敗的地方比如曾經的亂墳崗，便禁不住會「毛骨悚然」，如果沒有神鬼，何來恐懼？恐懼是人類靈魂或曰精神對於精神生命體的「感知」，然緣於對精神生命體的不可知才導致機體生理反應表現出「恐懼」。神鬼是什麼？神鬼是精神生命體。

一提到精神，人類很會自以為是地以為只有人類才具有精神活動。其實不然，從哲學的基本觀知道一切物質悉皆與精神對應，故而一切生命體無論物質生命體抑或精神生命體都具有精神活動。現代科

學觀的偏頗之處就是試圖「證實」精神性的存在，精神性是不可物質實證但卻可以被一切生命體感應和接受。由此便有相應與不相應，換言之「合氣」與「不合氣」。精神病人的「幻視、幻聽」等幻覺就是其機體與內外環境中它種生命體精神「不合氣」的表現。

《金剛經》中關於生命有「四種」之說，即「胎生、卵生、濕生、化生」。「化生」便是本文所言的「精神生命體」。依照「六道」理論，天、修羅、地獄、餓鬼和畜生中的龍都是化生，故而是精神生命體，惟有人和其餘畜生是物質、精神共存的生命體。

生活中之口頭禪「物以類聚，人以群分」說明的就是「同質相容性」，這是生物學界表象上普遍存在的現象。那麼人類的精神必然能與它種生命體進行交流，人類的物質生命也必然能與其餘物質生命體交流，這裡的物質生命體不僅僅是含靈生命還包括五行之全部，即土、木、水、火、金。故而莫以為土地是「無知無識」的，也莫以為「石頭、山川、河流、雲雨、季風」等是「無知無識」的。傳統道家思想的「與五行合氣」之修煉，就是這種理念的實踐。

從這個層面可以更好地理解「和氣生財、合氣臻祥」的意義。「合氣」是物質、精神的積極正向的相互交流作用，反之「不合氣」則是消極負向的交流作用。明白這個道理，人類機體的健康、病患，環境的和諧、季節的順勢、風雨的順調、物擇天華等理趣就昭然若揭。

與天不合氣能得天時？與地不合氣能得地利？與人不合氣能得助道？與神鬼不合氣能夜眠安穩無有災橫？不合氣，一切悉皆不會順遂。不得天時、地利、人和，欲事業有成功名有望真可謂「畫餅充饑」了。如何與神鬼「合氣和睦」？按照佛法真如理趣理解，神鬼乃流落六道的非人精神生命體。

環繞太陽的九大行星，各個因為自己的緣力運行於獨特的軌道上，流落六道的眾生則是依據各自的業力。地球衛星軌道的高低，就

能很形象地說明輪迴軌跡，衛星是根據發射設計的動量大小處於不同的空間高度。六道眾生的分類亦是根據各自罪孽、功德，而輪轉於地獄、餓鬼、畜生、修羅、天、人。

人類的糾紛實質都緣於「利益分配」的不均，這裡「利益」包羅萬象，有物質利益如財富、資源，亦有精神利益如名譽、地位、愛情、權利等。故而要人類和睦相處，「利益均分」才能實現。同理與神鬼的「合氣」也是將自身「功德」利益分配於它們才能達到，這正是《施餓鬼》法的基本哲學科學觀。雖然表面看來這種觀點是「平均主義」，然正深層次體現了一切有情「佛性平等」的要旨。

為何要施餓鬼？為了「合氣」！天地之至道乃是「合氣」，天時、地利、人和、人神相安都體現的是「合氣」，季節的變遷、季候的調適、星轉斗移的有序亦是「合氣」。欲成佛，就必須與如來「合氣」，換言之與十法界全息合氣，故而言行思都應該依法如軌。

人類機體的病患無論生理性的抑或心理性的都是「不合氣」的表徵，人生的挫折、磨難也是「不合氣」的經驗，天災人禍的發生都是「不合氣」的結果。與神鬼「合氣」，便會減少來自於神鬼的「不利益」，如減少精神病的發生、噩夢的顯現、精神和神經系統的紊亂、蹉跎、磨難、非橫等。

依照佛法的全息哲學觀，人類在六道中輪迴之時曾經和一切有情產生過善惡「摩擦」，故而有所謂「怨親債主」，「施餓鬼」就是將曾經「摩擦」的消極作用消弭的作法。消除了「摩擦、怨恨」便得「合氣」，合氣才能和睦相處，才能人神共安，才能減少天災人禍，才能降低生理性、精神性疾患，才能事業順遂生活如意。

世間的一切功名利祿，根基是前世積累的福德薄厚。設若福德薄罪孽重（不合氣程度嚴重），故而欲求功名利祿，《施餓鬼》就是必備行法。在精神生命鏈中，餓鬼、地獄有情處於最低處，設若精神生命

鏈的基礎崩潰，精神生命鏈亦將不復存在。好比高樓大廈，地基不堅牢大廈必然傾覆。「一切有情為根莖枝葉，菩薩佛為花果」，設若沒有根莖枝葉何來花果？故而在佛法實踐中，《施餓鬼》法亦即《焰口》或曰《施食》是不可或缺的。

為餓鬼做「三皈依」是打開滅罪生善的契機，以便餓鬼與「佛菩薩合氣」從而免脫罪孽，生善道中。

如何供養三寶？供養三寶，首先是供養如來，如來是天人師兩足尊，他老人家並不缺乏任何一個有情的供養，好比富貴之人不需要來自他人的施捨。供養如來，是體現我們作為佛弟子的虔誠、恭敬和莊嚴。「貧女一燈勝卻富者千盞」，佛陀開示貧女是用全部的赤誠供養，對於她來說一盞燈的酥油是她全部的財產，也是她全部的虔敬，而對於富者而言，即便他供養了千盞酥油燈，然僅僅是其財富的極少部分，換言之其虔敬的一部分，十足虔誠是供養的根本。如果大家能夠理解伊朗大地震時一個母親為了救被卡車壓著的孩子，抬起了傾倒的大卡車，就不難理解信心的精神力量了。

在佛乘密法中更提倡平等供養，因世間一切無非清淨法身毗盧遮那如來隨類化現而已。供養如來當以身口意供養，「我淨此身離諸垢，奉獻三世諸如來」，念念有佛、念念慈悲心、菩提心相續乃意供養，行行不離六度萬行乃身供養，言辭契合真如智慧乃口供養。

供養法，就是供養三藏，供養智慧真如，因一切有情本具如來智慧藏，實質就是自我供養，然有情本具智藏，不曾開顯則多表現愚痴貪瞋，故法供養則須以廣讀佛經開顯智慧為首要。每日的讀經打坐修法都是法供養，換言之法供養是自性如來和法藏如來的互動交流，故而在法會中要極盡莊嚴恭敬，兒戲不得！

供養僧，僧是行世佛陀，換言之佛陀涅槃後的代言人。供養僧是為自己培植福田，或許有「獅子身中蟲」，但凡身著袈裟就是福田，就應該供養尊重。

第四章
全息養生踐行

一　呼吸法

　　《莊子‧刻意》云：「吹呴呼吸，吐故納新。熊經鳥申，為壽而已矣。」呼吸，是人體與外環境進行信息能量交流的最基本最不可缺的方式，一旦我們停止呼吸，也就意味著生命的終結，故呼吸不可謂不重要。佛家修行要調息，道家修行要吐納，都是重視呼吸之行法。呼吸關乎生死，而生死事大，故而呼吸對於我們來言非常重要。

　　問題是誰人不會呼吸？其實我們絕大多數人不會呼吸地呼吸著。我們如何呼吸？

　　「凝神靜氣」，通俗點講就是沒有心浮氣躁、心猿意馬的身心狀態。在儒家可比之「慎獨」——類似於「無欲品自高」的修身養性狀態，在道家比之「服食煉氣」——精、氣、神的專一強化狀態，在佛家比之「禪定」或者「三昧耶」的初機——調息、觀心之三密相應。

　　有情可根據自己的黃老喜好或者儒家的「修身齊家平國治天下」經典，進行系統訓練，西方兩大宗教的有情可以通過「懺悔、禮拜」行法，必然可以逐漸做到「凝神靜氣」。

　　儒家的核心思想，仁義禮智信、溫良恭儉讓；道家的核心思想，遵道守德、無為而治；佛家的核心思想，色空不二、福慧雙修。無論是尊崇什麼哲學思想，都是「以人為本」，落實到人體身心，不外乎生理、心理的健康維護即養生，借用傳統中醫的哲學思想就是關係到「經絡氣血、陰陽五行」的平衡。

在佛乘密法的修行有各種「觀」門——由阿奢黎傳授指導的「阿字觀」、「月輪觀」、「四無量觀」、禪觀、數息、九節佛風等等，也包括「意念運行周身經絡氣血法」，都是「凝神靜氣」法門。

從全息養生的角度言，凝神靜氣，就是身心「場能的聚焦」，惟有如此才可激發細胞潛能以便修復受損的機能，同時逐漸打開藏識引發智慧更利於「場能」的提升，「場能」增強，更宜於「合氣」天地萬有，就是身心健康、愉悅的提升！

（一）數息法

梵文，作阿那般那觀或安般守意，意譯作念入出息、念無所起、息念觀、持息念，簡稱安般、數息。在佛家，數息法是入定的基本功。於養生中，其意義也非常重要。

放鬆身體，可以端坐（跏趺坐，可以半跏趺坐亦可跏趺坐）、跪坐（正坐——雙腳面貼地，屁股坐在腳後跟上，身體端直放鬆）或者平躺（對於年齡大、身體虛弱者）。一呼一吸為一；再一呼一吸為二，數到十，再次循環，也可以連續數。依次漸進，直到心靜神寧。紛亂的念頭不再，身心穩若磐石，漸漸感覺身心場不斷擴大，直至與環宇一體。

端坐、跪坐時，自然挺胸抬頭（放鬆狀態，作左右無人想，這樣就不會有拘束感），雙手可以蓮花合掌、金剛合掌，也可結定印（右手安放左手上於臍下，大指頭互接）。閉目抿嘴以眼觀鼻，鼻觀心，以鼻呼吸開始數息。

呼吸中會有四種現象，即風、喘、氣、息。「風」指出入息有聲音；「喘」是出入息雖然無聲但不暢快；「氣」指出入息無聲、暢快但不夠微細；「息」即使出入息平穩相，既沒有聲音、通暢且很細綿綿，若有若無。前三者為不調，後者為正確呼吸相。

端坐、正坐時間稍久，可能會因為腿部血液循環受阻而出現不適或者腿腳疼痛，可以放鬆休息片刻，待腿腳及身體不再疼痛再重新開始或者下次再來。如果是平躺，可能在「息相」會睡著，那就順其自然。

　　數息法的練習不是一蹴而就的事情，需要持之以恆的信心和毅力。同時因為生活中各種情境的妨礙很難堅持，但是為了養生，就需要盡可能克服困難堅持下去。

（二）腹式呼吸法

　　腹式呼吸法是瑜伽修煉中最基礎的一種呼吸方法，通過收縮、擴展腹部以減少胸腔的運動來完成，即讓橫膈膜上下移動。吸氣時橫膈膜會下降，把腹腔臟器擠到下方，因此肚子會膨脹，而非胸部膨脹。吐氣時橫膈膜將會比平常上升，故可以進行深度呼吸，吐出較多易停滯在肺底部的二氧化碳。

一、能夠增加橫膈肌的活動範圍，而膈肌的運動直接影響肺的通氣量；

二、擴大肺活量，改善心肺功能。能使胸廓得到最大限度的擴張，使肺下部的肺泡得以伸縮，讓更多的氧氣進入肺部，改善心肺功能；

三、可以改善腹部臟器的功能。它能改善脾胃功能，有利於舒肝利膽、通過降腹壓而降血壓等等；

四、強化經絡氣血運行並起到安神益智的作用。

　　採取仰臥或舒適的坐姿，放鬆全身，先自然呼吸，然後吸氣，最大限度地向外擴張腹部，使腹部鼓起，胸部保持不動。腹部自然凹進，向內朝脊柱方向收，胸部保持不動。最大限度地向內收縮腹部，把所有廢氣從肺部呼出去，這樣做時，橫膈膜自然而然地升起。循環

往復，保持每一次呼吸的節奏一致，細心體會腹部的一起一落。

無論是吸還是呼都要儘量達到「極限」量，即吸到不能再吸，呼到不能再呼為度，如果每口氣直達下丹田則更好。

腹式深呼吸簡單易學，站、立、坐、臥皆可，隨時可行，但以躺在床上為好。仰臥於床上，鬆開腰帶，放鬆肢體，思想集中，排除雜念，也可說是進入氣功態。由鼻慢慢吸氣，鼓起肚子，每口氣堅持十至十五秒鐘，再徐徐呼出，每分鐘呼吸四次。

腹式呼吸，呼吸要深長而緩慢，用鼻吸氣用口呼氣，一呼一吸掌握在十五秒鐘左右，即深吸氣（鼓起肚子）三至五秒，屏息一秒，然後慢呼氣（回縮肚子）三至五秒，屏息一秒，每次五至十五分鐘，做三十分鐘最好。體質好的人，屏息時間可延長，呼吸節奏儘量放慢加深。身體差的人，可以不屏息，但氣要吸足。每天練習一至二次，坐式、臥式、走式、跑式皆可，練到微熱微汗即可。腹部儘量做到鼓起縮回五十至一百次。呼吸過程中如有口津溢出，可徐徐下咽。

腹式呼吸結合佛經、真言念誦、手印結持、觀想，運布丹田氣周流全身，可以貫通全身經脈氣血運行，從而起到調整身心的作用。在中醫實踐中，腹式呼吸被視為長壽法門之一。具體練習方法：

一、取仰臥或舒適的冥想坐姿，放鬆全身。

二、觀察自然呼吸一段時間。

三、右手放在腹部肚臍，左手放在胸部。

四、吸氣時，最大限度地向外擴張腹部，胸部保持不動。

五、呼氣時，最大限度地向內收縮腹部，胸部保持不動。

六、循環往復，保持每一次呼吸的節奏一致。細心體會腹部的一起一落。

七、經過一段時間的練習之後，就可以將手拿開，只是用意識關注呼吸過程即可。

在腹式呼吸自由習慣後，還可以逆向呼吸，即逆腹式呼吸。就是吸氣時，最大限度地向內收縮腹部，呼氣時，最大限度地向外擴張腹部，胸部保持不動。

(三) 九節佛風

出自瑜伽行法。瑜伽二字，梵文本義乃相應。在古印度由於印度教的源遠流長，在釋迦牟尼證悟佛法真理之前，印度的修行人中很多以四吠陀典為依據，吠陀意為「知識」屬古印度婆羅門教的早期文獻，包括《黎俱》、《夜柔》、《娑摩》和《阿闥婆》四部本集和《森林書》、《奧義書》、《法經》等。「吠陀」，是古印度宗教、哲學及文學之基礎。唐玄奘《大唐西域記·印度總述》記載：

> 四吠陀論：一曰壽，謂養生繕性；二曰祠，謂享祭祈禱；三曰平，謂禮儀、占卜、兵法、軍陣；四曰術，謂異能、伎數、禁咒、醫方。

四吠陀典中不乏瑜伽術之論述，故而瑜伽術從古迄今在印度大行其道，古印度哲人認為瑜伽與靈性開發關係密切。釋迦牟尼佛在做王子時也曾修習四吠陀典，在佛陀證道後教化流布佛法，雖然以前的很多所謂外道都皈依佛陀，然這些門人修煉瑜伽不曾中斷，所以說梵僧善瑜伽術者不乏其人。在佛乘密法中瑜伽術亦非常重要，然佛法中的瑜伽與現代流行的瑜伽雖然形似，然內容已經大相徑庭了，緣現代人尤其是瑜伽人已經將瑜伽的「三脈七輪」作為一種物質具象化的東西，好比現代人對於經絡的理解已經將之物質具象化而失去了其「靈性」的全息哲學意義。

漢傳密教中只有「瑜伽」及「相應布字輪」之理趣，未及深入。

而較後近七十年（780年前後）傳入西藏的密宗，涉及了三脈七輪的氣脈明點理論。氣脈明點理論對密法的修持的確有非常重要的意義，在此基礎上衍生的「九節佛風」呼吸法，對於身心健康確實很有脾益。

傳統中醫的經絡理論，與瑜伽術的三脈七輪有異曲同工之妙，雖然產生的哲學思想體系不同，但其精髓——全息精神信息意義相同。

人體三脈（印度瑜伽學派所認為的人體能量系統）：中脈，從海底輪（尾骶骨下端）開始，順人體的脊椎前向上直通入腦，到頂輪後，向前彎曲，直通兩眉之間眉心位置，所以瑜伽師認為眉心是各種宇宙能量進入人體的通道。通過修持，將中脈位於頂門處的通口打開，成為宇宙能量進入體內和人體神識出外人體的最佳通道。

從解剖學上講，中脈位於人體脊椎之前並上通入腦。中脈修持的作用使人體的脊椎和腦的功能得到鍛煉和提高（腦和脊椎是人體的神經系統，腦和脊椎管內的脊髓是人體的中樞神經，腦的表面附有十二對腦神經，脊髓兩側又連結三十一對脊髓神經，並分出內臟神經，三者構成人體的周圍神經系統）。

左右二脈通於人體的左右兩個鼻孔，上行入腦，夾中脈下行，至平等於臍下四指處的生法宮（前陰後陰的中間，生殖器和肛門的中間的三角形地帶）位置，與中脈會合。其中左脈為水脈，屬陰，所以以稱太陰脈；右脈為火脈，屬陽，以稱太陽脈。左右二脈位於脊椎前中脈的兩側。

人體三脈，管理人體的全部能量系統，通過瑜伽的修持，就可增強人體系統的功能。

七輪：由下而上，它們分別是：一、根輪（純真輪）二、腹輪（真知輪）三、臍輪（正道輪）四、心輪（仁愛輪）五、喉輪（大同輪）六、額輪（寬恕輪）七、頂輪（自覺輪）。

我們能假設瑜伽的「三脈七輪」為與經絡有相同或類似意義的人

體物質與精神的「臨界狀態」，如此一來依照瑜伽術修行的身心提升，就更容易被理解和接受（關於瑜伽的修煉請有經驗的瑜伽師指導）。

九節佛風法：由於密法是以瑜伽術、經絡氣血運行為基礎的修煉，故而古老瑜伽術中的呼吸法對於開發人體的潛能很有裨益。在三密相應的實踐中，結合這種呼吸法會起到很好的效果。

坐定（雙盤坐或單盤坐均可），手結定印，即兩手相合，手心向上，左手置於右手上，兩拇指相接（溝通左、右脈之氣）置於小腹前（臍輪與生殖輪之間）。先觀想自己全身透明如水晶琉璃般光亮，身中有三條直立平行的脈，就是中脈、左脈、右脈，如三根管子一樣；中脈在脊柱內，左脈貼近中脈左邊，右脈貼近在中脈右邊。中脈發自「海底輪」（肛門前二指，相當於會陰穴），直上抵頂輪（在頭頂心）會合，折而達於鼻腔，三脈在海底輪處交會。

調整好姿勢後，然後觀想你的對面有一大光明（白光）或是觀想「本尊」（即某尊佛像，如阿彌陀佛，觀世音菩薩等，因密宗的最重要是「我即是佛」）與修習者面對面，白光從本尊佛的鼻孔流出。

第一節：以左手無名指按左鼻孔，觀想白光隨吸氣進入你的右鼻孔，一入右脈就化為紅光，順右脈而下，繞到海底輪交匯處；再順左脈向上，隨即放下無名指，從左鼻孔呼出去，同時想像體內一切業障、疾苦、病氣皆化為黑氣而去。

第二節：以右手無名指按右鼻孔，觀想白光隨吸氣由左鼻孔進入，一入左脈就化為紅光，順著左脈而下，繞到海底輪交匯處；再順著右脈向上，隨即放下右手無名指，從右鼻孔呼出去，想像體內一切業障、疾苦、病氣皆隨黑氣排出。

第三節：觀想白光隨吸氣由左、右鼻孔同時進入，一入左、右脈就化為紅光，分別順左、右脈而下，至海底輪交匯處進入中脈，向上沖頂，如沖不上去，再折回海底輪，再順著左、右脈上行，由

左、右鼻孔呼出去。想像體內一切業障、疾苦、病病皆化成黑氣排出。隨著功力的加深，沿中脈上沖的紅光力量越來越大。

第四節：白光從左鼻孔進，紅光從右鼻孔出（即重複第二節）。

第五節：白光從右鼻孔進，紅光黑氣從左鼻孔出（即重複第一節）。

第六節：從兩鼻孔進，從兩鼻孔出（重複第三節）。

第七節：從兩鼻孔進，從兩鼻孔出（再重複練第三節）。

第八節：從右鼻孔進，從左鼻孔出（重複練第一節）。

第九節：從左鼻孔進，從右鼻孔出（重複練第二節）。

「九節佛風」實際上只有三節，其他六節是將次序顛倒、重複練，在於訓練學功者的意力和念力。本法通過九節的變換，使修習者專注於呼吸吐納，以阻止雜念的產生，把精神完全集中在九節佛風變化的「一念」之中，就是以一念破萬念。

觀想中的白光是「淨光」，變成紅光是在清潔、淨化體內的一切穢氣，然後化成黑氣呼出體外。這樣不斷地「納白吐黑」，久久修習，就能使自身化為清淨，與宇宙的「大光明」融合，有益於身體健康，袪病延年，並為以後的修煉打下基礎。

練「九節佛風」，最好能用意念控制左、右鼻孔的氣息出入，初學者做不到，才用無名指按鼻孔之法，因為手的動作大多，會影響入靜效果，用意念控制鼻孔出入息，開始不易做到，但久練就會容易。若能不用手按壓鼻孔，則打坐開始兩手便應結成「定印」，置於腹前，直到行功完畢。

「九節佛風」的要領是，呼吸要慢、細、長。慢——因為慢才能定心，才能自在，才能聚氣；細——細才能精細，才能輕逸，才能動靜隨意；長——長才能入靜，才能清靜，「定能生靜、靜能生慧」。

（四）健康愉悅呼吸法

如題本義，輕鬆愉悅地呼吸。數息法、腹式呼吸法及九節佛風法，對於學佛修行之人是基本功，但對於沒有學佛的有情就比較困難一些。對此，我們就用最簡單的觀想法呼吸。

當我們心裡有怨氣的時候，找個人傾吐發洩一下就會輕鬆，同理觀想呼吸之吐故納新也必然有此效果。遇到緊急情境人會驚慌失措，旁邊的人就會讓其冷靜並深呼吸，以便讓其情緒安靜下來，情緒安靜對於身心肯定是有好處的。

吐故納新，即觀念所呼出氣為病氣、忿怒、不悅，所吸入氣為健康、快樂、安寧、自在。放鬆身體，或坐或躺，觀想此前所碰到的各種不愉快、忿怒、觀想身心的疾患和不適，然後用力呼出「它們」，再深吸氣，觀想吸入的是純淨的、愉悅的、健康的氣息。如此反復，直到感覺身心比前適悅多了即可（一刻鐘左右）。

這種呼吸觀想法，基於堅定的觀想和念力。然世間一切皆有因果，無論是遭遇情境的不愉快還是身心患疾，欲鞏固「健康愉悅呼吸法」的效果，就必須在接下來的衣食住行中切實守護身口意，亦即堅守十善道。

（五）成就呼吸法

每個人都希望自己的願望變成現實，然並非所有人真能「心想事成」。何以故？願望是一種精神信念，成功則是物質化表現，「心想事成」就是精神轉化為物質。常識告訴我們要實現願望必須付出努力，所以現代人都是通過不斷勤勞奮鬥實現自己的願望，不努力而滿願幾乎不可能。即便理解到這個層面，其實還未及「心想事成」之真諦。

於全息哲學理論中，從哲學邏輯上詮釋了物質、精神相互轉化的「臨界系統」，那麼如果「臨界系統」足夠強大，就足以很迅速、容

易地實現物質、精神的轉化。佛家修行的「證悟空性」實質亦是擴容「臨界系統」，正是在「臨界系統」下，我們實現和佛菩薩、明王、聖者、鬼神的「相應」交流。

簡單詮釋，要心想事成就必須有足夠強大的精神信息場能，心念是一種精神信息能量，能與虛實宇宙精神信息能量發生「諧振」，必然會引起物質世界「相動」。所以要心想事成，就必須「念念相續，如如不動」落實慈悲喜捨四無量行，如此才會有足夠強大的精神信息能量場！

觀想呼出的是「努力、感恩、奉獻、慈愛」，吸入的是「順遂、吉祥、收穫、成功」。

財色名食睡是世人之所求，無可厚非。然「君子愛財取之以道」，且受因果關係的制約，並非人人皆可得滿所願。至少「不勞動者不得食」，要獲得利益就必須付出對價勞動或者等價利益。故而，呼吸亦是公平的，我們欲獲得呼入「成功」就必須呼出「付出」。在佛家、道家、儒家都有「懺悔、勸請、隨喜、禮贊、迴向」等內容，就是「付出」。

所以，「我」欲取得事業成就，我就必須向我的外環境「付出」對等代價，因而，身口意的十善行就至為重要。

二　禮敬法

禮敬法，顧名思義就是心懷恭敬，頂戴一切佛菩薩、先賢聖靈、護法神將及天地君親師。

晨起洗漱完畢，供香（心香亦可：心香乍熱，法界蒙薰，諸佛聖眾悉遙聞，處處結祥雲）並祝願：今日所行一切如意，今日所緣一切從善，今日所見一切吉祥，今日所為一切護德！發自內心的真誠祝

福，向身體內共生的微生物傳輸和衷共濟的平等理念，向外環境的有情——生命、鬼神釋放「合氣」的精神信息能量，如此便在我們身心外形成一「能量場」，心念愈虔誠場圍愈大，此誠佛乘密法「結界」之妙趣！「能量場」就是我們身心的「風水」，就是與外環境積極、正向信息能量交流的基礎，即「順風順水」的憑藉，誠我與一切有情身心全息養生的基礎！

敬畏天地、敬畏既往賢聖、頂戴父母、國王、師父，乃是世間秩序的基礎。有敬畏心，才會收攝虛妄的念頭、措辭自己的語言、謹慎自己的行為。《易經》「乾卦」九三爻云：「君子終日乾乾，夕惕若，厲，無咎。」表達的就是「小心敬慎」。

失去對於天地自然的敬畏，就忘恩了陽光、空氣、雨露、和風；失去對賢聖的敬畏，就變得張狂、魯莽、愚蠢；失去對於父母的頂戴孝順，就會禍害了社會的基本穩定架構——家庭；失去對於國王的頂戴感恩，就是否認自己現在狀況，屬於典型的「吃饅頭的傻子」了；失去對於師輩們的恭敬，「師道尊嚴」受到踐踏，教育就會倒退，文明就會隕落。

在佛家、道家、儒家，都有相應的禮敬賢聖儀軌。晨起喝第一口水（茶、咖啡）先頂戴禮敬然後感恩和讚美這養命之源，靜默片刻飲下！也許水本來不純淨，由於感恩和讚美的「精神信息能量」使之發生微妙變化，水便具備了正能量，於我們的身體便有了細微的積極影響。

吃飯、穿衣，等等亦然。持之以恆，膚色會益發光澤，身心會益發健康，智慧會漸漸開顯，福德益發穩固。積久，飲、食入口皆甘，無復味道厚薄之分，此正佛陀化緣之食入口皆生甘露，即使毒藥亦無復毒性的妙趣之一！佛乘密法三密相應之全息養生、慈悲轉相轉運真諦正在於此！

心中念動，神明已覺。起心動念，我們的身心就會釋放出與之相應的信息能量，如果是惡念能量性質消極，反之積極。

發露懺悔是為斷惡修善，斷盡惡念才能於思維、身分舉動、語言中正念正意正行，才是切實地改惡從善了。

迴向，是修法完成或者發願的善事，諸如放生、施惡鬼、濟貧等完成後，將所做功德「分配」給其他有情、非情的一種儀式，類似於公司年終分紅。其意義是將所積累的福德，分配給曾經在六道中的冤親債主，或者定向分配於某某有情，或者供養給諸佛菩薩、先賢聖靈等等。這就是利益共沾，世間的糾紛大多緣於利益的分配不均衡，如果分配均衡人們之間的矛盾就相對少了，人際關係就會得到改善。精神生命的世界亦然，因為我們與一切有情、非情共同生活於一個「虛、實時空體系」中，利益分配就意義重大。最常見的迴向偈是「願以此功德，普及於一切，我等與眾生，皆共成佛道」。

利益共享才能真正意義上實現有情、非情的「合氣」和睦。

我們的一生都是在愛與被愛中成長，這種愛包納父母、兄弟、姐妹、親朋好友、夫妻、戀人，同時還包括天地環宇、日月星辰對於人類及地球上一切物種的惠顧，更包含冥中先祖、神靈的蔭護。我們更應該感恩衣食住行中涉及的全部！對於天地萬有生起愛心、感恩心，方是全息養生的開始！

儘管「愛」無自性，然在靈魂流轉的這個階段，必然有愛，就必須學會感恩！

敬，為禮儀規範中所要求的恭敬態度，即心懷虔誠、謙卑地頂戴人事物；因為「敬」才有畏懼，即是「慎」——小心翼翼，慎獨慎微。《詩·大雅·抑》云：「敬慎威儀，維民之則。」即「恭敬小心地依奉莊嚴禮儀典範，可使百姓安守本分」，實則為「德」之培育，旨在萬民重德。

《詩・小旻》曰「戰戰兢兢，如臨深淵，如履薄冰。」即是敬慎態度的描寫，誠如《乾卦》九三爻辭：「君子終日乾乾，夕惕若，厲無咎」，即心存謹慎居安思危，可免災害。同樣《履卦》上九爻辭：「視履考祥，其旋元吉」即惟敬慎、考量周詳則無災殃。

《道德經》第六十四章：「……慎終如始，則無敗事」意思如果謹小慎微順應規律，則不會失敗。

《大智度論》第十卷云：

> 問曰：何以言汝當一心敬慎，娑婆世界中諸菩薩難及難勝？答曰：佛、辟支佛、阿羅漢一切諸賢聖，皆一心敬慎。魔若魔民，及內身結使，種種先世罪報，皆是賊；近此諸賊故，應一心敬慎。譬如入賊中行，不自慎護，為賊所得。以是故，言一心敬慎以游彼界。

此段經文中「敬慎」則是針對「魔及魔民」和「罪報」之賊，或言針對違緣情境。廣義延伸，則是個體對於外環境的人事物所應持的謹小慎微之態度。

依照佛乘密法的智慧理念，一切有情悉皆大日如來等流法身，只緣各自宿世三業之因果顯相有別，若執意「佛、魔、我、人」則悖平等性智之妙趣，故宜平等待之，所以必須全息禮敬。

如能「敬慎」則是「合氣」一切有情、非情之途，豈不能取得世間出世間養生利益，此即全息養生之昭然理趣！

三　大小周天運行法

（屬於祕傳故略）

四　觀想法

　　合氣觀：我與內外環境中的一切有情平等，我生活於大系統，和衷共濟就是大系統的基本要求，故而我必須與這一切和諧相處，我所需要全部能量來自內外環境，且與之成無限循環，互補互惠，能如此觀即是合氣觀。然因為夙業福德大小不同，故而於尊者就該愛戴，於上位就該恭敬，於智者就該恭順等等。

　　一合相觀：我與宇宙全息一體，內外環境中一切有情亦然，既然全息一體，在面臨利益之時就不該紛爭而應共享，面臨困境則應該齊心協力，同甘苦共患難。即使利益分配表面不公，也是和夙業所積累福德息息相關而不起不平等念，如此觀即是一合相觀。

　　光明觀：（屬於祕傳故略）

　　佛家修行有五停心觀法。如果心緒不寧或者心不靜可以數息觀，如果貪念太重可以作不淨觀，如果脾氣暴躁易怒可以作慈悲觀，若果缺少機靈智慧就作因緣觀，如果多災多難就作念佛觀。

　　數息觀如前所述，旨在靜心滌慮。

　　不淨觀：即觀想自己的身體，是一副臭皮囊，外表光堂內盛腐汙，現在年輕終會衰老，呼吸停止而死亡，腐爛成塵土，只剩下一堆白骨。不淨觀從身體顏色變化到腫脹潰爛，到屍腐蟲出，膿血滿地，到只剩一副白骨的過程。會觀之後漸漸明白一切生不帶來死不帶去，貪念漸漸熄滅，智慧漸漸開發。

　　慈悲觀：則是在充分體解真圓檯球規律的基礎上，明白全系統皆是我必須感恩報恩的，我的言行思當以慈悲喜捨待之，以無緣大慈、無緣大悲，見一切有情苦樂如同身受，漸漸性格柔和心慈手軟。

　　因緣觀：世間一切萬象都是「因」、「緣」、「果」，之因果關係規律的體現，五官所覺知皆是表象，不為表象所惑，久之則明晰一切人

事物深層次因果而智慧增加。

念佛觀（尊者觀、國王觀）：心念佛菩薩名號並作具象觀想，一切佛菩薩、賢聖皆是慈悲為懷，拔濟有情出離苦海，不捨慈悲，我亦將獲得救助，災難不復，直到心靜神寧周身舒泰。

五　正念法

生死念、因果念、當下念、不二念。

生死念，即深刻體悟成住壞空，不貪生不怕死，因為我們不知道明天和意外哪個先來，故做好當下，坦然、樂觀地生活。

因果念，世間一切顯現都是因果關係的表現，世間一切都有各自因果，我焉能以自以為是的標準對之指手畫腳，若然便是消極介入他人的因果而增加無盡煩惱。人類在很多時候自以為是，以為自己是正確的、高尚的、大義的、英雄的、公正的等等，殊不知我們看似錯誤的都是其自身因果的現化，既然是各自因果，如果我們用「偉光正」去衡量，本身就是錯誤的、愚痴的。

當下念，端正的念頭乃是依照真圓檯球規律，系統當中存在都是合理的，故而應該以感恩、供養、隨喜、讚嘆的姿態待之。或許有些有情會跳開時間線、大系統，舉些支末小節的疑問，然從連續態的時空來看，對於過往的、當下的遭遇，我們只能身懷感恩報恩的心態，即是那些曾經令人怒火朝天的歷史，我們最好是借鑑並期望不再發生。因為如果系統過往不曾出現「悲慘」事件，系統的當下就不是現實的當下而是「虛擬態」的理想狀態，「虛擬態」可以把握嗎？「虛擬態」中，我們存在嗎？再者一切都有各自因果，在不明因果看待分析事物時只會墮入迷惑和謬誤中。

比如岳飛和秦檜在歷史上是兩個極端人物，前者是愛國英雄後者

是奸詐狡猾小人等等。但當我們依照「真圓檯球規律」觀察，假設歷史上沒有秦檜這號人物，歷史走勢會如何呢？岳飛不被秦檜害死，南宋會不會滅亡？若南宋不滅或者更早或者延遲滅亡，就不會有蒙古人滅了建立大元朝，就不會有大明朝，就不會有大清朝，就不會有民國，就不會有新中國，就不會有我們當下所有人的出生……既然我們出生了，為何要對歷史憤憤不平地評頭品足，最好的態度應該是「借鑑」，至於「岳飛被秦檜所害」有他們自身的因果！

不二念，即物質精神互相轉化，或者色空不二，旨在「臨界系統」的強化訓練。

六　觀察法

就是我們的五官覺知，該如何智慧地運用。在體解正念法的基礎上，將慈悲喜捨貫徹落實到衣食住行中。

對於外環境的認知，是通過「眼耳鼻舌身」然後由「意」加以分析而得出的直觀結論。很多時候我們被「直觀結論」所左右，以為「真實不虛」，然「直觀結論」僅僅是表象，我們忘記了表象下的深層次「因果」。

因為我們並不清楚所觀察的人事物的因果，就不能隨意的以自己的「觀念」妄加評論，若然便是消極介入他人、事、物的「因果」。

「見山是山」，這是真實的表象；「見山不是山」乃是明白「山」的因果，它是如何形成的，是土地的「崛起」抑或海水的「退潮」等等，所明晰的並非「山」而是「山」的因果；「見山還是山」，不論因果如何，山還是山，其無自性，因緣得成。至此，則世間一切均可做「清淨、美妙觀」。

觀察法不是一蹴而就的，首先必須是觀念的轉變，而觀念最是根

深蒂固的。看見鮮花盛開，心情喜悅，當看見花謝凋零則心情開始鬱悶，就是將自己的價值觀強加在植物上，花開花落乃是自然規律，對於自然規律表現出的生老病死太過情感化，就是觀察法的誤區。或許有人問「那會不會冷酷無情」？自然規律「有情義」嗎？我們的「有情義」能改變生老病死不？如果不能改變，為何不順應之以感恩的心態待之？

眼見未必為實，耳聽未必為真。我們只有不斷開發智慧，就會帶著感恩心、慈悲心分析和判斷五官感覺，就不會被表象蒙蔽而有錯誤的言行思。故而，良性的言行思就是養生的基礎。

七　全息智慧行

全息養生，是降低欲念守護身心。身心得以守護，身體的生理機能、精神潛能都會得到極大提升，健康與幸福指數勢必提高。概括而言，全息智慧養生就是在守護三業十善的前提下，充分發揮人體本具的物質、精神潛能，以便生理、心理更健康適悅，即充分調動「內因」而達到養生的目的。碳原子雜亂無章排列是炭，稍微有序排列是石墨，完美高級排列是鑽石。全息養生的作用，就是將我們機體的物質、精神機能有序化排列，而排列的途徑便是「合氣」。

眼、耳、鼻、舌、身、意乃是為身心所服務，眼貪妙色、耳貪妙音、鼻貪妙香、舌貪妙味、身貪妙覺、意貪玄幽，都會生起身心執著，有執著則有煩惱，有煩惱則身心養生有虞。用感恩心觀、聞、嗅、嘗、觸，則所「格物」無不是妙色、妙聲、妙香、妙味、妙觸、妙思。釋迦牟尼世尊彼時化緣所得粗食乃至提婆達多所下毒食入口皆「化」為甘露滋味，實質乃「合氣」使然，精神轉化了物質。感恩、慈悲、六度之「合氣」可以轉化一切消極因素為積極因素。落實十善

道，培養感恩心。大處著眼，小處著手。

每個人對於環境中人事物的態度，都是通過其思維、語言和行為表達出來，亦即言、行、思是個體與外環境進行物質、精神信息能量交流的直接手段。善用手段，結果則善，濫用手段結果則惡。「作用力等於反作用力」，個體的言、行、思釋放什麼性質的信息，其身心便會接受同等性質的信息，正向積極者反饋得正向積極，負向消極者反饋得負向消極。身心健康的維護需要積極正向的信息反饋，這就需要我們向外釋放積極正向的信息。說易行難，如果做不到，身心健康出現問題就在所難免。

「哪個人前不說人，哪個人後人不說」，實質乃是個體思維和語言的「自輕自賤」。每個人的今生現狀，都是其宿世因業的果化。對於與己無關者的隨意評論、隨意琢磨、隨意行為，就是消極地介入別人的因果中，所有的八卦式唧唧歪歪都屬於此類，故而八卦者遲早成為別人非議的話題。循規蹈矩順道尊德，尚且會被別人說三道四，更何況有那麼多瑕疵。如果都能少議論他人，就會少了很多是非。議論一經傳播就完全會「以訛傳訛」，結果愈來愈消極。如果不想被他人無端議論，被非善意琢磨，被惡行對待，先從自己開始莫議論他人，莫惡心琢磨他人，莫惡行對待他人，就是全息養生。

修行和養生的最艱難處，就是約束自己的身、口、意。腦子裡教條主義充填，思維必然是機械主義的狹隘邏輯，語言便是近乎說教的無意義絮叨，行為則會如同盲人騎瞎馬。先祖教戒「兩耳不聞窗外事，一心只讀聖賢書」的真實旨趣，正是要我們守護好自己的身、口、意。缺乏智慧，多管別人的閒事、蜚短流長地議論他人，就會消極介入他人的因果中，結果便必然要承擔所「多事介入」的消極後果，顯然是不養生的。當我們深入聖賢教典，不斷獲取智慧，同時積累福德，或許有天就有能力積極正向地介入他人的因果了，其時便是養生的。

他人消極的身、口、意，作用於我們身心，其影響必然是消極不健康的。當我們守護身、口、意，就是為自己身心建立起一道保護屏障，緩衝和降低外來消極物質、精神信息能量的損害，養生莫不如此。

善心、善語、善行對待一切人事物，漸漸便會獲得良心、良語、良行的積極健康物質、精神信息能量回饋，也將會身心愈來愈健康愉悅。自我維護在肉體就是生理健康，在心靈即是精神的昇華和精神健康，在大系統就是「全息合氣」。

身心健康，在人類機體都有「自癒」機能，這是細胞和靈魂本具的潛能。一個淺顯的道理：我們的大腦能指揮機體動作、大腦思維、五官應對，理論上，我們的意念應該能指揮自己的五臟六腑，甚至能在細胞、分子水平上調動和提升機能以自我修復、完善各種機能。

今天人們越來越依靠所謂科學技術，因此大腦的思維已經被科學技術相關的理念占據，換言之世界觀已經被物質實證主義所左右。一切思維、語言和行為都受「知見」的驅使，保健和心理健康的應對措施也是如此，更多地依賴外在的力量來改變自身心的物質、精神狀態。

比如補充這個那個所謂「營養品」、「保健品」，學習這個那個「心靈雞湯」、「心靈指導」，反而完全忘記我們自身心本具肉體、精神健康的「自癒」機能。忘記就會退步，此誠「用進廢退」也，本具的能力被塵封，只有不斷依賴外在的物質來保障所謂身心健康，功效是事倍功半乃至無效，誠「捨近求遠」之以遠水救近火也！

全息養生的全部身語意行，都是圍繞「開發機體細胞的自癒潛能」和「打開人類末那識、藏識的記憶」，調息、坐禪、三密相應的真言手印和觀想乃是將紛亂的思緒安靜下來靜心一處，與十法界全息合氣。

運用意念的力量在細胞分子水平，對身體的生理機能進行有秩序地「喚醒」，同時讓身體的細胞與身體內外的微生物之微生態平衡更

牢固、關係更「合氣」。這個過程不是可以隨便進行的，必須在智慧和慈悲的指導下，因為運用不慎可能如：「氣功熱」時很多不得要領的盲修瞎練導致很多人精神不正常，一個道理。

又比如「梵唄」——「唄」者歌曲，「梵」者古印度梵文，梵唄的唱誦就有讓身體的每個細胞產生「諧頻共振」的功效，加以正確智慧的意念，就有強身健體的作用。梵唄非今天流行歌曲似的佛唱，而是隋唐時代僧侶課誦時的聲明。

精神的健康與昇華，意味著和「共生靈魂」、外環境精神生命——鬼神等的「合氣、交流」。盲目自大的過分自尊就成為必然的障礙，慈悲心不具更會適得其反。如果我們自體靈魂與共生靈魂、或者與外環境精神生命的和諧平衡關係被打破，就會出現精神病的徵候。維護這種靈魂平衡關係的關鍵是「佛性平等」的全息慈悲心，任何不平等的意念都會使得靈魂間的和睦關係變得不和，因此在衣食住行中個體放下「自大、自私、過分的自尊、自卑……」都是十分必要的。

色（色彩、形狀）、聲（聲音）、香（香臭）、味（甜酸苦辣鹹）、觸（接觸）、法（方法），通過眼、耳、鼻、舌、身、意的感受而形成認知。全息智慧養生，也必然是通過調整眼耳鼻舌身意之「身心」感知狀態而採取最具建設性的語言、行為方式。

（一）心、眼的全息養生

人類以及動物的視覺除了受限於光波高低閾，還受時空的限制，所以人類看不到紅外線、紫外線，同時人類的視角大約一百八度而無法看見自己的耳朵和後腦勺。

人類的視覺真的就如此局限嗎？大約近乎百分百的有情答案是肯定的！僅有極個別的有情會持否定態度，因為他們有過「全息視覺」經歷。所謂全息視覺，就是不受時空和光波限制的視覺。

瀕臨死亡體驗的有情，可以覺知自己的靈魂脫離肉體，並能從每一個角度審視自己的肉體。同樣道家的「元神」出遊，也可以做到。前者是不得已，後者則是自主的。如此可以推論，人類具有全息聽覺、全息嗅覺、全息觸覺、全息味覺、全息意識等等。

　　佛家修行的觀想法，正是自主運心「物之內外」，即是正確運用「意識」觀察一切「緣起緣謝」，緣盡煩惱不生，亦無身心生滅。故而「觀」到般若境界，便能開發一切細胞本具潛能，同時證悟空性之不生不滅。

　　同理，人類可以開發自身的全息嗅覺、味覺、聽覺、觸覺、意識，乃至開發全息末那識、全息藏識、全息庵摩羅識。大乘佛教、佛乘密法的「觀行法」，正是全息感知的開發途徑，其義深邃悠遠！

　　眼睛的養生，涉及保護視力、保持眼睛適悅不疲勞，這方面有很多可具體操作的眼保健方法以選擇。全息養生中，眼的養生，除了生理學上的保健之外，更重要的是我們如何用「眼睛」認識世界，並調整我們身心更好地適應世界。全息養生的根本，是人類身心與整個內外環境的有情、非情和睦相處，也就是「合氣」。我們的眼睛怎麼看事物、看人、看動植物、看一切有情非情，就至為重要了。所見有所思，於是便有了分別、喜歡、厭惡等等情感活動，就無不關係到我們的身心健康。用慈悲、感恩的心眼看世界，則世界是美好的一切都會樂觀，反之則世界是令人厭惡的一切似乎都變得悲觀。

　　孩子剛出生，第一眼看這個世界的事物是好奇的，所以父母就要通過各種形狀、色彩的玩具讓孩子培養「眼力」，對於世界的認知自此開始，心眼的培訓、養生也就要在此過程中注重起來。在成年人，已經能夠認識外環境中的幾乎全部人事物，並且帶著經驗、感情來判斷，因此便在身心引起要麼漠然，要麼喜悅，要麼厭惡的情緒。比如同樣用「眼」看花，花朵在盛開和凋零時的情緒就完全不同，看見花

開心生喜悅，看見花萎心起愁緒。無論是喜悅或者冷漠或者愁緒，都會在我們的身體產生系統性影響，必然導致生理的、心理的積極抑或消極應對反應。

同樣是「看」，帶著感恩、欣賞、讚美的心態與帶著輕蔑、成見、挑剔的心態，產生的身心反應是截然不同的。對人，前者心生歡喜，後者心生不悅；對景，前者隨喜讚嘆，後者可能挑肥揀瘦；對動物，前者會讚美大自然的完美，後者則可能蔑視、討厭。如此等等，不一而足。

為什麼必須學會「感恩」地看？

「眼見為實」，其實我們看見的只是事物的表象，實質未必如此。因為任何表象的深層都有其根本的因果關係規律在起作用，因為我們不究竟其內在因果，通常便因「見」而定性、評判。

如果是積極地定性、評判似乎無可厚非，若是消極地定性、評判則會使我們產生厭惡或者喜悅的情緒，這便是「眼力」給我們帶來的困惑，從全息養生角度看則非養生。

俗話「眼不見心不亂」，並非讓我們視而不見或者熟視無睹，而是讓我們先冷靜地觀察其內在因果關係，明白一切發生的都是受其因果報應原理作用，我們如果貿然評價判斷，就會徒然讓自己增加煩惱。若我們之「見」因為「見性」便能坦然面對。「見性」則無煩惱，心無漣漪。

在六道輪迴中所結愛情因緣之今日果化，便有了在人群中看到某一人會生起「一見鍾情」的感覺，猶如宋代詞人辛棄疾的《青玉案‧元夕》：「眾裡尋他千百度，驀然回首，那人卻在，燈火闌珊處。」在瞬間有靈魂震顫而心生歡悅，從養生角度至少在瞬間是愉悅欣快的，然若不得結果則會鬱鬱寡歡，於身心不利。比之見獵心喜，則更積極一些，後者更多引起貪欲。因為貪心，身心機能便會高度緊張，言行

思則會有些急功近利，祥和安寧則不可期，養生遠矣！而這一切感情活動，都與夙世感情因緣息息相關，故而如果不深諳因緣果，許多時候的感情活動都欠缺養生。

當我們持有不斷完善自身心的目標，就會在人群中尋找榜樣，所謂「見賢思齊」，就是一種完善人格的合氣行為方式。生活在一個有秩序的大系統中，對於賢能的尊重會培養我們的恭敬心，對於天地君親師的恭敬心則是「合氣」一切有情、鬼神的得宜途徑。唯有君君臣臣父父子子，社會秩序才不會紊亂，社會安寧才得以維護，我們生活的大環境和諧寧靜了，養生才有外在保障。

夙世種植善因，今生才能為君為臣等等；夙世惡業深重，今生就必然貧困卑下，如此還會「寧折不彎」嗎？

見微知著，是帶著探索、究竟的心態，或者具有比較明顯的洞察力，能夠舉一反三，觀察全域。這種「眼力」是生活經驗的總結，非冒冒然而草率結論，於是可以邏輯明確地找到相應應對措施，屬於智慧的能力範疇，是一種對自己、對他人、對事件負責的態度，更是一種養生的方式。

當視覺出現審美疲勞，就是司空見慣。積極者深諳因緣不加評論，消極者則不以為然漠視或見怪不怪。因見而產生惰性，對於養生而言則非積極心態。因為沒有兩片相同的雪花，沒有兩片相同的樹葉，沒有兩顆相同的沙粒，正是這種差別才顯示大自然的完美。

當我們見慣了某種情境，稍加內省，知其因緣錯綜複雜，只是表象類似而已。如果因見慣而不究深層次因緣，漸漸便會麻木不仁，便是養生的疲態，非健康於身心。

無所畏懼於邪惡行為，當他人生命、財產或者公共財產受到侵犯而公力救濟不能及時應對，便會有「見義勇為」的自力救濟出現。見義勇為，是值得提倡的行為方式，因為這種救濟，能避免公力救濟不

及時發生的過渡損害。但此「見」應該適度，如果為救財物而喪失或者傷害到自己身命，則性命健康不保何談養生？故而見義勇為，應該是在不傷害自他健康性命的程度上進行，這才是一種全息的負責態度。

任何事物或者現象的發生都有其自身因果，見義勇為就是介入其他人事物的因果關係中，換言之要共同承擔其他人事物的因果。適度、積極的行為可取，過度、消極的行為不可取。

言語道斷中肯、洞察力明晰是為一針見血，指對人事物行為邏輯的準確判斷。缺乏必要的心智，顯然不可能做到，人云亦云更不可能一針見血。然這種明澈的洞察力，在人事物的行為無有大礙的情況下就顯得小題大做，會引起不必要的消極情境應對。全息健康的心態是適可而止，沒有必要使得人事物出現消極對立情境，這樣我人身心都可適悅，此正中庸之道之養生養心真諦。

見異思遷，從認識和發現新鮮事物美好的角度言似乎可取，但對於新的人事物的喜歡而拋棄舊的人事物就不可取。因緣法中，我們現今的現狀，乃緣於生活學習工作大系統中全部的人事物因素的影響，必須用感恩的心態珍惜和愛護，故而有「敝帚自珍」的成語。珍惜舊的人事物並非貪欲，而是他們曾經帶給我們成長進步，獲得經驗的各種境遇，故而用感恩報恩的身心態度對待，我們才能漸漸身心安寧。拋棄舊的人事物，心中會留下遺憾、失落，對於被拋棄的人事物則造成傷害，乃有「忘恩負義」之罵名。如此情境於自他身心皆不利益，養生無從談起。

如果是滿足對於新鮮事物的求知欲也未知可否，只是別因此而生起煩惱為佳。

見仁見智，是我們個體身心的特殊性、差異性，在對待同樣人事物時的不同應對反應。從因緣法的角度看，這是智慧型措施，好比真理是只蘋果，不同的人嘗它，因為個體味蕾細胞的差別，所以嘗出來

的感覺就有酸、澀、甜、木、淡等等。否則人云亦云的話，就落入教條主義窠臼，對教條者而言全息養生則無可能。設若因為自己非要力排大同而顯小異，可能會適得其反，貽笑大方，於養生無益。故而俗諺「是非皆因強出頭」，就是讓我們量力而行，自知自明。

見風使舵，是基於個體對於環境中人事物形勢的判斷，而選擇利於自己的一種行為方式。從自身角度言可以暫緩身心壓力有助於養生，然如果有背信棄義、牆頭草之嫌，則會背負上沉重的心理包袱，導致身心健康被損害。全息養生，不僅在於自己養生而且也應該滿足環境和其他人事物的養生，遵此大原則「見風使舵」無傷大雅。

見風是雨，是個體因為所見而展開聯想，屬於邏輯推斷。如果是理性的則是養生的，非理性的則是望文生義的主觀臆斷。臆斷與現實情境和人事物發展的趨向通常背道而馳，在身口意便會適得其反，從而產生消極不養生的後果。

全息養生中，個體中肯、智慧的定心尤為重要。如果遭遇事件跟風揚碾子，就是典型的盲目吶喊，結果會大相徑庭而產生不愉悅的身心憂患。無論政策制定、計劃安排、乃至於衣食住行都見風是雨，長此以往身心損害以及對於家庭、社區的養生都會帶來消極後果。

相形見絀，有比較才能有鑑別。然如果是因為財富、地位、名聲、權利而比較，不免會生起羨慕嫉妒恨。我們每個人來到這個世界，背著自己的口糧袋，其中的功名利祿是定數。設我們今生不積德行善，不修身養性，超越了自己乾糧袋的功名利祿都會成為負擔，從而出現高位墮馬、破產、橫禍、健康受損、心理強迫、名聲掃地等等消極結果。目下社會攀比現象嚴重，攀比相貌、攀比房子、攀比事業、攀比地位、攀比財富等等，其實都是不明因果就裡的愚痴心態。任何事物都是獨一無二的，故而不可比較。相形見絀的積極養生意義就是激發我們的意志，修正三業鍥而不捨地努力。這種努力不是讓自

己身心緊張疲憊，而是更適悅輕鬆。以人之長補己之短，不失為一種完善人格品質的全息養生方式。

見利忘義，因為貪欲重而不擇手段追求利益的行為。從結果看似乎對自己有利，然丟棄了道德倫理則意味著人品出現明顯瑕疵，也就是說心理上趨於不健康了。自己獲得利益的同時如果損害到他人的利益，長遠效果既不利己也不利人。這種行為多數時候帶著六道輪迴的習氣，對於修身養性最是不利。若要健康快樂，我們就必須戒除這種行為，通過恰當的互惠互利的方式爭取利益，在獲得利益同時亦不損害人倫道德為代價。當今我們的教育產業化、醫療產業化，就是國家不養生的見利忘義行為。

見多才能識廣，俗諺「讀萬卷書行萬里路」，就是讓我們在生活學習工作過程中不斷「眼見」而歷練，如此便能達到博學多識。

如果我們將自己局限在一個狹隘的環境中，缺乏歷練勢必眼界受到極大局限，在面對環境挑戰時不能正確應對，就必然可能對身心產生消極的影響（坐井觀天、夜郎自大）。

用感恩大自然、感恩他人、感恩國家、感恩世界的心態去歷練，我們便能從中不斷積累經驗，此過程中我們的心智也會漸漸開發，對於人事物的態度不再過分執著，並由經驗體悟人生及自然「合氣」之理，能夠做到坦然、誠實、大度對待人事物，如此便是真正意義上的養生，於人於己雙得利益。

見死不救，眼見別人處於危難，自己有能力幫助而不予以幫助。無論從道義角度還是養生角度言，都是人類不屑的行為。我們和一切有情非情共同生活在一個大系統中，好比是條海上漂流的船隻，同舟共濟乃為基本策略。儘管其人之「死」有自身因果，然被我們所見，就是和我們有因緣糾纏，理該在三業力所能及的情況下伸出援手。

慈悲心、同情心，是養生的基本心態。不具備起碼的同情心，那

麼只會孤獨地老死，遑論養生。就社會適應而言，在別人危難處我們能伸出援手雪中送炭，意義遠遠大於在別人風光時錦上添花。

路見不平一聲吼，是一種俠士精神，是對弱者的仗義執言。人類有時確實需要這種精神。

儘管世間一切顯現，都是因果關係規律在發生潛移默化的作用，然我們存在的意義在必要時必須表現出勇敢面對過分不平等的境遇（本身亦是因緣果的涉及）。

在養生，路見不平就是對於不養生的言行思及時予以糾正，即對於殺盜淫的戒止、對於惡口兩舌妄語綺語的勸阻、對於貪瞋痴的教化。在這種情形下，路見不平就非「多管閒事」了，而是人際之間全息養生的內涵了。

雲開見日，是迷茫得以消除，陰暗得以驅散，緊張得以緩解，困難得以克服等等時候的真實身心體驗，是一種身心放鬆的輕緩狀態。雲開見日時心情多數是愉悅的，必然是養生的。此「見」乃心之所見，不僅僅是「眼見」。比如疾病的康復、工作瓶頸的突破、思想壓力的釋放、父母的安養、子女的孝順、經濟的寬裕、環境的改善等等，無不有雲開見日的心得，是以全息養生是用努力換來的，非天上掉下來的餡餅。

一己之見，在言者是一種謙卑和對人事物的主觀判斷，在聽者則是一種對言者意見孤陋寡聞的批評。生活現實中，多數時候人云亦云，能持己見難能可貴。然如果己見缺乏智慧內省，則屬於固執的知見，是愚痴的表現。當我們對人事物心懷感恩，則「見」中會透著慈悲，充溢著正能量，於人我、鬼神都有益而無害。只見樹木不見森林，似乎不能透過現象看本質，為表象而糾結或者偏執於一點不及其他，顯然這種「見」是局部觀非全息觀。局部觀會導致我們的言行思流於教條主義的刻板、機械、愚鈍，於身心調養肯定無益。

無論生活學習工作中哪個方面，如果不能全域統籌，勢必會因為沒有預見的因素而導致所行功虧一簣。比如現代人講究所謂營養均衡，只一味地從蛋白質、脂肪、糖、維生素、微量元素等方面強化，孰不知我們的機體是靈肉一體，當我們不能顧及精神養生的時候，這種所謂的營養均衡都是只見樹木不見森林的行為方式。現代科學在健康、心理、衛生等方面，幾乎全部屬於這樣的偏執邏輯思維。

　　見景生情，當人們舊地重遊或者回到故鄉或者睹物思人，都會將記憶中的歡樂痛苦重複一遍，如果昔日的輝煌歸於破敗則會失望惋惜，設若昔日的苦難不再則會感慨萬千。

　　無論是憂傷抑或歡喜的情緒反應，都是對昔日人事物的重溫。有些人會後悔當時該如何如何，有些人則對當時的抉擇感到滿意。

　　根據檯球規律，今天正是過去生活環境中一切人事物共同影響的結果。過去系統的因素有積極也有消極，如果今天對於自己的狀態滿意則必須感恩昔日的全部，無論積極與消極因素；設若對目前自己的狀態不滿意，那就是對於系統過去的因素綜合作用不滿意，也就是對於過去系統的積極因素失卻了感恩心，便是忘恩負義。唯有感恩的言行思，才是全息養生的心身活動方式。

　　不堪入目、觸目驚心、瘡痍滿目，描述說現實血淋淋的慘不忍睹的。當人事物的現狀超越人們的身心承受能力，便會由衷地感慨而引起身心的不適悅，如血淋淋的殺戮、髒亂差的極致、突破道德底線的色情、災難發生的現場，都會讓我們的身心震顫令人髮指、惋惜抽泣、厭惡、心如刀絞。然而現實中這種情景不時發生，而且它們的發生都是內在因果關係規律的作用結果，這正是檢驗我們大悲心、同情心和道德倫理水平的時候，如果此刻眼不見為淨則屬於冷漠和不近人情，如果過度情緒表達也非正常狀態。

　　全息養生的視覺，乃從事件表現看到深層次因果，同時因為事件

激發人們的相互關愛或喚醒了人們的良知，都值得感恩地看待。比如看見虐待小動物如貓狗，場面慘不忍睹，人們會憤怒會責罵，然從人們的憤怒責罵聲中我們應該看到大家的良知沒有泯滅，悲心沒有冷漠，愛心沒有減弱，就會緩解我們身心的不適。再如看到碰瓷跌倒而冤枉攙扶好心人，在為受冤者叫屈鳴不平，在為惡意訛詐者吐口水的同時，我們應該看到人們的善惡觀還沒有完全喪失，同時感悟如今教育之失敗，並督促人們反省和重新教化人們基本的道德和重新人格培養。

　　光彩奪目，是對人事物之美麗、莊嚴、風采、絢麗之所現，內心由衷地流露著讚嘆、恭喜和仰慕。不僅對人事物表象抒發情懷，更對表象下潛藏的內質的評價。沒有內質不可能光彩，沒有絢麗不可能奪目。有些人見不得別人比自己漂亮，見不得比自己富有，見不得比自己事業興隆，見不得別人有地位等等，這些都是狹隘的自私心理作祟，加之漂亮者自以為是，富有者財大氣粗，事業發達者趾高氣揚，地位崇高者目空一切，所以眼下社會現實是仇官仇富等等。每個人都得獨一無二的，各自因果，羨慕嫉妒恨不足取！

　　兩種對立，都非健康心態，緣雙方都沒有認識到因果報應規律。今生的貧富、貴賤、尊卑、夭壽、美醜都有深層次的因果，一切都是我們在因地所修福德、所作罪業的因果顯現，既不能怨天尤人，亦不能顧影自憐，正確的心態乃是坦然接受。學會用懺悔、慈悲、感恩心看待權利、財富、地位、名聲和美麗。這種心態會為我們自己培植福報，故而是養生心態。

　　橫眉怒目，對於人事物的言行極度反感的行為表現，一方面表明自己的憤怒，一方面也隱含行為者言行的侵犯性。

　　橫眉怒目不可能心平氣和，不可能身心適悅，更不可能與人交好，是嚴重的「不合氣」，於己人身心悉無益處。緣今生的一切遭遇，乃夙因之果報，曾經施之於人，今日別人如數奉還而已。好比欠

債就必須還錢，難不成楊白勞比黃世仁更有理？俗話說無債一身輕，今日的一切所緣都是還債，不明因果便動輒「小人」、「仇人」、「騙子」、「惡棍」地埋汰指責別人，這也是冤冤相報無了期的根本原因。古人有訓，冤家宜解不宜結，此其智慧也，亦是養生之智慧。「橫眉冷對千夫指，怒向刀叢覓小詩」，並非一種養生心態而是「牢騷過剩」害己人「腸斷」的損生態度，故而不值得提倡。

舉目千里，是一種超越狹隘的眼界，看問題有較大全域觀，通常可以提綱挈領。很多時候人們面對一個問題只是糾結於當下，而不能展開橫向或者縱向效果分析，以至於束手無策。若能歷史地看問題，找到問題形成的原因或者就能找到解決問題的方法。糾結某一狹隘時間點的錯對，會使我們迷失自己的當下，而墮於忘恩負義的奇怪境地。所有歷史事件，皆應邏輯如此，方不失為智慧思維，亦即養生的！

看天高雲斷，深夜星空，打開心扉感受大自然的博大胸襟無私，感嘆人類的渺小，珍惜當下。感恩山川大地、日月星辰，感恩陽光雨露、四時節氣，感恩大自然的一切恩賜！

目瞪口呆，因為目睹某種場景對心理的衝擊，以至於思緒凝滯、大腦活動短暫休克。見到不該見的、意想不到的、難以置信的、不可思議的，都會有這種反應。待到緩過神來，先應該使自己心情平靜下來，理清思路，謹慎選擇語言、行為表達自己的感受。

我們生活在一個不斷運動變化的世界，出現各種意外屬於正常，然當反應可能影響我們身心的平靜狀態時，就不養生了。最可取的策略是心理素質的提高，這才關乎養生。教育、人格塑造、知識背景、社會閱歷等，都有助於提高心理養生能力，即所謂「見怪不怪，其怪自敗」。

目不斜視，是注意力高度集中。除了長久目光集中引起的視覺疲勞，還意味著身心高度緊張。身心緊張狀態下，身體的運動、大腦的

思維都會出現協調性問題，顯然並非養生狀態。也可能是一個古板教條之人，教條者缺乏智慧，更非全息養生。在聖所朝拜、祭祀天地、法會等時，則必須具備行為莊嚴性，這是對於天地神明的敬畏，也是自身心恭敬的基本要求。目酣神醉，由於對人事物的痴迷貪戀，而使得自身心處於一種迷離狀態，思維邏輯、語言措辭、行為舉止都會與正常時大相逕庭。此時我們的眼力，不可能明晰洞察事情的因緣，只是為其所迷惑而神志不清。

神智迷茫，對於身心健康而言有害無益。少了欲念，身心就不會輕易迷離，言行思就不會出錯，內外環境的「合氣」就易於達到。故而有古訓「無求品自高」。

目空一切，對於所值遇的人事物很不以為然，或愚痴地將自己的長處與他人的短處進行比較，或盲目自信而形成的一種「偽優越感」。這種行為傾向的人總是給人以傲慢不可一世的感覺，即使有真才實學也會到處碰壁，故社會適應不可能良好。

如果將自己的恃才傲物和遭遇的挫折，歸於別人不賞識、不重用，而不檢視自身的問題，其人生將會一塌糊塗，而最終形成反社會的行為傾向。這是一種缺少謙卑的人品瑕疵，也是難以進行有效人際交流的自性障礙。久而久之身心健康、生活質量都會越來越不如人意，顯然這是與全息養生背道而馳的。

鼠目寸光，看待人事物只顧眼下不及長遠，急功近利，結果貪小便宜吃大虧。天下攘攘皆為利往，這種人不在少數。由於缺乏智慧甚至少見寡聞才會如此，人們謂之曰「短視」。這是由於在六道中輪迴時積習難改，投胎為人依然固我。故而全息養生的一個重要內涵，就是逐漸提高我們的智慧覺知，以便在對待人事物情境時有全域的、長遠的布局打算。

患得患失，擔心夜長夢多等等，都是缺乏智慧的表現。古訓「該

是你的畢竟誰也拿不去，不該是你的持有只會招致災禍。」世人熱衷的功名利祿，亦是如此。我們宿世三業的罪福，已經決定了我們今生的財色名食睡「口糧」。故而全息養生，提倡「吃虧是福」。

眼見與否，眼不見與否，無不關係我們眼之接受和心之感知，身體心情於是受到積極或者消極影響。如果我們有慈悲心，有同情心，有博愛心，有大度的胸懷，多數時候可以將人事物的消極影響降低到最低限度。

不見棺材不下淚，不見兔子不撒鷹。當人們對於環境或者事件過分執著，或者當人事物不能確定的時候，多數不會輕易表態，這種心態尤其是面對挫折、失戀、災難、破產、非橫等時。一方面表示不願意相信已經發生的，或者內心深處不願意接受事實，因為不安、恐懼、不確定等情緒會在心理上築起一道堅實的屏障，直到殘酷的現實將此屏障粉碎。實質上我們的身心，在即將發生不可預測事件之前或者同時都會有覺知，只是我們太過注重物質，精神的領悟力益發弱小而不知不覺而已。全息養生，就是通過提升我們身心本具的潛能，提升我們的精神感知力。

眼不見為淨，是一種置若罔聞的無視心態，以便屏蔽外環境中對於自己身心不利的因素，從而保持悅樂心情。現實中，我們不待見某人如冤家仇人或者自認為是小人的人物，不願意見某物比如會因睹物思情，如此等等。從身心健康的角度看，似乎是一種豁然大度，甚或超然物外的自在。然如果僅僅是規避而非直面其影響，這種影響會一直存在並隨時可能觸及我們的神經，而引起不悅。養生的心態是坦然接受，體察其中的因果關係，該承受的就以感恩心和還債一身輕的態度對待，這才是從因果關係上徹底解決煩惱的根源，此乃智慧養生。

夫子言「非禮勿視」，就是對我們眼見的行為要求，不符合道德倫理，不能與天地萬物「合氣」，不能得三才合氣之行為都應該加以

約束，從而能使我們身心更愉悅安寧，也使環境中一切有情、非情更和睦友鄰。

我們生活在一個大系統中，正是系統中全部的事物促使我們成長。因「見」我們增加了經驗閱歷，開闊了視野，從此意義上講，我們應對「所見」生起感恩心，從容於心才能淡定於行，這便是「眼」之全息養生真諦。

全息養生不僅培養我們眼見的敏銳力，同時提升我們眼見心知的精神感知力。於細微處感恩，於細微處悟美，從而提升我們的生活質量。

禪坐可以提升我們的「眼力」，內視身心煩惱根源，悉知如幻如影，靜聽自己的心跳呼吸與大自然渾然一體，物我兩忘，澄心極慮，腦海一片光明升起，通體舒泰安寧。閉目養神，就是暫時放下眼見，讓眼睛和靈魂得以短暫歇息，換言之身心系統的緊張度降低，故而是養生的。感恩之「見」，方能合氣萬有！

（二）心、耳的全息養生

耳朵，是通過聲音感知外部人事物的途徑之一。如果因為聽力差，或者聽聞不仔細，往往會造成很大煩惱。耳的養生也相當重要，不僅要耳聽明晰同時還要心辯仔細。關於耳的保健，此處不多贅述。

全息養生旨在探討如何「聽」如何「不聽」，從而使我們身心更適悅，與內外環境的更「合氣」。

聲音會引起我們機體細胞共鳴，聲明可以入道。即是不懂音樂，但身心可以判斷適悅、不適悅的音樂。夫子言「非禮勿聽」，就是告誡人們不符合道德倫理的話、誨淫誨盜的話、道聽途說的事、空穴來風的傳聞等等，莫入於耳。緣有所聽便有所心思，便有不平靜，身心會受到或多或少的消極影響，同時如果沒有事實根據，便會以訛傳

訛、誤傷他人而影響「合氣」。刺激有二，一者音頻對於細胞的衝擊；二者語言所含納信息能量的善惡應激。

掩耳盜鈴，以為不聽就不存在其實是現代人的通病。受偏頗的現代科學觀影響，以為只要自己有限的感知所不能覺察的「現象」就不存在，實質無異於掩耳盜鈴。

精神生命，依物質與精神相互轉換哲學的基本邏輯便可推知。但精神現象不可物質實證，只能通過我們的身心感知。然當我們醉心於財色名食睡，便使身心感知機能更弱小，是以當災難發生、疾病出現、挫折臨頭依然木知木覺。以為做什麼說什麼，只要沒有人看見、聽見，就以為神不知鬼不覺，錯！舉頭三尺有神明，隔牆有耳。故而守護我們的耳、善用我們的心耳，就是健全我們身心的重要養生方式。

耳濡目染，多聽、善聽，會使我們漸漸熟悉我們不曾認識的人事物，獲得不曾有的知識而做到熟能生巧。

現實生活中，只有不斷積累知識才能萃取出其中可以指導我們生活學習工作的智慧，智慧的人生便通暢順利。如果不瞭解、不熟悉人事物，不積累相關經驗，那就很難與之「交流合氣」。在遭遇陌生的人事物時，可能措手不及，於身心造成緊張，就產生了不養生的遺憾。

充耳不聞，有時候我們的固執己見，會將別人的勸諫忠告拒之門外而不加採納，或者因為我們內心生起了不悅而不願意接受明知是正確的意見，結果可能會導致我們當下的生活、學習、工作陷於困境。

「忠言逆耳利於行，良藥苦口利於病」。人類脆弱的自尊心有時就是不願意直面「忠言、良藥」，卻以為是他人對自己的刁難，俗諺「不聽好人言，吃虧在眼前」表達的也是這層意思。而且不接納還會找到理由：「他有那麼好心嗎」？生活中把別人的善意奉勸，當做驢肝肺的大有人在，這多數時候緣於產業化教育對於人性、人格培養的徹底失敗。

無論是好意的抑或惡意的，我們沒有聽完就不該急於下定論，是以有「兼聽則明，偏信則暗」的智慧總結。

　　多聽，方能玩味出語言是否積極、消極。即便是帶有惡意的話語，如果能平靜地承受而不起煩惱，就是智慧的養生態度。

　　洗耳恭聽，是一種對於言者的恭敬。是聆聽他人對於事件的分析判斷，並虛心接受其中合理的部分以便糾正自己不全面的判斷。恭聽非盲聽盲從，而是用心揣摩言者的邏輯推理、因果關係分析。如果對長輩、大師、官高位重者而不加揀擇聽命行事，難免會成為權力、財富、名聲的奴隸，失卻人性或者導致教條主義泛濫。自古迄今，凡奴顏屈膝者要麼是身心殘疾的太監要麼是權力者的奴僕，他們很少身心健康快樂。或因此獲取了物質生活的優先權，精神生活卻苦不堪言。

　　故而養生的聆聽技巧，首先對於言者表達必要的尊敬，不要輕易打斷他人的話題，在沒有聽完之前不要輕易判斷。在聽完之後對於未聽明白的可以再問，然後吸收對自己有益的論點，或許我們所聽可以利益我們終身，故而有「聽君一席話，勝讀十年書」之贊。全息養生的聆聽，是用感恩心聽。

　　俯首帖耳，是奴顏婢膝的惟命是從，沒有主心骨，沒有主見，只是一味奉命行事，結果可能對於自己和他人都產生不利益。如果我們對於宇宙和人生的真理俯首帖耳，說明我們對於宇宙萬有的恭順，反而是「合氣」宇宙萬有。

　　當人們對於金錢、權利、名聲等俯首帖耳，就是精神的極度萎縮。我們的自性就是佛性，如果不能認識自性，而受外境驅策，則永遠不能出離生死輪迴，這便不養生了。全息養生的出世間目標，是脫離輪迴，成就金剛不壞的法身。

　　耳聰目明，是讚美他人機靈聰敏或者對於年事高的長輩之精神健康狀態的恭維。「耳」要聰，重要的不是「耳朵尖」，而是心耳相通，

所謂「心有靈犀一點通」，沒有智慧基礎顯然是不可能的。只有我們放下愚妄蒙昧，才可能做到耳聰。還有一層意思，就是「會聽」，俗話說：「外行看熱鬧，內行看門道」，於聽也一樣。

我們的五官和身體心智不是割裂的，故聽是全身心的關注。不僅聽明白話中之理，還要善於聽出話外之音。如果是長輩、恩師、尊者的教誨，就必須恭敬地聆聽。兩千五百年前人類最偉大的智慧者、慈悲者釋迦牟尼，證悟了宇宙和人生至極真理，於是言傳身教，我們就必須謙卑而恭敬地聽從並實踐，緣佛法中的一切法門都是最佳全息智慧養生之道。

耳根清淨，不想聽的少聽甚至不聽。喋喋不休，很多時候是心智不守一的自言自語，如果多聽就會內心起膩。面對這種情境，我們可以少聽、不聽，或者加以安慰，同時帶著感恩心覺知他們的痛苦之因果，警策自己守護身口意。

耳根清淨，是非少。世人習性「哪個人前不說人，哪個人後人不說」，若管不住自己口耳，便不斷糾纏於理不清的是非煩惱中。全息養生就要善護耳根，約束自己的好奇心，保持內心寧靜祥和，否則會「好奇害死貓」，這也是「非禮勿聽」的另一層意思。聽誨淫誨盜，意念語言和行為便會趨向淫穢；聽八卦，則自己的生活便成為別人的八卦；聽是非，自己的生活便不斷成為是非的漩渦。

清心悅耳，是一種意境，是養生的境界。如何才能清心？首先必須悅耳，然拍馬屁的言辭聽時悅耳最終受苦受難，唯有美妙的歌聲、音樂、莊嚴的經唱和梵唄才能清心。

當執著於悅耳，則難得內心清淨了。感恩曼妙動聽的聲音，明白世間一切音聲無論是鳥語、流水聲、雷雨聲、風聲，都在傳輸一種物質抑或精神信息能量，並且遵循成住壞空的規律。約束我們的心猿意馬，於聲音中體驗安寧，享受聲音中蘊涵的自在。「青青翠竹盡是法

身，郁郁黃花無非般若」，入耳達心悉皆法音。

耳不旁聽，是精神專注於人事物，只聆聽言者的聲音，其實是一種選擇性定向聆聽。不可能只有一種聲音，選擇的緣故而忽略了其他音聲。夫子曰「非禮勿聽」，亦是耳不旁聽的另外一層意思。另外當我們缺乏主心骨、缺乏主見、耳根子軟的時候，就會「病急亂投醫」而「道聽途說」，徒增心身不安。如果是正確的安寧身心的，就堅信不疑而不聽聞那些胡亂的說教。人們常說末法時期邪師說法多如過江之鯽，沒有正見正信勢必很難揀擇而受到蠱惑。對於佛子而言「深入經藏」方是正途，別老「大師說」、「上師說」，如果其人所言並非究竟真如智慧，只會導致教條主義泛濫，無異於邪師說法，去全息養生遠矣！

如風過耳，對於別人所言皆當耳旁風，尤其在孩提時代，當父母多說幾句的時候。天底下絕少有害自己孩子的父母，都是以一片苦口婆心，不懂事的孩子或者在少年煩惱成長期，會因為父母的言語規勸而形成逆反心理。

成人則是固執己見地將旁人的好言相勸，當成耳邊風。如果他人的出發點是好的，至少我們該懷感恩之心。出彼之口入於我耳，就該感恩聆聽。對的虛心接受，錯的含笑應承不傷大雅，所謂「有則改之，無則加勉」，人際關係必然和睦，對於養生而言有利無害。聞過則改不失為完善人格和增加人格魅力的良好策略。

耳聞是虛，眼觀為實，誠然如此嗎？眼見畢竟比之耳聞更可靠，但當言者妄語、兩舌且言之鑿鑿，聽者就很容易被忽悠，所謂「傻子太多騙子不夠用，或者騙子太多傻子不夠用」。言者在彼，聽者在我，觀察其神色舉動大約應該可以明白一二。

演戲的都很逼真，但畢竟是做戲，當不得真的，否則上當受騙後悔莫及何談養生？「聽景不看景」，大約是因為描繪的人言過其實，

聽者聽過作數罷了，如果真去觀光可能掃興而歸。

姑妄聽之，是聽者抱有模棱兩可的態度，並非真心要聽，而是試試看言者葫蘆裡「什麼藥？」的心態，尤其當聽者自覺對於所言已經成竹在胸，聽聽無妨大約也就是這個意思。即便對於人事物已經完全熟悉了，也應該抱著對於言者的尊敬態度而聽。或者言者非言說聽者已知之事，或許只是訴苦，就予以安慰；或者是發牢騷，就寬解幾句；或者遭遇了不幸，則應該盡力幫助。當人們財大氣粗了、官位顯赫了、名聲震耳了的時候，大約很少能聽進去別人的話，直到破產了、跌落了、名聲掃地了，方始後悔當初該多聽聽別人的意見，可惜亡羊補牢，悔之已晚。

聽其言而觀其行，是一種比較中肯的對待言者的態度，任爾舌燦蓮花，我自心如金剛。一個人所言未必是其內心真實想法，可能是顧左右而言他。作為聽者，在不明確表示贊成與否的情況下，可以觀察其言行是否一致。當然是關係到我們自己的生活學習工作之時，若是根本無關，那就姑妄言之姑妄聽之。人之在世誠信為要，故而有「君子一言，駟馬難追」之教戒。食言自肥者大有人在，比如結婚時信誓旦旦，離婚時則咬牙切齒。即使學佛修行之人，發菩提心願，也有因為受到財色名食睡的誘惑而退失菩提心，更遑論普通人。

我們發願學佛修行，一切護法金剛、大力鬼神就會「監督」我們的言行思，故而努力精進方為上策。俗話云：「應人事小，誤人事大」，就是沒有能力別輕易答應什麼，因為答應意味著承諾，承諾沒有遵守會耽誤別人的事情，甚至無異於背信棄義。故有古訓「誠為至本一生用之不盡，心作善田百世耕作有餘」。無上佛乘的三昧耶戒亦是如此，既然蒙師灌頂就該尊師如佛，否則便是和護法大力鬼王們過不去，那樣必然出現器質性或者精神性障礙，養生無從談起。

聞一知十，沒有博學多識，就不可能舉一反三。多聞是一種好學

上進的良好態度，所聞設若僅僅是逸聞趣事，缺少了智慧成分，最多是個記憶機器而已。智慧與知識有天壤之別，比如知識是一桌菜，智慧乃我們吃掉一桌菜所能攝取的營養。能聽到一件事推理出其他事件，則需要很深厚的生活學習工作經驗作為基礎。一個博學多識的人未必是有智慧的人，有智慧者必然博學多識。對於佛子，「深入經藏，智慧如海」乃世間、出世間養生之必由。

朝聞道，夕死可矣。全息養生的最高境界是利用智慧調適我們的身心以及與內外環境的平衡，聞道即是獲取智慧使我們的煩惱逐漸減少，身心的束縛不再，故而古人感嘆如此。聞道與行道有差別，世尊證悟至高宇宙與生命之道，並行於世間積極流布弘揚，傳入中土已逾兩千年，問道者云云，修道成道者寥寥無幾，何以故？聞道未必悟道，悟道未必行道，行道未必證道。

大道至簡，然行之甚艱，沒有堅毅不拔的毅力和恆心多會半途而廢。現代人接受現代科學的偏頗灌輸，寧願相信朝令夕改的科學結論，也不願意於佛法智慧多作精進，養生如此、教育如此、幾乎各種行業都是如此，此豈不悲乎？

全息養生強調物質養生與精神養生兼顧，如此人類的精神才能常保不衰，文明延續才有可能。

雞犬之聲相聞，老死不相往來，雖然耳聽，但為某種緣由拒絕接受或者聽而不聞。很多時候我們對於人事物有先入為主的觀念，如果是消極的就不願意甚至不聽，如果是積極的，則很容易採納相信。全息養生旨在身心與內外環境的一切有情非情「合氣」，從此意義上言，應該放棄成見，以感恩的心態接納一切人事物，從而使自己心平氣和，使與環境的關係和睦融洽，如此可以轉化所謂消極信息能量為積極信息能量，此誠佛教中「滅罪生善」的實證實修，功不唐捐！

言者無罪，聞者足戒，無論言者說什麼，無論其言語真實與否、

善惡與否，如果我們用感恩的心聆聽，採納其中可能關乎我們人生的觀點，所謂居安思危、防患於未然。古聖人於《易經》乾卦云：「九三：君子終日乾乾，夕惕若厲，無咎」，此其意也。今日有情唯有在養兒防老、積穀防饑上面還有些真實功夫，至於居安思危則因為可以買保險而變得鬆懈。真正的居安思危是我們用慈悲善良作為甲冑，警惕我們身口意中些微的惡，努力奉行衣食住行中些微的善，積少成多，福德增加，如此便可逢凶化吉，遇難成祥！

在人際關係中，語言交流是必不可少的，如何說如何聽都很重要。我們的目的旨在全息養生，調適身心以及與內外環境一切有情非情和睦交好，故而慈悲感恩的聆聽之心尤為重要。無論是現實中他人所言，聖典中古聖所言，睡夢中鬼神所言，都是對我們的警示、教戒和訓導。如果我們依教奉行，便能一帆風順，個人身心愉悅、家庭和睦幸福，鄰里團結友好，環境和諧安寧！

(三) 心、鼻的全息養生

鼻子用來覺察味道香臭，喚起心識以便我們身心趨近或者遠避。

佛家提倡的不食五葷如蔥、韭、薤（xie）、蒜、興渠，佛教解釋為「五葷生啖生瞋恚，使人易怒。熟食生淫，令人多欲。」從全息養生角度言，因為食用這些植物，我們的身體會散發出惡臭（口臭、體臭），令人不悅，影響「合氣」，不僅影響與人之「合氣」，也影響與鬼神之「合氣」，不合氣則非養生了。

香草美人，是古人對於美好生活的嚮往，是嗅覺和視覺的愉悅。香車寶馬，是對於奢靡的追求，然這些僅僅局限於物質欲望的滿足並非養生而只是養尊處優的慵懶。

香花供養，是我們對於三寶、天地君親師的恭敬，是我們自性的謙卑和自律，是「合氣」一切有情非情的途徑，唯有我們的恭敬、敬

畏、誠信，便能感動一切天地萬有，以至於得天時、得地利、得人和。佛菩薩、天地神祇並不在乎我們一炷香一束花，而是需要我們發自內心的慈悲、感恩和相互禮敬，因為一切有情最終皆可成佛，一切有情最後都能升入「天堂」，故而平等供養就是全息養生意義上的行為方式了。

香消玉殞，世間一切無不遵循生老病死之規律，對長生不老肉身的追求乃是愚痴。如果不能身心適悅地生活，不能較高生活質量地生活，不能自在，即便長久住世也不過是徒增痛苦煎熬而已，最後麻木不仁以至於理性全無，無異於行屍走肉。美好人事物的消亡總會喚起我們內心的悲涼，然當明白一切皆「如是因，如是果」便不復傷感而能節哀順變，奮力當下勤勉減少使我們身心痛苦的因素，在有限的生命中活出最大的智慧和安寧。過去已往，未來無定，唯把握當下，才是明智。聞香識人（人種差異），一個人如果心地善良福德深厚，其身體會有自然清香，反之如果臭味薰天，則其人品可能要大打折扣了。即使從事很髒累的工作，如果心底良善，本心純真，沐浴完畢其體亦無異味。道德薰修，的確可以使人體自身的清香散發出來。如果身體有異味，人際交往便會受到妨礙，身心愉悅似乎就難上加難了。再者身體自然異味雖然可能是遺傳的，然其因比如宿世曾經向三寶、尊者、天地君親師像吐過口水、潑過髒水等的果報。明白這點因果，守護我們身口意的重要性就不言而喻了。

花香陣陣，心身適悅；草香清清，倍感溫馨；妙香渺渺，使人莊嚴；飯香屢屢，使人開胃；體香幽幽，使人安逸。當帶著感恩心、慈悲心、恭敬心，這一切香味都可運心化作無限供養雲海，此亦焚香供養的全息養生意義。

花香鳥語，是春天的旖旎風光。生活在四季變遷的美麗世界，花開花落，草枯草榮，冷暖交替，就該感恩。大自然無私地撫育著人

類，人類卻貪得無厭地破壞著大自然。環境的破壞，必然會引起「蝴蝶效應」般不可逆地氣候、季節等改變，消極的改變最後都會懲罰到寄居者人類的身上（共業），養生何其艱難！我們可以不敬畏天地，但卻不能破壞天地。

　　臭氣薰天，大約沒有人喜歡，除非是追腥逐臭的蒼蠅蛹蛆之流。環境是我們安身立命的依止處，總希望並努力使之美觀適宜清潔清爽，臭味肯定影響「合氣」交流。環境中任何人事物都有其特殊的氣息，有些使人心生喜悅，有些使人心生傷感，有些使人心生厭惡。如果是人體生理、病理性異味，就不該嫌棄。不明就裡（覺厲），如果嫌棄則妨礙我們與之平等交流。或許當有天我們困難之時，正是所嫌棄者伸出了援手。道理如同「君子不能得罪，小人也不能得罪」相同。君子可能會墮落成小人，小人也可以升格為君子。對於異味實在不能忍受，可以避而遠之，以不傷和氣為佳。

　　遺臭無窮，有些人活著是死了，有些人死了卻活著。有些人撲灑了香水人品依然很臭，有些人從事骯髒的工作人品卻很香。人品高低決定體味香臭，哥倫布、希特勒、日本法西斯等殘忍地塗炭人類生命的敗類只能遺臭萬年，無論什麼樣的腦殘為其招魂吶喊都無濟於事，他們只配被歷史唾棄！儘管佛家認為一切有情皆可成佛，但佛由人中修成，是以先需具備人性，慘無人道者人性尚且不具，只配流落地獄餓鬼畜牲道中！於全息養生而言，慈悲心、感恩心是首要，只有具備人性者才能生起慈悲心和感恩心。

　　銅臭薰天，在有些人眼中只有權錢名色。拜金主義崇尚「有錢能使鬼推磨」的價值觀，對於道德倫理卻視若垃圾，炫富、炒作、甚至不惜被唾沫淹死，也要出名。因為教育被教條主義和商業利益所驅使，孩子從小品格、價值觀被扭曲，才出現如今的「問題二代」等等。即便你很有錢，每天花天酒地也很快會變成赤貧，如果省吃儉用

那要那麼多錢做什麼？用不到的錢是錢嗎？放在家裡是廢紙，還擔心被盜被搶，存在銀行是數字，還擔心貶值。再說取得財富是從社會中，沒有社會中的各個元素能獲得財富嗎？那麼報效社會了沒有？關心社會系統中其他的元素了沒有？

「人怕出名豬怕壯」！如果有感恩報恩心就不會炫富，就會救濟貧窮山區的孩子，就會做慈善。如果沒有回報社會，只是一味個人享受，那就是忘恩負義。或許因為財大氣粗、勾結了權力者，道德倫理的譴責奈何不得，甚至可以買通官吏免去牢獄之災，然鬼神不會買帳，遲早會索債。故而，富裕者不思慈善行為非養生，權力者不思扶助受管理群體非養生，名達者不思救濟弱勢群體非養生。

再者，富裕、出名、權高位重屬於福報的範疇，應該隨喜讚嘆。但如果缺乏智慧應對，就會破產、掃地、落馬！

朱門酒肉臭，路有凍死骨，並非只在舊社會發生，甚至今天在世界某處就有這樣的悲慘發生著。從改革開放迄今，這片土地上發生了翻天覆地的變化，四十多年前人們連想都不敢想家中擁有一輛轎車，現在我們從城市到鄉村轎車停放成了突出問題。即使如此，在全國很多地方還依然很貧窮，孩子們上不起學或者擠在破敗的快要垮塌的土坯房中，或者要爬山涉水才能去學校，吃著現在很多富裕地方比豬食還差的食物，衣衫襤褸……我們該做些什麼？漠視還是關心、幫助？決定於我們世界觀是否養生！

就正向發展的社會而言，是很小的陰暗面，但在兩極分化嚴重的今天，任何絲毫的陰暗面都可能導致群體事件，便是國家、民族不養生了。要從根本上消除這些問題，首先是教育還原為基礎階段義務教育，教育的內容減少空洞無物的主義濫調，讓規矩、品格、相互尊敬、友愛成為教育的主體內容，其次讓民族傳統文化真正恢復起來，讓整個社會重拾精神價值觀，否則華夏九州之流傳超越六千年之久的

文明將不復存在，甚至最終國家也不可能存在！

世界上沒有一個民族或者國家敢拋棄自己的民族文化，民族文化消滅了的國家都已經成為歷史。

哪個國家敢讓教育、醫療成為商業機器？那些始作俑者和推波助瀾者，可曾想到教育、醫療產業化的消極系統效應結果？可曾想到教條主義，對於民族和國家曾經和正在造成的巨大傷害？今天或許因為政治因素或者存在商業利害關係的緣故還不覺得如何，然明天、後天人們可能會被唾棄！

全息養生，包含個體、社區、民族、國家、世界。個體儘管養生了，家庭呢？家庭養生了，社區呢？社區養生了，民族呢？民族養生了，國家呢？國家養生了，世界呢？個體至少必須生活在家庭中，所以家庭環境、家庭成員必須全部養生；家庭存在於社區，社區也必須養生；社區代表民族，民族也應該養生；民族集合成國家，國家也必須養生；國家是世界的一部分，世界也必須養生。

大系統的存在，對於個體的影響是不可估量的。設想我們身心健康，然待在一個飲用水汙染、空氣霧霾、食品有毒、髒亂差的環境中，個體身心健康能維持多久？

（四）心、口的全息養生

飲水、飲食進入口腔，必須經過舌關。我們的機體，會因為舌頭味蕾細胞對於入口飲食或者液體的感知而判斷是否下嚥。味覺粗分為酸甜苦辣鹹淡等，適口充腸是保持身體營養和體力的根本，故而在養生中非常重要，因為「病從口入」，同時也會「禍從口出」。

當我們還能品嘗酸甜苦辣鹹等個中滋味時，就該感恩，說明我們身體尚佳，還能享受美味，還能品茶，還能分辨藥之辛苦，還能嘗試湯之薄厚。

要表達內心的真實感受，要發洩我們的情緒，要和別人辯論是非，要流布弘揚佛法、道家、儒家之智慧，就必須靠舌頭協同來完成。

舌戰群儒，充分體現了知識淵博運用自如和巧舌如簧的說辭，必須有理有據而非紅口白牙；瞠目結舌，則是語言頓塞含混不清的狀態，詞不達意會不合氣；七嘴八舌，是各抒己見的暢所欲言，卻不能天馬閑雲；鸚鵡學舌，是沒有主見人云亦云的模仿；唇槍舌劍，是據理力爭各不相讓的觀點辯論，但不能人身攻擊；油嘴滑舌，則是心態欠缺誠實的虛言矯飾，多會引起反感；三寸不爛之舌，是翻雲覆雨、廣告般鼓吹的技能，多不靠譜；多嘴多舌，是口無遮攔的莽撞無禮，會神憎鬼厭；慧心妙舌，是善用智慧對事件真相的演暢，能發人深省、增長智慧；輕嘴薄舌，是見識淺薄、孤陋寡聞的絮叨，多愚痴孤陋；搬唇遞舌，是搬弄是非、起哄架秧子的唯恐天下不亂，嚴重致己人身心不合氣；赤口毒舌，是黑白顛倒、混淆是非的魚目混珠，其心多害；徒費唇舌，是對牛彈琴的無功而返，雞同鴨講。

索然無味，當因為各種原因身心不佳，就覺得飯菜入口沒有味道，或對人事物無興趣。此時身心的機能處於相對疲倦慵懶狀態，各種器官機能也相對低下，那就該針灸砭石尋醫問藥，該散心旅遊就走馬觀花，該休息療養就放下工作，以便使身心狀態迅速恢復。困擾我們的人事物可能目前並無妥善解決辦法，那就暫時擱置。無謂的搜索枯腸於事無補，病急亂投醫更可能使窘境愈演愈烈。所以靜下心來，先著手解決目下可以解決的問題，然後待機緣成熟也許就找到了曾經困惑問題的解決途徑。雖說事有輕重緩急，然也須根據現有資源量力而行，除非是生死之事另當別論。

入口回味是一種生活態度和習慣不急於判定優劣而是慢慢品嘗，細嚼慢嚥也有助於食物的消化，當體驗到其中「合氣」時，便有回味無窮的感覺。同樣對於所聽到的、所看到的也不急於結論，琢磨個中

因緣，最後或許自身心得到寬解。人生就是如此，著急是過，太慢性子也是過，著急容易出差錯，慢工反而出細活。當人生進入暮年，更多的歲月會是流連昔日人事物情境，會心處抿嘴一笑，悲傷處唏噓感嘆，瘋狂處自嘲年少輕狂，困境處感恩得遇貴人。無論昔日風光如何，當深懷感恩之心回憶一切，並總結教訓將經驗傳授給後輩子孫，亦不失對年輕人人生之養生也。

五味俱全，是現實生活寫照。眾口難調，是大廚們的通感。面面兼顧，所謂五味俱全，各取所好。無論是做飯還是吃飯，感恩心非常重要。生活中的五味俱全當是備受艱辛的歷練，有些人挺了過來，有些人可能就妥協了。今生遭遇的一切，都是於六道輪迴時所積累善惡業的回饋，怨天尤人要不得，唯自業自消。如果學會逆來順受，忍辱負重，自然會一切慢慢好起來。至於有些有情所謂的爭強好勝，其實是和因果關係較勁，畢竟胳臂擰不過大腿。全息養生的生活態度，就是磨練我們的忍耐力、承受力並於困境中培養起感恩心，生活總歸會苦盡甜來。

人活一世總有輝煌之日，草活一春也有開花之時。

每個人都有自己的喜好，有的喜酸，有的喜甜，有的喜辣，也會有喜歡苦辛的。然酸甜苦辣須得適度，過猶不及。任何人都沒有理由把自己的喜好強加在別人身上，現實生活中每每有好為人師者樂此不疲，其實自己所美可能是他人之醜。人們喜歡讚美，厭惡批評；喜歡奉承，厭惡尖酸；喜歡馬馬虎虎，厭惡挑肥揀瘦，其實都是自尊心使然。能夠放下貢高我慢，才是身心養生的端正態度。虛心接納各種不同口味，少加品論，多多琢磨回味，或許會進入另一番天地之中！

含辛茹苦、忍辱負重，完成自己的社會責任或者人生使命需要頑強的毅力。表面上看辛苦是生活現實強加在我們頭上的，實質乃自業自消的深層次因果關係之表現。既然吞在嘴裡就不得不下嚥，這就

是消業就是贖罪。通常這種故事都很感人、勵志，誠然如此。我們都希望自己不再遭遇如此辛苦艱難，那就該於當下守護自己的身口意，免得來世投胎遭受如此苦報。佛家言，如是因，如是果，此其意也。

同甘共苦，含在嘴裡的有苦有甘，因為沒有苦我們也不可能體會什麼是甜。不經風雨也就見不到彩虹，不吃苦中苦難為人上人。

聚散，我們身心內的微生物和精神生命首先與我們同呼吸共命運，其次因緣聚會今生形形色色人際夥伴。無論是有情抑或非情，都是因為我們的善惡因業而相伴。感恩心、懺悔心、大悲心、大慈心才能度我們安然出困，行於坦途，得享苦報盡後生活的甘甜幸福、健康、豐樂。吃苦耐勞，才能擔當起大任。《孟子‧戰國》云：

> 故天將降大任於是人也，必先苦其心志，勞其筋骨，餓其體膚，空乏其身，行拂亂其所為，所以動心忍性，增益其所不能。人恆過，然後能改；困於心，衡於慮，而後作；徵於色，發於聲，而後喻。入則無法家拂士，出則無敵國外患者，國恆亡。然後知生於憂患而死於安樂也。

如今問題二代中的愚痴、無知、殘暴、自私，表面上都源於長輩的溺愛和不忍其吃苦，以至於孩子以為生活就是享樂而不顧他人，並無知中將自己的快樂建立在了他人的痛苦之上。是以家庭養生中，如何培養孩子吃苦耐勞、勤儉節約、關心他人、平等待人的品德至關重要。

忠言逆耳利於行，苦口良藥利於病。成長過程中都會出現幼稚、魯莽的言行，此時長輩們總是諄諄善誘極力規勸，以免其遭遇不必要的挫折痛苦。以自我為中心的人很少能聽進善意的勸慰，甚或以為長輩故意刁難，這就是身心養生的現實問題，該如何教戒？如何勸導？

如何引誘？

策略使用不當可能會起到反作用，使用得當則可健康成長。呵斥、打罵、禁閉、切斷經濟來源都非良策，重要的是必須以其能聽得進去的方式將道理講明白，不是「應該如何如何」？不是「必須如何如何」？不是「不這樣就會如何」？而是「這樣做可能或出現什麼後果，出現時該如何面對，如果不想看到這種後果，或許換一種行為方式可能會好一些」等等，一味壓制只會增加其逆反。

苦中作樂，是不得已的生活方式。生活學習工作並非一切都如願以償，很多時候是艱難曲折。學會逆來順受雖然消極然不失為良策，如果反抗則是與因果關係規律作對，無異於搬起石頭砸自己的腳。

全息養生的態度是，我之所行是為了周圍的親戚朋友同事鄰居，我吃苦他們就可以少吃苦，我受難他們就可以免遭苦難，我煎熬他們可以安然，我困頓他們可以順遂等等。這種心態就是大丈夫心態，是先天下之憂而憂，後天下之樂而樂的先人後己精神。

憶苦思甜，當人生經過最艱難的時期，接下來便是相對輕鬆安適的歲月。回憶會成為津津樂道的話題，很多時候看到晚輩的言行便會給他們講我們當年如何如何，孩子你該如何如何等等。現在的孩子不可能回溯到我們曾經艱難的歲月，最多也只是在文藝作品中看到，不可能有深切體會。比如給九〇後的孩子講三年自然災害吃不飽餓死人，他們就會很詫異，甚至反問「沒有糧食吃怎麼不吃肉？」，令人啼笑皆非。每個時代的「苦」都有其特殊的歷史背景，我們曾經是吃了上頓沒下頓，我們可以回憶曾經的酸甜苦辣，不能就讓現在的孩子去重複那種苦難。對於現代的青少年而言，他們的酸甜苦辣可能更多是感情的困擾、學業的繁重、未來不確定，因此就不能用「憶苦思甜」的教條主義方式來教育開導他們，應該用與時俱進的方法，使之明理，這才是孩子教育的養生。

苦，除了味覺所體會的苦味，更多的時候是心中痛苦。緩解心中之苦，比緩解舌頭之苦更不容易。口苦可以避免，心苦則需要通過解決令之煩惱的根本問題才能得到緩解。全息養生之明晰因果、明晰當下，守護身口意才是智慧方式。

　　當尋找疑難問題答案時，會冥思苦想；當怨恨生起，便覺得苦大仇深；當面對困境無可奈何，便會愁眉苦臉；當遭遇不堪忍受的苦難，便感覺苦不堪言；當連續被麻煩困擾，會叫苦不迭；當功成名就，便會自覺勞苦功高；為了掌握生活工作技巧，不得不勤學苦練；歷盡苦難終於見天，便感慨皇天不負苦心人；流落娑婆翻滾泥淖，便覺苦海無邊，回頭是岸。

　　人際交流最主要方式是語言，只要是心裡想表達的，語言就會帶有信息能量，可以給人以溫暖，也可以給人以冷漠；可以給人以喜悅，也可以使人憂傷；可以使人感激，亦可以使人懷恨；可以給人鼓舞，也可以使人泄氣；可以使人平靜，也可以使人瘋狂。

　　就養生而言，語言應該是正能量的、積極的、友善的、健康的，如此對於自他身心都有裨益。然我們於六道中罪孽深重、積習難改，投胎人中習氣依舊，難免語言會負能量、消極、敵意、傷害，造成自他身心不適就自然而然了。

　　口之罪過有四種：搬弄是非顛倒黑白、不自量力空話大話、尖酸刻薄語言惡毒、胡言亂語顛三倒四。兩舌使人們關係惡化身心受損，兩舌者自身雖逞口舌之快，卻被鬼神所厭棄，遲早會遭受精神抑鬱、分裂或者神經官能症等；妄語是超越自身能力的誇口，多數時候會耽誤別人的事情，在現實中屬於不靠譜，人緣不好，而且沒有人願意與之打交道，最多作為笑料飯後茶餘取悅而已；惡口是深懷惡意蓄意侮辱別人，孰不知其肉眼凡胎不識菩薩在前也暢快淋漓地發泄惡毒，使得神憎鬼厭；綺語近似於瘋話沒有任何意義，言者無益聽者無益。這

四種罪過，會嚴重導致人際關係失衡、人鬼閱牆。

　　口是心非、言不由衷，緣於心懷見不得人，故而所言並非所思，以至於使聽者迷茫，丈二和尚摸不著頭腦。誠實是一個人的基本品質，缺乏真誠的人在生活現實中不可能有好朋友，誰人樂意與一個不誠實的人打交道？在真正遇到需要幫助的時候，別人只會袖手旁觀或者幸災樂禍。如今的社會現實由於崇尚物質，道德倫理淪喪，以至於倒地受傷無人攙扶只有旁觀，而在人們爭吵時卻會起哄拱火，唯恐打鬥不起來。整個社會口是心非，那是多麼無奈可悲的現實？原因何在？教育、政策、制度等等，都存在瑕疵。

　　眾口鑠金，當人們眾口一詞地論述某一件事情時，虛假的也可能變成聽起來像真的，以至於朦騙更多的人。二戰時喪心病狂的納粹德國宣傳部長戈培爾，就有「謊言重複一千遍也會成為真理」的赤裸裸邪說。潛規則成為社會的各種僭越法律和制度的縫隙，是與非的較真就變得徒增煩惱讓人無奈。顯然整個社會處於精神分裂狀態，社會的養生就難上加難了。好在社會變革和進步是歷史的必然，看看現在的北朝鮮回想改革開放前的我們，儘管存在很多問題，我們還是很幸運的，就該感恩這一切。

　　信口雌黃，既可能是假話也可能是空話也可能是大話，或者不懂裝懂胡說八道，黑白顛倒，通常言辭還信誓旦旦或者言之鑿鑿。

　　說真話、說實話、說有把握的話、說有理有據的話，是人格完善的最基本要求，如果連這點都做不到或者不願意做到，那何必投胎做人，天上飛的地上爬的水裡游的可以任選其一。既然來到人間就必須說人話吃人飯辦人事，否則就是衣冠禽獸，人格不完善養生無存談起。

　　有口皆碑，對於勵志的人物故事我們總被感動，良好的道德我們總投以敬慕，高尚的情操我們總為讚嘆，完善的人格我們總為楷模，勤儉的作風我們總會學習等等，這些都是身心養生的典範，也是社會

整體精神追求提升的積極因素。當整個社會的物質拜金主義、功利主義、教條主義漸漸衰落，良性的社會風氣才會成為主導，整個社會的人文環境、精神追求才會提高，民族乃至國家的養生才能步上正軌。當某些邪惡事件發生，質疑人們的道德、挑戰人們的價值倫理觀、威脅社區的安全、汙染居住的生態等等，人們會群情激奮口誅筆伐。

當權力者利用手中的權力資源，名義上為了發展經濟，實質上造成某些損害時，代表輿論的媒體可能首先會緘口不言，以至於普通大眾的抱怨和吶喊被淹沒在主流媒體的沉默中，於是乎社會底層暗中積聚了憤怒不安的躁動因素。當不合理的權力濫用被推到風口浪尖，各種沉默的憤怒便會爆發，可能會成為一次次群體事件。當權者都應該從中吸取教訓，約束公權力，充分考慮民情，設身處地為天下百姓謀福利，如此社會才能良性地發展，民族、國家才會更健康，精神文明水平才能不斷提升。

有口難辯的尷尬情境，在現實中隨處可見。不該碰見熟人的地方，恰恰碰到；不該被看見窘迫時，恰恰被目睹；不該被聽到時，已經被傳播；不該發生時，湊巧碰到一起出現。或許事實真相並不是被看到、被聽到的那樣，然當時的情景確實看上去如此這般，此時即便舌燦蓮花也無濟於事。這種時候事件中個體的身心大約很難平靜和安寧，如果碰巧是與不好的事情同時出現，那便有「好事不出門，壞事傳千里」之虞，身心健康必然被波及。如果是被誤解，辯解也沒有實際意義，就用自己的行為證實被誤解了，以期取得眾人的寬宥，才不失為上策，亦是養生之處事方式。

出口傷人，是惡口的一種表現，是六道中輪迴習氣使然。有話就好好說，惡口在當下似乎傷害了他人的感情，其實同時也損害了自己。惡口者身心激昂情緒高漲，對於自己有百害而無一利，徒然逞口舌之快而已，而對聽者所造成的傷害也不可小覷，故而是害人也害己

的行為。如果聽者是修為好的人，權當惡口是穀道出來的聲音，或者當被瘋狗誤咬轉身離去。再者，惡口被鬼神監聽，遲早會因為惡口而遭到報應。世間犯罪由公檢法予以執行裁判懲罰，觸犯倫理道德尚不及罪罰則會被鬼神裁判懲罰。別認為鬼神不「存在」，精神生命與我們相處同一虛實時空體系中，不即不離！

善言、善語、真言實語，方是全息養生的方式。沉默是金、閉口不言亦非養生方式，該表達的情緒不表達，積累久了就會鬱鬱寡歡，選擇正確的不傷害他人的方式宣洩一下並非壞事。如果在該出面澄清某種傳聞的時候，就應該用誠實的態度直言，若是明知是奸祕而不宣，則無異於助紂為虐，會使無辜受到傷害。

語言是一門藝術，誠然不虛。恰當的表達，如果沒有心身經驗的積累是很難做到的，而同樣的意思可以有不同的表達方式，遣詞造句、語氣善惡、輕重緩急、慢條斯理等等，都會在聽者產生不同的身心感受和表現出不同的情緒。

「見人說人話，見鬼說鬼話」，看似一種八面玲瓏的小聰明，其實或許是智慧。真能見人說人話「見鬼說鬼話」，就必須有非常好的真實修為功夫，人話被當成語錄被傳誦那是因為其內涵智慧，如果是教條主義的「人話」被廣泛傳播那是塗炭有情法身慧命；如果「鬼話」能驅使鬼神利益蒼生，那就是鬼話的般若境界，如果鬼話使鬼神也憤怒，那就是找通往精神病院的門票。因為假話、胡話都會「授人口實」讓鬼神給善惡簿子上記上（因果報應）一筆，遲早便會有災難發生在自己身上甚至波及親朋好友。

口無擇言，是語言未經深思熟慮就破口而出，通常乃「哪壺不開提哪壺」，不善察言觀色的愚痴狀態，或者本來就大大咧咧不拘小節者。童言無忌，然在成人則會導致社交、人際關係出現矛盾，不可能養生。故而開口前先理清思路，該言則言，不該言或者根本不懂那就

免開尊口，不說話沒人會當我們啞巴。與其出口造成他人身心不悅，還是三緘其口難能可貴。人聖孔子於《論語・為政》云：「由（仲由，子路），誨汝知之乎！知之為知之，不知為不知，是知也。」且人間是非，多數因為該閉嘴開口了，該開口卻閉嘴了。閉嘴是為了免遭不必要的糾葛，有時候會造成更大誤會隔閡；開口言說不該言說之事就是拎不清了。

口不應心，是出言違背初衷，心裡所思和所言說風馬牛不相及，或者虛情假意。狗嘴裡吐不出象牙或者狗嘴裡吐出象牙都會成為逸聞趣事，故而說人話最關乎養生。口角春風，逞一時之快意，譏笑、嘲弄、羞辱、爭論，都會引起他人身心不悅，故而還是誡勉為好。輕口薄舌，在別人看來是無知和淺薄，最好慎重。

學好語言藝術是養生的很重要功課，因為關乎人際關係、人與精神生命的關係等，無不關係到我們的身心內外之「合氣」。

前朝統治階級為了維護自己的政權不倒，總會千方百計「防民之口甚於防川」，其實無異於掩耳盜鈴，水能載舟亦能覆舟。民眾的安定、和睦相處是國家統治的關鍵或曰國家大廈的基石，如果高壓、冷血，只會使民怨沸騰，王朝遲早被推翻。官逼民反，歷史向來如此。現代和諧社會的標誌就必須是民眾衣食住行無憂，語言表達不受約束。如果有民怨，管理者就必須反省政策的不妥當、政策執行的錯誤、上廉下腐等問題，並及時糾正，而不是設法掩飾輿論粉飾太平。更不能像文革那樣發動群眾鬥群眾，以便轉化矛盾。

「與天鬥其樂無窮，與地鬥其樂無窮，與人鬥其樂無窮」，可謂非常變態的「不合氣」，民眾身心能健康快樂？「文革」是一個典型精神病時代，人性被嚴重扭曲，民族文化傳統遭遇了前所未有的破壞，當今天物質水平提高了，再要恢復傳統卻發現如此艱難。

矢口狡賴，是對已經發生的成為事實的事件或者行為拒不承認，

更談不上認錯。當執政者對於歷史矢口抵賴或者百般粉飾時，民族的精神已經墮落的面目全非。教條主義當道，草菅人命就會司空見慣，顛倒黑白就會成為常態，社會就會變成一所大牢獄，人們的思想、語言會被禁錮，民眾生活就慘不忍睹。

　　佛家基礎理論中有五明之論，其中包含聲明。真言咒語，如果形象地比喻即為打開宇宙、生命精神信息能量的鑰匙。物質能量諧頻可以引起共振，同理精神信息能量諧頻也可以共振，共振的能量態大幅度提升。精神信息能量共振引起物質世界「相動」，即精神反作用於物質，必然改變物質狀態。真言的發聲讀誦有兩點利益，一使物質肉體的健康強化，二使身心「場能」擴大，結果可引動環境「風生水起」的「相應合氣」，此即真言持誦的全息養生理趣！

　　梵者古印度梵文，唄者歌謠，梵唄即用梵文唱誦的佛贊。佛法由世尊覺悟於兩千五百年前的古印度，其後約五百年開始，流通語言為古梵文。輾轉傳至中土，幾乎全部經典悉皆翻譯為漢文。古之譯經先賢不辭辛勞，字斟句酌，校驗梵文語義，措辭漢字，所譯經典可謂圓融無礙，故今日之漢文佛典近於原汁原味之梵文佛典。語言的時間遷變巨大，盛唐時漢字的發音亦非今日之漢字發音，遑論西元五世紀之前的梵文。今日之梵文，乃十二世紀以後的梵文被歐洲學者於十八世紀末期發掘出來注音而成，其與佛教鼎盛時期西元五世紀前後的梵文發音，必然有了很大差異。漢字的發音亦是如此，在不同時間、不同地域，發音差異很大。梵文發音也會如此，若今日言其「梵文發音乃正宗古印度梵文發音」，便是一句不折不扣的大妄語！

　　語言之發音，謂之聲明。「聲明」者，以聲音入道之法，即語言發音之真諦。聲音雖由喉嚨發出，然在歌者卻有很多講究所謂「共振」、「諧振」等等，所以才有動聽抑或刺耳之別。比如歌唱家之「吊嗓子」，使聲音共鳴保持在聲腔的準確位置，行腔運氣保持穩定，不是力

量僅用在喉嚨而是全身的運動。如今之歌者多僅僅停留於「發音」的這個層面，且加以嫻熟便能有如靈鳥般「歌喉」，若明晰「發音」與經絡氣血運行有關（或言與三脈七輪之瑜伽術有關）方才謂之「入道」。

試試在室內，大聲誦讀「唵摩尼鉢那銘吽」！此真言中，「唵」乃皈依頂禮，「摩尼」乃寶，「鉢那銘」乃蓮花，「吽」意為加持成就，全句大意即「皈依頂禮大寶蓮花尊，請成就我加持我」。六個字大聲誦讀在身體「著力點」不同，就是「聲明」初機了。

梵唄乃聲明之一途，現唐密所誦梵唄傳為古《魚山聲明》佛樂演化而來，採用漢樂的宮商角徵羽五音為基本音階，呂律調和，抑揚頓挫。大陸已經失傳，惟在東瀛延續至今，在高野山即《南山進流》。今日大眾所言之梵唄，大約已經屬於流行歌曲之曲調了，悅耳動聽，但不達「聲明」之門徑。

既言「聲明」為語音「入道」之途，聲明必然能夠「喚醒」我們藏識田或者宿命中的某些「記憶」，約略概括即聲明可以喚起我們的慈悲喜捨四無量心，表現為聽到梵唄同時，要麼哭泣、要麼喜悅、要麼頓空、要麼慈心發生等等，同時身體的感受便有發熱、發冷、痛、脹等等感覺。

余之經年體悟，聲明可以調養身心，若一門深入當有醫療身心疾患之功效，必達延年益壽之目的，不失為全息養生之上佳途徑！

（五）心、身的全息養生

《孝經》云：

> 身體髮膚，受之父母，不敢毀傷，孝之始也。立身行道，揚名於後世，以顯父母，孝之終也。

珍惜身心並健康地生活，首先是報父母深恩，其次才可能光耀門楣。世間的一切所為都需憑藉此身，過去一切三業之罪因通過靈魂的記憶也由此身承受其果報，未來成佛也是依此身而完成當下修行。

　　父母只是遺傳了我們的物質肉身，靈魂則根據六道輪迴業力的善惡因緣投胎而來，故而有些是報恩來的，有些則是討債來的。

　　辛辛苦苦養育孩子，結果卻養成了忤逆不孝之子，於是乎怨天尤人自嘆命苦；打罵嫌棄孩子，結果孩子出息且非常孝敬，心生慚愧直呼幸運！可憐？幸運？非也！乃過去世我們所積累惡業、善業之果報！

　　身心之養生，除了預防疾病、延年益壽等，更重要的是不殺害、不毀損有情性命，身不睡錯床，手不伸錯口袋。潔身自好是個體全息養生的第一步，需要真實修為，與財富、權力、名聲無關，表明一個人自身品德修養的高下優劣。好多時候人們感嘆人在江湖身不由己，其實都是為自己身心之錯尋找藉口而已。

　　比如，商人會說不帶客戶去紅燈區客戶不簽合同；律師會說不說假話不能維護被代理人的利益；法官會說不睜眼閉眼只會增加社會矛盾；醫生會說不開高價藥院長和其他人不放自己過門；教師會說不拼命外教實在承擔不了生活開銷；和尚會說不賺取香火錢寺廟不能維持；專家會說房價不漲對不起民眾；教授會說不搞經費課題專業就會被淘汰等等！誠然如此嗎？即便確實如此，原因何在？

　　根本原因，是政策法律制度等有嚴重瑕疵。一個教育、醫療產業化了的民族不會重視孩子教育的品格培養、人格完善，不會在乎民眾是否身心健康；一個拜金主義的時代，有錢能使鬼推磨；一個道德淪喪的歷史階段燈紅酒綠、聲色犬馬會成為時尚；一個丟棄自己民族文化的國度不可能有民族精神和民族修養；一個潛規則堂而皇之的時代，循規蹈矩顯得格格不入；一個高舉教條主義大旗的團體不可能利益蒼生。讓傳統文化釋道儒中的善惡觀、世界觀和價值觀，重新被重

視起來，才是我們民族和國家希望的保障。

　　讓教育、醫療從產業化商業利益的枷鎖中解脫出來，我們才能培育出真正德才兼備、身心健康的下一代。《禮記・大學》云：

> 古之欲明明德於天下者，先治其國；欲治其國者，先齊其家；欲齊其家者，先修其身；欲修其身者，先正其心；欲正其心者，先誠其意；欲誠其意者，先致其知，致知在格物。物格而後知至，知至而後意誠，意誠而後心正，心正而後身修，身修而後家齊，家齊而後國治，國治而後天下平。

　　教育和知識的傳播是首要的，但現代科學知識今天可能正確，明天就會被認定錯誤，何去何從？知識的普及，應該重在人格的培養和品德的修正完善，但如今的教育中學生品德的培養完全滯後甚至欠缺，分數成了考核標準，孩子多數自私狹隘。

　　品德的完善、人格的培養，旨在培養一顆感恩的慈善的心。誠實做人才能做好事情，性情誠實、心性健全是個體修養的主要內涵，不是讀了多少名著，更非讀了多少歷史，也非掌握了多少知識。品格完善誠實、心地正直慈善，才可能使家庭成員和睦團結、友愛互助，家業才有可能興旺。能管好家庭，才具備管理國家的才能。

　　古往今來的官吏，幾個能管理好自己的家庭？裸官、貪官、無能官數目不少，把持著公權力，顯然不能造福社稷、利益國家民眾，只是利用手中的權力謀取私利、中飽私囊。

　　那些落馬的貪官污吏，動輒家中搜出上千萬財物，甚至連被盜也數以千百萬計。當社會的反腐依靠小偷、二奶的時候，說明問題已經非常嚴重了，確實會亡國！家國在這種形勢下危機四伏，民族和國家養生益發重要！喜在當下管理者大刀闊斧治理貪腐，民眾一片歡呼。

身體力行，是個體養生所必需的。飯來張口衣來伸手所培養的懶惰和依賴，是不利於社會中人際關係發展的。事必躬親才能獲得直接經驗，然三百六十行不可能樣樣都學，畢竟只有百年歲月，擇一而行並努力不懈總會有豐厚回報。我們絕大多數人不知道自己今生該幹什麼，以為自己要幹什麼或者想幹什麼。在沒有明確人生奮鬥目標之前，都是東一榔頭西一棒子，直到找到人生目標才會專心致志。即便如此，也並非能夠隨心所欲如願以償，因為困難隨時可能會出現在前面，毅力、耐心和吃苦耐勞就是必要的。有時候即便很努力也是徒然，於是感慨造化弄人，畢竟不是每個人找到了理想、都一帆風順地成功，很多還是以失敗告終。

　　這就是命運，你可以不信，冥冥中因果關係規律就在發揮著它不可思議的影響力。

　　古訓「君子不與命爭」、「命裡有時終須有，命裡無時莫強求」，似乎悲觀失望但不無哲理。成功與否無論感慨時運不濟也罷時運順暢也罷，都是宿世因果之報償，怨不得天尤不得地。正確的態度唯有修身養性，培養慈悲心感恩心。《孟子‧盡心上》云：「窮則獨善其身，達則兼善天下。」不失為失敗人生、成功人士修身養性之要求。時運不濟者再怎麼努力也是無濟於事，若能修身養性也不枉人世來過一趟。若是事業興旺沒有兼顧天下只管個人享受則非真正意義上的達者。

　　歷史上很多富豪都是慈善家，而今社會暴發戶汗牛充棟，然慈善家卻寥寥無幾，不可謂不悲哀。當願一切慈悲的善功德主以己盈餘之財富利益更多曾經六道中的父母兄弟姊妹子女！

　　共同生活在一個大系統中，任何獨善其身的人事物都不可能存在。如果真的認為事不關己可以高高掛起，當事情於己有關的時候則會叫天天不應，叫地地不靈，此乃系統的檯球規律之必然。獨善其身是一種超然物外的理想主義，在現實生活中不可能存在，故而守護身

口意的同時應該同時關心系統中其他的因素。

以身作則,是我們行事的基本準則,只有嚴以律己,才能規範他人。如果自己做事缺乏規矩,要求別人認真仔細就是奢求。生活在一個互相模仿學習的環境中,每個人的言行都有可圈可點之處,取長補短是完善自身的恰當方法。〈學而〉曾子曰:「吾日三省吾身,為人謀而不忠乎?與朋友交而不信乎?傳不習乎?」就是以身作則的典型。惟有言傳身教,方能起到楷模的示範效果以勉勵他人。安身立命的基本要求,就是依靠自己的智慧和勞動獲取財富。好逸惡勞、好吃懶做,都很難於現實社會中立足。

設若每個個體在教育的初級階段完善了人品,明白勞動致富,還會有氓流橫行於街衢嗎?天道酬勤真實不虛,家長在教育孩子的時候就應該強調,即便家庭富裕不願意孩子吃苦,讓孩子做啃老族,財富坐吃山空,那以後該何去何從?大約這就是富不過三代的表象因果了。

潔身自好,直白講就是不偷不搶不殺人越貨不邪淫。說易行難,因為人們對於財色名食睡的追求,已成為一種社會階段性定勢。如果說好逸惡勞造成這一現象的話,毋寧說是教育失敗和貧富分化造成。

因為貧富差別,迅速致富就成了自然選擇,於是乎「笑貧不笑娼」再次濫觴起來,如果沒有貧富嚴重分化或許問題不會如此嚴重。法官、律師、醫生等法律道德健康的捍衛者,也會因為「業務」而涉足色情場所,倒臺的貪官污吏幾乎沒有不涉及色情問題的。不能潔身自好,就會對某種欲望有強烈渴望,便成為其人致命弱點,這些弱點恰恰成為以後更大問題的導火索。古人云:「無欲品自高」,將對於權力、金錢、名聲、美色的追求欲望降低到最低限度,道德和人格就是接近完善的,亦不會在處理人事物時發生大的偏差而造成消極後果。

《禮記》云:「飲食男女,人之大欲存焉。」「食色性也」,不食不性似乎非人。然節制為要,規矩必須遵守,違反規矩就是邪淫,輕

則傷身損害自他家庭關係，重則有性命之憂。惹火燒身，好奇或者多事將不必要的麻煩招惹上身，正應了古訓「是非皆因強出頭」，俚語「多管閒事多吃屁」大約也是這個意思。如果是為路見不平拔刀相助，還是值得提倡的，但是必須量力而行以免自身心受到危害。當「欲火中燒」、「利欲薰心」或者炒作出名，沒有不惹來麻煩的。不該出名非要出名，且出名只為謀私利；不該發財非要發財，財富只用來個人揮霍；不該當官非要當官，當官只為賣官鬻爵等等，結果到頭來名聲掃地，錢財耗盡甚至鋃鐺入獄。

安貧守道是非常難得的品質，如果每個個體都具備這種品質，官吏便會嚴格約束自己而無監守自盜，法官便會公正裁判而無偏袒包庇，醫生便會救死扶傷而無見死不救，教師便會真正傳道授業解惑而無拼命兼職，僧侶便會清淨修行而無唯利是圖的拜金主義道場。如此何來賣淫嫖娼？何來血淋淋資本積累？何來爾虞我詐？何來貧富對立？何來仇官心理？

牽一髮而動全身，是檯球規律的最佳寫照。無論個體、家庭、社區、城市、地域、民族、國家乃至世界都是如此，一個不經意的小事件就可能導致嚴重問題。薩拉熱窩事件，起因為一九一四年六月二十八日巴爾幹半島的波斯尼亞的塞爾維亞國慶日，奧匈帝國皇位繼承人斐迪南大公夫婦，被塞爾維亞族青年普林西普槍殺。奧匈帝國同年七月向塞爾維亞宣戰，導致了第一次世界大戰。戰爭從一九一四年七月二十八日至一九一八年十一月十一日結束，幾乎遍及歐洲並波及到全世界。這場戰爭是歐洲歷史上破壞性最強的戰爭之一，大約有六千五百萬人參戰，一千萬左右的人喪生，兩千萬左右的人受傷，戰爭造成的經濟損據估計約一千七百億美元。

一戰結束後，戰爭雙方簽署了凡爾賽和約。正是這一紙和約成了二戰的導火索。戰爭結束後，一個新的魏瑪共和國（臺譯：威瑪共和

國）在德國宣告成立，經歷了短暫的繁榮後，就陷入了嚴重的經濟危機。這為德國極端右翼勢力的興起提供了良機，由阿道夫·希特勒所領導的納粹黨宣稱，德國的困境根源來自一戰後強加給德國的嚴厲條款，並受到許多右翼勢力的狂熱支持。一九三四年八月二號，希特勒奪取了政權，成為大獨裁者，一場空前的世界大戰正在悄悄地醞釀。一九三九年九月一日，德國對波蘭不宣而戰，第二次世界大戰爆發。

一九三九年九月一日至一九四五年八月十五日，以德國、義大利、日本法西斯等軸心國及保加利亞、匈牙利、羅馬尼亞等僕從國為一方，以美國、英國、蘇聯、中國等反法西斯同盟和全世界反法西斯力量為同盟國。先後有六十一個國家和地區、二十億以上的人口被捲入戰爭。據統計，二戰軍民共傷亡七千餘萬人，四萬多億美元財產付諸東流。這場人類社會經歷的規模最大、傷亡最慘重、破壞程度最深的全球性戰爭是如何爆發的，對今天的世界有著非常重大的借鑑意義。認真吸取歷史的教訓，人類才能真正避免再次陷入戰爭的深淵。儘管戰爭的深層次因果並非如此簡單，然民族、國家、宗教稍微處理不好關係都會導致大衝突。

我們的言行思細微處，都必須小心謹慎，稍不留神就可能釀成大禍。故而小心駛得萬年船，善泳者溺，慎之戒之！

功成身退，是恰到好處地讓位讓賢給他人的高風亮節。如果戀棧懷祿，可能會居功自傲，最後導致前功盡棄。

《道德經》第九章云：

> 持而盈之，不如其已；揣而銳之，不可長保。金玉滿堂，莫之能守；富貴而驕，自遺其咎。功成身退，天之道也。

年事已高位居人臣的官吏們應該學學古賢聖，將位置留給年輕有為的

後進，他們可能會更好地施展才華報效國家。

　　學會放下，雖然可能會戀戀不捨，但只有放下了才能輕鬆自在。比如孩子教育，父母付出辛苦、孩子已經自立，就該放手讓他們自己去闖蕩。年華不再，依然老母雞抱窩一樣看護著，孩子累雙親也累。古人云：「兒孫自有兒孫福」，故而父母不該再操心時就自己照顧好自己的身心健康，反過來別讓孩子操心。學會感恩，夫妻可能關係並不融洽，但是雙方看見孩子都喜歡，男方如果娶了別的女人，女方嫁了別的男人，就不會是現在的孩子，可能更漂亮更聰明，也可能更醜更弱智，現在眼前活蹦亂跳的就是婚姻的結果，看在孩子的分上，夫妻雙方就該互相感恩。

　　孩子與父母的關係也應該如此，正是自己的父母生育養育了我們，也正是我們的孩子給自己帶來煩惱和快樂，就該互相感恩。能感恩就少了嫌棄和抱怨，能感恩就多了諒解和寬容，能感恩就多了關心和愛護，能感恩就多了快樂和幸福。

　　學會感恩，就是全息養生的起步！

　　身敗名裂，乃緣於不能守護自己的身口意，睡錯了床，手伸錯了口袋，做了不該做的缺德事。天網恢恢疏而不漏，因果報應不爽，即使有些還沒有報應的，遲早會的，僥幸心理只會「小洞不補大洞尺五」。明白這個道理，就不會飛揚跋扈，就不會欺行霸市，就不會強買強賣，就不會巧取豪奪，就不會殺人越貨，就不會坑蒙拐騙。天理昭昭，即使世間法律不能追究，鬼神也會追究的。「為人不做虧心事，夜半敲門心不驚」，正身清心，省身克己，養廉少欲，知足常樂。身外之物不可貪著，分內之事盡力做好。不使人怨神怒，方得身心安逸，闔家幸福。

　　人類是自私殘忍的，為了自活殺生害命。天上飛的地上爬的水裡游的，無一例外地殺戮殘害，只是為了一飽貪婪的口欲。福兮禍兮？

殺生會天怒人怨，招惹鬼神，靠殺生為生的要麼遭遇橫禍，要麼晚年百病纏身，要麼斷絕子嗣。

當性禁閉開放之後，墮胎人流幾乎成為流行趨勢。計劃生育政策貫徹執行中，更是毫無人性地強迫很多孕婦墮胎或者引流。天地之間生命最貴，無論是人類抑或動物，都是這個星球的居住者，然弱肉強食的動物界叢林法則卻被人類學習得青出於藍而勝於藍。動物與人作為地球的居民地位應該是平等的，殺一隻動物無異於殺一個人，當報應臨頭悔之晚矣。

殺生，實質無異於自相殘殺，一旦動物數量減少也就意味著人類的生存環境崩潰！

監守自盜，是手伸錯了口袋。所有以權謀私的行為都屬此類，實質乃是盜賊，而且還是「名正言順」的盜賊，他們盜取的財物都是普通老百姓的血汗錢，甚至有些是救命錢。一個貧困縣的孩子上學沒有教室，而縣委辦公大樓卻富麗堂皇，這是集體偷盜公共財物。雖然沒有裝進自己口袋，然性質更為惡劣，因為其貌似正確合法。

醫生給病人過分開高價藥亦是盜賊行徑，且與救死扶傷背道而馳；法官收受賄賂也是盜賊，因為會因此而枉法裁判、侵犯別人的利益；律師行賄法官也是盜賊，因為他們為了損害被代理人訴訟之對方的利益；官員收受賄賂更是盜賊，因為他們勾結不法商人榨取民脂民膏；警察收受賄賂也是盜賊，因為犯罪行為被掩飾就是謀奪和殘害民眾財產生命。監守自盜者，通常手中掌握著一定的權力或者共有財產，不能嚴以律己則很容易被財富占有欲汙染靈魂，遲早會走上犯罪道路。

貪污、挪用公私財物就是賊，而且比小偷危害更大，因為他們披著合法的外衣！現代人不相信鬼神「存在」，是以肆無忌憚地做著這些罪惡勾當，以為無人知無人覺，大錯特錯，即使人不知，但鬼神在其犯罪時已覺，因果報應的懲罰不久也！

《增廣賢文》云:「子曰:君子愛財,取之有道;貞婦愛色,納之以禮。」就是以正當手段或者勞動獲取財富,以道義和禮節對待愛情。

沒有皈依讀經是盜法,沒有受戒讀律是盜戒,沒有拜師而學藝是盜藝,沒有徵得作者同意使用別人的文章是剽竊,只是這些偷竊的目標非財物而已。

要讓社會行為規範起來,就必須從義務教育抓起。教育的內容更多應該放在品德、慈善、誠信的培養。讓產業化從教育中完全退出,還義務教育一片清淨的天空。讓任何盜竊他人財物、名聲、作品的行為都應該從我們的生活中戒絕。

《孟子·滕文公下》第二章云:

> 是焉得為大丈夫乎?子未學禮乎?丈夫之冠也,父命之;女子之嫁也,母命之,往送之門,戒之曰:「往之女家,必敬必戒,無違夫子!」以順為正者,妾婦之道也。居天下之廣居,立天下之正位,行天下之大道。得志,與民由之;不得志,獨行其道。富貴不能淫,貧賤不能移,威武不能屈,此之謂大丈夫。

或者在今天有些所謂女權運動者看來這是對於婦女不平等的待遇,其實不然。緣天地分陰陽,在表象上陰陽不可能平等,正是這種不平等才有了不違約自然規律的秩序,而使得社會步伐井然。

人們常說世風日下,曾經上不了檯面的職業、被傳統視作遊手好閒的職業,都堂而皇之地成為風騷行業,因果也!靠張漂亮臉蛋就可以通行無阻,靠拍馬逢迎就可以一步登天,於是乎平頭百姓鬱悶也。固然能夠享受,這些膚淺的權力、名聲、地位與宿世善因不無關係,然若更秩序化地更規範化地獲取,可能會更被人們讚美擁戴。

男女平等實質是個偽命題,緣根本的染色體差別必然決定了外在

物質表象的差別，實質乃宿世善惡因業與福德差別。陰陽有序，宇宙萬有才能正常運行。四季紊亂、寒暑顛倒、人體陰陽失調，大約一切會慘不忍睹。正如太極陰陽魚，陽為主時陰為輔，陰為主時陽為輔，相輔相成。陽主剛，陰主柔。如果陽柔陰剛，必然天下大亂。故而大男子主義、大女子主義，都是教條的非理性的。男女平等實質是佛性平等，並非性別、外相平等。

　　傳統是男耕女織，那麼女耕男織可以嗎？未嘗不可！這只是社會角色的互換，相互尊重相互感恩，平等禮敬才是正題。

　　世間一切事情無怪乎男女事情，生兒生女在男尊女卑的時代是個令人壓抑的話題，在今天依然如故。選擇性生男所以剩男就多了，選擇性生女剩女就多了，人類社會系統就出現了相關問題。昔日是養兒防老，如今是養女防老。人們從事生產，歸根結柢都是為了家庭幸福和睦，除非男女強人們可能將事業看得比家庭和伴侶更重要，於是強人的家庭關係很多缺乏和睦甚至分崩離析。《道德經》第四十三章云：「天下之至柔，馳騁天下之至堅。無有入無間，吾是以知無為之有益。不言之教，無為之益，天下希及之。」言外之意剛柔相濟，此理法然生活現實中！

　　祖訓「富貴不能淫」，然當過度追求金錢、物質、名聲、權力的時候，必然會「飽暖思淫欲」。陰陽和諧平衡是人類社會和睦的基礎，家庭夫妻幸福和睦乃為社稷穩定之基石。饑餓則食，口渴則飲，乃生理基本需求。需求不得滿足就會生雞鳴狗盜，夫妻關係不和睦就可能外向求取慰藉以便滿足身心欲望，以致於會成為一種不良風氣而流行。夫妻雙方在處理相互關係上，能互相感恩而不是以怨報德就會承擔各自的責任，便不會胳膊肘子向外拐了。有需求就會有供給，如果沒有嚴格的規矩約束就會形成無形的市場，這就是被杜絕了的黃賭毒重新泛濫的表象因緣，深層次原因乃個體淫欲心使然。

人品人格不完善就會「吃著碗裡看著鍋裡」，羨慕別人錢多，羨慕別人妻子漂亮，羨慕別人權大，羨慕別人孩子聰明等等。帶著感恩心羨慕，就不會嫉妒恨；帶著貪欲羨慕；則會羨慕嫉妒恨，於是社會秩序受到不良影響。

很多人是靠自己的勤勞獲取財富，而有些人則是靠權錢交易巧取豪奪。前者本分心安理得，後者則會狂妄以至於驕奢淫逸。社會財富如今被極少數人掌握著，相反占社會人群絕大多數者卻只占有極少數財富。嚴重的兩極分化導致社會猶如一個火藥桶，偶然因素就會引起群體事件乃至社會動盪。

反貪反腐的強度提高，確實緩解了很多群眾的不平不滿。對於執政者言，如果不嚴加治理，尤其是對既得利益的貪腐集團嚴加懲辦，亡黨亡國為期確實不遠！一方面加強法治的公權力威力，一方面必須恢復釋道儒傳統文化以便重建和提高整個社會的精神價值觀，同時讓主流媒體發揮真主的監督制約作用，讓社會陽光起來，罪惡就無處遁形。因為財富來源，是靠勾結權力侵占國家公共財產和資源，這些人人品就寡廉鮮恥，荒淫無度非題外話了。

迄今倒臺的所有貪官污吏，幾乎無一例外地包養情婦甚至荒唐的是共用情婦。當官不為民做主，教平頭百姓情何以堪？上行下效，貪汙腐敗便暗地裡流行起來，而且正是這些人嘴巴天天不離嚴懲貪腐。

古訓「在其位謀其政」，貪腐現象從皇權產生以來就不曾中斷，故而非新鮮事也不可能從根本上杜絕，因為人性自私貪婪。然貪腐也罷，驕奢淫逸也罷，當權了能為百姓謀取一定的利益，至少在倒臺的時候百姓還會懷念，不至於讓天下百姓指著脊梁骨唾罵而遺臭萬年。

《論語‧八佾》云：「〈關雎〉樂而不淫，哀而不傷。」則是一種高尚情操，也是養生的。如果因樂宣淫，因哀傷情，則身心健康必然受到影響。在佛家修行特別強調不邪淫，正是守中持正的志節和菩提心的堅固。

不當得利者，多溺聲色犬馬；勤儉持家者，通常廉潔奉公；紙迷金醉者，財富來源血腥；飛揚跋扈者，權力取得邪惡；沽名釣譽者，名聲剽竊而得；縱情聲色者，性必寡廉鮮恥；巧取豪奪者，心必殘暴不仁；巧言令色者，行必奴顏屈膝；勾結權貴者，思謀不義之財；強拆暴斂者，為政必是貪官；損人利己者，品行向來自私；浮言虛誇者，品性必然浮躁；人以物貴者，必是嫌貧愛富；物因人貴者，多具智慧修養；華馬輕裘者，多是紈絝子弟；玩物喪志者，必無情操之人；欺善怕惡者，多屬無能之輩；拍馬逢迎者，心多懷有奸詐；嫉惡如仇者，必是義士人傑；逐名逐利者，多屬缺乏善信；見風使舵者，食言自肥之流；八面玲瓏者，待人必無誠意；好逸惡勞者，雞鳴狗盜之徒；文過飾非者，勢必難托重任；言辭閃爍者，不可推心置腹；結黨營私者，必會強取豪奪；道德深厚者，言辭定然諄諄；色厲內荏者，出口必然恫嚇；自甘墮落者，必好誨淫誨盜；自強不息者，天道必然酬勤；虛與委蛇者，城府陰暗無明；直言勸諫者，心地必然坦蕩……

　　懲惡揚善應該是社會的主流意識形態，然不經意處糟粕總是會沉渣泛起。教育的失誤導致人們沒有了基本善惡是非觀，本來跌倒了被攙扶是好人好事，如今跌倒了也不敢有人相幫，深怕被誣陷碰瓷。

　　我們都是這個社會的一分子，社會現實如此，每個人都會有責任，教育和管理者責任更大。失去善惡價值觀的社會，是行將就木的社會！

　　讓我們培養起慈悲心和感恩心，如此才能夫妻不反目、兄弟不鬩牆！喚醒我們人性中誠信、善良的本性，為真正和諧睦鄰友好社會，從我做起從現在做起，這才是民族和國家的真實養生。

　　正法不興，邪魔必然橫行。現代的娛樂節目，也是膚淺的起鬨嬉笑，不是給觀眾以智慧滋補，掌握話語權多數時候只是官樣文章。人們很少修身養性而是求神問卦，不積累福德不培養慈悲，出了災禍後還會沾沾自喜地說算命的說的真準或者多虧買了保險。捨本逐末成為

時代的通病，人們普遍變得膚淺，話題多數是房子車子票子。對家中老人照顧不周，可是卻把寵物養得跟祖宗似的。人們表面帶著微笑，心裡卻很少慈悲。君子道消小人道長。

《莊子・天地》云：「是故高言不止於眾人之心。至言不出，俗言勝也。」當專家教授也信口開河胡說八道，真可謂龍象潛隱，蛇蠱充棟。昔《呂氏春秋・異寶》云：「以和氏之璧，道德之至言，以示賢者，賢者必取至言矣。」今者人競相取璧，罔顧道德。漢王充《論衡・效力》云：「豈其心不欲治乎？力弱智劣，不能納至言也。」何故眾人不能接納至理名言？教育失敗也，人心不古。緣至理名言不解溫飽，非財色名食睡也。我們希望別人對我們友好，首先必須善待別人。我們不希望別人討厭我們，也須先不厭棄別人。不喜歡別人說長道短，自己先管住自己嘴巴。希望別人對我們誠信，自己先須坦誠待人。希望別人對自己守信，自己先須兌現承諾。受貧窮時希望得到接濟，富裕了莫忘記幫助他人。遇到困難希望別人幫忙，看見別人困難請施以援手。妻子、丈夫希望對方善待父母，自己也須同等關愛公婆丈人岳母。挫折困頓，莫怨天尤人，多反省自身；順遂通暢，莫沾沾自喜，多檢視不足。

《論語・衛靈公》云：「躬自厚而薄責於人則遠怨矣。」是以該嚴以律己寬以待人，多責備自己少怪罪他人。

《禮記・曲禮上》云：「鸚鵡能言，不離飛鳥；猩猩能言，不離禽獸。今人而無禮，雖能言，不亦禽獸之心乎！」，是以有調侃「天上飛的未必全是鳥，也有鳥人」。經中云：「生人中難」，好容易脫毛卸甲，脫離畜生道換得人身，再不珍惜此人身，複又墮落三惡趣中。人以行為有倫理道德而不同於動物，然很多時候人們很少用之束身，而只是去衡量別人。批評別人小氣忘記自己亦吝嗇，斥罵別人傻子忘記自己愚痴，評論別人髒時忘記自己屁股還沒擦乾淨。

做人，做大丈夫，日日反省克己復禮！知錯能改善莫大焉！錯了就懺悔，不復再錯，不斷完善自己，人際關係會越來越融洽，身心健康也越來越有保障。《佛遺教經》云：「若離慚恥，則失諸功德。有愧之人，則有善法；若無愧者，與諸禽獸無相異也。」《易經》云：「君子見善則遷，有過則改。」《史記‧仲尼弟子列傳》云：「回年二十九，髮盡白，蚤死。孔子哭之慟，曰『自吾有回，門人益親。』魯哀公問『弟子孰為好學？』孔子對曰『有顏回者好學，不遷怒，不貳過。不幸短命死矣，今也則亡，未聞好學者也。』」顏回之美德被後世傳為佳話。

教育的目的，不僅僅是為了以後功名利祿光宗耀祖，義務教育的前提，是培養孩子心智、品德。只有孩子心智健全、品德具足，家庭民族國家未來才有希望。如果教育以功利為目的，那培養出來的學生幾乎無可能成為家國棟梁之才。教書育人，以智慧、美德，以知書達禮。宋真宗的《勸學文》云：

> 富家不用買良田，書中自有千鐘粟。安居不用架高梁，書中自有黃金屋。娶妻莫恨無良媒，書中自有顏如玉。出門莫恨無人隨，書中車馬多如簇。男兒欲遂平生志，六經勤向窗前讀。

教育可以致富，然須遵循典章之規範禮儀。

朱熹亦有〈勸學文〉云：

> 勿謂今日不學而有來日，勿謂今年不學而有來年。日月逝矣，歲不我延。嗚呼老矣，是誰之愆？

教育代表著未來，如果教育出現了問題，民族國家還有明天？

王安石〈勸學文〉云：

讀書不破費，讀書利萬倍。窗前讀古書，燈下尋書義。貧者因書富，富者因書貴。

教育旨在明事明理，修身養性。荀子〈勸學篇〉開明宗義云：

君子曰：學不可以已。青，取之於藍，而青於藍；冰，水為之，而寒於水。木直中繩，輮以為輪，其曲中規，雖有槁暴，不復挺者，輮使之然也。故木受繩則直，金就礪則利，君子博學而日參省乎己，則知明而行無過矣。故不登高山，不知天之高也；不臨深谿，不知地之厚也；不聞先王之遺言，不知學問之大也。干、越、夷、貉之子，生而同聲，長而異俗，教使之然也。詩曰：「嗟爾君子，無恆安息。靖共爾位，好是正直。神之聽之，介爾景福。」神莫大於化道，福莫長於無禍。

學無止境，然所學所用當為社稷家國謀利益，而非僅僅局限於個人功名利祿。皮之不存毛將焉附，家國不幸個人功名利祿何主！

教育應將禮儀倫理道德深化，而非局限於升學率。古賢聖留下很多經典，今日學人熟讀者鮮見，融會貫通者更如鳳毛麟角，能披覽典籍並用道德甲冑衛身更難能可貴。即使今日學佛修行之人，也很少能深入經藏獲取智慧，很多是人云亦云。唯有深入經藏，才能打開我們藏識田中本具如來智慧。傳統文化釋道儒中典籍浩渺如海，若我們能抽閒閱讀自會獲益匪淺。明白天地之理，才能於世間更多更善作為。

身行善道，必成達人而無虞；行落暗昧，身多陷法網囹圄；心若明理，身口意必然攝護；愚昧暗鈍，三業自多行不義；道德內薰，必

然能安身立命；功名淡泊，總善於養尊處優；具智慧者，不於知識中沉溺；有情操士，不與歌榭伎合汙；志向高潔，不為外境所困擾；心地坦蕩，無慮鬼神來琢磨；安貧樂道，必是清心寡欲者；樂善好施，總得鄰里敬愛人；虛情假意，華而不實鮮貞直；抱素懷樸，言簡意賅心誠篤；狐朋狗友，樂酒色而聚；伯牙子期，因知音相交；華衣美食，滋冶容誨淫之徒；粗茶淡飯，宜清新淡雅之輩；思慮過度者，精疲神乏；隨遇而安者，身心適悅；至理，則言辭簡練；事煩，便措辭無序；孝順之子，多心慈手軟；忤逆之兒，則心狠手辣；道德薰修者，精神矍鑠；聲色縱情者，面黃肌瘦；修道者，閑處而居；養親者，撿事而為；良臣，擇主而事；良禽，擇木而棲。

　　子孝父心寬，妻賢夫禍少。子孫不孝父母以淚洗面，妻女不淑家道無以興旺。若要子孫孝，先需孝老人。若要妻子賢，先需善妻子。感恩互為侶，慈悲化怨結。溺愛靡意，魂飛心離。嚴訓慈護，身心端正。鄰里不睦多因長舌搬弄，社區不寧緣多雞鳴狗盜。聽話聽音不為多情所惑，看人觀行莫為言辭煽動。智者善語和合，愚人讒言離間。遇事先莫責人，困頓當省自行。牝雞司晨必罹禍患，太監主政禍國殃民。家和萬事興，國安九州寧。

　　凡事切莫執著，求大同從小異。對人多些慈悲，得饒人處饒人。對天地多些敬畏，忌諱開山攔河。對賢聖多些恭敬，切莫口無遮攔。對神明多些畏懼，善行少招橫禍。尊師重道，則大道暢通。輕財重義，必交天下俠士。相聚是緣多珍惜，分離是理莫傷悲。寡廉鮮恥少有摯友，冰清玉潔多遇貴人。是故《莊子・外篇・山木》云：「且君子之交淡若水，小人之交甘若醴。君子淡以親，小人甘以絕，彼無故以合者，則無故以離。」《莊子・大宗師》云：「泉涸，魚相與處於陸，相呴以濕，相濡以沫，不如相忘於江湖。」

　　《真言要訣》云：「歡喜不及忍辱，多笑不及不瞋；不殺勝於放

生，求福不如避罪；不慳勝於布施，心敬勝於足恭。」能熄滅心頭之貪、瞋、痴、財、色、名、食、睡之欲念，怎一個「忍」字了得！能夠忍耐，能夠不生氣，能夠不殺生，能夠逢凶化吉，能夠不吝嗇，能夠心懷恭敬，都是養生之要策。

百姓有口頭禪「有什麼別有病，沒什麼別沒錢」，說明健康和財富都很重要。有些人為了追逐財富損害了健康，又想方設法用金錢購買健康然為時已晚。財富是用來滋養我們的色身和養家的，不是用來炫耀的。雖然不富裕，但擁有健康就是值得高興的。坐擁萬貫家財，然終日疾病纏身，只有痛苦沒有樂趣，且給家人造成沉重的心理負擔。

故首先必須有健康的身心，同時努力工作獲取財富。即便家中貧寒，若無疾病災難也值得慶幸。就怕屋漏偏逢連夜雨，貧困且遭遇疾患折磨的家庭並非沒有，這就需要鄰居、社區乃至全社會予以周濟。

《大智度論》云：「一切寶中人壽第一」。人們為養命而求財，不是為了守財而活命。《禮記・大學》曰：「生財有大道：生之者眾，食之者寡；為之者疾，用之者舒，則財恆足矣」。省吃儉用，不失為居安思危之美德。

降低貪欲就是變相布施，斷除三業之惡就是行善積德，節儉度用即是致富。有些人誇耀自己財富，當需要對受災地區或者貧困山區孩子募捐時又噤若寒蟬。遞交入黨申請書概言我將如何如何，待宣誓完畢則不再如何如何。口頭上叫著「為人民服務」，實際上卻不斷享受「人民服務」而不知感恩報恩，乃至視民如草芥。「多行不義必自斃」！在其位者應少些飛揚跋扈，多些畏懼。

民眾是國家的基石，民安則國安。民不安，國難寧。為吏者非不明此理，而是只求自保烏紗，不憂社稷江山。世人皆知佛法乃真實護國利民之智慧，然不懂佛法智慧者卻聽聞佛法猶如杯弓蛇影。設使人悉行善道，理通因果報應，何來仇富？何來仇官？何來民怨？

國家正在積極推行善政，努力實現小康並圖早日解決全部貧困人口問題，使百姓衣食無憂。同時打黑除惡亦是大快人心，百姓衣食足且居安，康養就有了基礎。

身不由己，是迫於情境無法應對，而不得不做出違背自己意願的權宜選擇。很可能是考慮到自身利益，就不得不損及他人利益的一種自私行為或者藉口，所以說「人在江湖身不由己」。缺乏了誠信、職業道德約束，人們便會身不由己，於是乎醫生收紅包是身不由己，法官吃被告、原告是身不由己，警察勾結地痞流氓是身不由己，教師毀人不倦是身不由己，專家張口閉口胡說八道是身不由己，教授剽竊學生的成果是身不由己，官吏縱情聲色犬馬是身不由己，媒體樂於八卦是身不由己，慈善做成了偽善是身不由己，僧侶們忙於斂財是身不由己……

自性即是佛性，失去自性也就是失去人性遑論佛性，那和披著人皮的禽獸何殊？人性都不能保全何談身心健康！守護好我們人性中至真至誠至善的一點點，社會便不至於淪落到如此地步！

生活是美好的也是嚴酷的，美好在我們有好身心可以享受的時候，嚴酷在我們功敗垂成、遭遇非橫、嚴重疾病、意外災難的時候。良好的身心態度，是別人開心我為之喜悅，別人痛苦我為之哀傷。當我們羨慕嫉妒恨別人的開心時，當我們幸災樂禍別人的痛苦時，就是我們自己身心不養生的時候。

權且不提一切眾生佛性平等如此高瞻遠矚的論調，就事論事，我們現在羨慕嫉妒恨的人，數百年前可能是一個鍋裡喝湯的族人後裔，那個我們牆倒眾人推落井下石的可憐蟲，可能就是失散多年的同胞。

世界很小，世事因循，說不定下一刻就是我們自己遭遇這些。當我們感同身受他人的境遇隨其樂而樂隨其悲而悲，我們才是善良的具備人性的，也才是養生的。

《延伸愛的鏈條》講述：一個名叫布賴恩・安德森的人窮困潦

倒，有一天寒冷昏暗，無私地幫助一個旅行的老婦人更換輪胎。當老婦人拿出錢包準備酬謝他時，他卻說：「如果您真想回報的話，那麼下次看到別人需要幫助的時候，伸出援手幫助別人就可以了。」老婦人當時深受感動，於是繼續趕路。驅車數幾英里後，看到路邊的一家小咖啡館，於是決定吃點東西暖暖身子再走完回家的路程。咖啡廳的女服務員有近八個月的身孕，行動遲緩但是卻面帶甜美的微笑，為她提供服務。這個時候老婦人想到了幫自己換車胎的布賴恩，心想如果這個服務員家境好，何至於身懷有孕還要工作？於是用完餐點後給了服務員一百美元。當服務員拿回找零時，老婦人已經離開了，但卻見餐巾紙上留下了這樣的話：有人曾經幫助了我，就像我幫助你一樣。如果你真想回報我，那麼請你也這樣做，不要讓愛的鏈條在你這裡終結。」在餐巾紙下，還有四張一百美元的鈔票。這個服務員不是別人，正是布賴恩的妻子。布賴恩幫助了老婦人，沒有怨言地面帶微笑，故而高尚的愛心與貧富無關，只要付出了愛心，生活必然會以另外的方式予以回饋，這就是天道！

還有一則故事大約異曲同工：一個風雨交加的夜晚，一個旅人行駛途中看到一輛車陷在了馬路邊泥坑裡，司機無論如何也不能將車從泥坑裡開出來。旅人知道在這漆黑風緊雨驟的夜晚，如果沒有人幫助他，那車裡的人根本就走不出困境。於是他把車開過去，幫助受困者到了自己車上，然後再送他到目的地。事後，被救者要酬謝旅人，旅人笑著說：「如果你真要謝我的話，你就給我一個承諾，在今後的日子裡，凡你遇見有困難的人，你要盡力去幫助他們……」六年後，這個旅人因為遭遇洪水被困在一個孤島上，正當他孤立無援幾乎絕望的時候，一個小夥子駕船來到孤島營救了他。他想要感謝那個小夥子時，卻聽到一句他終生都不會忘記的回答：「如果真要謝我，就請你給我一個承諾，今後你要盡力去幫助你身邊所有需要幫助的人……」六年

時間不知道那個愛心承諾傳給了多少人，只覺得有一種感動的情緒縈繞在心頭。當初如果沒有救別人，沒有留下那份愛心承諾，今天就不會有人來救自己。愛心就像一串項鍊，說不定那個幫助你的人，就是你曾經幫助過的人！

從這兩則小故事中，我們感悟到了仁慈、善良、愛心是必然有回報的！其實這就是大悲心、大慈心的體現，正是全息養生的態度。

在社會大家庭中，一個人要獨善其身幾乎是不可能的。首先關聯父母兄弟姊妹子女，其次是親戚朋友，再其次是老師尊長同事等等。所以我們身心健康與否，就是與這一切人際關係之良好與否密不可分了。如果在芸芸眾生中要獨善其身，其實是自閉和自私，並非真能善護身心。不願意付出愛的人，如何能得到愛的回報？不願意助人的人，如何能得到別人相助？眾善善，我方能得善善；眾樂樂，我方能得樂樂。「水至清則無魚，人至察則無徒」，想要獨善其身者其實是一種心理潔癖，不可能身心適悅，或者說自以為身心適悅，卻讓更多的人身心不適悅。從全息養生的角度言，獨善不得其身，儘管企圖明哲保身，然明哲保身其實從骨子裡講是自私自利的一種人，自私自利何以保身？如果有慈悲心有感恩心，很多時候便有「明知不是伴，事急且相隨」的有情來協助我們。

以身作則，是倫理道德、職業道德中行為規矩的基本要求。己所不欲勿施於人，然當屁股決定腦袋的風氣甚囂塵上時，這幾乎是非常難能可貴的。

古人云：「在其位謀其政」，大約就是以身作則的詮釋，然當權力不是服務於民而是威懾其民時，大約只能是「當官若為民做主只好回家賣紅薯」了。我們期望「轉輪聖王」使環宇廓清，民心扶正。抱怨於事無補，就我們自己而言，要力所能及地以惻隱心做好自己的工作，因為會有有情從我們的工作中獲益，所以就只管安心做好。如果

碰巧手中有那麼點權力,就少謀點私多體貼工作範圍中的百姓,就是積德行善,就是以身作則。

如果要使我們的家庭幸福快樂,就首先要對自己的身口意以身作則!對於修行人而言,社會乃至國家的養生全靠我們共同努力,所以每日當如曾子訓誡:「吾日三省吾身,為人謀而不忠乎?與朋友交而不信乎?傳不習乎?」如果不能真正從身口意上下功夫,那麼我們的心行就如磨道裡轉圈的驢子,似乎一直在前進,其實只是自以為是的原地打轉而已。

當我們停止呼吸被送進焚化爐的時候,無論曾經多麼地富有、顯赫,燃燒完畢的骨灰多寡差不多。身死,一切功名利祿瞬間都成了浮雲,曾經的財富可能成為別人在繼承中你死我活互相爭奪的焦點,成為世人看熱鬧的對象。所以明白「兒孫比我強,攢錢幹什麼?兒孫不如我,留錢又如何?」莫將身外之物看得太重,在活著的時候,用多餘的財富幫助那些需要幫助的人們,將愛心盡可能廣泛地傳遞,才不失為社會養生盡心力做功德,死後還會被人稱頌,且能福蔭子孫。再者「萬般帶不去,唯有業隨身」,下一輪的生命歷程又多了很多磨難!

行走在江湖,我們的身分舉動一言一行,都是在現身說法。

有的繪聲繪色唾沫星子亂飛,於是乎「成功學」很是忽悠了幼稚的人們一把;有的聲嘶力竭連騙帶蒙,於是乎「神醫」們在無知的病急亂投醫者身上火了一把;有的色厲內荏高喊打假,於是乎「賊喊捉賊」的把戲又一次上演;有的剛於臺上反腐倡廉高歌一番,臺下就被反貪的牽走。都是權錢名色惹的禍,所以古人言「名韁利鎖」是也!

每個個體都是在社會大舞臺上施展著手腳扮演著各自的角色,慈悲者人所樂見,奸詐者人所厭惡。被社會人群積極評判,就利於身心健康,反之不利於身心健康。當然總有那麼一些有情,持「虱子多了不癢,債多了不愁」的厚顏無恥態度,緣今生僥幸投胎做人,然夙世

積習難改故然。唯有修身養性，不斷完善自己的人格，才會更有益於家人、鄰里、同事和社會，也才是養生的。當處身在不同職業、不同地位、不同群體，都明白自己是生活在一個大系統中，要身心適悅，就必須互相照應互相協助。

現實是「同行相輕」，在利益面前，甚至父子夫妻都會反目成仇，緣內心深處的貪瞋痴作怪。所以三國曹植有感嘆詩：「煮豆燃豆萁，豆在釜中泣。本是同根生，相煎何太急？」佛經中云：「生人中難」，就是說我們在六道的三惡趣輪迴，好不容易脫毛退甲投胎做人，就應該十分珍惜這難得的人身，行走在世間多做人事多集福德，否則豈不委屈了這幅皮囊！有人性就必然有惻隱，言行思必然能與其他有情「合氣」相處，養生就是題內話了，若無人性則養生就免談了。

剛出道的年輕人想要大顯身手，然卻沒有個好爹娘，於是乎「乾爹娘」便應運而生。世間就是一個交易場，有需求的就有出售的，但買賣要公平，不能強買強賣，更不能傷害別人。這些都是現在教育制度下的產物，曾經被不屑一顧的職業現在都是真金白銀的行當，這也不可厚非，「如是因，如是果」而已。但「盜亦有道」，就是切記別傷天和，否則不僅世間法律之枷鎖伺候，鬼神的懲罰也會如影隨形！

俗話說學好三年學壞三天，稍不經意受不住誘惑就可能走上邪路，所以守護身心就非常之難，人們都希望從善如流，可是臨事時還是自私自利者眾。自私自利勢必不討人歡喜，人且不喜，鬼神焉悅？

從我做起，從現在做起！用善心、感恩心對待一切人事物，如此我們才能真實「合氣」大千萬有，才能「合氣」三才，才能身心愉悅，才是真實養生！

（六）心、意的全息養生

人類的意識活動，是對於外環境人事物認知，並指揮自己言行的

邏輯思維。心之意識，有理性的亦有非理性的，原則上依照社會約定俗成的道德倫理、價值觀、行為規矩、法律等，確定自己應對外環境的行為方式和語言表達。意有善意有惡意，善意則必然表現出善的言行思，惡意則顯現為惡的言行思，於是個體與外環境的信息能量交流便有了積極與消極之別。毫無疑問，積極的是養生，消極的則非養生。

思想是自己內心世界的活動，除非開發了他心通智，別人無從探究他人的心思。然語言或者行為，則會將其意思或隱或顯地反映出來。當外環境中人事物令之喜悅便有怦然心動的感覺，令之不快便會心情鬱悶，或許沒有言語表達，然表情會激動如眉頭舒展或者眼睛為之一亮，反之則會輕輕皺眉或者輕聲嘆氣。對於人事物不熟悉時便會小心翼翼，癡迷於人事物而不能自拔則屬鬼迷心竅，當進退兩難時便會舉棋不定，底氣充分便顯信心十足，注意力不集中便會心猿意馬。

口是心非、言不由衷，於人於己都不利。口是心非屬於惡意，言不由衷則可能情非得已，前者惡重，後者惡輕。經常說假話會形成慣性，出口成假。然一次謊言，便須用很多次謊言來掩飾，久而久之信用全失而被神憎鬼厭，一旦被鬼神盯上了遲早會抑鬱、精神分裂或者自殺。心中所想與口中所言一致是心性坦蕩，儘管可能不中聽，但至少不虛偽。同樣所思，換種感恩的慈悲的措辭效果會更好，既表達了自己內心的真實想法，也不至於傷害他人感情。

起心動念，慈悲生起時，語言自然令人喜悅；瞋恨生起時，措辭必定尖刻；憐憫生起時，說話滿含同情；喜悅生起時，語調自然興奮；愚癡時，詞不達意。當心意確定，身心內外有情、非情，感同身受。慈悲時身心安適，瞋恨時坐立不安，憐憫時小心翼翼，喜悅時身心歡快。當微生物、鬼神，感受慈悲、憐憫、喜悅，我們的肉體就不大會生病，我們的精神也不會萎靡不振；反之若感受到瞋恨、愚癡，身體機能便會效率大大降低，精神也易疲勞。

悲哀，是心中煩惱，一籌莫展無以復加而表現出來的情緒。此刻的個體身心鮮有適悅的，茶飯不思，坐臥不寧。哀莫大於心死，心灰意冷麻木不仁，是對自己和他人尤其是家庭成員的極端不負責任，原因不外乎感情挫折、婚姻失敗、事業蹉跎、官場失意等。此類有情心性自私，即使這類人感情如意、事業順遂、官運亨通，也不過是自私自利而已。名利心重、欲念繁複、占有欲強，在遭受打擊多表現如此。故而全息養生中，將功名利祿看淡些，將感情看開些，將欲念降低些。

心如刀割，在遭遇感情、婚姻、事業、親人病逝等等突然打擊時，多數人會有這種感覺，並非現代醫學上的心絞痛，而是一種強烈的心痛的感覺。主要原因是個體不願意看到眼前的結果，認為這一切不該發生，對於感情付出了很多，對於婚姻也恪守規則，對於事業也極為努力，對於親人也非常關愛，上蒼啊，怎麼如此待我？心痛的感覺是以為應該如何而不應該如何，然沒有明白世間一切都是成、住、壞、空，換言之一切人事物都會生、老、病、死，感情、事業、親人等等，這是宇宙和生命的自然規律。

今人貪著「生」、「成」，雖然不情願也只好接受「老」、「住」，然對於「病」、「壞」則生起厭惡，更對於「死」、「空」諱莫如深。在遭受各種情境的打擊時，手足無措，突然心痛。如果不能順應自然規律，好比春夏秋冬節氣的變遷，不能因為喜歡春天而拒絕夏天，不能因為喜歡夏天拒絕秋天，不能因為喜歡秋天拒絕冬天，不能因為喜歡冬天拒絕春天。事物在「生」、「成」狀態是美麗的、光彩奪目的，在「老」、「住」階段是完善的、經驗的，在「病」、「壞」階段是無奈的、淒涼的，在「死」、「空」終點是痛苦的、失魂落魄的。非事物有此心思心覺，而是人們將自己的心思附加投影於人事物。

明白因緣法，明白成、住、壞、空規律，就正如體解佛家修行中的「苦集滅道」四聖諦，便是一種超然塵世的解脫，在面對此類情境

時，不再心如刀絞而是坦然接受並感恩。心痛必然引致身體生理機能發生一系列問題，胃口不佳、睡眠不安、精神不集中等等，這些都會嚴重影響生活質量。如果坦然接受一切現實，可能會有短暫的不適應，但很快就可以身心處於平衡養生態了。

心慈手軟，心地善良的人，身體支分多柔軟。一個人手握起來的感覺柔暖必然心慈，反之心腸比較狠的人手則握起來很硬冷所謂「心狠手辣」。內心有慈悲，身體外貌也會有慈祥的表徵如和顏悅色，面相和藹可親。人們的舉手投足，都會不經意間將內心世界無言地展露出來。心中藏奸，面相則有幾分猙獰，眼神顯得凶狠或者飄忽不定，或者顯尖酸刻薄相，此正所謂「相由心生」。即便生來漂亮，若變得缺少慈悲，其相貌則越來越醜陋；反之一個生來相貌平平之人因為慈悲善良，相貌則漸漸圓滿起來。父母只是遺傳給了我們肉身，是以孩子相貌隨父母，然靈魂投胎則是根據與父母及家庭其他成員的善惡緣分而來。所以心性非出生有善惡，而是靈魂於六道輪迴所積累善惡習氣的人態表達。設若今生依舊沿襲靈魂之惡習不改，即便父母遺傳了端正相貌，久而久之也會變得「醜陋猙獰」起來。

水分子受到積極情緒、意念、聲音、圖形、文字影響，會有美麗、規則的結晶；相反受到消極情緒、意念、聲音、圖形、文字的影響，則要麼不能結晶要麼結晶很雜亂。看似很簡單的實驗，其實包含的意義深刻。我們的心思對於身心的影響，由此就可以推理出來，積極的心念身心常態，消極的心念則身心疲態。

全息養生，心態就至關重要。積極健康的心態，身體的組織結構、機能就趨於和諧、平衡、穩定；消極病態的心態，身體的組織結構、機能便趨於雜亂、失衡、不穩定。

一個寬和、大度的人，必然精神面貌具有鼓舞力；而狹隘、鄙吝的人，精神面貌則猥褻令人生厭。心態寬舒的人，面相亦呈和善；心

態狹窄的人，面相大多醜陋甚至「可憎」。

養生重在自身心身、口、意的守護，是用規矩約束自己，而非用尺子去衡量別人。俗話說：「馬不知臉長」，意思是缺乏自知之明。所以心意養生很關鍵就是自知之明，故而在佛法有「如實知自心」之教戒，此心乃成佛之心，成魔也是由它，養生與否更在於心之健康與否。貪瞋痴就是不養生，所以多些智慧，少些瞋恨，減點貪欲就是養生。

修行者愈是有道德，面相會越來越慈悲和善。何故？緣於「相由心生」。靈魂醜陋者，面相圓滿者罕見；尖酸刻薄者，面相欠缺福德；無知少慧者，面相多帶愚痴；瞋恨鄙吝者，面相多有凶紋；虛偽奸詐者，面相笑中帶刀；大智大勇者，面相總呈中庸；奴顏婢膝者，面相總帶諂笑；功高我慢者，面相目空一切；好高騖遠者，面相總顯輕浮；憤世嫉俗者，面相總帶蹉跎；見利忘義者，面相總帶貪婪；出爾反爾者，面相總顯狐疑……如此等等不一而足。

欲身心健康，上述消極的不健康的方面就先從內心真實地根除，其次語言、行為上更趨於慈善、感恩，則健康身心可期。

智態的表徵，就是祥和、大度、從容、睿智、福德。

當整個社會的道德倫理價值體系趨向崩潰，人們的心態會漸漸向「惡」，所謂「人心不古」。語言、行為變得邪惡，心思會變得偏狹。價值體系崩潰意味著「好人無好報」、「壞人自逍遙」的現象越來越嚴重，制約邪惡言行思的力量相對越來越小，反之歪風邪氣肆虐起來。若人們對天地神明有些微敬畏，都會多少收斂自己的惡心、惡行。

曾經有美國學者 A・E・Winship 在一九〇〇年做了一項研究，統計了兩百年中美國兩個關於信仰不同的家族。這兩個同時代的家族，一家是信基督教的愛德華茲，另一家是著名無神論的宗師馬克・尤克斯。並且，無神論的馬克・尤克斯對愛德華茲曾說過「你信的那位耶穌，我永遠不會信」！研究者追蹤兩個家族近兩百年以來的繁衍發

展，一個家族從 Max Jukes 開始。Jukes 是個無神論者，生於一七〇〇年。另一個家族從 Edwards 開始，他們有一三九四位後裔。Edwards 是個虔誠的傳道人，生於一七〇三年。

兩個家族兩百年後的情況，詳細統計結果如下：

愛德華茲家族，人口數一三九四人，其中有一百位大學教授，十四位大學校長，七十位律師，三十位法官，六十位醫生，六十位作家，三百位牧師、神學家，三位議員，一位副總統。

馬克‧尤克斯家族，人口總數九〇三人，其中有三一〇位流氓，四四〇位患有性病，一三〇位坐牢十三年以上，七位殺人犯，一百位酒徒，六十位小偷，一九〇位妓女，二十名商人，其中有十名是在監獄學會經商的。

十年動亂中毀佛寺、砸佛像、燒佛經的那些有情，很多晚年要麼疾病纏身要麼精神分裂，都很淒涼。

信仰是人類社會精神體系的強烈支撐，沒有信仰的家庭、民族、國家前途堪憂。而我們今天恰恰處於一個幾乎全民無信仰的災難深重時代，如果當權者因為恐懼人們有信仰，而嚴加約束宗教尤其是釋道儒的廣發傳播，似乎錯了。

沒有信仰的人什麼壞事都做得出，沒有信仰的家庭什麼勾當都會做，沒有信仰的民族會分崩離析，沒有信仰的國家遲早滅亡。哲學的基本邏輯也告訴我們物質與精神要協同發展，精神的追求唯有通過信仰來維持！然信仰如果反人類了也非常可怕，今天世界到處有邪惡信仰肆虐的痕跡！

心寬體胖，是心態寬和惻隱。心中不計較得失，才能遇事不急不躁，如此身心輕安，生活學習工作也相對自在。若有所貪著，遇事就不會如此輕鬆，患得患失，身心必然受到影響。外環境的因素無論是語言、行為、色彩、景象、現象等都會影響我們的心理活動，同時在

情緒上表現出來。此時會激動、不安、煩躁、喜悅、憤怒等。但如果能做到心平氣和，則心理活動相對平穩，身心狀態尤其是生理機能不會受到太多消極影響。故而養生中心態的培養最為重要，慈悲心、感恩心於念念中生起並能相續不斷，久之便能心寬體胖，適悅自在。

唐代著名詩人白居易的〈祭李侍郎文〉：

（李侍郎紒，性聰慧。少時家貧，無資買書，乃借貸於鄰人。每一翻譯，無不成誦。偶入城市，街衢鋪店名號，皆默識之。後官翰林，庫中舊藏有《永樂大典》，公皆讀之。同僚取架上所有，抽以難公，無不立對，人皆驚駭。）

浩浩世途，是非同軌；齒牙相軋，波瀾四起。公獨何人，心如止水；風雨如晦，雞鳴不已。

在爾虞我詐的人世間，一個人能心無煩惱、不起紛爭該是多麼難得！當明白世間一切皆是因果顯現，都是「欠債還錢」、「殺人償命」的惡性循環，大約就不會心理不平了。

「無債一身輕」，無論是今生抑或前世所作罪孽果報，就是我們今天的不幸遭遇，而實質是「還債」，難不成欠債不還就心安理得了？天經地義就是因果關係規律，企圖超越因果那就是自尋煩惱了。

「人心不足蛇吞象」，誠然是世間的真實寫照，那些鼓吹勵志、成功等等所謂營銷術的，其實都是在激發人們的貪欲。即使短暫成功了，也僅僅是「曇花一現」，最後總不外乎「螳螂捕蟬，黃雀在後」的結果。權力鬥爭也是如此，文革中，今天你把別人打倒了，明天你就被他人打倒，總是後浪推前浪，迭迭更替無有常勝不敗。

貪欲少了，螳螂就少了，黃雀也就閑著了。追求功名利祿，然須有一個限度。超越自身福德所能承受的，必然被疾病、災難、非橫等

所損耗。明知是韁繩、枷鎖還趨之若鶩，怎一個愚痴了得！

曾經網路上流傳一隻豬在寺院拜佛，大家都很興奮激動。殊不知，那頭在寺院拜佛的豬，前身乃是一住持，因為貪婪成性，死後墮入畜生道，然良知未泯，知道唯有三寶可使之脫離苦道，故而來到寺院拜佛，出現令人驚奇的一幕。其拜佛的姿勢、身形，多麼惟妙惟肖而未失其前世風姿。

心甘情願，對於所喜歡的人事物的一種態度，樂意奉獻關愛、幫助。然對於所厭惡的人事物則避之唯恐不及，更別說關心了。所以有愛憎，緣我們用自身的價值觀判斷帶有明顯主觀色彩，導致行為有喜好和厭惡。善惡非知見所能左右，乃六道輪迴習氣與今生教育、家庭、環境使然，如果有標準也非主觀標準而是因果關係作為標準。超越了因果關係流於表象，只會是因果的不斷惡性循環無休無止。佛家因緣法的真諦，就是教會世人明白「如是因，如是果」，設若斷滅因果，便能證得空性。

喪心病狂，近乎瘋狂的念頭，會導致個體的語言和行為表現極端，通常是惡心惡行。人性泯滅，眼裡只有權力地位名聲或者仇恨，於是便不擇手段要麼投機鑽營，要麼瘋狂攫取財富，要麼無恥自吹自擂，要麼濫殺無辜。無論是所謂正義或者非正義的屠殺貧民的恐怖主義暴行亦是喪心病狂，為了出名不惜出賣肉體靈魂也是喪心病狂，昔日曾經流落畜生道尤其是猛獸猛禽道者投胎為人便是如此。

隨心所欲，是極端個人主義的表現，其言行思皆根據自己的主觀意志，對於他人之感受根本不管不顧。

共同生活在一個大系統，所有的言行思都必須遵守約定俗成的道德倫理規範。即使仰仗手中的權力、令人窒息的盛名、雄厚的資財，也不能任性而為。即使法律被買通，輿論被封殺，也不可脫出恢恢天網！人類文明發展到今天，進步使人們學會了約束自己，如果依然

固我地叢林法則般生存，那結果必然是血腥殘忍的。

《黃蘗傳心法要》云：「迦葉以來，以心印心，心心不異。」默契與心念一致相應，乃「合氣」之真諦。人類需要學會與天地、山川、河流、森林、花草、動物共同生存，與看不見聽不著摸不到的鬼神──精神生命等相應，才能生活的更安寧。

心心相印的最高境界就是大三昧耶戒的遵守，就是自身含納合氣整個宇宙全部有情非情，自心如虛空就是完全無私、無欲的超然靜態。

學會感恩大自然的無私奉獻，感恩生命鏈低端的全部有情，感恩一切非情及鬼神。

《孟子·告子上》云：

> 公都子曰：「告子曰：『性無善無不善也。』或曰：『性可以為善，可以為不善；是故文武（周文王、周武王）興，則民好善；幽厲（周幽王、周厲王）興，則民好暴。』或曰：『有性善，有性不善。是故以堯為君而有象，以瞽瞍為父而有舜，以紂為兄之子，且以為君，而有微子啟、王子比干。』今日性善，然則彼皆非與？孟子曰：「乃若其情，則可以為善矣，乃所謂善也。若夫為不善，非才之罪也。惻隱之心，人皆有之；羞惡之心，人皆有之；恭敬之心，人皆有之；是非之心，人皆有之。惻隱之心，仁也；羞惡之心，義也；恭敬之心，禮也；是非之心，智也。仁義禮智，非由外鑠我也，我固有之也，弗思耳矣。故曰：『求則得之，捨則失之。』或相倍蓰而無算者，不能盡其才者也。《詩》曰：『天生蒸民，有物有則。民之秉彝，好是懿德。』孔子曰：『為此詩者，其知道乎！故有物必有則；民之秉彝也，故好是懿德。』」

譯文

公都子說:「告子說過:『人性無所謂善良不善良。』又有人說:『人性可以善良,也可不善良。周文王、周武王當朝,老百姓就善良;周幽王、周厲王當朝,老百姓就凶暴。』也有人說:『有的人本性善良,有的人本性不善良。有堯這樣善良的人做天子卻有像這樣不善良的臣民;有瞽瞍這樣不善良的父親卻有舜這樣善良的兒子;有殷紂王這樣不善良的侄兒為天子,卻也有微子啟、比干這樣善良的長輩和賢臣。』您說『人性本善』,那麼他們都說錯了嗎?」孟子回答:「從生性來說,都可以使之善良,這就是我說人性本善的意思。至於說有些人不善良,那不能歸罪於天性。同情心,人人都有;羞恥心,人人都有;恭敬心,人人都有;是非心,人人都有。同情心屬於仁;羞恥心屬於義;恭敬心屬於禮;是非心屬於智。仁義禮智並非外在培養的,而是我本性固有的,只不過平時不思不覺罷了。所以說:『尋求就可以得到,放棄便會失去。』人與人之間有相數倍差別,是由於未充分發揮天生資質的緣故。《詩經》說:『上天生育了人類,萬事萬物都有法則。老百姓掌握了這些法則,就會崇尚美好的品德。』孔子言:『寫這首詩的人是真懂道!有事物就一定有法則;百姓掌握了這些法則,所以崇尚美好的品德。』」

人性之善惡與生俱來,乃六道善惡習氣,生在人中當更以仁義禮智束身修德。同時天地萬物皆有法則和規律,必須要遵守。守之則能與天地萬物「合氣」!

人們為了愛情、利益、名聲、權力,便不可避免地會勾心鬥角,比之動物世界似乎文明了很多。當我們目睹像暴恐事件中被殘害的平民百姓的慘狀,會大聲斥責暴恐分子連禽獸都不如!當官僚罔顧民眾,當法官枉法裁判,當醫生草菅人命,當教師毀人不倦,當專家胡

說八道,當警察胡作非為,當大師坑蒙拐騙,當官吏縱情聲色,百姓一概只能用「禽獸」二字發泄心中的怒氣。養生的社會,必然是遵禮守法的社會。

問心無愧,正直善良的人會反省自己的言語、行為、思想,使之符合倫理道德遵守法律制度,尤其是別人不能察覺的內心思想。清代紀昀《閱微草堂筆記‧槐西雜志一》云:「君無須問此,只問己心。問心無愧,即陰律所謂善。」換言之思想(念頭)中的善惡,乃由「陰律」來判斷,以因果關係規律形式表現出結果。問心有愧,不僅對人也對己如此,傷害別人後一旦良心發現,自己必然心神不安亦成為自身行為的受害者。世間之人多是忘恩負義之輩,亦多數問心有愧。

延伸體解真圓檯球規律,對環境中的人事物就該抱有「滴水之恩當湧泉相報」的態度。我們對於自己今天的狀態不滿意,實質上就是對於過去自己生存環境中全部因素的抱怨。因為正是過去的一切積極、消極因素而造成自己的今天,故而有時候難免會「想當初要不如何,現在該如何如何?」的後悔話,然系統中過去有恩於我們的因素,在我們抱怨自身現狀的同時也被抱怨了,這難道不是忘恩負義?再者,假設我們今天對自己的狀態滿意,今天的自己是系統中過去全部因素造就的,那麼就該對過去的消極因素也深懷感恩。如果滿意自己的現狀,而抱怨過去的消極情境也是忘恩負義!

《孟子‧離婁上》云:「今有仁心仁聞,而民不被其澤,不可法於後世者,不行先王之道也。」中華民族的仁心仁聞,就是釋道儒中慈悲、友愛、和仁義禮智信。當釋道儒傳統文化被壓制被約束,這個社會能精神文明?《元史‧仁宗紀三》寫道:「仁宗天性慈孝,聰明恭儉,通達儒術,妙悟釋典,嘗曰:『明心見性,佛教為深;修身治國,儒道為切。』」民不教以仁義禮智信,何言和諧社會?

心安理得,緣所言行思沒有違背倫理道德,沒有傷害他人,也沒

有不敬畏天地鬼神，是以能夠心安。

違背倫理道德未必觸犯世間法律，然觸犯法律必定違反倫理道德。不得理，自然悖理，違背自然規律亦是悖理，比如轉基因食品。轉基因產品首先是違反了自然規律，好比因為馬跑的快，就給人腿轉基因成為馬腿一個道理。所以那些極力推廣轉基因食品的有情們，要麼是利益所趨，要麼就是存心不良。或許他們暫時因為沒有相關法律制約可以心安理得，然最終天律必然予以嚴重懲處。

功名利祿之爭必然導致人心向背，對財色名食睡的追逐分化出多寡、高下、優劣、美醜等等差別，於是不平等的現實導致不平等的思維，也就有了不平等的語言和行為。

一個家庭、一個單位、一個社區、一個地域、一個民族、一個宗教、一個國家如果不平等多了，家庭就會分崩離析，單位就會逐漸衰退，社區日益不睦，地域紛爭競起，民族內訌蔓延，宗教鬥爭激烈，國家動蕩不寧。

同心同德的基礎，是物質利益的分配與精神利益的共享基本持平，沒有明顯差別。貧富、夭壽、尊卑、貴賤、順蹇、男女的差別，表明同心同德僅僅是一句空話。雖然這些差別是因緣業力與今生的身口意之善惡使然，只要存在利益差別，必然很難同心，惟有於諸佛淨土世界才可言同心同德。

努力消除不平等不在於財富、權力、名譽平均分享，而是身口意努力做到慈悲、感恩。整個社會能有慈悲心、感恩心，大約也就沒有不平等了，其時言同心同德似乎更有意義。而要實現同心同德，首先是讓智慧傳播弘揚開來，拋棄教條主義的束縛，恢復傳統文化，努力降低人們的貪嗔痴，方能達到目的。當富裕者用盈餘財富扶助貧困者，當教育者用美德教化人們，當管理者真心為了群體不辭勞苦，當大師真實具備了智慧和福德，當明星們不僅僅在演戲，當司法體系真

正發揮其打擊違法犯罪之職能，社會大眾才會心悅誠服，和諧安定才能實現。由於六道輪迴習氣的潛移默化作用，儘管釋道儒的智慧為人們所尊崇，然貪欲心重的有情還是會為了名聞利養，而宣傳似是而非的所謂理論，或者有些小小神通就顯擺以蠱惑人心，在佛家謂之曰外道——歪理邪說之人。這些有情拒絕智慧，只接受教條的知識，拒絕精神只承認物質，拒絕美德只貪圖私欲，諸如科學原教旨主義者、鼓吹轉基因食品無害者、不信釋道儒等所謂「無神論」者等等。其實他們是別有用心的，或許他們打著光明磊落的旗號，其實內心非常齷齪。

社會需要和諧，讓真正智慧的理念幫助人們修心養性，從而提高社會的整體精神水平和個人素質，如此社會人群才能心平氣和地生活學習工作，是時方可言周公吐哺，天下歸心。

人們內心真實地祝福他人吉祥如意時，也就是社會風氣良性恢復時。這一切基於良好的道德、品質教育，基於健全的民主法治，基於官吏們的清廉奉公，基於專家們的實事求是，基於教授們的認真鑽研，基於大師們的智慧引領，基於全社會的道德倫理強化，基於老有所養的福利制度，基於人們都能敬畏天地君親師守護身口意！彼時，歪風邪氣不再滋長。

人們相互祝福時總言萬事如意，現實生活十有八九卻不如人意。很多時候遭遇不順心、疾病、挫折、失意等問題時，人們會怪罪他人而沒從自身尋找原因。或許表象上看確實和別人有直接或者間接關係，然深層因果卻是往昔善惡因緣際會導致的，所謂「瓜熟蒂落」，即各種因緣此時聚齊而產生如此結果，以便對往昔的惡業有個了結。

看不清往昔因業，只在乎目下結果，於是怪罪怨恨之情油然而生，往昔因業不僅未了結，還種下了新的惡因，彼時因緣成熟又將再次出現障礙。

我們與精神生命相處同一虛實時空體系，由於物質與精神的區

別,於「一合相」中互不干涉,精神生命穿越物質之體無礙,物質生命穿越精神之體亦無礙。只要曾經於六道中有淵源,才會相涉有礙,表現出疾病、精神問題、挫折、非橫等等。設若真要一切如意,就必須消除我們與精神生命、物質生命曾經的過節,達成互相諒解方可。這就是全息養生的重點,即身口意行於十善道上!

受現代物質實證主義還原法的深刻影響,人們在分析問題時都會將事件孤立而拋棄系統,於是乎便有各種奇談怪論隨之誕生。比如不解宇宙全息觀,執著地認定西方過無量微塵數世界有阿彌陀佛淨土,東方過無量微塵數世界有藥師如來琉璃世界!

《金剛經》所云:

> 若世界實有,則是一合相。如來說一合相,則非一合相,是名一合相。須菩提!一合相者,則是不可說。但凡夫之人,貪著其事。

明白虛實宇宙全息一合相,陰界陽界全息一合相,物質與精神生命全息一合相,許多問題便迎刃而解了。哲學邏輯告訴我們,內因是變化的基礎,外因是變化的條件。內因是自己的身心三業,外因則是一合相中的有情非情。遭遇的不如意,大約只有通過對自身心三業的懺悔、修正才可避免。現代人修行只在「心」上做文章,離開此「身」,心何所屬?故而修行必須「身心」同修,心開智慧,身肩福德,才可謂「福慧雙修」,否則就會落入之乎者也或者不可知論的誤區,無異於外道了。

「鬼上身」、「鬼壓床」現象就是在虛實時空體系中,往昔冤情債主中未能投胎而作為孤魂野鬼者,與債主的「個人恩怨糾紛」。然現代人的解釋所謂:

> 鬼壓床，指睡覺的時候突然有了意識但是身體不能動……在睡眠神經醫學上是一種睡眠癱瘓（sleepparalysis）症狀，患者在睡眠當時，呈現半醒半睡的情境，腦波是清醒的波幅，有些人還會合併有影像的幻覺，但全身肌肉張力降至最低。

還有所謂「獨立漂浮於空間的腦電波」強行占據某人的腦部時，其原來的腦電波會暫時處於被覆蓋的狀態，人暫時失去原有的意識，其行為被強占的腦電波所控制……人就可以說是「被鬼上身」，等等牽強附會的解釋。

現代人的解釋由於割裂了物質與精神的邏輯關係，所以牽強附會不得要領。如果明白物質生命與精神生命虛實「一合相」，不僅「鬼上身」、「鬼壓床」等道理明白無誤，其他的一切疾病、災難、挫折之因果關係也就一清二楚了。現代科學中還原法的邏輯，好比並不明白系統是什麼樣子，只是有一堆材料，在堆積的過程中牽強建立起點線面的關係，然後就以為瞭解整個系統了。即便如此，忽略了精神，還原法永遠是有巨大瑕疵的。

比如疾病，還原法認為是系統比如肝腎心肺等出現了問題，其實忘記了一個重要因素，就是共生於我們機體的微生物。離開機體內的微生物，人類不可能生存。且微生物與人體之間有一個生態平衡，一旦這個平衡關係被打破，微生物「作亂」就會表現出疾病狀態，至於外因只是誘發因素而已。更為重要的一點是既然肉體有共生微生物，同理人類的靈魂也應該共生「鬼神」，如果能接受這點，「鬼上身」、「鬼壓床」、「噩夢」等問題的答案就迎刃而解了。

一心一意是做人做事必須的良好心態，專一精進必能取得成效。心猿意馬、三天打魚兩天曬網，大約什麼也幹不成。身口意的守護尤其必須一心一意，屬於正見、正語、正業、正思，就堅定不移地予以

貫徹，世間的身心健康不在話下，出世間轉煩惱為菩提亦如囊中取物。然說易行難，往往人們受外環境情境的影響，攀緣心生，欲念就抬頭了，欲念生起思維語言行為就會表現出「不安靜」，就不可能一心一意了。慈悲心、感恩心念念相續落實到生活學習工作中，漸漸便不經意地一心一意了，在修行人此為不住相修行。設若要專心致志於某事，除非有足夠的定力，否則很難持久。故而於養生中，定力換言之毅力就相當重要了。

三心二意者，成事不足敗事有餘，比如求醫問病，病急亂投醫可能會事與願違。故而古人言「陰陽先生多了埋不下死人」，大約就是不能信一而持之、優柔寡斷，最後不得如願也更不能怨天尤人了。

虛情假意，看似對他人曲意奉承實則虛與委蛇，以博得他人好感或者謀取某種利益。因為行為者自己覺得一旦真心實意流露可能事與願違，故而不得不虛偽地作為。屬於思想則是虛妄的愚痴，表現在行為即是套近乎，在語言則溜鬚拍馬。虛情假意對於別人似乎沒有損害，然行為對象可能信以為真而在接下來的交往中，誤判人事物而導致身口意的損失。千穿萬穿馬屁不穿，最終受害者必然是被逢迎拍馬的。

就虛情假意者自身而言，其實有害而無益，即便騙得了一時也騙不了一世，最終還是會穿幫，到頭來裡外不是人，身心受累。故而全息養生，就要求我們真言實語和誠心誠意，若不其然，身心健康免談。凡事都有個限度，超過限度就是過分了，讚美別人要恰到好處而不能露骨地獻媚，批評別人先自省有無同樣缺點且言辭懇切柔和地教戒，如此這般大約人我兩相悅而符合中庸之道的真諦了。若是過度就是肆意妄為，結果會適得其反，於人於己兩廂有害，會遭天怒人怨神憎鬼嫉。最是真心真意為要，這樣人際關係總會和諧，人鬼關係也相安無事，雞犬寧家宅穩，人康泰，何樂而不為？

《荀子‧致士》云：「得眾動天，美意延年。」得人心者感動天

地，天地人三才「合氣」，豈不延年益壽？所以慈悲、知恩報恩最要，才能「合氣」有情，才能得人心。與天合得天時，與地合得地利，與人合得道多助，世間功名利祿易得，出世間福德易積。人天擁戴，豈不延年益壽健康快樂！若不懷好意，則言行思都會損人不利己，養生也無從談起了。好心者必懷善意，惡心者必懷歹意；善意人解神會，惡意神愁鬼哭；善意堪安宅舍，惡意夜半鬼臨，是以有古訓「慈悲安鬼神」。鬼神安則人安，鬼神寧則雞犬寧，如此養生之，外環境可以無憂。故而無論是做任何事情，都必須應順天地人三才之勢，若孤行己意到頭來會頭破血流，身心慘不忍睹。

　　物質與精神乃一對矛盾統一體，互相依存互相影響互相轉化。假設二者可以互相轉化，換言之物質轉化為精神抑或精神轉化為物質，必須在理論上存在一個「轉化系統──臨界系統」，物質進入這個系統後出而成為精神，精神進入此系統出而成為精神。滿足這個系統條件的必須是既具備物質又具備精神，那麼天地間何物適宜？有情是也！人體乃肉體與靈魂一合相之體，換言之物質與精神一合相體，那麼從理論上物質和精神的相互轉化在人體可以實現，符合「臨界系統」條件的唯有傳統中醫的經絡理論和古印度瑜伽的三脈七輪，因為此二者滿足「臨界系統」的物質、精神二相性。故而言天地之間有情最尊，有情之中人身最貴。

　　現代人動輒引用某某科學家、某某西方名人的語言，來為自己的文字增色，作所謂闡釋佛法的文章，更多的是文字相的羅列而無真實的自我體悟。即便是最頂尖的量子力學，也是不斷在證實佛法的真理性，不可能超越佛法！所以還是深入經藏認真體悟為佳，引用不相干的人對於佛法的評價很多時候會誤導信眾。

　　人體的經絡系統，正是我們身心之精神、物質轉化的臨界系統，經絡的調節對於身心健康就顯而易見了。佛乘密法的「三密相應」，

正是關乎人體經絡氣血運行的「合氣」至道！

在全息養生中，心意的守護至關重要，它會決定我們的語言、行為，所以也就成了重中之重。如何少思、少牽掛、增加膽識和勇氣？缺乏智慧很難做到。

多思多慮，緣於生活、工作、學習中不確定性因素太多，不能很好把握而表現出來的必然心理應激。明明計劃很好，可是臨頭卻因為某種因素的變動而功虧一簣，於是便會感嘆「變化比計劃快」。

當思維局限於某種有限邏輯中時，發生焦慮、不安是不可避免的。狹隘的邏輯思維，多數時候會考慮不周全其他可能會發生的因素，即便物質因素全部考慮進來，精神因素也會疏忽，何況現代人已經將精神因素排除在了其邏輯思維之外。

根據真圓檯球規律，系統中介入絲毫因素，系統的結果都會發生翻天覆地的變化，誠祖宗所教戒的「差之毫釐，謬以千里」也。有些時候我們需要作某種決定，也是受限於思維定勢影響，而「前怕老虎後怕狼」地畏手畏腳猶豫不決，這大約就是缺乏膽識和勇氣吧。生活中，站在低處要觀察環境全域不可能，所以有「井底觀天」的成語。同理當思維局限在某一時間段時，就不能看到大趨勢的變化，比如我們讀大學那會兒誰也不喜歡會計專業，後來改革開放會計專業就很吃香。受制於時間和空間以及知識層面的限制，我們必然會多慮、不安。

絕大多數人表現如此，擔心父母會過世、孩子會考不上好大學、娶不到賢慧媳婦、養不出聰明孫子、買不起房子、看不起病、股票跌了、投資失敗了、身體生病了等等。「民以食為天」，這些擔憂也就很正常了。根源是什麼？缺乏智慧！我們無論如何擔心，系統總是不斷運動、前進中，各種因素不斷介入就是必然，多思多慮有何助益？那就順其自然，不勉強自己去思考。既然所擔心的事情暫時不能解決，就努力去完成可以解決的問題，有天機緣成熟，曾經擔心和力不能及

的問題也許就迎刃而解了。

擔心、憂慮是蘊含「消極精神信息能量」的念頭，類似於恐懼，會降低我們機體細胞的應激能力，同時減弱我們大腦的理性思維能力，久而久之就會「擔憂變成現實」，與其說沒有預料到，毋寧說是我們自己「期望」的。

憂慮、擔心有習慣性傾向的有情，乃六道輪迴中小心謹慎習慣了（比如狐性多疑），所以今生的習性依然如此。比如同樣和人類關係很近的麻雀和鴿子，麻雀喜歡人群聚集處但對人卻高度警惕，而鴿子則甚至可以和人類執手同樂，所分別者習性使然也。

膽小怕事、恐懼，也是如此，如果有足夠的智慧，遇事都會運用智慧邏輯哲理地分析判斷，何來畏懼？所謂「水來土掩，兵來將擋」就是這個意思。

如果用全息哲學的語言描述，都屬於個體身心「場能」太弱小，以至於環境的任何物質、精神信息能量的變動，都會在個體發生「牽一髮而動全身」的系統效應。增強自身場能的途徑，唯有「道、德」的遵守。「道」者，生命與宇宙的本然規律，「德」者，順應本然規律必須遵守的各種行為規範。「道」與教條主義截然不同，屬於智慧的思辨哲理，「德」之遵守是我們積累福德所必需的，借用佛家的說法就是「福慧雙修」。

觀眾在觀看影視作品的時候，因為不熟悉劇情的發展，一看到「懸念」都會很緊張，導演會嗎？如果我們智慧、福德增加，就能對宇宙與生命之真相實諦「分明了然」，如此何來憂慮？何來膽怯？

開發智慧的措施——廣讀經典，積累福德的行法——守護十善道！

（七）全息養生注意事項

1　字畫、古董收藏禁忌

《神僧傳》卷七：

> （真表）有女子提半端白氎覆於途中，表似驚忙之色，回避別行。女子怪其不平等。表曰：吾非無慈不均也，適觀氎間皆是猳（豬）子，吾慮傷生避其誤犯耳。原其女子本屠家，販賣得此布也。自爾常有二虎左右隨行，表語之曰：吾不入郭郭汝可導引，至可修行處則乃緩步而行。三十來里就一山坡蹲踞於前，時則掛錫樹枝敷草端坐。四望信士不勸自來，同造伽藍號金山寺焉。

勤行精進神通開發，便能讀懂衣食住行所用物件所攜帶的全部善惡精神信息，收藏字畫、古董稍不經意就不養生了，比如古董是血光之物、字畫家人品惡劣等等，現代人更多是有錢任性盲目地收藏，完全不知藏品所攜帶的消極精神信息能量會對自己和家人造成什麼傷害，而是盲目跟風顯擺，都是錢惹的禍，其實就是不養生的！如果一個畫家人品低劣，也許他的作品被炒的價格很高，然作品所攜帶的其低劣人品的消極信息能量也相應「水漲船高」，待到各種因緣聚會一一業熟，這些作品就會對收藏者自己和家人，帶來消極不養生的後果，慎之戒之！

現代人喜歡顯擺，切記：如果字、畫意境蕭索淒涼的就別掛在室內了！去過博物館的有情應該有印象，幾乎所有博物館的「陰氣」都很重，緣其藏品的消極信息能量故！

2 茶道、花道養生要點

關於茶道的起源、知識和相關公案，並非寫這篇豆腐塊的本旨，而是嘗試從自己的體解闡釋什麼是茶道以及茶道與養生的關係。

在東瀛學習期間茶道是必修課，而其源頭就是中土，只是日本人更豐富了其繁文縟節。茶道是我們先祖積累起來的飲茶智慧、知識，如果僅僅停留在經濟利益層面上，只能說明還不解茶道真諦或者說心性還太狹隘，而實質未入茶道之理趣！

何謂「道」？老子的《道德經》將「道」闡釋的非常清楚，只是讀得懂與讀不懂或者見仁見智的區別，「道」者，宇宙與生命發生發展變化的規律！飲茶順應宇宙與生命發生發展規律方才謂「入道」，如果僅僅停留在茶葉質量好壞、品種多寡、價格高低等等俗情的境界，不可能入於茶道，充其量只能謂之茶的「豪客」！或者會擺個蘭花指、穿個道袍，儀式隆重地泡茶就是茶道了，非也！

茶道以人為本，來喝茶的不是客人而是應該供養的本尊！如果僅僅是吸引客人來喝茶，那就開個茶館，千萬別叫茶道。茶葉，乃天地環宇五行之靈氣之結晶和茶農的深切殷勤護持以成，說成五行之精魄也未嘗不可，泡茶、飲茶就是將天地之慈悲無私情懷，通過一系列行為呈現給尊敬的本尊——客人，讓本尊感受到天地之博大情懷和紛紜妙趣。因此泡茶便不是作秀，而是本具之大慈悲喜捨心的呈現！飲茶，則是感受、感恩天地萬物之情和喚起自身心內在的大慈悲喜捨心，這才是茶道順應宇宙與生命本然規律之妙諦——道也！

茶道與智慧不可分割，這也就是為什麼歷來文人墨客謂之「茶禪一味」的所由。於泡茶、飲茶中失卻了智慧成分，那便失去了「茶道」之德！茶道的理趣是讓身心適悅自在，是養生，如果到了這個境地，大約樹葉也會成為茗茶！因為茶道與福德智慧不可分別，泡茶飲

茶就是感恩天地萬有，就是積累福德，減輕、放下貪瞋痴無異於開發智慧，如此漸漸心量開顯，自身心「場能」增強，易於與一切外環境物質、精神信息能量的感應道交，就是茶道的全息養生了，此時無論何種茶水，入口大約無異於甘露。

現大自然之情懷於方寸間，抒我人之胸臆於斗室中，引造化之美妝點起居之容，攝蘭竹之氣諧頻凡聖之息，此為插花之魅力所在。

在高野山，但凡專修學院（保壽院）出來的阿奢黎，沒有不習插花者，如同茶道乃必修。如果約略下東瀛花道，大約「美」之魅力有餘，而形式主義浮贅。好比日本人可以將園林精緻、濃縮、簡約為小盆景，日本的插花形式主義的繁瑣亦可想而知，這大約和東瀛少了本土哲學思想不無關係。反觀中土，先祖們很少將花枝攀折下來插在屋中「自我」地欣賞，因為先祖的智慧不忍人為地破壞自然之和諧，唯在供養三寶或者祭祀天地君親師時，才有折花木奉獻之舉。東土最早的花木供養記載，大約是《南史·晉安王子懋傳》，其中云：

> 子懋年七歲時，母阮淑媛嘗病危篤，請僧行道。有獻蓮華供佛者，眾僧以銅罌盛水，漬其莖，欲華不萎。以花獻佛，祈求醫病，霍然痊癒。

可以搜古覓籍能很令人信服地說，中土插花之道早就盛行！愚以為不足採信，只是辛亥之後國門打開，插花如同時尚才流行了起來！

然插花藝術於我人身心與花木之交流唯在首位，非為僅僅停留於眼耳鼻之覺知，能如此者入於道也。遠觀開物之手筆似乎可洞察作者之情愫，近嗅馥馨之濃郁若須臾置身大千。大自然是最完美的藝術家，藝術家水平再高，技法再卓越，其作品也不可能超越自然之美，故而基於「天人合一」的哲學思想，我們先祖形成了對於自然的「敬

畏」，更多地是維護，很少地人為剪裁。故而稱為「插花藝術」更為妥帖，若謂之「花道」則有些牽強了，畢竟入於道者與道偕行！

　　插花是在狹小空間中展現大自然之美，然而折花剪枝地修葺大自然之物，其實有些於心難忍。雖然花木無靈魂但卻是有感情的，所以插花總有些不脫虐待花木之嫌，再者插花存活時間不可能比自然生長持續時間久，早萎早棄亦有些暴殄天物之遺憾。只是時尚的、流行的，所以就勉為其難地隨喜讚嘆，且行且珍重。

　　最重要的是，每種花木其香味千差萬別，歸納之也有五行五味之別，如果插花與人體身心五行五味不能相生相合，就是「不合氣」，雖美無益。

3　藝術品的養生價值

　　余對於書法、繪畫、雕刻等藝術所知不多，但這並不妨礙從養生的角度發表一點議論。在佛家五明中關於世間百工技藝之「工巧明」，就包含全部人類藝術，所以有點涉獵也就自然順理成章了。

　　比如書法，我們的民族有非常優秀的傳統，歷代都有非常傑出的書法家誕生，並留給世人賞心悅目、嘆為觀止的作品，那些作品即使如被臨摹的各種〈蘭亭序〉副本也會讓人心曠神怡，更別提那些書聖們遺世的真跡。其作品中透視者性格、人品、修為、福德、乃至智慧，同樣有些也透著其他信息比如被抹去名字的秦檜的書法宋體，雖然被歷史斥為大奸大惡之徒，然其字體福德卻還顯圓滿，只是太中規中矩就少了很多智慧。

　　大凡書法筆力遒勁、筆鋒頓、漸有氣勢的多性格豪放灑脫，筆力內斂、走中鋒者則性格比較隨和溫婉，行筆時細時粗者性情易變不定。

　　當今的書法家委實多如過江之鯽，我們所到之處但凡大型標誌性橋梁、建築都有文人墨客的「墨寶」或者達官貴人的「寶墨」。「墨

寶」因筆墨而珍貴大約功力、品德高尚，而「寶墨」則因權位、名聲而留跡未必勝過塗鴉。現代社會的浮華使得沽名釣譽成為一種時尚，所以許多「書法家」其實基本功並不很好，也到處遺墨示人，實在是對我們作古的書法大家之大不恭，不能不承認也是對書道精神領會的膚淺。當然其中有些是備受敬重的聞人達士，非因權高位重財大氣粗，而是因為道德修為，他們的精神可以感動和激勵周圍的人，儘管功底不扎實也無可厚非。

　　書法上升為書道，就非比尋常了。沒有真實的人生歷練，沒有成住壞空的體悟，沒有智慧的積累，書法充其量還是書法，唯有悟道、入道、蘊含智慧之書法才可謂之書道。

　　書法培養我們的細心、沉靜和豁達大度，如果浮於表面的表現，就好比本來長相欠佳卻靠假睫毛和胭脂掩飾過的矯情面孔，總有些不自然，不能帶給人們智慧和舒適。書法更是修身養性的最佳方式之一，如果用來釣譽，那就和書道的精神大相徑庭。至少近代的很多真正書法大家中長壽比例很高，就是最有力的明證，古代書家中狂草非余之喜愛，何以故？緣狂草如果是性格之狂放使然，則人生多跌宕起伏，難得延年益壽，然若空性之狂草則能顯現般若之境界，比如道家和密宗的畫符書法。談到養生，歷史上有名的幾大書法家壽數概略如下：

> 王羲之五十八歲，王獻之四十二歲，虞世南八十歲，歐陽詢八十四歲，張旭四十二歲，顏真卿七十五歲（死於戰亂），柳公權八十七歲，懷素六十三歲，蘇軾六十四歲，黃庭堅六十歲，米芾五十六歲，趙佶五十四歲，秦檜六十五歲（惡病而死），趙孟頫六十八歲，沈周八十二歲，文徵明八十九歲，唐伯虎四十七歲，祝允明六十六歲，鄭板橋七十二歲，劉墉八十五歲。

這些書法大家的壽數以正楷為書風（氣血運行有序恆常）、正直清廉、性情溫和等見壽久，反之草書尤其狂草（氣血運行抑揚頓挫）、性格狂放、命運蹇滯、酒色犬馬則壽多不久。如果將他們的書法一一研究，結合其性格、心態、當時政治環境等等，約略就養生言還是可以說明一些問題。

在高野山大學書法學習中，末學和書道教授木本先生交談，他認為書道的目的不僅僅是觀賞，更應該是啟迪，因此末學總結為書道的最高境界是智慧，老先生也極力贊同。如果書法入於道，也就意味著書者福德、智慧增加，身心更順乎天地陰陽五行規律、順應因果規律，即所謂「無為而為」了，便是全息養生了。反之「有為而為」者，鮮有入於道而得身心自在的，比如秦檜的「秦體字」即後來的宋體字，緣其心性奸惡故未得善終。

今日揮毫弄墨的多，以之做敲門磚者亦眾，多數與修身養性遠矣。書法作品可觀其人品修為，故有「文若其人」的比喻。因為身分、地位、財富而到處遺留「墨跡」者，後世會否「嘲笑」也未可知。

同樣繪畫亦如此，傳統中國的水墨山水之意境大約是世界繪畫歷史中最令人震撼的。「意境」者天地環宇之趣，非獨藝術家的「藝術感覺」，如果藝術家僅僅在表現自己的感覺和內心，這樣的作品未必會被更多的人欣賞，更談不到給人哲理的啟迪，也就難言養生了。因為狹隘者作品必然寓意狹隘，大器者作品寓意亦鴻博，此正東坡與佛印之「牛糞與佛陀」公案所比喻。

一個臨摹完洞窟壁畫，卻吝嗇後人描摹而鑿去原來壁畫的藝術家，一個隻會趨炎附勢過河拆橋以怨報德的藝術家，即使他們再有名，其人品的瑕疵並非其被「虛假吹捧」的作品所能掩飾的，作品隱含的「消極精神信息瑕疵」亦是無可比擬的，其作品必然攜帶其「小肚雞腸、恩將仇報等等」的消極精神信息能量，當其作品被投機者們

「炒」地價值越高，其消極精神信息能量的為害亦愈大，這是居家風水和養生中須切切注意的，因為稍有不慎可能會家道中落、非橫、疾病，何以故？人品的瑕疵、道德的低俗，會被「鬼神」「記分」！

　　數年前去某省畫院院長的家，其家三口子身體都有問題，然而檢查卻絲毫無明確原因。其夫人問余為何？觀其家中裝滿從墓地裡挖掘出來的「古董」，大約就明白該家三口為何身體不適了。他們不可能明白這些「古董」攜帶什麼樣的「消極精神信息」，然以為「寶貝」地藏滿屋子，三人的身體問題都和這些「古董」所攜帶的「信息」有關。

　　居家、辦公場所裝飾用字畫之內涵、意境、情趣以及作品作者的福德智慧等，都牽涉到了與環境「合氣」與否，從養生角度言，就很值得「用心」了！

　　如果藝術家的作品能產生共鳴，「共鳴」乃是其意境所攜帶的「精神信息能量」與觀賞者自身心之「場」的和諧共振，其必然受到歡迎。所以書畫作品首先要「賞心悅目」，其次就是其內涵、意境、表現手法和作者人品的考量了。

　　自然是完美的，表現自然中物事的藝術如果是有太多瑕疵，那麼我們願意欣賞自然、歌頌自然，還是願意落腳於狹隘的「歇斯底里」的藝術表達中？再美妙的色彩線條形象的堆積，也敵不過自然的分毫！

　　比如佛菩薩像的繪畫，許多藝術家都很恭敬地描寫，但是也不排除有些藝術家的獨特「寫意」作風。末學以為佛菩薩像，應該給有情以莊嚴肅穆的感覺，少些藝術誇張和扭曲的表現更為妥當。佛菩薩形象應該是圓滿的殊勝的，如果被誇張和扭曲了，如何體現莊嚴和使有情產生共鳴法喜？佛教傳入中土，伴隨產生的佛教藝術都是非常輝煌非常莊嚴的。

　　歷來佛菩薩形象的繪製雕刻都非常嚴格，必須沐浴、焚香，然後齋戒精心施為。密法中的佛菩薩形象要求更嚴格，繪畫者、雕刻者必

須受過灌頂，繪製和雕塑一本尊必須虔心持明直到完成，作品完成後還要修法——開光（開眼）。而現代藝術家，也許「功成名就」了，所以就在繪製佛菩薩形象方面，表現得太「隨意」、太不嚴肅，至少余以為不太養生。藝術的養生價值，在於作品所表達的內涵以及表現手法以及與人、環境「合氣」的程度，而不在於作者的「名」。

藝術屬於人類行為、思想的表達，必然關乎養生。藝術的最高境界是般若（智慧），藝術的作用是修身養性，傳遞給人們自然的精神！

4　灑掃庭除

洗衣、打掃衛生，和身心健康有關係嗎？很多人明白，服飾的最基本要求是乾淨得體護身，居住環境需要淨潔整齊溫馨，這樣身體可以不受風濕寒邪侵襲，心情因為衣服乾淨、環境適宜而愉悅，對於絕大多數有情而言，大約也就領會到這個層面。實質上遠遠不止於此，余反覆強調「合氣」，即我們的身心通過身口意，無時不刻與外環境進行物質的、精神的信息能量交流，由此我們的居住環境、服飾就不僅僅局限於上面所言用途了，衣飾和居所是我們身心與外環境「感應道交」的媒介，或者說「風水媒介」。

乾淨的居住環境、服飾可以過濾「消極的」物質、精神信息能量，正如可以抵禦風濕寒邪同理（風濕寒邪亦有物質性和精神兼性），此正風水術之「核心」之外的「擺設」，可以制約五行因素的生克制化，使得外環境五行因素更趨平衡，也就是「心」之外場與「心場」協同一致。

當我們用感恩心看待我們的住所和衣飾，它們對於我們身心的意義就會更積極健康，而我們洗衣、打掃衛生正是落實我們的感恩心，類似於「敝帚自珍」一個道理。故而，時刻感恩並保持我們身心與外環境接觸的「媒介」整潔明快！

5　克服對於外在條件的依賴

　　我們的身體，隨著現代科學技術的迅猛發展越來越失去「獨立自主」能力，沒有電會感覺世界末日到了，沒有電腦、手機會感覺與外界完全隔絕，沒有空調冰箱就不知道寒暑如何度過，沒有交通工具就不知道該如何出門，人們不再日出而作日入而息，煤油燈、窯洞、土炕、磨道碾子等等已經成為歷史。同時也深刻認識到，我們的生活已經被現代科技緊緊束縛，我們很少再獨立思考，我們的腦子裝滿現代科技資訊，我們的任何決斷都已經變成機械教條的簡單邏輯重複，與此同時我們的精神感知力越來越變得若有若無，這大約是現代科技帶給我們最大的悲哀，而我們絕大多數人渾然不覺。

　　現代科技，正在成為人類不養生的最大、最具影響力行為方式！人類的靈性思維在迅速下降，以至於災難近在眼前也渾然無覺。余非反對使用現代科技手段，只是警示別被現代科技剝奪了已經微乎其微的可憐的靈性！而當我們完全失去靈性，遲早會等同於行屍走肉！

　　水分子受到各種物質的、精神的因素影響，會產生各種相應結晶變化，同理我們身體的細胞、組織、器官之機能也會受到類似影響。

　　所以，能少看電視就少看，能早睡早起（冬天早睡晚起）就早睡早起，能不熬夜就不熬夜，能不用電腦就讓心靈安靜一會，能不用手機就不用手機，而是多觀察身邊的自然風景和人物，能步行就不乘坐交通工具，能呼吸自然空氣就少待在空調間。

　　舒適的生活只會消磨我們各種潛力，努力給我們的靈魂一個比較大的空間吧！當我們的身心完全依賴於環境條件，我們就變成下一個被淘汰的物種！

6　克制好奇心

　　好奇心並非壞事，但取決於對什麼好奇，因為所好奇的對象不同

對自己身口意的影響就不同。如果好奇智慧，就深入經藏或者廣讀先賢聖典，當具備智慧便能明晰各種人、事、物之深層次因緣，而不會無謂地消極地起心動念、遣詞擇句、舉手投足了，就是自我三業守護的養生；若好奇他人的隱私，便無形中在鼓勵自己的貪、瞋、痴，直到「好奇害死貓」的悲催境地，勢必不養生了。五官之求知欲，很多時候將我們引向他人的「因果關係」中，於是自覺不自覺地就必須承擔介入他人「因緣」的額外負擔，是以夫子教戒：非禮勿視，非禮勿言、非禮勿聽，其真諦乃是讓我們的身心盡可能少地「接受」消極、負向物質、精神信息能量！能克制好奇心，確是養生的！好奇心所瞭解到的，很多時候乃不折不扣的是非種子，亦是煩惱的源頭。

7 注意自己的面相的變化

面部表情也是行為的一個重要方面，可以傳達一個人的內心活動，因為「相由心生」。

心性善良面孔總帶祥和慈悲；心性奸惡面帶狠戾；大器之士眉頭敞開；狹隘之人眉頭常鎖；宵小之徒面帶尖刻；鼠盜之輩面有賊星；好色者滿面桃花；貪婪者眼神如鷹；智慧者精神瞿練；愚昧者面呈痴形；謊言者眼神飄忽；傲慢者眉高眼低；虛偽者面帶諂笑；狡詐者眼神無定；憂鬱者常皺眉頭；技窮人抓耳撓腮；賣弄者搔首弄姿；後悔者掩面長嘆；幸福者神采奕奕；喪志者表情木然；傷心人顧影自憐；財大者滿面信心；權高者表情凝重；內疚者相無自信；憤世者神帶譏誚；懷恨者目露凶光；自責者滿臉懊惱；魯莽者言笑輕率；平易近人面帶微笑；拒人千里冷若冰霜；忿忿然面容抽搐；蕩蕩然表情和緩；仇恨深咬牙切齒；喜悅時笑逐顏開；憂愁處雙眉緊鎖；開解時一臉坦然；被冤屈表情無奈；被讚美眉飛色舞；遭挖苦目帶恨意；尷尬事面帶苦笑；傷心處眼含淚花；激動時情不自禁；疼痛時滿面冷汗……

面部表情既然關乎人們的內心精神活動，必然與健康息息相關。當人類懷著慈悲喜捨，具有六度萬行的菩提心行，表情就會舒緩自然，煩惱也會減少，鬱悶少心結不多，身心健康才有可能。

　　多些理性，多些思考，就不會胡言亂語，身心機能就不會紊亂；多些宿命感，多些因果報應知識，就不會牢騷滿腹，就會少了煩惱躁知足而樂；多些平等心，多些共生觀，就不會殺生自活，就不會招惹消極仇恨的精神信息能量；多些祥和，多些體諒，就不會惡言、妄語、綺語、兩舌，就會人際關係和諧，神鬼安和。

　　多些隨喜，多些祝福，就不會嫉妒他人的成功，隨喜讚嘆總比嫉妒恨更智慧健康；多些努力，多些耐勞，就不會眼紅別人的富有，就會善用財富少造惡業；多些憂患、多些危難意識，就不會爭權奪利，就會小心謹慎而不翻船；多些同情，多些友善，就不會巧取豪奪，就不會招惹人天忌恨，就會睡眠無噩夢；多些關愛，多些大器，就不會仗勢欺人，就會得道多助，臨難得到援手；多些尊重，多些理解，就不會輕視卑下，就能人天安和，雞犬安寧；多些自尊，多些自信，就不會屈尊權貴，就能安身立命，自給自足。

　　多些和氣，多些大局觀，就不會結黨營私，無幫派沆瀣之虞，便能真正安定團結；多些歷練，多些調查，就不會信口雌黃，就能言而有信，信而能行，行而能果；多些理智，多些視野，就不會人云亦云，不跟風盲從才能靜觀其變，才能有所適從；多些關心，多些注意，就不會熟視無睹，能夠體察環境人事物之變化，就能做出適宜取捨；多些思考，多些自我批評，就不會聽而不聞，兼聽則明偏信則暗，就不會固步自封；多些冷靜，多些長遠打算，就不會利令智昏，居安思危才能長治久安；多些責任，多些義務，就不會欺上瞞下，上下謙和才能群體團結和睦；多些合理，多些公平，就不會強買強賣，就不會引起積怨，不幹人和；多些淡泊，多些思慮，就不會覬覦橫

財，心安理得，方能延年益壽；多些品德，多些愛心，就不會袖手旁觀，布施愛心、奉獻，收穫福德與快樂；多些自責，多些寬容，就不會冷言冷語，嚴以律己寬以待人，必得人天擁戴；多些懺悔，多些自知，就不會驕傲自大，滿招損謙受益。

多些平和，多些不安，就不會欣喜若狂，大喜傷心，樂極生悲；多些直心，多些坦誠，就不會道聽途說，正直坦蕩實事求是，方能大公無私；多些聞達，多些經驗，就不會貽笑大方，行千里路讀萬卷書，方能通達世間；多些陰德，多些善事，就不會禍延子孫，因果報應不虛，福德樹大，子孫蔭涼；多些博愛，多些忍讓，就不會雞犬不寧，吃虧誠然是福，讓步多獲安寧；多些公心，多些兼顧，就不會親痛仇快，是非自有曲直，公道自在人心；多些福田，多些慈悲，就不會噩夢連連，敬畏天地神明，方能約束貪婪狠心；多些恭敬，時時皈依三寶，就不會顛倒錯亂，精神信息能量的正向加持乃是世間、出世間全息養生的最佳途徑。

8 慎用保健品

價值觀，決定生活態度和行為方式。如果一個人從小到大所受教育，是偏頗的朝令夕改，不斷更新的所謂「科學」知識，其行為方式必然一直追逐所謂知識而動，因為世界觀少了智慧，只會一味地盲從。

在改革開放之後興起的保健品其實也是如此，因為人們的觀念中一直欠缺智慧，生活中必然不得哲理的指導，行為就會盲從。於是保健品很是火熱了一把，今天我們理性地看待，其實才發現原來是自己愚昧而被騙子忽悠了而已。於是保健品又另覓出路，在食品、飲水等問題百出的今天，保健品又轉向了「天然的、有機的、富含這個那個的」自然物事的包裝和炫耀。天下攘攘皆為利往也，商人有如此宣傳和經營的自由，消費者卻必須哲理智慧地揀擇！

依照全息哲學科學理念，我們的身心要維護健康，只要保障物質能量和精神信息能量處於平衡狀態即可。物質能量不外來源於五穀雜糧，至於葷腥食物緣其「殺生害命」的消極精神信息能量大，故而並非物質能量的最佳來源選擇，如果能茹素，正向積極精神信息能量「加持」則會更為完美。

西方兩大宗教在飲食開始前，都要祈禱和感恩，就是一種「精神信息能量加持」。在佛教中的《食時作法》，更是一種積極的正能量加持，晚飯後的《施餓鬼》則是精神信息能量加持，而布施孤魂野鬼、餓鬼及地獄有情。

如果將我們的機體之潛能盡可能發揮出來，每天的粗茶淡飯就足夠我們身體所需要的物質能量了，智慧的先祖早就告訴了我們這些基本常識，而激發身心本具潛能惟傳統釋道儒的智慧，換言之全息養生。當機體的各種潛力被激發出來，五穀之外的「六穀」就完全多餘，各種所謂保健品的補充就屬於畫蛇添足了。

9　性別

人類的性別以及性別取向，對於人際關係和身心健康相當重要，男性置身女性群體之中會沾染濃重脂粉氣，女性置身男性群體中會演化為「女漢子」。這個時代是崇尚個性自由的時代，性別取向的差別化（包括性別改變等）在絕大多數國家和絕大多數文化中能逐漸被接受，這大約也可以理解為某種「人人平等」價值觀的體現吧。

從生命發展變化過程來看，動物為了繁衍種族就必須生育後代，有性生殖成為必然，然繁衍物種並非全部依賴有性生殖，無性生殖在生物界並非鮮見！從生命和宇宙的全息觀看，任何物種都兼具有性繁殖和無性繁殖的潛能。

性別在人類大約是由遺傳決定的，其實並非完全如此，而由靈魂

投胎時根據自身與父母的因緣做出的「選擇」，這種選擇還結合進了六道輪迴的痕跡。異性戀被視為正常，屬於人群中的絕大多數，同性戀則一直以來被社會撇棄但並不少見。

同性戀並非病態，而是有其宿世因緣。假如在畜生道中輪迴過（我們每個人都曾經如此），比如獅子在其王國，力大勢猛的雄獅作為獅子王占有群體的優先交配權，那些弱勢的雄性只能伺機而動，偶爾和雌獅在獅子王不注意的時候偷偷交配，更多的時候只能同性之間解決「性饑渴」。如果曾經有過這種習性，投胎人中便必然攜帶著「記憶」且儲藏於「末那識」——今天的所謂潛意識中，個體的行為就或多或少帶有同性性傾向。還有一種無性別趨向的有情，礙於社會的角色認定，而主觀上被動地接受生理體徵所賦予的性別，並努力趨向於正常，然內心卻很冷漠。這些人多數性格溫和心性善良，緣在三界之一的「色界」流轉的「記憶」使然，心性的冷漠是個體與社會約定俗成的知見妥協之結果，並非其本意。

性別角色的正常也是全息養生的內涵之一，然同性戀或者性冷漠者社會適應以及生存等困難眾多，正如佛家言「如是因，如是果」。當我們因為學佛而「蔑視」他們，我們便已經墮落到了愚昧的「知見」中，如果盲目隨喜讚嘆也非良策，唯有深稟因果，同時努力使同性取向者瞭解悲苦之根源，並以大悲心予以接納，才是我們應該具備的慈悲心和平等心！如果無能開解自他的情感糾結，那就三緘其口便是養生。

10 培養品德，做個有教養的人

從小到大我們一直被教育要品德兼優，要德智體全面發展，然縱觀今天的社會現實，「德」何所在？

如果今天的社會處於「無德」狀態，只能說明我們過去的教育嚴

重失德，或者說曾經被認為是「德」的並非貞德，而是虛假的欺騙性的。余弄明白什麼是「德」才是最近幾年的事情，聽起來很荒誕，然確實如此。以前的填鴨式教條教育幾乎天天喊「品德」，卻不知何謂之「德」，豈不滑稽？現行的教育制度和內涵不進行徹底反思，後果將不堪設想！德者，順應宇宙與生命之本然規律所必須遵守的各種規範，如法律、倫理道德、文化禮儀、傳統、習俗等等，通俗言之「德」即對各種約定俗成的社會行為規範的良性遵守。

當一個民族將教育產業化了，談「德育」幾乎是緣木求魚；當一個國家憲法不被尊重，談國德無異於痴人說夢；當法律形同虛設權力主導法律，道德就如形同聾瞽之耳目；當做官不為民做主，吏德如同望梅止渴；當民族的傳統文化被踐踏，民德就是趕鴨子上架；當教條主義大行其道，史德就如飲鴆止渴；當潛規則甚囂塵上，倫理就如水中之月；當新聞虛假欺騙，社會風氣必然每況愈下。

「德」是規矩，古人云：「無規矩不能成方圓」，無論是個體、家庭、民族、宗教、國家都必須有其賴以延續和發展的「品德」。國家的德體現在憲法至高無上，宗教的德體現在約束邪惡和極端行為的戒律之守護，民族的德表現在傳統文化的健康繼承和發展，家庭的德體現在鄰里和睦長幼敬愛有序，個人之德體現在對於各種行為規範的嚴格遵守。若如此，就是「有德」了，就是有教養了。

當行為規範偏頗或者教條、缺乏智慧就是「德」之嚴重瑕疵。就個體而言暴飲暴食、花天酒地、聲色犬馬、好吃懶做、晝夜顛倒、投機取巧、坑蒙拐騙、顛倒黑白、飛揚跋扈、趾高氣揚、財大氣粗、恃強凌弱、濫用權力、監守自盜、人云亦云、蜚短流長等等，都是「無德」、「無教養」——行為的不養生！

全息養生，就是對於個體的行為規範予以智慧指導，既遵守約定俗成的公共規範又不失身心適悅的靈活調整。具體就是在衣食住行的

如何全息地守護身、口、意了，即是全息養生之「德」的養育！

11 生活節奏

　　對於現代人而言這實在是艱難話題，因為人們幾乎已經不可能正常起居了，加班、應酬、交際、娛樂已經將古老的養生之陰陽平衡智慧觀棄之腦後。我們的先祖奉行春夏秋季早睡早起，冬季早睡晚起，緣季節陰陽和身心陰陽保持平衡而延年益壽故。內外環境的陰陽保持平衡狀態，機體才會少發生疾患，即少感受風、濕、寒、邪。

　　晚睡晚起已經成為很多人的習慣，如此一來飲食起居時間也被打亂，身心與外環境陰陽失調、飲食、工作時間紊亂，協同作用致使身體很容易發生問題，由於念力的作用以為自己「沒問題」，機體的隱患便處於潛伏狀態，持久形成痼疾，一旦發作就是「要命」的疾患。加之飲食、飲水、居所環境的各種汙染，現代人腫瘤和糖尿病等疾患緣於此故越來越普遍。

　　生活節奏越來越快，認知卻越來越物質化，精神信念的力量在社會價值體系近乎崩潰的狀態下虛弱到了極點，於是乎身心就很容易發生問題。加之「人以物貴」的物質主義左右了思維和行為方式，「物因人貴」的崇高不再，各種驕奢淫逸的身分外包裝，將人們打扮得越來越像偶人。

　　現代化科技尤其是掌中電子電訊的日益廣泛使用，人們在走路、吃飯、工作時也會時不時瞅瞅手機，這樣心緒便一直處於緊張狀態，難得有安靜的片刻，與手機有關的危險也日益增多。今天，手機已經掌控了很多人的生活內容，甚至余自己也會時不時用手機寫些雜談。更有甚者，大數據的恐怖難以想像，在看時機、電腦等電子設備時，哪怕咳嗽也會被監控，隨之各種與之相關的廣告就會出現在電子屏幕上……

發現水分子結晶隨著物質、精神因素之變化而變化的日本江本勝博士已經與世長辭，他的《生命的答案水知道》確實重啟了人類對於意念力或者精神力量的認知，至少觀念上將部分有情從物質實證主義的枷鎖下解脫了出來。正是他的研究發現，完善了余於高野山大學的關於全息哲學科學理論的碩士論文（密教碩士畢業論文，網址：http://www.tmqxys.com/），寫到這裡且表以真誠感恩和哀悼！

　　虛假的新聞、內容無聊的電視節目、微信的各種「晒」，正在不斷打擾著我們身體近乎百分之七十五的水分子的結構狀態。身體細胞內水分子的結構紊亂，細胞的機能不紊亂？組織、器官的機能不降低？身心的健康狀況會不惡化？

　　人體的「生物鐘」，是身心與內外環境中各種有情、非情長期建立起來的平衡，一旦平衡被打亂，生物鐘就不會「準時準點」，機體的各種機能就會發生不能協調的紊亂，結果可想而知。

　　故而養生實在是艱難的事情，儘管各種養生如同雨後春筍般地蓬勃開展起來，一方面說明人們已經認識到養生的重要性，另一方面也必然會出現很多魚目混珠的養生，曾經的「把吃出來的病吃回去」等等，很是讓豆類雜糧暢銷了一會，如此等等層出不窮，何以故？傻子太多騙子不夠用唄！

　　儘管外面到處各種養生館舍，然幾乎全是「外因」養生，唯全息養生重在「內因」養生，適當結合「外因」養生。唯有傳統儒、釋、道的全息哲學科學養生，最完善的發掘我們機體物質、精神潛能的「內因」養生理論，佛乘密法的三密相應就是全息養生的最佳踐行！

12　關於音樂

　　《道德經》第十二章云：「五色令人目盲；五音令人耳聾；五味令人口爽……」提到了五音即宮、商、角、徵、羽會使人耳聾，耳聾則身心健康有了瑕疵。

音樂、歌曲與養生存在什麼樣的關係？我們先看看剛辭世的日本江本勝博士曾經的研究：水聽了優雅的音樂，結晶變得漂亮，聽了吵鬧令人煩厭的音樂，則變得扭曲醜陋。水受到了法師祝福，結晶變得漂亮。將優美的風景或祝福字句放在水的前面，結晶變得漂亮。將詛咒的字句放在水的前面，水變得扭曲醜陋。聽過貝多芬《田園交響曲》的水，結晶正如明朗爽快的曲調那樣美麗而整齊；聽過韓國民謠《阿里郎》的水，結晶形狀好像心痛萬分（該曲描述戀人分手的悲痛心情）；聽過貓王埃爾維斯·普雷斯利唱《Heartbreak Hotel》（《碎心酒店》）的水，結晶體竟成了一個破碎的心的形狀，部分掉了出來；聽過巴西音樂那些強烈節奏激動旋律之後，水結晶紛紛成複雜細膩的星星形狀；聽過奧地利民謠《提羅爾的搖籃曲》的水，結晶體內出現了一個嬰兒的形狀；聽過西藏經文誦唱的水，複雜的結晶相互糾結，形成強而有力的形狀，恍似西藏經文中描寫的曼陀羅（有能量的圖案）；最妙不可言的是那兩幅聽過阿根廷探戈音樂的水的照片，結晶不約而同都是雙雙對對翩然起舞，舞姿甚至令人陶醉神往，飄飄然起來呢（沒有任何其他結晶是雙雙對對的）。相反，聽過某重金屬樂曲的水，結晶一片混沌零散，跟該曲憤怒低俗的歌詞一樣令人不安難耐。

我們身體百分之七十五是水，既然身體外部的水聽到音樂、唄（歌曲）以後有如許變化，我們體內的水分子對於音樂的「感受」大約差別不會太大。

聽《二泉映月》，悲傷的曲調令人有想哭的感覺，那麼聽久了，心理趨向憂鬱似乎不必解釋；聽《國際歌》，雄壯激昂的曲調，令人心血澎湃，就有想拿起斧頭、槍械起義的衝動，聽久了不暴躁可能嗎？聽鄧麗君的《何日君再來》，是否生起了無限期盼，望穿秋水？聽久了豈不心情落寞？因此誨淫誨盜的音樂、歌曲，具備誨淫誨盜的效果，如此等等！

由此看來，音樂、歌曲曲調喜悅和暢，我們身心的反應也是喜悅和暢；音樂、歌曲壓抑，我們身心感受壓抑；音樂、歌曲哀怨，我們身心被揪起哀怨，而那些打擊樂、搖滾樂儘管很時尚，可是對於身心的影響呢？因為喜愛什麼涉及有情的權利，我們無權批評，但從養生的角度，僅只能慈悲地提出建議。同理，看電視、電影、戲劇，讓我們喜怒哀樂悲恐驚的情節，會否對身心有益處？結果不言而喻！

要身心健康、青春常駐、容顏美麗、皮膚光潔，該如何取捨答案應該不言自明了！每天溫柔地讚美祝福自己、家人，可能效果比高級化妝品效果更好。隋唐時代的梵唄不僅可以強身健體，還有養顏功效，這大約就是聲明的全息養生意義吧。

13　生理「潔癖」與精神「潔癖」

某次回京的列車上旁邊坐著一個美女，閒聊起來她警惕性很高的樣子，因為不熟悉開始是有一句沒一句，一會兒她才說出讓我哭笑不得但確實很貼近現狀的一句話：你的這身打扮就不能讓人信任！我告訴她我穿的是漢服僧便裝，並問為什麼，她講了一些理由。其實她是對的，她並沒有評論什麼錯對，只是就她的感覺坦誠地表達出來。

因為在一個潛規則左右各個行業的時代，不可能有令人信服的「道德」職業，一切都是商品化經濟化的變形，如今的寺廟、道觀幾個例外？有，但很少，是這個時代不幸的悲哀。華麗莊嚴之下一切不清淨在流行，其實也沒有什麼可悲的，緣今日之果宿世之因！我們所能做的唯有守護好自己的身口意！

她是演員、製片人，作品有數部。和她一路聊天很愉快，從語言和相貌上判斷，她心地善良、聰明能幹，從精神層面上看，她對自己的要求是盡善盡美，可以允許別人出錯但自己絕不能出錯。

「盡善盡美」，是一種高標準嚴要求待人處世接物的態度。任何

對自己要求盡善盡美的人，首先，必須在某一方面具備特殊能力或比一般人水平要高，其次，盡善盡美的有情都有或多或少的精神強迫徵候，在生活中就會表現出生理性「潔癖」或者精神性「潔癖」。

百姓有句口頭禪「不乾不淨，吃了不生病」，約能對治「生理潔癖」，今天很多人已不以為然。如果這句話是負責食品生產管理方面的專家、教授或者官員所說，會被網路輿情的唾沫星子淹死也未可知。還有一句「見怪不怪，其怪自敗」，約能對治「精神潔癖」。

雖然西醫的哲學觀有欠缺，但西醫的很多理論、技術還是可以借鑑的，完全可以用來補充中醫哲學思想大框架之下的不足部分。至於「不乾不淨，吃了不生病」的論點，稍具西醫常識的有情都知道「抗原抗體反應」，簡單描述就是機體接觸外來的微生物後，機體的免疫系統會應對並產生相應的抗體，這些抗體就成為機體以後再次接觸這類微生物的防護體系，而不致發生生理疾患。「髒」東西，確切點講即被其他「微生物感染了」的飲水飲食或者物品。我們從小到大不斷接觸所謂「髒」東西，我們的機體才不至於生病，就是逐漸發生的「免疫力提升」或者說「系統脫敏」之結果。從全息哲學科學角度言，這正是我們機體與微生物逐漸建立各種微生態平衡的過程。

一個一出生就生活在無微生物所謂「無菌」環境中的嬰兒，隨著逐漸長大，他的生存機會會越來越渺茫，何以故？緣沒有與環境微生物接觸，機體就不會產生免疫力，一旦大量接觸，機體就被微生物「入侵」而不得應激，發生死亡！

余小時候生活的環境和今天的印度農村差不多，貧窮、髒亂、差。家鄉背靠喬山，前面幾十公里才是渭河，渭河南岸就是巍峨秦嶺。那時生活用水只有井水，值得慶幸的是當時的井水可真甘甜。為了灌溉和餵養牲畜，幾乎每個大的村落都有池塘，就是將雨季的雨水蓄積起來加以利用。池塘中，牲口飲水、洗衣（包括嬰兒的尿片），

如果用微生物含量高度描述就是「要多髒有多髒」，正是在這髒水中，夏天我們還會赤身裸體游泳，「喝」那麼幾口就非常正常了！

大學是醫學專業，自然會覺得那時怎麼就那麼「髒」，這也是很多同齡人外出上學後，回家動輒嫌髒的原因吧。當學了「免疫反應」理論才明白，那不叫髒，而是增強機體免疫力的必要接觸。今天我們因為水源、食品被大腸桿菌汙染就一下子生起「厭惡」之心，孰不知我們沒有腸道內的大腸桿菌焉能生存？人類在這點上確實是忘恩負義的！「不乾不淨，吃了不生病」、「一方水土養一方人」，從系統免疫角度、機體與外環境「合氣」角度言，都是智慧的總結。生理潔癖，就是對於我們體表和體內微生物的「厭惡」，就是和它們「結梁子」，意識場如此這般，大約很難與微生物「合氣」，也就容易生病了。

再說精神潔癖，在現代心理學上，精神潔癖實質是強迫性官能症的一種表現，通過眼耳鼻舌身尤其是聽覺和視覺，對於與自己的「心理要求」不相適應的一種現實情境的心理反感表現。有些人對誨淫誨盜的語言特別反感，有些人對情色描述特別反感……我們每個人或多或少都有對於某些情景的反感。甚者，則會表現為精神潔癖。然智慧地應對，就是「見怪不怪，其怪自敗」。如果我們反感，就是和「因果關係規律」過不去，就談不上「遵道」了，就會出現精神的「不合氣」。潔癖，無論是生理性或者精神性的其實都是不養生的，因為潔癖，久而久之生理的、精神的「免疫力」必然下降！

感恩、合氣方是養生的合理途徑！

第五章
《了凡四訓》全息哲學簡牘與養生

　　袁了凡先生，字坤儀，江蘇省吳江縣人。年輕時入贅浙江省嘉善縣，於明穆宗隆慶四年（1570），在鄉試中舉，明神宗萬曆十四年（1586）考上進士，赴河北寶坻縣為縣令，過了七年升拔為兵部職方司，明熹宗天啟年間贈封尚寶司少卿。

　　關於《了凡四訓》也有很多版本的翻譯，有些非常精闢，然難免欠缺對於「神術」的合理邏輯解析。末學在對原文直譯的基礎上，加進全息哲學闡釋，以便使很多「神話」、「不可思議」從哲學邏輯上更容易理解。

第一篇　立命之學

原文

　　余童年喪父，老母命棄舉業學醫，謂可以養生，可以濟人，且習一藝以成名，爾父夙心也。後余在慈雲寺，遇一老者，修髯偉貌，飄飄若仙，余敬禮之。語余曰：「子仕路中人也」。

譯文

　　父親在我童年時過世，一家生活艱難，慈母就讓我放棄學業去學醫，因為醫生既可以養家也可以救人。而且有一技藝在身設若能出名，也了了故逝父親的心願。後來我在嘉善的慈雲寺得遇見一位老先

生，其身材偉岸，相貌莊嚴，長鬚飄飄，很有仙風道骨，我對其合十作禮。老先生便對我說：你是做官的料。

全息哲學點評

我們現代人受的教育是教條主義的物質實證哲學，所以對於精神的問題總是歸納為「迷信」，尤其文革中的「破四舊，立新風」，將傳統文化釋道儒都打入了四舊加以破壞和批判。

我們僅僅從哲學邏輯上看看，物質實證主義是否完美無缺？是否放之四海而皆準的真理？唯物主義認為物質與精神是一對矛盾統一體，二者互相依存互相影響且可互相轉化。物質是可觀察可操作可測量可重複的是有質量的，精神是看不見摸不著的沒有質量只能靠身心感知，那麼唯物主義從哲學邏輯上回答了物質與精神如何轉化的？如果可以轉化，那唯物主義信奉的「物質、能量不滅定律」都會被推翻，如果不能轉化，那唯物主義的二元論是否存在嚴重瑕疵？存在瑕疵的世界觀能放之四海而皆準？唯物主義沒有回答這個問題，同樣唯心主義也沒有回答這個問題。故而兩個哲學流派都流於教條主義的範疇，緣二者都未能令人信服地從哲學邏輯上闡明物質、精神的轉化問題。

然，既然哲學觀認為二者可以互相轉化，那末學從理論上假設必須存在一個系統來實現這種轉化，權且謂之「臨界系統」，既然是「臨界系統」就必須滿足物質、精神雙相特性，好比水油臨界面具備水和油的雙相物理化學特性一個道理。即這個「臨界系統」，必須具備物質的功能性或者可測量性，同時具備精神的不可測量但可身心感知性。

這個系統是什麼？或者什麼條件能滿足這個系統的要求？中醫的經絡系統！經絡的物質功能性已經被全世界接受，然經絡的精神性使得在解剖學上找不到經絡，但身心可以感受經絡的作用。

話題回到算命,既然物質有運動規律可循,那麼精神的「運動」規律是否也應該可循?如果這個立題成立,那麼算命術、風水、相術、周易的起卦推斷等等,是否可以理解為對精神運行「軌跡」的判斷?如果可以,物質與精神對應關係告訴我們,精神運動可以以物質運動的方式表達出來,似乎也符合哲學邏輯吧!

如果能接受這個哲學邏輯,那麼老者對袁了凡先生的直接告白「你是以後做官的人」,似乎並不神祕了。因為老者學有專攻,可以看到了凡先生身心精神狀態的現狀以及將來的物質化表現,這是根據物質、精神運動的可能性做出的推理,從哲學邏輯上成立了,就已經脫離了所謂「迷信」的狹隘知見範疇。

原文

> 余告以故,並叩老者姓氏里居。曰:「吾姓孔,雲南人也。得邵子皇極數正傳,數該傳汝。」余引之歸,告母。母曰:「善待之。」試其數,纖悉皆驗。余遂啟讀書之念,謀之表兄沈稱,言:「郁海谷先生,在沈友夫家開館,我送汝寄學甚便。」余遂禮郁為師。

譯文

我跟老先生講,我放棄了學業改學醫了,不可能從事仕途,並且詢問了老者姓氏和籍貫。老先生告訴我:我姓孔,祖籍雲南。得到邵雍《皇極經世書》真傳,因緣成熟我該傳授於你。於是我便將老先生領回家,並稟告了家母。母親告訴我要善待老先生。然後在接下來的幾天我們想試試老先生的算命本事,無論事情大小全部應驗如神。於是我便興起了讀書的念頭,我的表哥沈稱對我說:郁海谷先生,在沈友夫家開館教學,我就便送你過去寄宿在那裡讀書吧。於是我就拜了郁海谷先生為師。

全息哲學點評

　　孔先生根據精神信息運行規律，做出了凡先生未來走仕途的判斷或者說「預言」，可是明明現在了凡先生學醫，是否因為受到了孔先生「心理暗示」而決定求學呢？在很多人尤其是受現代心理學影響的人會這麼認為。老先生預測的大小事情無不應驗或者準確，更加深了了凡先生的認識，覺得老先生「神人」，應該聽從他的意見。或許從因緣角度言，就是孔先生出現的小因素導致「蝴蝶效應」以至於了凡先生棄醫從學。如果我們接受宿世因果說，那麼了凡先生的改變就是宿命的必然。關於宿世因果理論很多現代人不以為然，認為因為過去世即使「存在」過已經過去不可反饋，更多的是不相信曾經有「過去世」。那麼我們不妨看看同卵雙胞胎的命運是否相同？現代人在同卵雙胞胎問題上的研究只著重於其相同性，那麼差別存在嗎？導致差別的原因僅僅是出生以後？即便如此，如果出生後因素盡可能完全相同，胞胎命運結果會一樣嗎？顯然不會，為什麼？因為依據《真圓樘球規律》判斷，世界上沒有完全相同的兩粒沙子、兩片樹葉、兩片雪花。絲毫因素的改變，都會導致系統出現「差之毫釐，謬以千里」的結果，諺語「牽一髮而動全身」其實也是這個意思。如果我們不接受因果報應理論，那麼同時同一醫院出生的孩子假設在以後全部因素控制等同，會產生相同的命運軌跡嗎？因為沒有這種研究，所以結論不可知。然現代人的現代科學研究的對比研究理論，是否考量了全部因素？諒沒有人敢斷言我將全部因素等同起來研究了，因為這根本做不到。既然做不到，至少現代科學研究中的所謂配對研究，就有其不可相信的成分存在。再進一步分析，當我們吃老玉米並沒有看見農民種玉米，怎麼知道是玉米種子長出來的？為什麼不是豌豆種子長出來的？難道豌豆長出玉米不可以？常識告訴我們不可以！那麼今日我們每個人的差別，是否就是很多因素造成的，包括我們沒有看見「種玉

米」這件事類似的因素？如果你自認為是科學原教旨主義者，那麼你敢拍胸脯做全部因素相同的對比研究？如果膽敢，說明你已經背離了你所謂的原科學教旨主義，因為沒有人可以做到這點。我們沒看見種玉米卻看見了玉米，就能推論種玉米為「宿」因。如果排除精神因素，也許不相信宿命因果似乎還站得住腳，如果結合精神因素的哲學觀，那麼不接受「宿命」因果就是純粹的教條主義了。既然有物質生命，為什麼理論上就不能有精神生命？既然存在物質生命鏈，為什麼就不能存在精神生命鏈？如果精神生命「存在」，那麼如何就膚淺地否認「宿命」？蠶吐絲結蛹，蛹化而為蛾，蛾孵卵，卵化為蠶，這個循環中，蠶知道自己是由卵孵出來的，也知道蛹會變成蛾子嗎？生死只是生命形式的轉換，生不是起點也不是終點，死不是終點也不是起點，而是生命形式循環中的環節。那麼，「宿命」還有何疑問？

　　了凡先生帶孔先生回家，其母諄諄告誡「善待」，此中「善」之意義大也！如果不是袁母的菩薩心腸，如果袁母因為家境困難命子將孔先生辭走，那又該如何？結果又會有很大改變！「莫以善小而不為」誠不我欺，世間人尤其是現代人，家中來了客人，如果是有地位有名望的或者有權勢的殷勤自不在話下，如果來的是鄉下的「窮親戚」而且是借錢來的會如何？問問你自己答案自明！因為孔先生的技藝爐火純青令人佩服，所以了凡先生要棄醫從學，其母大約也不會反對了。因為慈悲者對於別人的好言會感恩諦聽，如果言者令人信服更會服從。然袁家的慈悲使得了凡先生能遇見孔先生，能聽從之而改變理想。所以我們的絲毫身口意善業都會有意想不到的善果，不經意的惡念也會帶來很大的災難。因為是「注定」走仕途，所以「碰巧」表兄認識私塾先生郁海谷。今日世人動輒言「偶然」，其實沒有偶然，因為有後果必有前因，一切都是必然！

原文

孔為余起數：「縣考童生，當十四名；府考七十一名，提學考第九名。」復為卜終身休咎，言：「某年考第幾名，某年當補廩，某年當貢，貢後某年，當選四川一大尹，在任三年半，即宜告歸。五十三歲八月十四日丑時，當終於正寢，惜無子。」余備錄而謹記之。

自此以後，凡遇考校，其名數先後，皆不出孔公所懸定者。獨算余食廩米九十一石五斗當出貢；及食米七十一石，屠宗師即批准補貢，余竊疑之。後果為署印楊公所駁，直至丁卯年（1567），殷秋溟宗師見余場中備卷，嘆曰：「五策，即五篇奏議也，豈可使博洽淹貫之儒，老於窗下乎！」遂依縣申文准貢，連前食米計之，實九十一石五斗也。余因此益信進退有命，遲速有時，淡然無求矣。

譯文

為了讀書這件事，孔先生依照規矩起了課然後告訴我結果：縣考得第十四名，府考第七十一名，提學考第九名。然後又算了我的終身命數吉凶禍福說道：某年考第幾名，某年經歲、科兩試成績優秀而補廩，某年由地方貢入國子監為生員，貢後某年，當選四川一太守，在任三年半後，應該辭官回鄉。五十三歲八月十四日丑時，命當壽終正寢，可惜的是命裡沒有子嗣。我當時都一一詳細記錄了下來。從那以後，凡是參加科考，名次先後都與孔先生所預言的一致。唯獨預言我食廩米九十一石五斗之後才出貢為生員，然而在我食廩米七十一石的時候，屠宗師即批准我補貢，當時我就心下對孔先生的預言有了些疑問。結果後來屠宗師的准文被行署楊公駁回而未能補貢，直至丁卯年

（1567），殷秋溟宗師看見我在考場中的備卷後感嘆道：「這本卷子所做的五篇策，竟如同給皇帝的奏摺一樣。像這樣學識廣博的讀書人，怎麼可以讓他埋沒呢？」於是殷秋溟宗師按照縣裡的規矩批准我為貢生，連前累計正好食廩米計九十一石五斗。從此我更加相信功名利祿都是命中注定，於是便淡泊無求而順應命運了。

全息哲學點評

《皇極經世書》是北宋著名術數家邵雍的著作，邵雍（1011-1077）有內聖外王之譽。漢族，字堯夫，諡號康節，自號安樂先生、伊川翁，後人稱百源先生。著有《觀物篇》、《先天圖》、《伊川擊壤集》、《皇極經世書》等。《皇極經世書》是一部運用易理和易教，推究宇宙起源、自然演化和社會歷史變遷的著作，以河洛、象數之學顯於世。

在前面的點評中，末學提到了物質與精神的相互轉化，也指出了精神「運行」規律的可觀察性。精神與物質對應，如果可以對精神「運行」規律有所掌握就可以推斷該「精神」所對應的物質之運行規律。《周易》的八卦以及衍生出來的六十四卦，就是如此「精神信息運行規律」的預測系統。《周易》以高度抽象的六十四卦的形式，表徵普遍存在的宇宙萬象可能發生的各種各樣的變化，是建立在陰陽二元論（換言之物質、精神）基礎上，對事物運行規律加以論證和描述的全息哲學著作。正因為其邏輯順應物質、精神「運行」規律，所以可以類比宇宙大千一切事物甚至「鬼神」。作為一部影響中國傳統文化的全息哲學巨著，與其說是一部預測學著作，毋寧說《周易》更是一部修身養性換言之全息養生的巨典。邵康節的《皇極經世書》，就是在《周易》的全息哲學預測的基礎上實踐完善的一個精神信息運行預測體系。如果不從哲學邏輯上對於精神信息運行可以預測做出詮

釋，那麼《周易》等古代術數哲學（實質全部為全息哲學著作），都會僅僅被視為「神乎其神」的不可思議的東西。因為我們前面提到了「臨界系統」，且滿足臨界系統條件的是經絡理論，那麼就必然「以人為本」了。精神信息運行預測的準確與否，就必然與預測者個人的物質、精神層次發生了必然聯繫，猶如現代量子物理學中「粒子的運行軌跡會受到觀察者影響」一個道理。預測者的人品、心地、修為等等，都成了預測準確與否的「小蝴蝶」扇動的翅膀，必然會引起「蝴蝶效應」而使結果千差萬別。由於了凡先生看孔先生仙風道骨，實質是對其修為人品的一個肯定，那麼孔先生可以準確預測就不足奇怪了。民間的《相術》、《摸骨》等哲學思想，亦是如此。

原文

貢入燕都，留京一年，終日靜坐，不閱文字。己巳（1569）歸，游南雍，未入監，先訪雲谷會禪師於棲霞山中，對坐一室，凡三晝夜不瞑目。

雲谷問曰：「凡人所以不得作聖者，只為妄念相纏耳。汝坐三日，不見起一妄念，何也？」余曰：「吾為孔先生算定，榮辱生死，皆有定數，即要妄想，亦無可妄想。」雲谷笑曰：「我待汝是豪傑，原來只是凡夫。」問其故？曰：「人未能無心，終為陰陽所縛，安得無數？但惟凡人有數；極善之人，數固拘他不定；極惡之人，數亦拘他不定。汝二十年來，被他算定，不曾轉動一毫，豈非是凡夫？」

譯文

作為貢生進入當時的燕都即今日北京城，在燕京為期一年，我幾乎每天都是靜坐，不看書寫字。己巳（1569）回到南方，遊歷南京國

子監南雍。沒到國子監報到之前,我先去棲霞山拜謁俗家籍貫亦是嘉善的雲谷禪師。我與禪師對坐,飲茶三日三夜不知疲倦沒有休息。雲谷禪師問我:普通人做不了聖人因為妄念煩惱太多,而你靜坐三天卻沒有一絲妄念是何緣故?我回答雲谷禪師:我的命運孔先生早已算定,榮辱生死,都有定數,即使有妄念其實也沒什麼可想的。雲谷禪師笑著說:我以為你是豪傑,原來也只是個凡夫俗子。我反問禪師為什麼這麼說?禪師回答:每個人都有心念,而心念都歸屬陰陽纏縛作用,怎麼會逃過命運定數?然而這是對於普通人而言「命由天定」,對於極惡極善的來說,陰陽之數也約束不了他。你至今二十年都被孔先生算定了,不曾絲毫改變算定的命運,那麼你不是凡夫是什麼?

全息哲學點評

「命由天定」誠不我欺!這是由因果關係規律作用的,即所謂「因果報應」。宿世所積累的善惡之業因,成為今日命運之結果。有云:「定業不可轉」,是以了凡先生既知自己命運也就無所希求了,所以可以無欲無念。然「定業不可轉」是指因果關係規律不可改變,並非言因果關係發展過程中的性量、結果不可改變。若不可轉變,那麼因緣法的哲學基礎就受到了動搖,同時修身養性的意義也就不存在了,因為在因果關係發展過程中會有其他因素介入,介入必然會引起結果的巨大變化,因果關係主規律沒有改變,但結果會改變,比如依據因果大病變成小病、長病變成短病。孔先生算定的二十年中了凡先生一直順應命運,而沒有善惡念頭的絲毫改變,自然結果如孔先生所言。故而,雲谷禪師笑了凡先生為「凡夫俗子」。至於雲谷禪師所言「極惡、極善」之人命數「拘不住」,則道理沒有講透,沒有陰陽規律拘不住的天地萬物,換言之沒有超越物質、精神運行規律的人事物!

原文

余問曰：「然則數可逃乎？」曰：「命由我作，福自己求。詩書所稱，的為明訓。我教典中說：『求富貴得富貴，求男女得男女，求長壽得長壽。』夫妄語乃釋迦大戒，諸佛菩薩，豈誑語欺人？」余進曰：「孟子言：『求則得之』，是求在我者也。道德仁義可以力求；功名富貴，如何求得？」雲谷曰：「孟子之言不錯，汝自錯解了。汝不見六祖說：『一切福田，不離方寸；從心而覓，感無不通。』求在我，不獨得道德仁義，亦得功名富貴；內外雙得，是求有益於得也。若不反躬內省，而徒向外馳求，則求之有道，而得之有命矣，內外雙失，故無益。」因問：「孔公算汝終身若何？」余以實告。

譯文

於是我便問雲谷禪師，命數是否可以改變？禪師回答：我命我做主，我福我自求。佛教典籍如《法華經》中所言「求富貴得富貴，求男女得男女，求長壽得長壽。」難不成是釋迦牟尼佛說胡話？豈非犯了不妄語的大戒？難不成諸佛菩薩還會欺騙我們？我進而問他，孟子說過「有求即可得到」，是說「求」在我自主。道德仁義可以盡力完善，然富貴功名怎麼求？禪師回答：孟子說的沒錯，但你理解錯了。六祖慧能曾經說過「一切福田，不離方寸；從心而覓，感無不通。」意思一切福田都是由心地種起。如果心念努力以求，不僅完善道德仁義也可以獲得功名利祿，即身心更具道德修為，外在福德更豐。如果不內省懺悔守護心念而只是向外馳求，則會身心失仁義道德，外在功名利祿也求不到。即便索求有方有據，然還必須有承受所求福德的身家性命。接著禪師問我：孔先生算你今後如何？我便據實以告。

全息哲學點評

　　「我命我做主」是一種主觀美好願望，是精神信念的表達，對於命運的發展確實有很多作用，然願望美好和能否改變命運還有很多距離。一方面是夙因已經確定不可改變，因此命運的大軌跡基本會沿著「定數」方向發展，設若捨惡從善，則會改變個體的物質肉身與精神層次，持之以恆會出現積極的命運改變。所以雲谷禪師講到，即使「求之有道」還必須「得之有命」。道理非常簡單，如果身體只能舉起一百二十公斤的重物，外加一公斤是否還能舉起就很難說了，舉重運動員就是最好的例子。修身養性好，比將體質提高以便承擔更多負重。禪宗認為修行只修心，余以為修行必須身心同修。如果不在乎我們的肉體，那麼哪個要成佛？物質與精神的協同發展，乃符合宇宙與生命自然規律的抉擇，惟有如此命運發生積極的改變才是可以期待的，才是真正意義上的「我命我做主」。

原文

　　雲谷曰：「汝自揣應得科第否？應生子否？」
　　余追省良久，曰：「不應也。科第中人，類有福相，余福薄，又不能積功累行，以基厚福；兼不耐煩劇，不能容人；時或以才智蓋人，直心直行，輕言妄談。凡此皆薄福之相也，豈宜科第哉。
　　地之穢者多生物，水之清者常無魚；余好潔，宜無子者一；和氣能育萬物，余善怒，宜無子者二；愛為生生之本，忍為不育之根；余矜惜名節，常不能捨己救人，宜無子者三；多言耗氣，宜無子者四；喜飲鑠精，宜無子者五；好徹夜長坐，而不知葆元毓神，宜無子者六。其餘過惡尚多，不能悉數。」

譯文

　　雲谷禪師問了凡先生：你自己覺得能科舉及第不？有沒有孩子？我思考了很久回答：我科考中不了。因為科考及第者都生就一副福相，而我的外相非福氣相，也沒有行善積累福德，而且非常不耐煩容不下別人。總是恃才傲物，說話直來直去，有時說話輕浮口出妄語，這些都是薄福相，所以我中不了科舉。地肥厚才可生長植物，水至清則無魚。我性格有潔癖，這是無後的第一點理由；合氣才能與萬物相應而我易怒，這是無後的第二點理由；男歡女愛是生育的根本，忍精無欲則不可能生子，而且我愛惜名節也不能捨己救人，這是無後的第三點理由；我平時話多必然傷神損氣，這是無後的第四點理由；且我貪杯，這是無後的第五點理由；我喜歡徹夜宴坐不知道保護精氣神，這是無後的第六點理由。另外還有很多惡跡就不一一舉例了。

全息哲學點評

　　古人教戒：命裡有時終須有，命裡無時莫強求！孔先生對於了凡先生的命運做了極其準確的預測，於是乎了凡先生就認為自己一切依照順應即可，同時也認為自己確實會無後。並且在禪師的詢問下，自己列舉了不能生育的理由。這些理由表面看來似乎有理，然僅僅是表象。深層次的因果，是此時的了凡先生還沒有認識到的。古人云：「不孝有三，無後為大」，所以如果家裡孩子結婚不能生育，對於家庭來說就成為嚴重的問題，總要想方設法生孩子，比如娶妾或者離婚再娶等等。其實孩子靈魂來投胎，是依據其在六道中輪迴時和父母之間的善惡因緣，父母只是遺傳孩子的物質肉身，無論因緣善惡都會有後，但善緣者生子來報恩，惡緣者生子來討債。沒有「因緣」，即使夫妻身體健康也不會有孩子。這點似乎是現代人理解不了的，因為現

代人不相信鬼神。天地萬物皆有其對應的精神，與物質對應的精神生命是我們看不見摸不著的，正是這些鬼神司職因果關係的執行，好比世間犯罪由公檢法司職處罰一個道理。無後是因為與孩子沒有因緣，所以靈魂不會來投胎。靈魂不來投胎，原因有幾點：靈魂與這對夫妻都沒有緣分；靈魂與其中一方沒有緣分；靈魂與這個家庭沒有緣分。如果靈魂與夫妻雙方都沒有緣分，無後是注定的；如果只與一方無緣，設若離婚另一方還會有孩子；設若靈魂與這個家庭沒有緣分，即使靈魂與夫妻有緣，家宅「守護神」也不會放來投胎的靈魂「進門」。如果我們在六道輪迴中殺生害命業重，今生即便投胎為人也會無後。

原文

雲谷曰：「豈惟科第哉。世間享千金之產者，定是千金人物；享百金之產者，定是百金人物；應餓死者，定是餓死人物；天不過因材而篤，幾曾加纖毫意思。

即如生子，有百世之德者，定有百世子孫保之；有十世之德者，定有十世子孫保之；有三世二世之德者，定有三世二世子孫保之；其斬焉無後者，德至薄也。

汝今既知非。將向來不發科第，及不生子之相，盡情改刷；務要積德，務要包荒，務要和愛，務要惜精神。從前種種，譬如昨日死；從後種種，譬如今日生；此義理再生之身。

夫血肉之身，尚然有數；義理之身，豈不能格天。太甲曰：『天作孽，猶可違；自作孽，不可活。』詩云：『永言配命，自求多福。』孔先生算汝不登科第，不生子者，此天作之孽，猶可得而違；汝今擴充德性，力行善事，多積陰德，此自己所作之福也，安得而不受享乎？」

譯文

　　雲谷禪師聽完了凡先生的回答說道：豈止科舉及第如此，世間能夠享有千金資產必定是千金人物；享有百金資產者必定是百金人物；應餓死者定是餓死人物；陰陽規律只是因其自身福德大小而決定其福報大小，規律不會有絲毫自主決定貧富貴賤的意思。比如生子，如果宿命福蔭有百世子孫綿延的福德必然有百世子孫，有十世福德者會有十世子孫，有三兩世福德則有三兩世子孫，如果沒有後代說明其福德極其微薄。你現在知道將來科舉及第不可能，如果能將不及第和無子嗣的相盡力改變了，務必要多集福德，心胸要開闊大度，仁善友愛和氣，守護精氣神。以前的一切過咎已經過去就當自己已經死了，從此而後洗心革面比如重生，這就叫做重塑仁義道德之身相。血肉之軀當然有定數，而仁義道德之身，就可以改變定數。古代改過自新的太甲王曾經說過：「天作孽，猶可違；自作孽，不可活。」（直譯為：天地自然災難尚可躲避，然人自己所做的罪孽則躲避不過懲罰報應）後人配了詩道：「永言配命，自求多福。」（直譯為：順應天地自然規律，自求多福）。孔先生預測你不能登第沒有子嗣，這是因果規律之懲罰，還可以規避。從今而後修身養性多做善事多積陰德，就是自己「求福」，怎麼會不能及第、不能有子嗣呢？

全息哲學點評

　　所謂「定業不可轉」就是若依然固我不修身養性，一切都是定數。因果關係規律任誰也違背不了，就是「天作孽」。然如雲谷禪師所言修「義理之身」，則是自己為自己多求福報的措施。投胎人中，每一個人都帶著自己的「福德口糧袋」，要麼大富貴、要麼小福貴、要麼餓死、要麼長壽、要麼短命、要麼高貴、要麼低賤……今生再如

何努力,於功名利祿都是枉費心機無濟於事,因為「口糧袋中」的福德是定數。好比銀行賬戶,透支就會被懲罰。但是如果能修身養性,則可以改變身心的物質、精神結構,所謂「道德慈悲擴容」,就可以承受更多福德了。多做慈善、多集福德就是與內外環境中一切有情、非情的「合氣」和睦之行事方式,換言之獲取更多精神信息能量,以補充自己的「福德口糧袋」。如果是為多得福報做慈善,比之悲天憫人做慈善積累的福德就要小多了(佛家所謂不住相波羅蜜行)。

原文

「易為君子謀,趨吉避凶;若言天命有常,吉何可趨,凶何可避?開章第一義,便說:『積善之家,必有餘慶。』汝信得及否?」

余信其言,拜而受教。因將往日之罪,佛前盡情發露,為疏一通,先求登科;誓行善事三千條,以報天地祖宗之德。

雲谷出功過格示余,令所行之事,逐日登記;善則記數,惡則退除,且教持准提咒,以期必驗。

語余曰:「符籙家有云:『不會書符,被鬼神笑。』此有祕傳,只是不動念也。執筆書符,先把萬緣放下,一塵不起。從此念頭不動處,下一點,謂之混沌開基。由此而一筆揮成,更無思慮,此符便靈。凡祈天立命,都要從無思無慮處感格。」

譯文

《周易》為君子修身之必備,可以趨吉避凶。如果說命運是定數,如何能有吉祥可趨?如何能有凶險可避?所以《易經》第一章開門見山:「積善之家,必有餘慶。」你相信嗎?我相信雲谷禪師所說,於是頂禮,並於佛堂盡情發露以往罪孽,祈願能夠及第登科,並

發大願做三千件善事，以報佛菩薩天地祖宗之恩德。禪師拿出「功過」簿子給我示範，讓我將每天所做之事詳細登記，做善事則計數，做惡事則減數，並且教我誦持「准提咒」希望一切應驗。同時告訴我：符籙家說：「如果不會畫符，就會被鬼神恥笑」。關於畫符，禪師補充道：這是祕傳，就是不要動心念，手執符筆，放下心頭雜念一塵不染，此時下筆叫做混沌開基，由此一筆揮成，更不起念，此符籙便會很靈驗。所以凡是向天地鬼神祈禱，都要從無思無慮處開始感應。

全息哲學點評

物質與精神為矛盾統一體，故人們的身口意都必然攜帶精神信息能量。物質能量可以為我們的眼耳鼻舌身所感知，精神能量則為我們之心意所感知，同時被其他精神生命——天地神祇和鬼神感知。身口意是慈悲的善良的，信息能量就是慈悲善良的或者說積極的，反之則是消極的。作用力等於反作用力，我們的身口意釋放積極信息能量，必然獲得積極信息能量的回饋，反之則獲得消極信息能量的回饋。慈悲善良的積極信息能量，可以強化我們身心使得向「義理之身」接近所謂積累福德，反之則是損害身心損減福德。符籙正是表達精神信息能量的一種方式，同真言咒語的作用相同，可以驅使精神生命。

原文

「孟子論立命之學，而曰：『夭壽不貳。』夫夭壽，至貳者也。當其不動念時，孰為夭，孰為壽？細分之，豐歉不貳，然後可立貧富之命；窮通不貳，然後可立貴賤之命；夭壽不貳，然後可立生死之命。人生世間，惟死生為重，曰夭壽，則一切順逆皆該之矣。

至修身以俟之，乃積德祈天之事。曰修，則身有過惡，皆當治

而去之；曰俟，則一毫覬覦，一毫將迎，皆當斬絕之矣。到此地位，直造先天之境，即此便是實學。

汝未能無心，但能持准提咒，無記無數，不令間斷，持得純熟，於持中不持，於不持中持。到得念頭不動，則靈驗矣。」

譯文

孟子論述關於立命的學說時說道「夭壽不二」，夭折、長壽乃兩個極端不可能一樣。然當心念不動時，哪個是夭折？哪個是長壽？如此細細區別則豐裕與乏匱無二，便可以判別人之貧富；蹇滯與通暢無二，便可判別人之貴賤；夭折與長壽無二，便可判別人之生死。人生在世，只有生死事大，即夭折或者長壽，一切順境逆境都應該如此。說到修身養性反省，乃是積累福德祈請佛菩薩天地神祇的事情。修者，是身口意有惡業都當盡力除去；俟者（等待），就是一絲貪心一絲攀緣都該斷除，修為到這個程度可以直登造化之境，這些都是要努力勤行的。雲谷禪師繼續說道：我看你還沒有能做到無念無心，如果能持准提佛母真言，不必計數，但只持誦不間斷，做到持誦似乎未持誦，未持誦也在持誦，直到心念不動，必然靈驗應心。

全息哲學點評

不二是聖者修為的境界，就普通百姓特別看重夭壽、生死、貧富、貴賤。生是為死做準備，然大多數人到了老來居然怕死，緣貪心和欲念太重。當欲念減少到最低限度，自然豐歉無別、夭壽不二、貧富不分、貴賤無殊、生死無別。如此，才能與精神生命相應「合氣」。佛家所謂「一念至誠，三洲感應」，就是我們的心念之精神信息能量，與佛菩薩天地神祇的精神信息能量「諧振」之結果所轉化的物質化表現。相應者，就是合氣，是物質與精神信息能量的交互諧振。

如果缺乏虔誠、缺乏慈悲心，則不可能相應。一念之善與善相應，一念之惡與惡相應。與善相應，則健康長壽、富足、尊貴可期，與惡相應則夭折、貧賤速來。斷惡修善是積累福德，棄善行惡是損減福德。本來我們「福德口糧袋」內容就有限，若損減不斷，夭折怨誰？佛家修行中守護十善道就是最基本的行為規則，唯有守護身口意，命格才會「脫貧」，最終獲得富足實現世間福報。

原文

　　余初號學海，是日改號了凡；蓋悟立命之說，而不欲落凡夫窠臼也。從此而後，終日兢兢，便覺與前不同。前日只是悠悠放任，到此自有戰兢惕厲景象，在暗室屋漏中，常恐得罪天地鬼神；遇人憎我毀我，自能恬然容受。

　　忽考第一；其言不驗，而秋闈中式矣。然行義未純，檢身多誤；或見善而行之不勇，或救人而心常自疑；或身勉為善，而口有過言；或醒時操持，而醉後放逸；以過折功，日常虛度。自己巳歲（1569）發願，直至己卯歲（1579），歷十餘年，而三千善行始完。

　　時方從李漸庵入關，未及迴向。庚辰（1580）南還。始請性空、慧空諸上人，就東塔禪堂迴向。遂起求子願，亦許行三千善事。辛巳（1581），生男天啟。

　　余行一事，隨以筆記；汝母不能書，每行一事，輒用鵝毛管，印一朱圈於曆日之上。或施食貧人，或買放生命，一日有多至十餘者。至癸未（1583）八月，三千之數已滿。復請性空輩，就家庭迴向。九月十三日，復起求中進士願，許行善事一萬條，丙戌（1586）登第，授寶坻知縣。

譯文

我當時字號學海，當天便改為了凡。因為關於立命之說，我不想成為雲谷禪師所謂的凡夫俗子，而只被動承受命運安排，決心自己改變命運。從此以後，我每天都很精進，確實感覺與以前發生很大差別。以前只是隨性放任自己，到現在卻每日顫顫慄慄，即使身處暗室破屋中也很小心謹慎生怕得罪天地鬼神。如果遇到有人憎恨我侮辱我，一概坦然承受。在接下來的秋季鄉試中忽然考了第一，發現孔先生的預言失靈了。然而檢視反省發現自己精勤還不到位，失誤處很多，比如行善之時發心不勇猛，或者在救人的時候心生疑慮，或者雖然在做善事卻言辭依然有過失，或者清醒時操守嚴格而醉酒後卻任性而為，很多時候是過咎減除了所作功德，感覺好像虛度年華。到了蛇年（1569）我初發願直到己卯年（1579），經過十年才勉強做完三千件發願的善事。當時我跟隨李漸庵入關內，來不及就三千件善事功德做迴向，於庚辰（1580）年再次回到南方，才請性空、慧空等上人在東塔禪堂做法事迴向，同時祈願能得子嗣，並再次許願做三千件善事。果然辛巳年（1581），誕生了一個男孩就是你，我為你取名天啟。其他的事情，都是隨筆記下來。因為你母親不會寫字，所以就用鵝毛筆管蘸上印泥在萬年曆上戳一圓圈紀事。所作善事要麼是施食給貧苦人，要麼就是放生，有時一天可能有十多次。到了癸未年（1583）八月，再次許願的三千件善事完成，然後再請性空前輩於家中誦經迴向。到了當年九月十三日，為父我祈求能中進士並許願再做一萬件善事。丙戌年（1586）果然中舉登第，官拜寶坻知縣。

全息哲學點評

《了凡四訓》為袁了凡居士寫給兒子天啟的家訓，好教育兒子積

德行善。了凡居士因為發願做善事，儘管是帶有所求，效果也不是立竿見影，首次發願用了十年時間才完成。其中先是鄉試得了第一，這就讓了凡居士更加信心滿滿。接下來發願繼續做三千件善事為求得子，並如其所願。隨後發願善事一萬件希冀中舉，也是應願而成。至此，孔先生所預言的不能及第、沒有子嗣都失靈了。非孔先生預言不准，而是了凡居士通過約束自身勤做善事確實改變了自己的命格，這才是真正意義上的「我命我做主」。現實生活中，很多人既不相信因果報應也不相信宿命論，一味狂妄追求所謂理想。因為命局中沒有多少功名利祿，所以絕大多數以失敗告終，於是便會抱怨天非時、抱怨地非利、抱怨人不和，其實大錯特錯。如是因如是果，真實不虛！了凡居士發願並實現願望，並非只是祈求而是通過切實的做善事開始，即所謂善有善報。慈悲心行事，可以「合氣」身心內外一切有情、非情，能夠攝取積極慈悲的精神信息能量為己身心所用，由於自身心能量的不斷增強，越來越容易「心想事成」。這裡了凡居士特別提到了「迴向」功德，迴向是修法完成或者發願的善事諸如放生、施惡鬼、濟貧等完成後，將所做功德「分配」給其他有情、非情的一種儀式，類似於公司年終分紅。其意義是將因此所積累的福德，分配給曾經在六道中的冤親債主，或者定向分配於某某有情，或者供養給諸佛菩薩等等。這就是利益共沾，世間的糾紛大多緣於利益的分配不均衡，如果分配均衡人們之間的矛盾就相對少了，人際關係就會得到改善。精神生命的世界亦然，因為我們與一切有情、非情共同生活於一個「虛實時空體系」中，利益分配就意義重大。最常見的迴向偈是「願以此功德，普及於一切，我等與眾生，皆共成佛道」。利益共享，才能真正意義上實現有情、非情的「合氣」和睦。現實生活中很多人抱怨命運不公平，首先是不知道什麼是命運。「命」是我們出生時所攜帶的「福德口糧袋」，是往昔世善惡業的匯總積累。如果往昔善業積累多

惡業少,則「口糧袋」內容就多;反之善業少惡業多,則「口糧袋」內容就乾癟。往昔積累的福德多者今生世間功名利祿就大,反之則小。如何衡量「口糧袋」?由「八字」即出生時刻的年月日時天干地支、時空、環境等因素,依照祖先們積累的五行因素的多寡和相互關係進行定量分析,這種定量分析是「精神性」的,然可以對應到物質性。預測的準確與否,和預測者本人的功德修為關係至為密切。被現代科學原教旨主義者批判為「偽科學」的預測哲學,恰恰是現代科學理論所未能涉及的「精神信息預測」體系。「運」者,是個體的命局到了某一時空點,緣各種因素彙集而出現的結果,也就是因緣法的往日因今日果。「運來土成金,運去金似土」,就是善惡因緣彙集在同一時空點,如果善緣齊備就是「好運」,如果惡緣聚齊就是「敗運」。命運不濟莫怨天尤人,從自己做起從當下做起,力行善事,自會有一天「功德圓滿」。

原文

余置空格一冊,名曰治心篇。晨起坐堂,家人攜付門役,置案上,所行善惡,纖悉必記。夜則設桌於庭,效趙閱道焚香告帝。汝母見所行不多,輒顰蹙曰:「我前在家,相助為善,故三千之數得完;今許一萬,衙中無事可行,何時得圓滿乎?」

夜間偶夢見一神人,余言善事難完之故。神曰:「只減糧一節,萬行俱完矣。」蓋寶坻之田,每畝二分三厘七毫。餘為區處,減至一分四厘六毫,委有此事,心頗驚疑。適幻余禪師自五台來,余以夢告之,且問此事宜信否?師曰:「善心真切,即一行可當萬善,況合縣減糧,萬民受福乎?」吾即捐俸銀,請其就五臺山齋僧一萬而迴向之。

譯文

　　於是在上任寶坻知縣時，我準備了一個空白簿子，上書簿名為《治心篇》。早晨起來坐堂的時候，由家人和縣衙的差役將《治心篇》簿子放置在大堂的桌子上，將每天所做的善惡言行全部記錄其中，到了晚上則效仿趙閱道（1008-1084，字閱道，自號知非子，宋代文學家。衢州西安即今浙江衢縣人。其詩以五言近體為優，如〈暖風〉、〈芳草〉等詩清新明快。著有《清獻集》傳世。生平事跡見《宋史》卷三一六），將桌子安置在庭院焚香，向天地神祇諸佛菩薩告白日間善惡並懺悔惡業。你母親見《治心篇》上的善行積累不多，就抱怨說：以前在家我協助你做善事，才好不容易完成三千件。現在你許願一萬件，而衙門中幾乎無暇做善事，那得到什麼時候才能滿願？到了當天晚間睡覺的時候，為父做了一個夢：夢中見到一個仙風道骨的神仙，於是就告訴他一萬件善事要做完的確很難。而神仙告訴我：僅減少賦稅一件事做成，已經可以抵一萬件善事功德。因為寶坻縣的農田當時賦稅，每年每畝地農民必須上繳二分三厘七毫所得（土地當年所得收成23%多），於是我早先經過各種努力減免為一分四厘六毫（14%多），而且確實如此。夢中神仙居然能言明此事令我非常詫異，心中疑惑不斷，不清楚神仙告訴我減免稅賦這件功德，可以抵消一萬件善事功德是否真實。後來正好幻余禪師從五台來寶坻縣，拜謁後我將所夢如實告知，問禪師此夢是否可信？幻余禪師回答：如果善心真切，即行一善可當萬善，而且你給整個縣農民減少稅賦，豈不是萬民受惠？聽完禪師這番話，我便將當年俸祿供養於禪師，請他在五臺山齋僧一萬人並代為迴向功德。

全息哲學點評

　　此次，了凡居士因為發心做一萬件善事，然身為縣令，每日瑣事特別多，抽時間做善事可能性極小，於是袁夫人就有些抱怨，感慨一萬件善事什麼時候才能做完？在此期間了凡居士做了件非常大的功德，就是想方設法降低了寶坻縣農民的稅賦。在袁夫人抱怨的當天晚上，了凡居士就做了夢，夢中神仙告訴他你做的減免稅賦一件功德足以抵償一萬件善事功德。夢醒將信將疑，後來碰到從五臺山來的幻余禪師，聽了法師的開示才疑慮消除。關於夢，昔有周公解夢，今人解夢多依佛洛依德或者榮格等心理學家理論，余不以為然。依照全息哲學邏輯，夢是人們睡眠時間的精神活動表現，必然不是無意義的，而是與我們身口意的一切活動息息相關，於是末學如此體解「夢是過去已經發生的、現在正在發生的、將來將要發生的事件的全息精神信息表現」，過去可以是昨天、前天乃至前世、前前世等等，將來可以是明天、後天、來生。所以有些夢是曾經發生事件的「回憶」，有些夢是當下所為即「日有所思，夜有所夢」，有些夢則是預言將來。此外「誠心一善可抵萬善」，取決於所作善事的影響大小和做善事時是否至誠。於佛家公案中有「貧女一燈勝過富豪千盞」的軼事，亦是虔誠度決定功德大小。如果內心並不虔誠只是為了放生而放生，效果差矣。

原文

　　孔公算予五十三歲有厄，余未嘗祈壽，是歲竟無恙，今六十九矣。書曰：「天難諶，命靡常。」又云：「惟命不於常」，皆非誕語。吾於是而知，凡稱禍福自己求之者，乃聖賢之言。若謂禍福惟天所命，則世俗之論矣。

　　汝之命，未知若何？即命當榮顯，常作落寞想；即時當順利，常作拂逆想；即眼前足食，常作貧窶想；即人相愛敬，常作恐

懼想；即家世望重，常作卑下想；即學問頗優，常作淺陋想。遠思揚祖宗之德，近思蓋父母之愆；上思報國之恩，下思造家之福；外思濟人之急，內思閑己之邪。

務要日日知非，日日改過；一日不知非，即一日安於自是；一日無過可改，即一日無步可進；天下聰明俊秀不少，所以德不加修，業不加廣者，只為因循二字，耽閣一生。

雲谷禪師所授立命之說，乃至精至邃，至真至正之理，其熟玩而勉行之，毋自曠也。

譯文

當年孔先生預測，我在五十三歲有大難即是壽盡終天。在此期間我並沒有許願增加壽命，然五十三歲安然無恙，至今已經六十九歲。古書云：「天難諶，命靡常。」即是天意難測，命運無常。還有古人教戒：「惟命不於常」也是命運多變的意思，這些都是至理名言。我自己的體會是凡是說禍福是自己求來的，故而有「禍福無門，唯人自招」，這些都是古聖賢的言辭論斷，而說禍福聽天由命，則是世俗論調。關於吾兒你的命運為父不曾替你預測。謹記：即使命中榮華富貴也要作落寞不得志想，即便當時順利也當挫折想，即使眼下飽食無虞也作貧窮想，即使得人尊敬愛戴也作恐懼想，即使家世顯赫也作卑下想，即使學問優異也作淺陋想。往遠處想要弘揚祖先的仁德，往近處想要替父母承擔罪過。上懷報國恩之心，下慮齊家之福。對外當思救濟他人危急，對內反省自身之邪咎。務必要每天改過知非，一日未反省即是安於自是，一日不改過即是一日無進步。天底下俊彥無數，如果不積德，不增善業，只因為聽天由命便耽擱了一生光陰。雲谷禪師向我所傳授的立命，即改變命運之理論確實精闢無比乃至真之理，如果能熟然於胸每日勉勵自己，就不會耽誤孩兒一生！

全息哲學點評

立命者，改變夙業所規定命運之義。出生的命局好比房子的建築結構，已經因為宿世善惡業因不能改動了，所能改變的就是建築材料的選擇。如果聽天由命，就是原來設計時候的材料將就著使用。設想要改變命運，就必須在自身命局確定的基礎上重新選擇建築材料，使之命局大廈堅固耐久。積德行善就是給自己的命局重新選擇材料，材料改變了成本必然增加，這樣善行之努力就必須不斷，否則不可能選擇到結實耐用的建材。我們絕大多數人不清楚自己的命運，更不可能知道究竟是明天和意外哪個先來。為了預防意外迎接明天，就必須為明天鋪墊好功德道路，並時刻居安思危，仁慈惻隱對待一切人事物。修身養性不僅是倫理道德的提升和自身修為的提高，更是精神信息能量不斷蓄積的過程，今天人們謂之曰「氣場」，比如某某人氣場很強大。其實準確點應該是「炁場」，換言之物質、精神信息能量流。古人的「和氣」實質乃是「合炁」，就是我們自身的「場」與內外環境「場」的感應道交，如此才是「合氣」真諦，非僅僅滿臉堆笑態度和藹可親所膚淺表達。

「合炁」是祖先的全息哲學理念，就是傳統風水術或曰堪輿術的核心，是指我們自身的「氣場」與內外環境中人事物「氣場」的相生相合關係，如果不相生相合則是「不合炁」，風水的所謂調整正是基於讓我們更能「合炁」，所有表達和睦、和諧等意思的「和、合」通假字詞均有這層全息哲理。立命的本旨乃是增加我們身心的「合炁」度。能與天地人三才「合炁」，何虞命運不能改變？請諸位看官菩薩思考一個簡單問題：一套新居裝修一新不去住人，兩年後去看會如何？灰塵暫且不表，很可能天花板掉了，牆壁也脫落了，地板也翹裂了。為何？缺乏人與家居的「合炁」交流，可是如果喬遷進去安住會

發生上述情況嗎？大約不會！故而立命即是「合氣」！唯有十善道才是真正「合氣」的有效途徑！

《了凡四訓》與全息養生──改過篇

原文

春秋諸大夫，見人言動，億而談其禍福，靡不驗者，左國諸記可觀也。大都吉凶之兆，萌乎心而動乎四體，其過於厚者常獲福，過於薄者常近禍，俗眼多翳，謂有未定而不可測者。至誠合天，福之將至，觀其善而必先知之矣。禍之將至，觀其不善而必先知之矣。今欲獲福而遠禍，未論行善，先須改過。

但改過者，第一，要發恥心。思古之聖賢，與我同為丈夫，彼何以百世可師？我何以一身瓦裂？耽染塵情，私行不義，謂人不知，傲然無愧，將日淪於禽獸而不自知矣；世之可羞可恥者，莫大乎此。孟子曰：「恥之於人大矣。」以其得之則聖賢，失之則禽獸耳。此改過之要機也。

譯文

春秋戰國時代的諸子百家中有很多能人異士，通過察言觀色便可言人禍福，而且非常靈驗，戰國時代的歷史記錄中這種事跡很多。大凡吉凶之事都會於心中約略感知而在舉手投足中反映出來，因而可以輕易推知。宅心仁厚者通常福多禍少，而心劣薄福之人禍多福少。俗人心多眼雜，缺乏洞穿事物的能力，所以還未發生都以為不可知。如果其心慈善其行虔誠，能與天地萬物「合炁」，必然會有好事降臨，因為先觀其善便可推知福德、喜慶之事將會來臨。而災禍將至，其人心地必不善，行必不虔誠，故而可以預先覺知。今天我們要想獲得更

多福報，暫且不論行善積德，先說斷惡改過。斷惡改過首先要發羞恥懺悔之心。心想古代那些賢聖與我同為男兒大丈夫，為什麼他們能被後人百歲千載奉為尊師，而我身心卻如殘磚破瓦？流落滾滾紅塵痴迷犬馬聲色，多行不仁不義，還以為人不知鬼不覺無絲毫羞愧，身心淪落與禽獸為伍而渾然不覺。世上還有比這更可恥可恨的嘛！孟子教戒：羞恥於人是最大的優點。如果能有羞恥之心則可為聖賢，如果沒有廉恥之念與禽獸何殊？所以知恥而懺悔才是斷惡改過的首要大事。

全息哲學點評

　　察言觀色本來是相術中言人禍福的一種能力，傳統中醫中得真傳者亦具備如此能力。為何？一個人將要生病，是否自己身體先會覺察飲食不佳睡眠不安或者體力不支等等？這些是生病前的預兆。那麼如果一種消極的事件要發生，是否也會有類似的「精神」預兆？答案是不言而喻的！現代人醉心於名韁利鎖，身心尤其是精神的感知能力變得越來越薄弱，好比本可鑑物的鏡子蒙上了灰塵，於是鏡中物象就模糊不清一個道理。其實生物物理學家早已研究出，在人遭遇各種情境的時候由於不同的心理活動和情緒反應，人體輝光會顯現不同色彩。能察言觀色者，通常修身養性且潔身自好，所以精神感知能力不僅沒有降低反而因為修行增強，故而能感知周圍環境中人事物「預兆」出來的積極抑或消極精神信息能量，於是便可做出吉凶判斷。神祕乎？不神祕！而且這種精神感知能力，是我們本具的本能或者說藏識田中隱藏的潛能，或者細胞遺傳基因中未開顯其功能的基因之潛能（前面章節已經敘述）。物質的運動能事先覺察，精神的運動必然也能預先感知。那麼將要發生事件的積極抑或消極精神信息預兆，被清心寡欲善於觀察的智慧者覺察到並且能「預測」吉凶似乎就順理成章了。

　　此篇既名改過之法，必指示信路。古人云：「知過能改，善莫大

焉」，意思能改過惡是為最善，所以了凡居士於本篇不是開門見山教戒其子如何積德行善，而是先從最善之徑——改惡做起。改惡首要為發露懺悔，回想自己過往全部的惡業罪孽多麼深重，給有情、非情造成多麼大的傷害如此等等。在佛教、道教、基督教、伊斯蘭教等宗教中，幾乎都有懺悔儀軌。懺悔的全息哲學意義乃「淨器」，清淨身心之垢穢以便盛慈悲智慧之福德，原理好比重新裝修房屋，必須先將原來破敗的陳舊甚至骯髒的裝修拆掉，全面規劃重新布局使之煥然一新。誰願意吃飯的時候碗筷不乾淨？通過嚴格懺悔，使我們心鏡上蒙著的灰塵被擦拭乾淨，這樣便於精神感知力的提升。因為懺悔才會漸漸培養起謹慎細緻的察惡觀善能力，覺知力的提高才能制約細微的惡念並強化細微的善行而能真實守護言行思。

原文

第二，要發畏心。天地在上，鬼神難欺，吾雖過在隱微，而天地鬼神，實鑒臨之，重則降之百殃，輕則損其現福，吾何可以不懼？不惟此也。閑居之地，指視昭然；吾雖掩之甚密，文之甚巧，而肺肝早露，終難自欺；被人覷破，不值一文矣，烏得不懍懍？不惟是也。一息尚存，彌天之惡，猶可悔改；古人有一生作惡，臨死悔悟，發一善念，遂得善終者。謂一念猛厲，足以滌百年之惡也。譬如千年幽谷，一燈才照，則千年之暗俱除；故過不論久近，惟以改為貴。但塵世無常，肉身易隕，一息不屬，欲改無由矣。明則千百年擔負惡名，雖孝子慈孫，不能洗滌；幽則千百劫沉淪獄報，雖聖賢佛菩薩，不能援引。烏得不畏？

譯文

　　第二點，乃發大畏懼心。天地神祇，不可欺瞞！我等人身眼不能見、耳而不能聽、手不能捉鬼神之相狀，然鬼神（精神生命體）無時不刻如懸頭頂觀察人們之言行思，罪惡重者必使其遭受各種苦難懲罰，過咎輕者則損減其當下福德！教我如何能不畏懼？不僅如此，即使閑居獨處，鬼神監察昭昭，即使我掩藏再嚴密，文飾再靈巧，然內中禍心早已顯露，終難瞞天過海，徒自自欺欺人而已。若被他人窺破心機更輕賤不值分文，怎麼能不警惕惶惶？再者，彌留之際即便造就彌天大惡尚可悔改。古人有作惡一生者臨死之際幡然悔悟遂發善念而得善終，即是一念至誠足以洗滌百年罪孽。比如千年幽深峽谷暗蔽無光，一燭之光可盡驅散千載黑暗。所以罪過不論遠近，能改則貴。然世事無常，我等眾生肉身弱小易壞，呼吸一停，改過已然不能。即使死後留名，若惡跡斑斑亦是臭名昭著，雖有孝子賢孫不能洗滌其罪孽；罪孽深重即使默默無聞，而終則墮落地獄千百載受盡煎熬不得出離，雖有諸佛菩薩慈悲，然不得接引出離苦海。這怎麼不令人畏懼！

全息哲學點評

　　古人對於天地君親師之敬畏，使得各種倫理道德、行為規範相對地被嚴格遵守，故而有道不拾移夜不閉戶的良好風氣。今人多數不相信鬼神，緣「無神論」荒謬論調的濫觴。若物質與精神為矛盾統一體的哲學立論正確，那麼物質生命對應精神生命——鬼神有何錯咎？精神看不見摸不著靠我們身心感知，那麼精神生命緣何必須被「證實」才可信？精神現象不可物質實證！學佛之人若不信鬼神那幾乎是白用功了，難不成諸多佛經中所謂的這個鬼那個神都是諸佛菩薩在胡說八道？諸佛菩薩誠不我欺真言實語！我嘗問一些居士，如果給你所有生

存必須的生活資料、設備等等，你是否可以獨立生存？有答可以者，有答不可以者，也有答不能輕易結論者。余告之曰：不可！何故？我們的肉體要健康，離不開我們身體內的無以央數的細菌，這些只有在電子顯微鏡下才能看到的細小生命與我們的肉體共生共存，如果沒有它們我們不可能生存。同理，我們是肉體與靈魂一合相的生命體，既然肉體共生共存有病菌，理論上我們的靈魂也共生共存「靈魂」可以不？故而鬼神真實「存在」，但不是物質故不可觀察。噩夢、鬼上身、鬼剃頭、鬼壓身等等現象，不就是我們身心所感知到的「精神生命」？那要別人「證實」就是多此一舉了。現代人因為不相信鬼神所以才膽大妄為，可以公然欺師叛道，可以瘋狂胡作非為、可以任意飛揚跋扈、可以明目張膽侵吞公私財產……貪婪使然、無慈悲使然，更緣失去了對於天地鬼神的敬畏！做了壞事看見警察會提心吊膽，貪污受賄了聽到反貪局會神經緊張……可是就是不怕鬼神！在物質世間，犯罪由公檢法執行懲罰，在精神空間則是由鬼神執行因果報應律！所以要改變命運，大畏懼心就是必不可少的了。

原文

第三，須發勇心。人不改過，多是因循退縮；吾須奮然振作，不用遲疑，不煩等待。小者如芒刺在肉，速與抉別；大者如毒蛇嚙指，速與斬除，無絲毫凝滯，此風雷之所以為益也。

具是三心，則有過斯改，如春冰遇日，何患不消乎？然人之過，有從事上改者，有從理上改者，有從心上改者；工夫不同，效驗亦異。

如前日殺生，今戒不殺；前日怒罵，今戒不怒；此就其事而改之者也。強制於外，其難百倍，且病根終在，東滅西生，非究竟廓然之道也。

善改過者，未禁其事，先明其理；如過在殺生，即思曰：上帝好生，物皆戀命，殺彼養己，豈能自安？且彼之殺也，既受屠割，復入鼎鑊，種種痛苦，徹入骨髓；己之養也，珍膏羅列，食過即空，疏食菜羹，盡可充腹，何必戕彼之生，損己之福哉？又思血氣之屬，皆含靈知，既有靈知，皆我一體；縱不能躬修至德，使之尊我親我，豈可日戕物命，使之仇我憾我於無窮也？一思及此，將有對食痛心，不能下咽者矣。

如前日好怒，必思曰：人有不及，情所宜矜；悖理相干，於我何與？本無可怒者。又思天下無自是之豪傑，亦無尤人之學問；有不得，皆己之德未修，感未至也。吾悉以自反，則謗毀之來，皆磨煉玉成之地；我將歡然受賜，何怒之有？

又聞而不怒，雖讒焰熏天，如舉火焚空，終將自息；聞謗而怒，雖巧心力辯，如春蠶作繭，自取纏綿；怒不惟無益，且有害也。

其餘種種過惡，皆當據理思之。此理既明，過將自止。

譯文

第三者，須發大勇猛精進心。人們不改過自新，多數因為畏懼膽怯。而我必須毫不遲疑，奮然振作須臾延遲不得。過錯好比木刺在肉不拔難捱，否則化膿發炎影響身心健康；罪孽好比毒蛇咬指需迅疾斬斷，否則毒漫全身性命無保。故而發大勇猛心要無絲毫猶豫凝滯，這就是為何「風」行「雷」厲之所以成為「益」卦也。有此三心，一切過咎罪惡悉皆懺悔，生起鬼神將要懲罰之畏懼，並當勇敢斷除永不再造。如此改過往昔罪孽好比春天之冰必然消融。然而人們的過咎罪孽有些是從事上改過，有些則從理上改過，有些則從心中改過。因為功夫不同，功效自然差別。比如昨天殺生今天戒殺，昨天惡口今天制怒，這些是就事改過。強制改過比較艱難，雖然得以戒止過錯，然內

心病根貪性、瞋性、愚性並未根除，還會遭遇情境舊病復發，而非徹底斷除過咎。善於改過自新者，在沒戒止行為之前先需明白其道理。如果罪孽是殺生，既如此思維：上天有好生之德，沒有動物不憐惜性命，我殺生活己如何能心安理得？而且動物已經被殺，雖然命死然其骨、肉還要被火燒水煮油煎，何其不幸。其實我們自己肥肉大魚吃過了也就新陳代謝掉，有菜蔬充腸有何不可，何必取其性命還損減自己福德？再者，動物皆有靈魂，有靈魂必有靈知，與我無別，即使不能精勤修身養性培養自己福德使動物親近我依附我，也不必殺害其命，使其靈魂記恨於我而怨念無休？若能如此思維，見肉食還能下咽嗎？如果昨天曾經發怒，心中則想他人不是聖人縱有錯衍在所難免、情有可原，我對其發怒有何益處？思索至此幡然醒悟，本沒有什麼可以發怒的。再思想天下沒有自以為是的豪傑志士，我自己更沒有過人之學識，如果有什麼不妥，惟有自己德行不足，認知偏見狹隘。我能不斷反省，憤怒之緣由都是磨練我成就我的情境，我應該坦然、欣然接受，為何還要憤怒？即使聽到讒言惡語，觀其好比舉火燒天，最後會自行熄滅。如果聽聞誹謗、是非而憤怒，雖然極力辯解反擊，其實猶如作繭自縛，終於不得長進。憤怒，不僅無益而且有害。如此種種罪過都據理思維，最終便會從內心深處決心斷除並釋然於懷。如果明白這個道理，身口意之罪過就會真正中止，此為真實改過自新！

全息哲學點評

殺人償命欠債還錢，天經地義！過往過咎不會因為改過而消除，改過乃是錯咎後果之挽救措施。懺悔罪孽、畏懼神明、大勇猛心斷惡乃是贖罪之舉，過往的罪孽罪果還必須承受，只是因為決心不再犯了沒有罪上加罪而已。如果沒有斷惡修善，依然固我，那是六道輪迴的習性使然，今生必然是欠缺福德。斷惡須從內心出發，而非僅僅外在

的克制，所以以上三心至關重要。如果真實發心，則身心會向外釋放一種可被鬼神感知的「精神信息能量」，鬼神便會監督我們接下來的身口意是否如所發願，如果發願並能努力做到，則執行因果關係規律的鬼神會被「感動」；如果發願後又悔願，神明便會失去耐心。比如沒有狼卻喊「狼來了」，喊多了狼真來了，獵人即使再聽到呼救聲也不會加以理會了。

在佛家，發願即是發菩提心，即誓證無上正等菩提成就佛果利益無量眾生之宏誓，由此衍生出「眾生無邊誓願度，福智無邊誓願集，法門無邊誓願學，菩提無邊誓願證，如來無邊誓願事的五弘誓」。在梵文中，大願即是「戒」，故而戒的真實內涵是利益有情的誓願，而為了實現此大願就必須遵守一定的實現這個大願的行為準則，即「律」。故而，諸佛菩薩之大願都是戒。今天「戒」的本義保存依舊的只有「戒指」中的戒字，而今學人已經將戒與律混為一談了。如果守律而無利生行非守戒，真實發心為利益有情才是真實守戒。所以佛乘密法有「菩提心為因，大悲為根本，方便為究竟」之根本三句，其中「方便」真諦非利生則無方便。

原文

何謂從心而改？過有千端，惟心所造；吾心不動，過安從生？學者於好色、好名、好貨、好怒，種種諸過，不必逐類尋求；但當一心為善，正念現前，邪念自然汙染不上。如太陽當空，魍魎潛消，此精一之真傳也。過由心造，亦由心改，如斬毒樹，直斷其根，奚必枝枝而伐，葉葉而摘哉？

大抵最上治心，當下清淨；才動即覺，覺之即無；苟未能然，須明理以遣之；又未能然，須隨事以禁之；以上事而兼行下功，未為失策。執下而昧上，則拙矣。

顧發願改過，明須良朋提醒，幽須鬼神證明；一心懺悔，晝夜不懈，經一七、二七，以至一月、二月、三月，必有效驗。

或覺心神恬曠；或覺智慧頓開；或處冗沓而觸念皆通；或遇怨仇而回瞋作喜；或夢吐黑物；或夢往聖先賢，提攜接引；或夢飛步太虛；或夢幢幡寶蓋，種種勝事，皆過消罪滅之象也。然不得執此自高，畫而不進。

昔蘧伯玉當二十歲時，已覺前日之非而盡改之矣。至二十一歲，乃知前之所改，未盡也；及二十二歲，回視二十一歲，猶在夢中，歲復一歲，遞遞改之，行年五十，而猶知四十九年之非，古人改過之學如此。

吾輩身為凡流，過惡蝟集，而回思往事，常若不見其有過者，心粗而眼翳也。然人之過惡深重者，亦有效驗：或心神昏塞，轉頭即忘；或無事而常煩惱；或見君子而赧然相沮；或聞正論而不樂；或施惠而人反怨；或夜夢顛倒，甚則妄言失志；皆作孽之相也，苟一類此，即須奮發，捨舊圖新，幸勿自誤。

譯文

什麼叫從內心深處改過？過咎有千百種類型，然不外乎由內心所起，如果我心靜不動念頭從何處起？對於貪愛美色、徒有虛名、貪財聚斂、瞋恨易怒等等過惡，不必一一逐條分析，只管端心正念，念念相續、如如不動，邪念自然熄滅。猶如朗朗晴空魑魅魍魎莫不遁形，這就是專心一意精勤改過之真功夫。一切過惡都從心起，故而改過必先從心改正。好比要斷除毒樹毒草，就必須連根拔起，而不必逐一割條砍枝片片葉子摘盡。最得當的端心正念改過自新者，當下便覺得靈臺清明，心念才動馬上覺知，覺察後便立刻熄滅。如果不是這樣，須內心將理參透，明白對錯，然後熄滅過惡之念。再不然就於事中禁止

惡行，如克制怒氣、忍耐等等以堅定正念正行。這些端心功夫可以同時使用，如果僅僅臨事而改，心性依舊則是愚昧了。所以發願改正過惡，最好有良師益友監督提醒，同時心中要明白冥冥中神明隨時觀察不可不小心謹慎。一心一意發露懺悔，夜以繼日，經過七天、十四天、甚至一個月、兩個月或者三個月，必然會有效果顯現。要麼覺得心情一下子開朗清明，要麼感覺智慧增加，要麼雖然意念依舊紛呈雜亂，但若靜慮心意很快暢通無礙，要麼遇見冤家仇人不再瞋恨而且心生歡喜，要麼夢見自己口中吐出黑色臭穢之物，要麼夢見先賢聖人如諸佛菩薩慈悲接引，或者夢見於空中自在飛翔，或者夢見殊勝寶剎種種諸寶莊嚴場面宏大震撼等等，這些現象都說明改過之心已經堅定。然而不能因此驕傲自滿，更需努力精進方為上策。昔日先賢春秋衛國大夫、孔子門徒蘧伯玉在二十歲時覺得自己以前的過咎都已經改正，可是到了二十一歲才明白先前的改過還不充分，到了二十二歲反省二十一歲恍然如在夢中。如此隨著歲數增加不斷反省改正，到了五十歲還是覺得前面四十九年改過不究竟不徹底。所以蘧伯玉被後世封為先賢，奉祀孔廟東廡第一位而名傳千古。古人改惡從善尚且如此，我輩今日當更加努力。

我等今日凡夫俗子之流過惡紛紜雜陳，如果回首往事不自覺自己過惡者，悉皆心性粗陋鄙吝之輩。儘管如此，如果一個人過惡深重，必然會伴隨有事相出現，比如心神不寧頭昏腦漲記憶力下降，或者雖然無事心中煩惱不斷愁苦連連，或者即使看見德高望重之人內心慚愧情緒沮喪，或者聽見別人正言正語心中不悅，或者幫助別人反而被別人埋汰，或者夜中噩夢不斷甚至妄語失神精神顛倒錯亂。如此等等皆是罪孽深重之外相顯現，這類人必須當下發奮改過自新，千萬莫耽誤了自己福德、慧命。

全息哲學點評

　　心中念動神明已覺，是以古人云：「要想人不知除非己莫為」。起心動念，我們的身心就會釋放出與之相應的信息能量，如果是惡念能量性質消極，反之積極。發露懺悔是為斷惡修善，斷盡惡念才能於思維、身分舉動、語言中正念正意正行，才是切實地改惡從善了。今日有情要麼仰仗偏頗知識的淵博，要麼仰仗財富充沛，要麼仰仗權高位重等等，於是思維方式和行事方式以及語言都會有意無意表露出「老子天下第一」的內心世界之傲慢，其實是無知愚昧。且看那些落馬的貪官污吏、身陷囹圄的富豪，昔日在得意時哪個聽得進別人善言相勸？臨到頭枷鎖應身，方才後悔早該聽勸。這些人要麼自以為是，要麼明知是罪依然故我，要麼貪欲深重根本沒有正見。所以古人言「富貴學道難」，緣此類有情不是以智慧為標準衡量人事物，而是以「權錢名利」為判斷標準，這種觀念與修身養性之修德束身完全格格不入。今生暫時功名利祿似乎很榮耀，不知是往昔所積累之福報，須知福報有用盡之時，他日便是災難的開始。緣身在福中，不知福、不修福、不積福。

　　斷盡一切惡念，身器清爽，一切有情見之必生歡喜讚嘆，而且自身心會明顯感知進步，待人處事接物似乎更為得心應手，有所作為也似乎越來越順利，不僅白天歡喜愉悅，睡眠也安穩，即使做夢也是吉祥意義的夢境。何故？「合氣」有情、非情也。鬼神不來騷擾，何至於此頭昏腦熱昏庸乏匱？何至於噩夢連連？何至於此神志不清乃至強迫性神經官能症、抑鬱乃至精神分裂？發露懺悔夜以繼日，持之以恆，必然會顯水滴石穿之功效。

《了凡四訓》與全息養生——積善篇

原文

易曰：「積善之家，必有餘慶。」昔顏氏將以女妻叔梁紇，而歷敘其祖宗積德之長，逆知其子孫必有興者。孔子稱舜之大孝，曰：「宗廟饗之，子孫保之」，皆至論也。試以往事徵之。楊少師榮，建寧人。世以濟渡為生，久雨溪漲，橫流沖毀民居，溺死者順流而下，他舟皆撈取貨物，獨少師曾祖及祖，惟救人，而貨物一無所取，鄉人嗤其愚。逮少師父生，家漸裕，有神人化為道者，語之曰：「汝祖父有陰功，子孫當貴顯，宜葬某地。」遂依其所指而窆之，即今白兔墳也。後生少師，弱冠登第，位至三公，加曾祖、祖、父，如其官。子孫貴盛，至今尚多賢者。

鄞人楊自懲，初為縣吏，存心仁厚，守法公平。時縣宰嚴肅，偶撻一囚，血流滿前，而怒猶未息，楊跪而寬解之。宰曰：「怎奈此人越法悖理，不由人不怒。」

自懲叩首曰：「上失其道，民散久矣，如得其情，哀矜勿喜；喜且不可，而況怒乎？」宰為之霽顏。

家甚貧，饋遺一無所取，遇囚人乏糧，常多方以濟之。一日，有新囚數人待哺，家又缺米；給囚則家人無食；自顧則囚人堪憫；與其婦商之。婦曰：「囚從何來？」曰：「自杭而來。沿路忍饑，菜色可掬。」因撤己之米，煮粥以食囚。後生二子，長曰守陳，次曰守址，為南北吏部侍郎；長孫為刑部侍郎；次孫為四川廉憲，又俱為名臣；今楚亭，德政，亦其裔也。

譯文

《易經》云：「積善之家，必有餘慶」，意思積德行善的人家喜慶豐足。古代顏徵在之父欲將其嫁給孔子之父叔梁紇時，就對女兒語重心長地講述叔梁紇祖上是如何積德行善，並推論其家後代必然會出光耀門第的大人物（後來顏徵在嫁給叔梁紇而生孔丘）。孔子在讚嘆虞舜之孝感天地時說道：「被後人祠堂供奉祭祀，被子孫贊美歌頌。」都是關於行善積善之真言實語。我下面講幾個幾個積德行善的例子。

福建建寧的楊榮楊少師，祖輩以擺渡為生，有年碰到暴雨連綿溪水猛漲沖毀很多民居，被淹死的人和物品順水流飄下，其他的舟船紛紛撈取財物。唯獨楊少師曾祖父和祖父二人，從洪水中救人或者撈取屍體，卻沒有撈取一絲一毫漂流財物，當時鄉鄰都嘲笑他們傻到極點。而到了楊少師的父親，家境漸漸寬裕，有神仙化作普通人對他父親說：你祖父有大陰德，所以子孫必然顯貴，應該將你祖父葬在某處某處。楊少師父親便聽了神仙的話安葬了祖父，就是今天的白兔墳。後來生了兒子少師，不滿二十歲就中舉，最後官拜三公。而且皇帝還追封其曾祖、祖父、父親同為三公。其家族子孫顯貴，至今後代中還有很多仁人賢士。

寧波人楊自懲，剛開始在縣衙做個小差役，為人善良厚道而且遵紀守法。當時的縣令非常嚴苛，有一次鞭打一個囚犯，已經將囚犯打的滿面流血依然不解恨，於是楊自懲就跪求縣令不要再打了。縣令怒氣衝衝地說道：這個人太目無法紀不遵倫理了，我豈能不憤怒。楊自懲一面給縣令磕頭一面說道：上面的官吏背離天地法理，民不聊生所以渙散無序，應該予以同情才對，您怎麼還恨他們？縣令聽完這話面孔都紅了，於是息怒。楊自懲家中非常貧困，幾乎一無所有。然而如果遇到囚犯沒有口糧，總要想方設法加以周濟。有一天，有新來的幾

個犯人沒有飯吃,犯人家裡也沒有糧食。楊自懲心中犯愁,想把自家口糧給犯人吧,自己家人就沒飯吃了。實在覺得犯人可憐就與媳婦商量該怎麼辦。媳婦問他:犯人從何處來的?楊自懲據實回答:從杭州押解過來的,一路一直忍饑挨餓,面色淒慘。於是媳婦就同意拿出一份口糧,煮成稀飯分給囚犯吃。後來楊自懲生了兩個兒子,長子楊守陳、次子楊守址,二子後來官拜南北吏部侍郎。其長孫官拜刑部侍郎,小孫子官拜四川廉訪使,都是一代名臣,今天朝中為官的楊楚亭和楊德政都是其後裔。

全息哲學點評

　　積善之家,必有餘慶,誠然如此!前面文中講述另一個堪輿師的典故,就是例子。關於堪輿術,未學自己的理解堪輿術乃是先祖全息哲學思想的實踐經驗積累,並非今天某些有情動輒所言的「偽科學」,實質乃是智慧。堪輿術的核心思想乃是調整風水使居家等等順遂如意,風水是活的,因人而異,因心而異。具備善良惻隱風水趨好,奸惡邪劣則風水向壞。風水的真諦乃是人與外環境中人事物乃至鬼神的「合炁」之道。此豈非全息養生之亟需內涵!

原文

> 昔正統間,鄧茂七倡亂於福建,士民從賊者甚眾;朝廷起鄞縣張都憲楷南征,以計擒賊,後委布政司謝都事,搜殺東路賊黨;謝求賊中黨附冊籍,凡不附賊者,密授以白布小旗,約兵至日,插旗門首,戒軍兵無妄殺,全活萬人;後謝之子遷,中狀元,為宰輔;孫丕,復中探花。
>
> 莆田林氏,先世有老母好善,常作粉團施人,求取即與之,無倦色;一仙化為道人,每旦索食六七團。母日日與之,終三年

如一日，乃知其誠也。因謂之曰：「吾食汝三年粉團，何以報汝？府後有一地，葬之，子孫官爵，有一升麻子之數。」

其子依所點葬之，初世即有九人登第，累代簪纓甚盛，福建有無林不開榜之謠。

馮琢庵太史之父，為邑庠生。隆冬早起赴學，路遇一人，倒臥雪中，捫之，半僵矣。遂解己綿裘衣之，且扶歸救蘇。夢神告之曰：「汝救人一命，出至誠心，吾遣韓琦為汝子。」及生琢庵，遂名琦。

台州應尚書，壯年習業於山中。夜鬼嘯集，往往驚人，公不懼也；一夕聞鬼云：「某婦以夫久客不歸，翁姑逼其嫁人。明夜當縊死於此，吾得代矣。」公潛賣田，得銀四兩。即偽作其夫之書，寄銀還家；其父母見書，以手跡不類，疑之。

既而曰：「書可假，銀不可假，想兒無恙。」婦遂不嫁。其子後歸，夫婦相保如初。公又聞鬼語曰：「我當得代，奈此秀才壞吾事。」旁一鬼曰：「爾何不禍之？」曰：「上帝以此人心好，命作陰德尚書矣，吾何得而禍之？」

應公因此益自努勵，善日加修，德日加厚；遇歲饑，輒捐穀以賑之；遇親戚有急，輒委曲維持；遇有橫逆，輒反躬自責，怡然順受；子孫登科第者，今累累也。

常熟徐鳳竹栻，其父素富，偶遇年荒，先捐租以為同邑之倡，又分穀以賑貧乏，夜聞鬼唱於門曰：「千不誆，萬不誆；徐家秀才，做到了舉人郎。」相續而呼，連夜不斷。是歲，鳳竹果舉於鄉，其父因而益積德，孳孳不息，修橋修路，齋僧接眾，凡有利益，無不盡心。後又聞鬼唱於門曰：「千不誆，萬不誆；徐家舉人，直做到都堂。」鳳竹官終兩浙巡撫。

嘉興屠康僖公，初為刑部主事，宿獄中，細詢諸囚情狀，得無

辜者若干人，公不自以為功，密疏其事，以白堂官。後朝審，堂官摘其語，以訊諸囚，無不服者，釋冤抑十餘人。一時輦下咸頌尚書之明。

公復稟曰：「輦轂之下，尚多冤民，四海之廣，兆民之眾，豈無枉者？宜五年差一減刑官，核實而平反之。」

尚書為奏，允其議。時公亦差減刑之列，夢一神告之曰：「汝命無子，今減刑之議，深合天心，上帝賜汝三子，皆衣紫腰金。」是夕夫人有娠，後生應塤、應坤、應埈，皆顯官。

譯文

明正統十二年（1447），鄧茂七率領民眾於福建三明造反，百姓中很多人紛紛響應跟隨。於是明朝廷起用出身寧波鄞縣時為都憲的張楷南征，並設計謀略擒獲了鄧茂七等一干人眾。後來又委任布政司謝都事，對漏網逃竄於福建三明以東的起義者進行搜捕。謝都事心地仁厚不忍多殺無辜，深知大軍所到之處雞犬無一幸免。於是便設法搜求到起義軍的名冊，對於那些沒有跟隨起義的民眾私下祕密授予白布做的小旗子，告訴他們剿兵來時將小旗子插在門前，這樣圍剿起義者的朝廷大軍便沒有枉殺無辜，而救活了超過萬人。後來謝都事兒子謝遷中了狀元官拜為宰相，他的孫子謝丕，考得一甲第三名探花。

福建莆田有一林氏家族，其家族最先有一老母親非常樂善好施，經常做好米粉團子布施他人。只要你去要，從不回絕而且也不會厭煩。一天一個神仙化為道士，每天到林家去拿六七個米粉團子。林家先母每天都給他，三年一直如此。神仙知道這個林家母親是心地善良真誠布施，便對她說：我吃了你三年米粉團子，怎麼報答你呢？你家後院有一塊地，如果你百年後就葬在那塊地裡。自此而後，你們家族的子孫後代做官的會有一升芝麻數目那麼多。林家子女聽了道士的話

將老母安葬於後院，第一代子女中就有九人科舉及第，累世做官人數非常之眾，故而在福建有句民謠「無林不開榜」，言外之意如果沒有林家人今年參加科考，大約就不用開榜了。

　　明朝太史馮琢庵的父親，曾經是個秀才。有一年冬天大早去趕學，路上看見一個人倒在雪地裡，用手一摸已經快僵硬了。於是便脫下自己的棉襖給凍僵者穿上，再背回家中將其救醒。晚間做夢，夢中一神仙告訴他：「你今天至誠救人一命，我就讓北宋名將韓琦投胎轉世給你做兒子」。後來就生了馮琢庵，取名為馮琦。

　　台州的應尚書應大猷，壯年的時候在山中做學問。每到夜晚，山中鬼哭狼嚎，很是嚇人，然而應尚書從來沒有害怕過。有天晚上他聽到鬼神說道：「某某地方某某之妻子因為丈夫久出未歸，其公公婆婆想要逼她改嫁，但這個女人貞烈不從，明晚會來這裡上吊自縊，這後事還得我打理。」應尚書聽後連忙偷偷以四兩銀子賣了自家私田，然後寫了一份假冒其子的信連同銀子一起寄給這戶人家。該婦女的公公看了書信確信不是出自兒子之手，心中起疑。繼而又想到：「書信是假的，可是銀子不假呀，想必兒子安然無事。」於是也就不強迫媳婦改嫁了。後來該戶人家兒子歸來，夫婦得以保全。這事過了以後，有天晚上又聽見鬼神說話：「本來是我拘那個應該上吊的女人靈魂到陰曹地府，偏偏這個應秀才壞事。」旁邊一個鬼神接著講道：「那你幹嘛不給他點災禍瞧瞧？」先前的鬼神回答：「天帝和閻王都知道這個人心地好陰德重，準備讓他做尚書，我怎麼敢禍害他？」應公聽完這些鬼話，更加努力精進，每日以善護身，福德越來越厚。如果碰上饑饉年便會捐出糧食賑濟災民，遇到鄉親有急難都會委屈自己成全他人，碰上災禍就反躬自責且逆來順受。其子孫後代，登科及第的代代數人。

　　常熟人徐栻徐鳳竹，他父親家境富裕，有一年碰到饑荒，他父親先把當年的地租捐給了鄉里的賑災協會，同時分出穀米給貧窮人家。

當夜便會聽到鬼神唱歌:「千不假萬不假,徐家秀才做到舉人郎」。這種鬼唱歌會連續好幾夜。當年徐鳳竹果然鄉試中了舉人。徐鳳竹的父親此後更加積德行善孜孜不倦,修橋修路,供養僧眾齋飯,只要能慈悲利益別人的都會樂意之至地做。後來又聽到鬼神唱歌:「千不假萬不假,徐家舉人,直做到都堂」,果然後來徐栻官拜兩浙巡撫。

嘉興人屠康僖,剛開始做刑部尚書的時候住在監牢裡,每每詳細詢問各個犯人的具體犯罪被囚因由,然後瞭解到其中有些人是被冤枉的。康僖公不敢藏私貪功,便將所知私下詳細告知給監審官。後來在開堂審理中,監審官根據康僖公的情報審問囚犯,真犯罪者沒有不伏法認罪的,同時被冤枉的十多人也因此被釋放,此事一時成為皇城街坊酒肆的談資,大家無不讚嘆尚書的賢明。康僖公此後向朝廷進諫:「皇城根下尚且有這麼多被冤枉的,皇土之內千萬百姓,必然各地冤獄不在少數,因此請奏皇上,最好五年安排一次減刑官查驗獄中囚犯,若有冤獄當予以核實平反。」得到朝廷准奏,於是康僖公也被安排在減刑官中。有天晚上做夢,夢見神人說到:「你命裡沒有子嗣,今天請奏減刑核實冤獄,深契天帝之心,於是決定賜給你三個兒子,都會做官佩戴紫金腰帶。」當天晚上夫人懷孕,先生下兒子應坤,後來再生應塤、應埈,三個兒子以後都官職很高。

全息哲學點評

了凡居士以上舉的例子,都是積德行善福及子孫的真實歷史事件。這些例子說明一個共同問題,即今天很多人不相信的鬼神和因果報應冥律,確實發揮著作用。人類的感知非常有限,然今天的人們很多卻以有限的感知和偏頗的現代物質實證主義的觀點,輕率而膚淺地將「鬼神」等精神領域的現象和祖宗的全息哲學智慧等,劃歸到「偽科學」的範疇中,豈不知這種輕率和無知更是加劇了「無神論」的泛

濫，對於當下社會人們道德價值體系造成了非常嚴重的消極影響。論其罪不可饒恕，自然鬼神不會因為他們自以為是而不加懲罰！言其痴不可理喻，智慧者不屑一顧！笑其狂不可比擬，帶壞多少幼稚兒郎！我們今天的社會現實是物質水平大大提高，精神價值大大貶值。人們不相信善有善報惡有惡報，看重物質輕視精神，於是拜金主義和對於權錢名色的追求甚囂塵上。不相信鬼神可以，不相信宿命論亦可以，但至少應該提倡傳統文化中使人向善的價值觀吧，這樣文明大國才能名至實歸！或許今天宣講《了凡四訓》正其時也！

原文

　　嘉興包憑，字信之，其父為池陽太守，生七子，憑最少，贅平湖袁氏，與吾父往來甚厚，博學高才，累舉不第，留心二氏之學。一日東遊泖湖，偶至一村寺中，見觀音像，淋漓露立，即解橐中十金，授主僧，令修屋宇，僧告以功大銀少，不能竣事；復取松布四匹，檢篋中衣七件與之，內紵褶，系新置，其僕請已之。

　　憑曰：「但得聖像無恙，吾雖裸裎何傷？」僧垂淚曰：「捨銀及衣布，猶非難事。只此一點心，如何易得。」

　　後功完，拉老父同遊，宿寺中。公夢伽藍來謝曰：「汝子當享世祿矣。」後子汴，孫檉芳，皆登第，作顯官。

　　嘉善支立之父，為刑房吏，有囚無辜陷重辟，意哀之，欲求其生。因語其妻曰：「支公嘉意，愧無以報，明日延之下鄉，汝以身事之，彼或肯用意，則我可生也。」其妻泣而聽命。及至，妻自出勸酒，具告以夫意。支不聽，卒為盡力平反之。因出獄，夫妻登門叩謝曰：「公如此厚德，晚世所稀，今無子，吾有弱女，送為箕帚妾，此則禮之可通者。」支為備禮而納

之，生立，弱冠中魁，官至翰林孔目，立生高，高生祿，皆貢為學博。祿生大綸，登第。

凡此十條，所行不同，同歸於善而已。若復精而言之，則善有真，有假；有端，有曲；有陰，有陽；有是，有非；有偏，有正；有半，有滿；有大，有小；有難，有易；皆當深辨。為善而不窮理，則自謂行持，豈知造孽，枉費苦心，無益也。

何謂真假？昔有儒生數輩，謁中峰和尚，問曰：「佛氏論善惡報應，如影隨形。今某人善，而子孫不興；某人惡，而家門隆盛；佛說無稽矣。」

中峰云：「凡情未滌，正眼未開，認善為惡，指惡為善，往往有之。不憾己之是非顛倒，而反怨天之報應有差乎？」眾曰：「善惡何致相反？」中峰令試言。一人謂「詈人毆人是惡；敬人禮人是善。」中峰云：「未必然也。」一人謂「貪財妄取是惡，廉潔有守是善。」中峰云：「未必然也。」眾人曆言其狀，中峰皆謂不然。因請問。中峰告之曰：「有益於人，是善；有益於己，是惡。有益於人，則毆人，詈人皆善也；有益於己，則敬人，禮人皆惡也。是故人之行善，利人者公，公則為真；利己者私，私則為假。又根心者真，襲跡者假；又無為而為者真，有為而為者假；皆當自考。」

譯文

嘉興人氏包憑包信之，當時他的父親做池陽太守，一共生了七個兒子，包憑最小，入贅到了平湖袁氏家為婿，和我父親是好朋友。包憑博學多識且非常有才華，可惜屢次參加科舉都未能及第。此後對佛、道兩家學說，產生了濃厚興趣。有一天向東遊覽泖湖，碰巧路過一村莊，其村中有一寺院。包憑看到寺院裡的觀音菩薩安置在破陋的

佛堂中，已經被雨水淋的斑駁陸離。於是從包裡拿出十兩黃金交給寺裡的僧人，請其修繕佛堂大殿。寺僧回答說修繕工程大，這點善財不夠。於是包憑回家取出松布四匹並從衣櫥裡挑出七件新做未穿的衣裳，送到了寺裡還對寺僧說道：「如果觀音菩薩聖像無恙，我就算赤裸又如何？」寺裡僧人感動垂淚：「捨錢財、布施衣裳都不是難事，只是這片慈悲心的確難得。」後來寺裡佛堂完工，包憑帶著父親一起到寺裡遊覽參拜，晚上便在寺中住了下來。夜裡做夢，夢見伽藍護法菩薩來表謝意並告訴他：「你的兒子會享受官祿。」後來其子包汴、孫子包檉芳都科舉及第做了大官。

　　嘉善人支立的父親，曾經是一名監獄的小官吏。在支立父親所管轄的監獄裡，有一名囚犯被冤枉入囚並被判了死刑。這個犯人心情非常差想方設法求生，於是在其妻子來探監的時候對其講：『支公心地善良，可惜我無法報答，明天你把他請到鄉下，用你的身子去服侍他，興許支公答應，如果他幫忙，我有可能免去死罪。』他的妻子哭著答應了丈夫的要求，到了第二天支公被邀請到鄉下囚犯家中，準備了酒飯，其妻子就將丈夫的話轉告了支公，支公堅決不答應。此後支公盡力為該犯人平反昭雪，使其無罪釋放。事後夫妻雙雙登門叩謝，感動地對支公講：「您的大恩大德無以為報，當今之世很少您這樣的好人。知道您還沒有子嗣，我們有一女兒，就嫁給您做妾，這樣於理不悖總歸可以吧。」支公勉強答應，便備辦彩禮納入家中為妾。後來妾生了兒子支立，未滿二十中了狀元，官拜翰林院孔目（檔案官），支立生子支高，支高生子支祿，都入貢做學官。支祿生子，支大綸也科舉及第。

　　以上十個例子，所行儘管不同，但都是積德行善之舉。如果再詳盡點分析的話，行善有真心行善、假意偽善，有正直善、唯心善，有明善、暗善，有是善、非善，有偏善、正善，有半善、滿善，有大

善、小善，有艱難之善、易行之善。如此種種，都應該深入辨析，如果做善事不明究竟，可能以為是善事，實際或許是造孽而枉費苦心，不僅無益反而有害。

什麼是真、假善行？以前有幾個青年學子拜謁中峰和尚，向老和尚詢問：「釋迦牟尼佛說，善惡報應如影隨形。今天某一個人善良，但是其子孫卻不發達；而另外一個性惡，但卻家道興隆。所以釋迦穆尼所說屬於無稽之談。」中峰和尚答道：「世間凡夫俗子執著世情，缺乏智慧法眼，認善為惡，指惡為善的情形往往很多，他們不懺悔自己的過咎，卻顛倒善惡是非還抱怨老天不公。」眾學子問道：「為什麼會善惡顛倒？」中峰和尚讓他們舉例子。其中一學子答道：「打人罵人是惡，敬人禮人是善。」中峰和尚回答：「未必盡然。」另一學子就說：「貪財妄取是惡，廉潔守志是善。」中峰和尚再次回答：「未必盡然。」一干人說了好多，中峰和尚都回答未必盡然。於是眾人請問為什麼？和尚答道：「如果是利益他人的就是善，如果只是利益自己就是惡。打人罵人如果為別人好則是善，敬人禮人僅僅為了自己就是惡。所以人們行善如果利益別人大公無私為真善，利己為私則為假善。如果發乎本心行善為真善，模仿善行非出自誠意就是假善。再者不抱回報期望行善是真善，希望得到回報而行善是假善，這些都應該弄清楚。」

全息哲學點評

了凡先生先後舉出了十個典型事例，來說明「積善之家，必有餘慶」的道理，其後對於善行更做了嚴密分析，以論證真假善行。真善以利益他人為目的，假善以滿足自己的某種需求為動機。這種分析與末學前面分析的關於「戒」、「律」之涵義，有異曲同工之處。行善就是利生，同樣「戒」也是利生，所以「持戒」就是行善，而「護律」

則未必是善行了。對於修行人而言無論信仰什麼宗教，行善都是為了利益別人，這點是相通的。所以在很多國家，對於有信仰者的態度是接納的信任的，因為有信仰者，會用其所信仰的宗教教義約束自己的行為，犯罪率相對會低。如果沒有信仰，別人都會敬而遠之，緣對於沒有信仰的人很難判斷他的行為軌跡，通常被看作「危險人士」。但如果是宗教狂熱，甚至是邪教另當別論，因為這些比沒有信仰更可怕。信仰教條主義和信仰真理又是兩碼事，真理可以含括生活中任何人事物之理，教條則很多時候不能自圓其說。衡量智慧與教條也是看其道理是否講透令人信服，說教很多時候道理不通，所以被智慧者所不齒。之乎者也亦是如此，人云亦云，甚至可能連之乎者也者自己也不知道自己在說什麼。如果無理，則走遍天下只會到處碰壁，如果有理，則可以遨遊太虛。

在所有的例子中，都幾乎涉及夢中神仙或者鬼神或者鬼話等等。俗話說：「陰陽生死相隔」，其實不然。陰間與陽間乃「虛實一合相的」存在，如果生死相隔，人們是不可能感知鬼神的。只是我們的感知被「約束」了，如果沒有被約束，隨時可以感知鬼神。然這樣會導致混亂產生，好比開了「天眼」者，駕駛一輛汽車，他所看見的究竟是人還是鬼神？是該剎車還是繼續前進？是否會導致一切進入混亂狀態？如同我們細胞之 DNA 選擇性開放部分功能，絕大多數功能處於潛隱狀態，我們的感知能力也是如此。為什麼會有精神病患？為什麼他們有幻視幻聽等等？換一種方式理解是否可行？其實是因為他們「覺知」了正常人不應該「看見」、「聽見」的。至今在醫學上關於精神病的成因沒有定論，然精神病有家族史是幾乎可以肯定的。末學自己的修行體悟，精神病無不關乎「鬼神」，這是末學還在高野山的時候差點在鬼神的強大壓力下「死」或者成為「精神病」的當下，而覺悟出來的。佛經中講到「若人誹謗三寶、賢聖或者五逆重罪、或者違反三昧

耶戒等,會被執金剛神用金剛杵碎頂」,佛法乃以慈悲為懷,怎麼可能會「碎」有情頭顱?當時方明白並非真實「碎頂」,而是降伏有情愚痴予以懲戒,表現出來的症狀就是「精神病」或者器質性神經系統問題。執金剛神何也?幾乎全部是大力鬼王。精神病患者為何有家族史?緣靈魂投胎有「物以類聚」傾向。因為佛乘密法的修行法門,可以與鬼神「對話交流」乃至於「差遣鬼神」,是以規矩要求就非常嚴格,不能輕易傳授,故而稱為「密宗」。你給一個稚子一把寶劍,他可能不僅會自傷還會傷人,所以不可輕傳!今日之有情很多人,自以為是盲目持真言結手印,豈不愚哉!還記得「氣功熱」時期嗎?很多人練得走火入魔精神不正常了,其實是一個道理。氣功與經絡氣血運行有關,而經絡又是陰陽兩界的「臨界系統」,不正確的修煉結果便會「一隻腳在人間,一隻腳在陰間」,精神能不錯亂?為何「會昌法難」之後漢傳密教沒有恢復?那個時候缺乏大德高僧嗎?非也!因為三昧耶戒的關係!今日那些妄傳妄修的有情切切注意了,如果覺得末學是危言聳聽,那就去翻閱歷史或者看看過去、今天沒有資格而胡亂傳授真言手印者,以及違反三昧耶戒者的曾經的結局和現狀吧!

　　現代人很多抱怨命運不濟,卻不知「我命我做主」的正確涵義,偏執愚妄地以為可以隨心所欲決定自己的命運。正確的「我命我做主」就是真實的積德行善!那些不相信積德行善能改變命運軌跡的有情遲早會覺悟到的,唯恐覺悟的時候已然兩鬢斑斑,那就太可惜了。

原文

　　何謂端曲?今人見謹願之士,類稱為善而取之,聖人則寧取狂狷。至於謹願之士,雖一鄉皆好,而必以為德之賊;是世人之善惡,分明與聖人相反。推此一端,種種取捨,無有不謬;天地鬼神之福善禍淫,皆與聖人同是非,而不與世俗同取捨。凡

欲積善，決不可徇耳目，惟從心源隱微處，默默洗滌，純是濟世之心，則為端；苟有一毫媚世之心，即為曲；純是愛人之心，則為端；有一毫憤世之心，即為曲；純是敬人之心，則為端；有一毫玩世之心，即為曲；皆當細辨。

何謂陰陽？凡為善而人知之，則為陽善；為善而人不知，則為陰德。陰德，天報之；陽善，享世名。名，亦福也。名者，造物所忌；世之享盛名而實不副者，多有奇禍；人之無過咎而橫被惡名者，子孫往往驟發，陰陽之際微矣哉。

何謂是非？魯國之法，魯人有贖人臣妾於諸侯，皆受金於府，子貢贖人而不受金。孔子聞而惡之曰：「賜失之矣。夫聖人舉事，可以移風易俗，而教道可施於百姓，非獨適己之行也。今魯國富者寡而貧者眾，受金則為不廉，何以相贖乎？自今以後，不復贖人於諸侯矣。」

子路拯人於溺，其人謝之以牛，子路受之。孔子喜曰：「自今魯國多拯人於溺矣。」自俗眼觀之，子貢不受金為優，子路之受牛為劣；孔子則取由而黜賜焉。乃知人之為善，不論現行而論流弊；不論一時而論久遠；不論一身而論天下。現行雖善，其流足以害人；則似善而實非也；現行雖不善，而其流足以濟人，則非善而實是也。然此就一節論之耳。他如非義之義，非禮之禮，非信之信，非慈之慈，皆當抉擇。

何謂偏正？昔呂文懿公，初辭相位，歸故里，海內仰之，如泰山北斗。有一鄉人，醉而詈之，呂公不動，謂其僕曰：「醉者勿與較也。」閉門謝之。逾年，其人犯死刑入獄。呂公始悔之曰：「使當時稍與計較，送公家責治，可以小懲而大戒；吾當時只欲存心於厚，不謂養成其惡，以至於此。」此以善心而行惡事者也。

又有以惡心而行善事者。如某家大富，值歲荒，窮民白晝搶粟於市；告之縣，縣不理，窮民愈肆，遂私執而困辱之，眾始定；不然，幾亂矣。故善者為正，惡者為偏，人皆知之；其以善心行惡事者，正中偏也；以惡心而行善事者，偏中正也；不可不知也。

何謂半滿？《易》曰：「善不積，不足以成名；惡不積，不足以滅身。」書曰：「商罪貫盈，如貯物於器。」勤而積之，則滿；懈而不積，則不滿。此一說也。

昔有某氏女入寺，欲施而無財，止有錢二文，捐而與之，主席者親為懺悔；及後入宮富貴，攜數千金入寺捨之，主僧惟令其徒迴向而已。

因問曰：「吾前施錢二文，師親為懺悔，今施數千金，而師不迴向，何也？」曰：「前者物雖薄，而施心甚真，非老僧親懺，不足報德；今物雖厚，而施心不若前日之切，令人代懺足矣。」此千金為半，而二文為滿也。

鍾離授丹於呂祖，點鐵為金，可以濟世。呂問曰：「終變否？」曰：「五百年後，當複本質。」呂曰：「如此則害五百年後人矣，吾不願為也。」曰：「修仙要積三千功行，汝此一言，三千功行已滿矣。」此又一說也。

又為善而心不著善，則隨所成就，皆得圓滿。心著於善，雖終身勤勵，止於半善而已。譬如以財濟人，內不見己，外不見人，中不見所施之物，是謂三輪體空，是謂一心清淨，則斗粟可以種無涯之福，一文可以消千劫之罪，倘此心未忘，雖黃金萬鎰，福不滿也。此又一說也。

何謂大小？昔衛仲達為館職，被攝至冥司，主者命吏呈善惡二錄，比至，則惡錄盈庭，其善錄一軸，僅如箸而已。索秤稱之，則盈庭者反輕，而如箸者反重。

仲達曰：「某年未四十，安得過惡如是多乎？」曰：「一念不正即是，不待犯也。」因問軸中所書何事？曰：「朝廷嘗興大工，修三山石橋，君上疏諫之，此疏稿也。」仲達曰：「某雖言，朝廷不從，於事無補，而能有如是之力。」曰：「朝廷雖不從，君之一念，已在萬民；向使聽從，善力更大矣。」

故志在天下國家，則善雖少而大；苟在一身，雖多亦小。

何謂難易？先儒謂克己須從難克處克將去。夫子論為仁，亦曰先難。必如江西舒翁，捨二年僅得之束修，代償官銀，而全人夫婦；與邯鄲張翁，捨十年所積之錢，代完贖銀，而活人妻子，皆所謂難捨處能捨也。如鎮江靳翁，雖年老無子，不忍以幼女為妾，而還之鄰，此難忍處能忍也；故天降之福亦厚。凡有財有勢者，其立德皆易，易而不為，是為自暴。貧賤作福皆難，難而能為，斯可貴耳。

譯文

什麼是正直善、「唯心」善？今天我們看見有些人「唯心」地以自己的好惡是非觀判斷所謂善惡，不是根據利益他人而是根據自己的「自以為是」，這種情景下的善就是曲解善、「唯心」善。碰到這種情況，真正的智慧者寧可如濟顛和尚狂放不羈也不會故作姿態。在「唯心」善者的眼裡「你善我善大家都善」，其實乃是對善的嚴重曲解，這種世俗的善惡觀與聖人的善惡觀截然相反。故而分清正直善與「唯心」善，就很重要。執行善惡報應陰陽規律的鬼神，對於善惡的獎懲與聖人的善惡觀完全一致，然與世俗的善惡觀卻大相徑庭。所以要行善，絕不可以徇私心私情，只有從內心深處真實發起利益他人的善願純粹為了救濟世間就是正直善。如果徇私，有一絲一毫憤世嫉俗之心即是「唯心」善就是曲而不直之善。純粹是尊敬他人之心行善即是正

直善，若有絲毫玩世不恭之善即是「唯心」善、曲解善，因此不可不辨別清楚。

什麼是明善、暗善？如果做善事被別人知道了或者生怕別人不知道就是明善，做了善事默默無聞無人知曉就是暗善。暗善屬於陰德，必得神明褒獎。明善，則可以享受世人讚譽美名。名聲乃自然規律之大忌，所以有「人怕出名豬怕壯」的民諺，世間人名不副實者多如過江之鯽，徒有虛名者多有奇禍。一個人沒有過錯，而卻被世人惡意誣陷背負惡名，其子孫往往會突然發力成為大富大貴之人，所以陰陽規律絲毫不爽昭然若揭！

什麼是善、非善？春秋戰國時候，魯國有一規矩，如果魯國人的臣子或者家眷被其他國家諸侯俘虜或者淪為奴隸，若是能將他們贖回來，就可以從魯國諸侯府領取贖回報酬作為獎勵。孔子的學生子貢，把魯國人從外國贖回來後沒有領取酬金。孔子知道了說道：「端木賜啊（子貢全名），你錯了呀！聖人的所作所為，能夠影響民風世俗，教化引導百姓，而不僅僅是有利於自己的行為。現在魯國富人少窮人多，如果領取贖回酬金就不廉潔，那何必去贖？以後誰還會去贖人？」後來孔子另一學生子路救起一名溺水者，那人報答子路的救命之恩送了一頭牛，子路便收下了。孔子聽到後高興地說：「魯國從此一定會有很多願意救落水者的人了。」按照世俗的觀點，子貢不接受酬金是正確的，而子路接受了一頭牛就錯了。孔子則以理服人，認為端木賜（子貢）沒有收取酬金有過錯，而子路收牛沒有過錯。所以人的善行，不是看具體什麼情形而是看處於什麼情勢下，不是看一時而是看長久，不是看對一個人而是看對天下人的影響。現行看起來可能是善的，然依據當時的情勢判斷這種善行可能會導致更大危害，所以看起來似乎是善，其實乃是惡。現行看起來似乎不善，但其所造情勢卻可以最終救濟他人，就是看起來非善，其實為真實善行。僅此一

論。其他如非仁義卻是仁義，非禮卻是禮，非誠信卻是誠信，非仁慈卻是仁慈等等，都應該仔細抉決。

　　什麼是偏善、正善？明朝宰相呂文懿公剛辭官回歸故里，海內外人士都景仰讚嘆，當時猶如泰山北斗。有一個鄉鄰，有天喝醉酒斥罵呂文懿公，他不為心動，對家僕說：「他酒喝醉了別與他計較」，然後就回府去了。過了一年，那個醉酒罵呂公的人因為犯了死罪，被關押獄中秋後問斬。這個時候呂公才後悔了說道：「如果當時與他計較一下，送去官府稍加懲治使其收斂惡性該多好。我當時存心仁厚原諒了他，沒成想反而是害了他使其養成了惡習，以至於今天。」這就是善心做了惡事。

　　看上去是惡心實際上為善，如某戶人家是大富豪，正好有年趕上饑荒，受災的難民白天公開在街肆搶糧。百姓告到了縣衙，縣官卻不加理會，因而災民變本加厲更加瘋狂搶劫肆虐。於是這戶人家便私下將搶劫者捉來囚禁起來加以懲罰，這樣百姓才安定下來，要不然還會更亂。大家都明白善是正，惡為偏，如果以善心作惡事看起來是正實際是偏，反之以惡心而做善事看上去偏實際乃正，故而不可不知。

　　什麼是半善、滿善？《易經》有教誡：「善不積，不足以成名；惡不積，不足以滅身。」大意是善行不積累不可能成名，惡行不積累還不至於滅亡。古書也寫到：「商罪貫盈，如貯物於器。」奸商惡貫滿盈，好比將財物儲藏在器皿裡。勤儉而善於積累則會豐裕，懈怠而不積累則會乏匱。古代有一女子入寺拜佛，想要做些供養、布施，身上僅有二文錢。她就將這二文錢捐了出去，主持和尚親自為她作懺悔。後來此女子因緣湊巧進了皇宮而且成為貴人，有天她帶了幾千兩金子來到寺院再次拜佛禮懺，而這一次主持和尚僅僅讓她自己作了迴向。於是該女子就很疑惑問：「為什麼我以前才捐出二文錢師父親自為我作禮懺，今天我捐了數千兩金子，師父怎麼不為我作迴向？」主

持僧回答:「以前財物雖然很少,但你供養、布施之心非常虔誠,所以老僧不親自為你作懺悔迴向不足以報答你的布施、供養恩德。今天你捐出的財物雖然非常多,但布施和供養的心不如以前虔誠,所以讓別人代你懺悔足夠了,不必老僧親為。」在這個公案中,捐出千金即是半善,而捐出僅有兩文錢卻是滿善。這是一種善行半、滿的判斷。

八仙中的鍾離權賜他所煉神丹給呂洞賓,此神丹可以點鐵成金用於救濟世人。呂洞賓問他:「最終會變化嗎?」鍾離權回答:「五百年後,所變的金子會變成原來的鐵。」呂洞賓一聽就說:「我不要這勞什子,會害人五百年。」鍾離權此時說道:「修仙飛升要積滿三千件功德,僅你剛才的話就已經三千功德圓滿了。」這個典故也是對善行的判斷。

做善行然心不住於相,隨所行事皆得成就善行。如果著相於行善雖然終身勤行,僅僅是半善而非全善。比如用財物救濟別人,不著相於自己也不著相於他人更不著相於所施財物,就是三輪體空即無念、無住、無相善行,方得一心清淨,如此即使一斗米之布施也可以積累無窮無盡福德,一文錢之供養可以消除千劫罪孽。如果不能做到無念、無住、無相,雖然賑濟他人以黃金萬兩,善行福德也不會圓滿。這又是一種善行判斷。

什麼是大善、小善?從前有個叫衛仲達的人,在朝廷的翰林院做官,有一天被牛頭馬面拘到了陰曹地府,閻王讓小鬼呈上此人的善惡簿。小鬼奉上善惡簿,閻王一看不得了,這個人罪孽實在大,罪錄卷軸能裝滿一屋子而善錄僅僅一個筷子大小的卷軸。然後閻王令小鬼拿來功德稱衡量,結果滿屋子罪惡卷軸反而不如僅僅一卷軸的功德重。衛仲達自己辯解:「我年齡未滿四十,怎麼可能有這麼多罪孽?」閻王答道:「起心動一惡念就是罪孽,並不是說犯了罪才算。」衛仲達覺得奇怪就問閻王,功德卷軸中都記錄了什麼?閻王說:「朝廷大興

土木勞民傷財，要修三山石橋，你進諫勸阻，這是當時進諫的草稿。」衛仲達解釋道：「我雖然上書進諫，但皇帝並未採納，也於事無補，力量僅限於此。」閻王說道：「朝廷雖然沒有採納你的進諫，然你已經為天下萬民用心了。如果皇上採納了諫言，你的功德更大。」所以如果善行天下雖然小也是大善，行善僅為自己即使大善也小。

什麼是難行之善、易行之善？早期的儒家大夫都認為克制約束自己欲念需從難處著手，孔子論議為仁德，也叫先難。例如江西的舒老先生，施捨兩年的全部教授私塾收入，代替一對夫婦償還欠衙門的稅賦；邯鄲的張老先生施捨自己勤儉積累了十年的銀子，代人歸還拖欠的典當金而救活別人妻子，這就是所謂難捨處能捨。再比如鎮江的江靳老先生雖然年老無後，心中不忍以鄰家幼女為妾，還於其父母，這就是難忍處能忍。所以如果是天命賜福必然厚重，而世間有財有勢者修德束身其實很容易，容易歸容易可惜他們不願意做，這就叫自暴自棄。無論貧富，積德行善都困難，如果知難而上，就是非常可貴的。

全息哲學點評

行善積德，今天人們謂之正能量。真心發起為善念頭，身心細胞及精神都會為之一振，瞬間感覺很多紛雜的念頭如木屑、灰塵一樣紛紛披落，身心頓然清爽。若能行之，無論住相住念與否，心頭都會升起一絲喜悅。若三輪體空行善，則愈加心月澄明靈臺肅靜。若是為了讓別人知道而獲得名聲，則內心會竊竊自喜，同時擔心別人不知道亦非常在乎別人的評價，那就不是真心行善了，福德會大打折扣。至誠之小善勝過非至誠之大善，為救眾人行惡勝過害人之善。前面了凡居士詳細論述了立命之說、改過之行，此篇訓誡為勸善篇，羅列許多行善得報之事跡。行之在我，報在子孫，正是承接祖蔭，俗話「大樹底下好乘涼」大約就是這個意思。行善，正是將已經洗滌乾淨的身器盛

滿陰德的過程，行善越大，子孫的福蔭就越綿延。

「善有善報惡有惡報，不是不報時候未到。」很多人會說，我也做好事行善，怎麼命運還沒有改變？而那些十惡不赦的為什麼還光鮮地活著？這個問題就和宿命發生了關聯，宿世的善惡也因好比一家功德銀行，每個人在這個銀行都有一個戶頭，宿世積累福德多的，戶頭上的數目就大，宿世積累福德少的，戶頭數目必少，而福德不足以抵償罪孽的，戶頭就是赤字。我們今生要享受健康富足高貴順暢，戶頭上就要有足夠的積累。如果戶頭是赤字，儘管現在行善改過了，所做功德先要抵消戶頭的赤字，盈餘的數額才可以享受的。作惡者能夠依然光鮮是因為其原來戶頭上餘額較大，而其現在行惡乃是揮霍，揮霍盡了福德，戶頭會被透支，這個時候就是該受懲罰的時候了。所以不必擔心「惡無報應」，難不成執行因果報應的鬼神都是「吃素的」？

原文

> 隨緣濟眾，其類至繁，約言其綱，大約有十：第一，與人為善；第二，愛敬存心；第三，成人之美；第四，勸人為善；第五，救人危急；第六，興建大利；第七，捨財作福；第八，護持正法；第九，敬重尊長；第十，愛惜物命。
>
> 何謂與人為善？昔舜在雷澤，見漁者皆取深潭厚澤，而老弱則漁於急流淺灘之中，惻然哀之，往而漁焉；見爭者皆匿其過而不談，見有讓者，則揄揚而取法之。期年，皆以深潭厚澤相讓矣。夫以舜之明哲，豈不能出一言教眾人哉？
>
> 乃不以言教而以身轉之，此良工苦心也。
>
> 吾輩處末世，勿以己之長而蓋人；勿以己之善而形人；勿以己之多能而困人。收斂才智，若無若虛；見人過失，且涵容而掩覆之。一則令其可改，一則令其有所顧忌而不敢縱，見人有微

長可取，小善可錄，翻然捨己而從之；且為艷稱而廣述之。凡日用間，發一言，行一事，全不為自己起念，全是為物立則；此大人天下為公之度也。

何謂愛敬存心？君子與小人，就形跡觀，常易相混，惟一點存心處，則善惡懸絕，判然如黑白之相反。故曰：君子所以異於人者，以其存心也。君子所存之心，只是愛人敬人之心。蓋人有親疏貴賤，有智愚賢不肖；萬品不齊，皆吾同胞，皆吾一體，孰非當敬愛者？愛敬眾人，即是愛敬聖賢；能通眾人之志，即是通聖賢之志。何者？聖賢之志，本欲斯世斯人，各得其所。吾合愛合敬，而安一世之人，即是為聖賢而安之也。

何謂成人之美？玉之在石，抵擲則瓦礫，追琢則圭璋；故凡見人行一善事，或其人志可取而資可進，皆須誘掖而成就之。或為之獎借，或為之維持；或為白其誣而分其謗；務使成立而後已。

大抵人各惡其非類，鄉人之善者少，不善者多。善人在俗，亦難自立。且豪傑錚錚，不甚修形跡，多易指摘；故善事常易敗，而善人常得謗；惟仁人長者，匡直而輔翼之，其功德最宏。

何謂勸人為善？生為人類，孰無良心？世路役役，最易沒溺。凡與人相處，當方便提撕，開其迷惑。譬猶長夜大夢，而令之一覺；譬猶久陷煩惱，而拔之清涼，為惠最溥。韓愈云：「一時勸人以口，百世勸人以書。」較之與人為善，雖有形跡，然對證發藥，時有奇效，不可廢也；失言失人，當反吾智。

何謂救人危急？患難顛沛，人所時有。偶一遇之，當如痌瘝之在身，速為解救。或以一言伸其屈抑；或以多方濟其顛連。崔子曰：「惠不在大，赴人之急可也。」蓋仁人之言哉。

何謂興建大利？小而一鄉之內，大而一邑之中，凡有利益，最宜興建；或開渠導水，或築堤防患；或修橋樑，以便行旅；或施茶飯，以濟饑渴；隨緣勸導，協力興修，勿避嫌疑，勿辭勞怨。

何謂捨財作福？釋門萬行，以布施為先。所謂布施者，只是捨之一字耳。達者內捨六根，外捨六塵，一切所有，無不捨者。苟非能然，先從財上布施。世人以衣食為命，故財為最重。吾從而捨之，內以破吾之慳，外以濟人之急；始而勉強，終則泰然，最可以蕩滌私情，袪除執吝。

何謂護持正法？法者，萬世生靈之眼目也。不有正法，何以參贊天地？何以裁成萬物？何以脫塵離縛？何以經世出世？故凡見聖賢廟貌，經書典籍，皆當敬重而修飭之。至於舉揚正法，上報佛恩，尤當勉勵。

何謂敬重尊長？家之父兄，國之君長，與凡年高、德高、位高、識高者，皆當加意奉事。在家而奉侍父母，使深愛婉容，柔聲下氣，習以成性，便是和氣格天之本。出而事君，行一事，毋謂君不知而自恣也。刑一人，毋謂君不知而作威也。事君如天，古人格論，此等處最關陰德。試看忠孝之家，子孫未有不綿遠而昌盛者，切須慎之。

何謂愛惜物命？凡人之所以為人者，惟此惻隱之心而已；求仁者求此，積德者積此。《周禮》：「孟春之月，犧牲毋用牝。」孟子謂君子遠庖廚，所以全吾惻隱之心也。故前輩有四不食之戒，謂聞殺不食，見殺不食，自養者不食，專為我殺者不食。學者未能斷肉，且當從此戒之。

漸漸增進，慈心愈長，不特殺生當戒，蠢動含靈，皆為物命。求絲煮繭，鋤地殺蟲，念衣食之由來，皆殺彼以自活。故暴殄之孽，當與殺生等。至於手所誤傷，足所誤踐者，不知其幾，

皆當委曲防之。古詩云:「愛鼠常留飯,憐蛾不點燈。」何其仁也!

善行無窮,不能殫述;由此十事而推廣之,則萬德可備矣。

譯文

根據當時情形救濟他人,種類繁複,提綱挈領歸納為十條:第一條,與人為善;第二條,心存愛敬;第三條,成人之美;第四條,勸人為善;第五條,救人急難;第六條,做大善事(架橋鋪路);第七條,捨財求福;第八條,護持正法;第九條,恭敬尊長;第十條,愛惜生命。

什麼是與人為善?昔日舜帝在雷澤時,看見捕魚者身強力壯的都在深潭大澤處釣魚(易得),而老幼卻在激流或者淺灘附近垂釣(難得),於是心生惻隱,就過去和他們一起釣魚。舜帝看見有掙來搶去的,避而不談其過錯,見有忍讓的則加以誇獎效仿。過了一年,釣魚者都會互相將深潭大澤推來讓去,相敬有加。以舜帝的賢明智慧,難道不會說句話教戒別人?這就是不言之教,以身作則,舜帝用心良苦呀!

我們今天處身不是先賢時代,千萬不要以自己的優點去埋汰別人,不要以自己的善良去規矩別人,不要以自己的技能去困擾別人。收斂自己的才華掩飾自己的賢能,要看上去與平常人沒有區別。見人有過錯應該大度加以容忍,要麼責令其改正,要麼使其有所顧忌而收斂。看見別人有些微的長處、小小的善行,就該隨喜讚嘆學習,並為其大力宣揚。一言一行一舉一動,不要為自己著想而應該為他人,這才是大丈夫以天下為公的胸襟。

什麼是心存敬愛?君子和小人同樣是人,僅僅看外表是分辨不出來的,只有一點看其心地如何便善惡立判黑白分明。所以說:「君子

與眾不同者在於其心地惻隱」，君子存心愛人敬人。人有親疏貴賤之別，有聰敏愚鈍賢惠不肖之分，雖然品性千差萬別，但無一不是我之同胞，與我一體無二，豈不是都應該加以敬愛？如果能敬人愛人就是敬愛賢聖，能夠體諒眾人心意就是體諒聖人心意。為什麼呢？聖人的心意也是如是人如是世，各得其所。如果我能和睦友愛就可以安寧和睦一世之人，就是代賢聖使他們安寧！

什麼是成人之美？美玉蘊含於石頭內，扔掉就是石頭，琢磨則變為圭璋。所以看見別人行一件善事，或者這個人志氣可嘉、資質可以發掘，就應該加以引導促成，或者予以獎勵，或者予以護持，或者幫其澄清是非，務必促使其完善。

一般情況下，人們都對與自己不同秉性的人有厭惡情緒，鄉野之民善心欠缺，不善心者眾。即使是仁善之人，若處身凡俗之中也很難立足。那些豪傑鐵骨錚錚但是因為不修邊幅容易被人詬病，所以行善事很多時候並不成功，且善人會受到誹謗。只有仁慈長者正直並予以輔佐，善人才能做大其功德。

什麼是勸人向善？生在人中，都有一顆良心。世間行道路漫漫，很容易沉溺。是以應該方便提攜，解開眾生迷惑。好比長夜噩夢連連，須得使之清醒。猶如長久陷於煩惱困惑，予以開解使其瞬間清醒，這樣待人才是恩惠及人。韓愈曾經說過：「一時勸人用善語，一世勸人用善書。」與直接做善事比起來，勸人為善更是對症下藥，必然有特殊效果，所以不可廢棄。如果說錯話就會失去人心，所以不可不慎。

什麼是救人急難？人生在世，誰個不會遭遇急難？不會遭遇顛沛流離？即使偶然遭遇也似癬癩在身，宜速速解救。有時候哪怕一句關懷的話也會令人瞬間茅塞頓開如逢甘露，有時候則需要多方周濟方能使其脫困。所以崔子曾經說過：「施人恩惠不在大小，只要能救急最好。」真是至理名言呀！

什麼是做大善事？一個鄉村乃至一個城邑之內，凡是建設工程有利百姓最宜興修。或者如修渠引水利於灌溉，或者堅固堤壩防止洪水泛濫，或者修建橋梁方便交通，或者布施茶飯賑濟饑民，或者隨緣開導大眾協力興修，遇此等利益大眾善事不必避嫌疑，也莫抱怨辛勞。

什麼是捨財作福？佛家六度萬行，布施為首。布施就是在一個「捨」字上做功夫。已經開發了布施波羅蜜智慧的行者，內能捨眼耳鼻舌身意六根情境，外能捨色聲香味觸法，乃至身分肢體無所不能捨。若未達此境界，就先從財物布施開始。世間人依靠衣食養命，故而財物最重。如果我能捨棄財物，對內可以破我慳吝之心，對外可以救別人急難。剛開始做起來有些勉強，逐漸便會習慣和坦然起來。布施最能洗滌私欲，對治慳吝。

什麼是護持正法？即護持佛法。所謂法，即是世間生靈所尋求世間福報和出世間福報的途徑、眼目、津樑、舟渡。沒有正法眼藏，我們如何參透宇宙與生命之規律，如何能周知宇宙萬象？如何能堪透因果規律？如何能脫離世俗纏縛？如何能世間、出世間安行？所以凡是看見聖賢法相寺廟殿堂、經書典籍，就必須敬重而勤修學。更應弘揚正法，上報佛恩下濟有情！

什麼是敬重尊長？在家中父兄在上，一國之中君臣在上，所以凡是遇見長輩、德高望重之人、地位尊崇之人、智慧之人、博學之士，都應該殷勤奉侍。在家必須孝順父母使父母心情開朗，對父母說話要低聲下氣，如養成習慣便是能和出生之根本「合氣」。離家入仕，當奉公守法，做事須以國家法令為依據，利用手中權力多為百姓謀福利，此事關係陰德，而陰德能使家族香火綿延昌盛。什麼是愛惜物命？人之所以為人乃是人有慈悲惻隱之心腸，修身養性就是修此副心腸，無論求仁賢還是積德行善唯此心是問。周禮中記載『初春時節不要用母牲口祭祀。』孟子講過君子應該遠離廚房，就是善全我們這幅

惻隱心腸。所以前輩人中有四不食戒，即聽見殺聲不食，看見殺生不食，自己圈養的不食，專門為我所殺不食。如果後學之人還沒能素食，權且從此開始。循序漸進，使善念增長。不光要戒掉殺生，一切含靈蠕動都是生命，應該珍惜。為求蠶絲而煮繭子，為除草而殺蟲，想想衣食來源多與殺生有關。所以暴殄天物就等於殺生。至於手腳所誤傷誤踩，更是不計其數，故而都應該小心謹慎。古詩寫道：「愛老鼠就多留剩飯，憐惜飛蛾就少點燈。」

善行無窮無盡，不能盡釋。以上十條若能推廣，基本上可以做到萬德具備。

全息哲學點評

為什麼要積德行善？為了改變我們不順的命運，為了實現我們的理想，更為了子孫綿延福祿綿綿！然而不是說今天行善了明天一切就會改變，福德的積累不可能一蹴而就，乃是循序漸進積累起來的。一個人做件善事不難，難的是一輩子做善事！很多時候因為我們做善事被誤解、甚至被誹謗嘲笑，信心可能就會失去，所以也就不能堅持了。比如當下，看見路人昏倒幾乎沒有人出面攙扶幫助，為什麼？因為現在大眾已經形成了某種固定思維：如果我去幫他，別人會覺得我傻，或者他的昏倒是假裝的為了訛人，或者昏倒是真但我幫了他可能反而被他揪住不放說是我撞倒了他，如此等等。這種思維為啥會流行？緣社會公共道德的淪喪。誰都知道多一事不如少一事，行善助人也是如此，可能「吃不到狗肉，連鐵鍊也被拽跑了」，這些說明我們社會的精神價值觀念已經墮落到非常低的層次。言教尚且都起不到作用，何況不言之教？言教是冠冕堂皇的，潛規則流行說明人們的不言之教與言教背道而馳。社會現實警醒我們思考一個問題，我們的教育到底怎麼了？從行善積德言，使教育產業化的始作俑者大概開始以為

是好事，可事實上是做了件天大的缺德事。所以管理教育的官吏當下應該拋棄教條主義框框首先讓義務教育名副其實起來，一者讓孩子減負，二者真正培養孩子的人格和品德，三者促進社會風氣從教育上良好起來。對於學佛之人修行之士，就先從自己做起，能恢復這個社會的精神價值體系就是至善！

積德行善就少做錦上添花的事情，多做雪中送炭的事情。

《了凡四訓》與全息養生——謙德篇

原文

《易》曰：「天道虧盈而益謙；地道變盈而流謙；鬼神害盈而福謙；人道惡盈而好謙。」是故謙之一卦，六爻皆吉。

書曰：「滿招損，謙受益。」予屢同諸公應試，每見寒士將達，必有一段謙光可掬。

辛未（1571）計偕，我嘉善同袍凡十人，惟丁敬宇賓，年最少，極其謙虛。費曰：「何以見之？」予曰：「惟謙受福。兄看十人中，有恂恂款款，不敢先人，如敬宇者乎？有恭敬順承，小心謙畏，如敬宇者乎？有受侮不答，聞謗不辯，如敬宇者乎？人能如此，即天地鬼神，猶將佑之，豈有不發者？」及開榜，丁果中式。

丁丑（1577）在京，與馮開之同處，見其虛己斂容，大變其幼年之習。李霽岩直諒益友，時面攻其非，但見其平懷順受，未嘗有一言相報。予告之曰：「福有福始，禍有禍先，此心果謙，天必相之。」

趙裕峰，光遠，山東冠縣人，童年舉於鄉，久不第。其父為嘉

善三尹，隨之任。慕錢明吾，而執文見之，明吾悉抹其文，趙不惟不怒，且心服而速改焉。

壬辰歲（1592），予入覲，晤夏建所，見其人氣虛意下，謙光逼人，歸而告友人曰：「凡天將發斯人也，未發其福，先發其慧；此慧一發，則浮者自實，肆者自斂；建所溫良若此，天啟之矣。」及開榜，果中式。

江陰張畏岩，積學工文，有聲藝林。甲午（1594），南京鄉試，寓一寺中，揭曉無名，大罵試官，以為眯目。時有一道者，在傍微笑，張遽移怒道者。老道回答：「相公文必不佳。」張怒曰：「汝不見我文，烏知不佳？」老道回答：「聞作文，貴心氣和平，今聽公罵詈，不平甚矣，文安得工？」張不覺屈服，因就而請教焉。老道回答：「中全要命；命不該中，文雖工，無益也。須自己做個轉變。」張畏岩說道：「既是命，如何轉變？」老道回答：「造命者天，立命者我；力行善事，廣積陰德，何福不可求哉？」張畏岩說道：「我貧士，何能為？」老道回答：「善事陰功，皆由心造，常存此心，功德無量，且如謙虛一節，並不費錢，你如何不自反而罵試官乎？」張由此折節自持，善日加修，德日加厚。丁酉（1597），夢至一高房，得試錄一冊，中多缺行。問旁人，曰：「此今科試錄。」

問：「何多缺名？」曰：「科第陰間三年一考較，須積德無咎者，方有名。如前所缺，皆系舊該中式，因新有薄行而去之者也。」後指一行云：「汝三年來，持身頗慎，或當補此，幸自愛。」是科果中一百五名。

由此觀之，舉頭三尺，決有神明；趨吉避凶，斷然由我。須使我存心制行，毫不得罪於天地鬼神，而虛心屈己，使天地鬼神，時時憐我，方有受福之基。彼氣盈者，必非遠器，縱發亦

無受用。稍有識見之士，必不忍自狹其量，而自拒其福也，況謙則受教有地，而取善無窮，尤修業者所必不可少者也。

古語云：「有志於功名者，必得功名；有志於富貴者，必得富貴。」人之有志，如樹之有根，立定此志，須念念謙虛，塵塵方便，自然感動天地，而造福由我。今之求登科第者，初未嘗有真志，不過一時意興耳；興到則求，興闌則止。

孟子曰：「王之好樂甚，齊其庶幾乎？」予於科名亦然。

譯文

《易·謙》中寫道：「天道虧盈而益謙；地道變盈而流謙；鬼神害盈而福謙；人道惡盈而好謙。」意思，自然規律使一切處於平衡狀態而謙卑，大地承載萬物使之生生不息而謙卑，鬼神獎善懲惡使福德之人謙卑，人倫道德厭惡自滿而欣賞謙卑。所以「謙」卦中六爻的精神信息都是吉祥積極的。

古書教戒：「自滿招福德損減，謙卑使福德增益。」我很多次和各位大人一起參加科考，如果一個人將要發達，必然能看到其謙卑之神態可掬。

辛未（1571）我們一同赴試，我們嘉善參加科考的大約是十人，其中一人名叫丁敬宇，年齡最少而且極其謙虛。

費公當時問我：「你怎麼看我們這次參加考試的人？」我回答：「只有丁敬宇因為謙卑，當有福報。賢兄您觀察我們這十個人，有沒有另外一個人規規矩矩，不敢先人像敬宇一樣的？又恭恭敬敬小心謙畏像敬宇一樣的？受到屈辱不吭聲，聽到誹謗不辯解像敬宇一樣的？一個人能做到著這個程度，天地鬼神都會護持保佑，怎麼能不發達？」到了發榜，丁敬宇果不其然考中。

丁丑（1577）年我到了燕京，與馮開之相處了一些時日，發現他

開始謙虛收斂了以前的狂放，完全和幼年的時候不一樣了。有一次李霽岩心直口快，當面就責難馮開之的諸多缺點，卻見馮開之面帶微笑點頭稱是，沒有反駁一句。然後我告訴馮開之：「福報有福報的肇始，災禍有災禍的先機，你的心性已經謙和，上天必然或照應你。」

趙裕峰字光遠，山東冠縣人氏。童年的時候多次參加鄉試，都沒有考中。他的父親做了嘉善縣衙的文書官，於是全家遷徙到了嘉善。因為仰慕錢塘的明吾，趙裕峰帶著自己的文章去拜謁。而明吾看都不看將其文章扔在地上，趙裕峰不僅沒有生氣反而知道自己文章太差而心服口服，回去後就更努力於學業了。

壬辰歲（1592），我入京朝聖，會晤了夏建所，見此人非常氣和謙卑，令人無地自容。返回後我對友人說：「如果上天要讓某一個人發達，沒有發其福德之前，會先發其智慧；智慧一開發，則原來性格中的膚淺也會轉變為踏實，狂傲也會收斂。夏建所的溫良已經到了這個境界，這就是預兆。」到了開榜，果然中舉。

江陰的張畏岩，學習勤奮文章也不錯小有名氣。甲午年（1594）赴南京參加鄉試，考完試住在一寺院中等待揭榜，開榜後名落孫山，就破口大罵監考官都瞎了眼睛。碰巧旁邊一老道士看了就笑，張畏岩便遷怒老道。老道也不生氣只是隨口說：「你的文章肯定沒寫好。」張畏岩依然憤怒說：「你又沒有看到我的文章怎麼知道我沒寫好？」老道回答：「我聽說寫文章，最要心氣和平，今日聽你破口大罵，說明心氣非常不平和，文章怎麼能寫好？」張畏岩聽完心服口服，然後就恭敬請教道士。老道回答：「考中要有考中的命，命裡不該中，文章寫得再好也沒有用。想要考中就必須自己改變命局。」張畏岩說道：「既然是命，如何轉變？」老道回答：「命是注定的，然我命我做主，如果能努力積德行善，廣積陰德，就沒有什麼福德求不到了！」張畏岩說道：「我一介窮秀才貧士，該怎麼做？」老道回答：「積德行

善積累陰德，由心而起，常存此善心，就會功德無量。必如要做到謙虛就不必花錢，你怎麼不知反省反而罵監考官呢？」張畏岩自此以後就勤加誡勉，一改往日心氣不平之浮躁，善心與陰德日漸加深。於丁酉年（1597），一夜做夢夢見來到一處高大的房子，看到一本考試名冊，其中缺了幾行。於是問旁邊的人，那人回答：「這是今年參加考試及第者名單。」接著問道：「為什麼缺了幾行名字？」回答：「科第考試在陰間三年一次，必須積了陰德且無罪孽，才能記錄在冊。像前面所缺的幾行，都是過去考試及第，但因為又新造了罪而被刪除名字了。」這人最後指著一行說：「你這三年來，修持謹慎，或許會補上名字在這裡，最好再接再厲。」當年考試果然中了第一百零五名。

由此看來，舉頭三尺必然有神明。而是否可以逢凶化吉，完全取決於我們自己。我們就必須約束自己的言行思，不能絲毫得罪神明，虛心謙卑讓鬼神時時刻刻照應我憐惜我，方有可能享受福德。而心浮氣傲者，注定幹不成大事，縱使發達也沒法享受成功。所以稍微有些見識，絕不會自己讓心量狹隘而拒絕福德。何況謙卑惻隱仁善者能不斷學習提高，向善無窮，這尤其是學人所必不可少的。

古人教戒：「有志於功名者，必得功名；有志於富貴者，必得富貴。」一個人發願且志氣高潔，好比大樹之根，堅定不移，一旦定下目標就必須年年謙虛謹慎，行行慈悲方便，自然可以感動神明而獲得期望的福報。今天那些希望登科及第者，開始未必很真誠，可能只是一時興起，興趣來了就努力，興趣過去了就戛然止步了。

孟子說過：「大王如此愛好音樂，是否齊國已經治理好了？」我對於功名利祿也是如此態度（我如此好功名，是否自身修為已經能夠承受功名利祿了？）。

全息哲學點評

〈乾卦〉九三爻：「君子終日乾乾，夕惕若厲，無咎。」就是君子行事要謹慎謙卑，唯有謙卑才不會招致禍患。人生也是如此，任何恃才傲物自以為是者，都會到處碰壁，世間功名利祿等等福報很多時候只能是空中樓閣了。

回顧我們的教育歷程，幾乎沒有接受過諸如《弟子規》、《三字經》等等對於品德、人格培養和完善非常重要的內容，而這些正是傳統教育中不可或缺的。更有甚者，十年動亂那個荒謬的時代提倡的是「鬥爭」哲學，人與人之間的關係，甚至夫妻、父子關係都可以成為敵對鬥爭關係。在宣布「消滅階級」之後，教育的內容還是沒有改變，空洞的主義、崇高理想等等依舊，在改革開放後，隨著經濟的發展教育再次受到經濟大潮的衝擊，產業化給教育可以說套上了走向毀滅的枷鎖……

鬥爭不可能謙卑，鬥爭不可能合氣，鬥爭不可能發展！一個人好鬥，其人際關係必差；一個家庭好鬥，其鄰里關係必然不睦；一個民族好鬥，必然與其他民族糾紛甚至戰爭不斷；一個宗教好鬥，那就必然產生分裂和極端主義；一個政黨好鬥……一個國家好鬥……唯有毀滅！

就個人而言，謙卑而不自卑，勇敢而不蠻勇，理性而不瘋狂，善良而不邪惡，那麼世間的功名利祿都會如願，必然朋友多，受人愛戴。

《了凡四訓》，圍繞積德行善和世間功名利祿以及子孫順暢、綿延而展開，而這些對於普通百姓人來說是最期望的，也是最實惠的。但是畢竟欠缺一種群體善行，而這是我們當今社會所欠缺的。

當前社會最迫切需要的就是，如何讓誠信、仁慈、友愛、感恩等正能量的的價值觀重新恢復和倡導起來。這也是全民族的全息養生問

題，如其不然，這個民族的明天堪憂。

現代人很多會以為《了凡四訓》中的故事是袁了凡居士為了教育兒子，搜羅的沒有考證僅流於傳說的民間故事或者神話故事，如果這麼想就大錯特錯了。鬼神是精神生命，是物質實證主義手段所不能監測的，至於世界上其他地方有些有情利用現代化儀器探測鬼神基本上都不靠譜。精神生命屬於精神現象，只能是依靠具備「臨界系統」的人身來感知，或者量子物理學尋找到了真正的突破口或許可以得到解決，然彼時的量子物理學必然將精神因素作為其考量的內容了。試圖證實鬼神的嘗試，用一個比喻來描述就是「騎驢找驢」。

再次從全息哲學理論上嘗試解釋這個問題：生命由物質與精神「一合相」構成，換言之由物質與精神完美「一合相」地組成。肉體要健康生存，就必須與體內的微生物協同平衡地共生，如果我們機體內的細菌和病毒稍微「騷動」一下子，機體是否會生病？比如大腸菌群失調？比如外來細菌打破了我們機體內微生物與肉體的共生平衡關係？

既然肉體共生有細小生命體，那麼理論上靈魂是否也可以「共生」其他靈魂？應該有，佛家所講的「冤親債主」大概就是這個意思了。與我們靈魂共生的其他靈魂——精神生命，一旦「騷動」是否會引起我們精神系統的疾患？一旦有外來「靈魂」影響到我們靈魂與共生靈魂的平衡狀態？鬼上身、鬼剃頭、噩夢等等，難道僅僅是因為勞累、營養不良、睡眠體位不當？

佛教的某種特殊修行方式，能使機體呼吸和心跳停止後肉身不壞，就是講機體內的內微生物與我們機體細胞之間的關係，被馴化成了人類與狗的密切關係。那麼從理論上，與我們靈魂共生的靈魂之間是否也可以建立更為密切合作的關係？

我們與人交往，是否慈悲、謙卑人際關係會更和諧？那麼及於鬼神，慈悲謙卑是否可以與之更「合氣」？

我們真實地從內心景仰一個人，是否基於對其品德修為的認同而非因為其顯赫的功名利祿？那麼如果我們修身養性具備良好的品德，外環境的精神生命是否也會「景仰」我們、認同我們？

　　如果物質、精神的辯證關係真實不虛，那麼物質生命、精神生命對應是否邏輯上也成立？

　　我們的「他心通智」沒有開發能知道別人內心世界嗎？不能！那麼我們能「聽見」、「看見」、「摸到」精神生命嗎？不能！但如果我們的精神系統出現障礙則很有可能，比如精神病患者的「幻視」、「幻聽」等等。

　　修慈悲心、感恩心、積德行善，就是完善我們的物質、精神「場」，如此才能與內環境、外環境的一切物質、精神生命更好地「和睦相處」，也就傳統意義上的「風水」之「合炁」了。如此一來世間功名利祿大約易得，出世間成就也更可期。

第六章
《道德經》之全息哲學解讀與養生

　　《道德經》，又稱《道德真經》、《老子》、《五千言》、《老子五千文》，是春秋時期的老子（本名李耳，河南鹿邑人）所作，是老子對於宇宙與生命本然規律體悟所成之哲學巨典，是道家哲學思想的根本。道德經上篇〈道經〉，下篇〈德經〉共八十一章。

　　道者，宇宙與生命之本然規律；德者，順應本然規律而必須遵守的行為規矩，即世間的法律、倫理規範、文化禮儀傳統等。規矩一如《千字文》、《弟子規》中所述，乃依據本然規律所制定的行為準則。

原文

> 道可道，非常道。名可名，非常名。無名天地之始。有名萬物之母。故常無欲以觀其妙。常有欲以觀其徼。此兩者同出而異名，同謂之玄。玄之又玄，眾妙之門。

全息養生簡牘

　　「道」者，宇宙與生命的本然規律，屬於精神；「名」者，本然規律之物化表現，屬於物質；「無」者，混沌之狀態，依照現代天體物理學理論可以理解為「奇點」；「有」，者宇宙天地萬象，如「奇點爆炸」形成的宇宙；「無」中有妙理，「有」中有規矩；「有」、「無」可以互相轉化，正比擬為物質與精神；「玄」者至極真理，開釋一切天地萬象之「鑰匙」，「有」、「無」之轉化通過「臨界系統」，故而「玄」可體解為「臨界系統」的特質，有不可言說之妙，好比人體經

絡明明發揮著作用卻剖之不可得。故而,「有」、「無」不脫「合氣」之道。

至於養生,明晰此中物質、精神互相轉化的關係,那麼物質不足可以精神彌補維持物質、精神的平衡狀態,換言之我們的心念可以為身心攝取「能量」而維護健康,同理以恭敬供養感恩之心而使內外環境中的有情、非情亦「身心」快樂,如此必然是風調雨順、人鬼安寧。

在全息養生中,此段經文涉及呼吸法,呼出「無」吸入「有」,呼出「消極」吸入「積極」,呼出「感恩供養」吸入「恩惠回饋」,呼出「努力付出」吸入「收穫回報」。人之生死取決於呼吸,呼吸之義大矣哉。

原文

天下皆知美之為美,斯惡矣;皆知善之為善,斯不善已。故有無相生,難易相成,長短相形,高下相傾,音聲相和,前後相隨。是以聖人處無為之事,行不言之教。萬物作焉而不辭。生而不有,為而不恃,功成而弗居。夫唯弗居,是以不去。

全息養生簡牘

宇宙萬有皆是因果緣顯,本無所謂善惡美醜,而人心強分別之。陰陽,換言之物質、精神,相互依存相互影響相互轉化。體解宇宙與生命本然秩序者,皆順勢而為,不強為之,是以「無為」。教化之理寓於宇宙萬有,何用言說!萬物生老病死(成、住、壞、空)流轉不息,何須自矜自誇!空氣、大地、天空、四季未嘗向寄居者索要回報,故恆而持之!

就全息養生而言,亦是順應因果關係規律加以調整,首先是世界觀的轉變,諳熟《全息哲學》提及的四條根本規律,明晰時間萬有無

不遵循，於是自己的思維方式及邏輯必然更契合「道」。「定業不可轉」就是因果關係規律不可改變，然通過守護身口意修身持德（緣的改變），可使因果關係中性量發生變化，好比大病變小病，長病變短病之理。所有欲念追求都是強求，故而無不影響身心健康，因此就應該有節制。凡所遭遇皆關乎因果而不怨天尤人，承受並感恩。對於有悖於規律的事物避而遠之，比如轉基因食品違背自然規律飲食中應該避免，殺生食肉有違萬物平等之理最好誡勉等等。

原文

不尚賢，使民不爭。不貴難得之貨，使民不為盜。不見可欲，使民心不亂。是以聖人之治，虛其心，實其腹，弱其志，強其骨；常使民無知、無欲，使夫智者不敢為也。為無為，則無不治。

全息養生簡牘

當人為的好壞、善惡、美醜標準產生，便不可避免地形成追求或者拒絕。「尚賢」、「貴難得之貨」、「可欲」，此處可用「天下本無事，庸人自擾之」、「黔無驢有好事者船載以入」比喻。當功名利祿被社會樹立為奮鬥目標，民心必亂，天下競爭紛起。故而衣食足而少欲少思，少了競爭之心，保養身心乃為上策。讓百姓無小聰明，少貪念，使狡黠者不可乘興而為，天下必然和睦。

養生亦是如此，少了貪念，心則易平。知足常樂，是以身心健康可保。財色名食睡欲念越重，越難滿足，益發會追求，於是乎絞盡腦汁變本加厲，這就意味著用身心健康作為賭注，當欲壑難填之時也就是個體滅亡之日。欲望好比雙刃劍，使用不當自傷傷人。在一個拜金主義成為主流時尚的社會，人以物貴、人以名貴、人以權貴，那麼這

個社會最終必然在物質欲望中毀滅。社會要養生就該回歸理性，回歸到物以人貴的良性風尚中。

全息養生更重自身心潛力的開發，即調動我們自己身口意的全部正向潛能，而不是依賴外在的物質輔助，當然在個體潛能提升之後輔助於外在物質條件，養生效果應該更佳。

原文

道沖而用之，或不盈。淵兮似萬物之宗。挫其銳，解其紛，和其光，同其塵，湛兮似或存。吾不知誰之子，象帝之先。

譯文

順應宇宙與生命之本然規律，一切悉皆安寧和順。至極真理乃天地萬物之所據，深奧難測。體解萬有之差別，與之「相應」，合氣於精神，和睦於物質。大道至簡，感觸之似乎存在，然卻是精神，好比精神生命之天。

全息養生簡牘

宇宙天地萬物之至理乃是合氣！萬物的流轉遷變、日月的什沉更替、四季的更迭交替、生死的形態變化，無不是陰陽此起彼伏，無不是物質、精神相互轉化，「合氣」則長養，「不合氣」則凋零。

一方水土養一方人，緣我們的身心已然適應了水土，換言之肉體、精神與外環境的物質、精神建立了「合氣」平衡狀態，一旦進入新地域，這種平衡便被打破，於是乎就「不合氣」，所謂水土不服也。「和光同塵」即「合氣」精神與物質，亦即順應「色空不二」之理。要做到這點，就必須對衣食住行真實地生起感恩心，才能合氣天地人，才能平安、健康有保！

原文

天地不仁，以萬物為芻狗。聖人不仁，以百姓為芻狗。天地之間，其猶橐籥乎？虛而不屈，動而愈出。多言數窮，不如守中。

全息養生簡牘

天地依本然規律而動（規律無自性故冷酷無情），無所謂仁慈惻隱，隨萬有成住壞空而不經意，聖人亦是如此，知悉一切悉皆因緣使然也，故而不會無原則介入（所謂不仁，緣聖人不動因果）。天地運行周流不止，與其指手畫腳不如沉默「合氣」。

全息養生，是順應因緣規律順勢而為，不強作違背規律、違背因果的努力，即所謂身心隨遇而安之義。落實到生活中，就是守護身口意，使之行於十善道上。個體應該如此，家庭應該如此，民族應該如此，國家應該如此，世界亦應該如此！十善道是和睦之道，和睦方能合氣天地人！

原文

穀神不死是謂玄牝。玄牝之門是謂天地根。綿綿若存，用之不勤。

譯文

生養天地萬物之道亙古常爾，此所謂至妙之母性。母性以生育萬物為旨，生生不息，作用無窮無盡。陰陽交流或言物質精神的轉化是宇宙亙古變遷的必然，是無始無終的運動之動力。

全息養生簡牘

養生始於生命開始形成於母體之時，正所謂胎教之始，其意義重大。種子要良好成長並收穫，就必須在最佳的時間播種於良好土地，故而全息養生於生命開始之初切入，即有「善始」便能「善終」。精子卵子結合瞬間男女的心態情緒都會在「起跑線」上對將要形成的胚胎、胎兒乃至誕生的嬰兒形成根深蒂固的深遠影響。故而，胎教始於男女結婚之初。

原文

> 天長地久。天地所以能長且久者，以其不自生，故能長生。是以聖人後其身而身先，外其身而身存。非以其無私邪！故能成其私。

全息養生簡牘

天地恆常，無有生滅（言規律恆常無有生滅），依本然規律運行，無自性故恆常。聖人順應天地規律而修養，不介入因果，不住欲念，因不介入因果而超然物外，即以不住自性而成就自性。

全息養生正是如此，不因外來之物而加強身心，乃緣身口意本身之維護。今天的人們被偏頗的現代科學知識忽悠，被各種誇大其詞的廣告誘惑，不時為了「健康」補充這個那個「營養品」，即使這些所謂營養品是真實不虛的，如果不能守護身口意也無濟於事，更何況被廣告包裝了多名不副實，加之身業、口業、語業之消極性，最後結果或許如同「飲鴆止渴」。不能回歸本然的「保健」，無異於「新三年舊三年縫縫補補又三年」的消極影響疊加！

不能守護身口意，就會不斷介入他人、它事的因果中而不能自

拔，養生就成了奢談。守護身口意才能激發我們自身心本具的潛能，亦即發揮我們自身心的主觀能動性。畢竟外因只是變化的條件，內因才是變化的根本。

原文

> 上善若水。水善利萬物而不爭，處眾人之所惡，故幾於道。居善地，心善淵，與善仁，言善信，正善治，事善能，動善時。夫唯不爭，故無尤。

全息養生簡牘

至善無善，非無善乃不執著於善惡，好比水，順勢而流，與道同理。緣至道依於因緣，無因緣則無道可言。仁慈之人，心身安處，善心殷重，待人真誠，言語善聽，處事懷仁，善做諸業，能把握時機。與世無爭，故無過失，也就沒有怨咎。「上善若水」是種比喻，水遇惡緣亦會驚濤駭浪或者洪流滔天。此處「緣」至為重要，是以一切事物、人皆無善惡自性清淨，遇善緣則善，遇惡緣則惡。

我們的三業作為就是選擇「善惡」之緣，全息養生就是於衣食住行中以仁慈感恩之心思維、言語和行為。善心會使我們的衣食住行皆攜帶「善」的正能量，惡心則為「負能量」。正能量可以促進我們的身心健康，負能量則損害我們的身心健康。簡單的一餐一飲，如果我們用感恩心、善心看待，勝過任何不能感恩對待的「美味佳肴」，因為善、慈悲會將餐飲中的能量提升到最高水平而滋養我們的身心。言談舉止以仁慈惻隱為懷，待人處事接物則以和藹和睦親切。身口意選擇善良積極，養生的結果必然趨於良好。

原文

持而盈之不如其己；揣而銳之不可長保；金玉滿堂，莫之能守；富貴而驕，自遺其咎。功遂身退，天之道。

全息養生簡牘

器滿則溢，物銳易折，財富再多用處不多，飛揚跋扈自找是非。功成名就而隱退，順乎至理。

這便關乎人們行為如何養生，吃多了難消化，喝多了難排遣，拿多了難派用場，故而全息養生理念是適可而止於財色名食睡或曰功名利祿，於是身心輕安。功名利祿是世人所好，然貪婪使得人們對於功名利祿的追求沒有止境，於是便有許多出乎行為者意料的結果發生。回顧歷史，「功高蓋主」者結局多數很慘淡，「飛鳥盡，良弓藏；狡兔死，走狗烹」大約是這類人的最好寫照；名聲顯赫者多樹大招風，要麼最終孤老淒涼，要麼轉而背上遺臭萬年的罵名；富可敵國卻又吝於救濟貧乏者只是為別人守護寶藏而已；位高權重者設若不曾為國邦百姓謀利終也脫不了亂臣賊子的罵名，所以智慧的先祖將之謂之曰「名韁利鎖」！如果不從基礎教育上培養孩子的善良、謙卑、合作的心性品格，我們的教育就是不養生的，小則家庭不可能中興，大則國家不可能有合格接班人，結果將不堪設想！

原文

載營魄抱一，能無離乎？專氣致柔，能如嬰兒乎？滌除玄覽，能無疵乎？愛國治民，能無為乎？天門開闔，能為雌乎？明白四達，能無知乎？

全息養生簡牘

　　肉體與靈魂合一則能默契,心性柔順則可以比擬嬰兒,澄心靜慮則可以身心無瑕疵。仁慈執政,則可為天下。故唯時刻陰陽合氣,明心見性則智慧無礙。

　　全息養生即個體身心內外之有情非情合氣之道,專心一意則可功用致身心柔韌,禪坐則可內省身心之障礙並加以調順。生命只在呼吸間,無論是佛家修行還是道家練功,呼吸吐納都是基本功夫,故而「呼吸」意義重大。呼吸在現代人的理解也就是氧氣與二氧化碳交換的簡單生命運動,然在全息哲學層面上則含括身心與外環境物質、精神信息能量交流的「合氣」奧祕,會呼吸者必然善於養生!身口意亦不斷在「呼吸」著,於是便有「合氣」與「不合氣」的結果發生。

原文

　　　三十輻共一轂,當其無,有車之用。埏埴以為器,當其無,有器之用。鑿戶牖以為室,當其無,有室之用。故有之以為利,無之以為用。

全息養生簡牘

　　三十根輻條集於一根轂中,洞為車用。陶土做器,空為器用。鑿門窗造屋,敞為屋用。所以,「做」而給人便利,「洞、空、敞」發揮其作用。

　　就全息養生而言,衣食住行悉為身心之用,衣當不寬不敞,食當不飽不饑,住當不狹不曠,行當不急不緩。依照真圓檯球規律,系統的結果取決於系統全部因素,因此系統中各種因素的輕重就非常關鍵。衣食住行,換言之身口意都要把握到最佳而取得身心健康、生活

質量提高，唯有十善道方可企及。人體是「體」，身口意為「用」，健康、養生與否就在於「用」。

原文

> 五色令人目盲，五音令人耳聾，五味令人口爽，馳騁畋獵令人心發狂，難得之貨令人行妨。是以聖人，為腹不為目，故去彼取此。

全息養生簡牘

五顏六色，令人視覺遲鈍。久而久之，五音六律令人聽覺遲鈍。酸甜苦辣鹹令人味覺遲鈍；追逐狩獵使人神情狂蕩；珍稀物品使人行為不端。聖人但求果腹而不縱情聲色，少欲知足。

養生亦是如此，少欲知足。對於色、聲、香、味、觸、法的欲念重，勢必只會增加煩惱而不養生了。當美麗成為無關乎內心善惡的虛飾，當梵唄成為流行歌曲，當香道成為土豪們的奢侈享受和炫耀，當美味成為引導人們競相追逐的舌尖上的時尚，當握手、擁抱失去本來的友好、和平涵義，當不究竟的各種叫囂「成功、利益、名聲」等投機取巧成為出人頭地的捷徑，這個社會、這個時代就已經不養生了。失於「道」，便是行走在加速毀滅的殊途！

全息養生重在人們的內心清淨起來，心清淨一切所為亦會清淨，清淨就是養生。

原文

> 寵辱若驚，貴大患若身。何謂寵辱若驚？寵為下。得之若驚失之若驚是謂寵辱若驚。何謂貴大患若身？吾所以有大患者，為吾有身，及吾無身，吾有何患。故貴以身為天下，若可寄天

下。愛以身為天下，若可托天下。

全息養生簡牘

寵愛和侮辱都使人驚恐，是將寵辱看做身家性命。何謂寵辱令人驚慌失措？寵是上位向下位的恩賜，故得寵倍感驚喜，失寵則驚慌不安，此之謂也。何謂將寵辱看做身家性命？人們之所以有大患，是因為太在乎身家性命；若不在乎身家性命，復又何恐懼？當身家性命是為天下，天下就可以托付其人；身家性命是為仁愛天下蒼生，天下蒼生便得到依托。

養生中，若將功名利祿看得太重，身心很難適悅。故講究淡泊寧靜的心態。若功名利祿是為救濟他人，則是養生。我們的欲望正是我們的弱點，有欲望就會貪著，就會患得患失，就會身心時刻不安。所以古聖賢有云：「無欲品自高」，《論語・雍也第六》云孔聖人之門徒顏回：「一簞食，一瓢飲，在陋巷，人不堪其憂，回也不改其樂。賢哉回也！」如果我們放下了對於功名利祿的執著，就是養生的開始了。俗話說：「人怕出名豬怕壯」，缺乏智慧，出名之後就是各種「人設」開始坍塌，必然不可能養生。

原文

視之不見名曰夷，聽之不聞名曰希，搏之不得名曰微。此三者不可致詰，故混而為一。其上不皦，其下不昧，繩繩兮不可名，復歸於無物。是謂無狀之狀，無物之象，是謂惚恍。迎之不見其首，隨之不見其後。執古之道以禦今之有。能知古始，是謂道紀。

全息養生簡牘

看不見緣「遠、小」；聽不到，緣「輕、微」；摸不到，緣「小、細」。遠、輕、小可以無限，故而不可執著，籠統一義。上無清楚邊界，下無晦暗底限，延綿無限很難描述，終歸於無。無物可以比喻，這就是「模糊」即「混沌」，無法定義其開始與終結。順應亙古常爾的「規律」，駕馭現實的人事物。能瞭解宇宙最初的這個道理，即體認了宇宙本然「規律」。「道紀」者，順應本然規律所應該遵守的行為規矩，即「德」也。

如果用「奇點」爆炸成為宇宙，宇宙壓縮到黑洞、奇點，能更好地體悟老子這段哲理智慧。順帶一提，霍金的所謂「找不到黑洞邊界，因而黑洞不存在」，實屬無理，無限遞減、無限遞增何處是邊界？

養生亦是無限小與無限大的身心適悅問題，放下「養生執著」，即是真實養生。順應生命與宇宙的本然規律，就是全息養生。現代西藥，撇開其理論，對於人類機體而言，無非是違背本然規律的一次次「毒品」攝入，西方人發明了西藥，現在卻非常謹慎地嚴格「處方使用」西藥，因為他們知道西藥屬於「毒品」，然在國人學習西醫後，今天的現狀卻是濫用西藥，實質無異於濫用毒品，故而任何類似於西醫的所謂養生理念和方法很多實質上並不養生。唯有全息哲學理念的中醫所採用的藥品全部是自然之物，其對於人類機體幾乎沒有絲毫毒性作用。至於依據西醫研究方法所得出的「中藥毒理」認定，在哲學邏輯上根本就站不住腳，緣現代醫學的理論體系是與生命之道相違背的，所以其結論必然似是而非。

辛亥革命打開國門如果有其明顯利益、進步的一面，那麼其不利益、消極的一面恰恰是對於我們先祖哲學思想和智慧的嚴重踐踏，以至於國人幾乎都以「洋」為榮，從「洋火」開始，「洋貨」、「洋理」、

「洋垃圾」充斥泛濫，以至於現在的社會價值體系幾乎完全「洋盤」。去粗取精沒有學會，全盤接受不加揀擇卻學得青出於藍而勝於藍。現在的教育和社會價值理念已經不養生了，奢談什麼民族國家未來都有些可笑了。現在管理階層提出的弘揚傳統文化不失為「亡羊補牢」之良策！就養生而言，傳統釋道儒文化的精髓正是最佳養生理論。

原文

古之善為士者，微妙玄通，深不可識。夫唯不可識，故強為之容。豫兮若冬涉川；猶兮若畏四鄰；儼兮其若容；渙兮若冰之將釋；敦兮其若樸；曠兮其若谷；混兮其若濁；澹兮其若海；動兮若無止。孰能濁以靜之徐清。孰能安以動之徐生。保此道者不欲盈。夫唯不盈故能蔽而新成。

全息養生簡牘

古代善於修行之人，體微妙之理，悟玄遠之機，非常人能堪透。因為捉摸不透，只能勉強如此描述：其謹慎如冬天履冰過河，其警覺之高，猶如防備四周之不安，其莊嚴有儀容，其動止優雅如冰雪緩緩消融，其淳樸如天然，其豁達如深谷，其平常如濁水，其安靜如大海，其行若無休止。誰能使混亂心緒安靜下來，如水澄清，誰能靜中求動而緩慢成長？體悟保持這個「規律」的人不會自滿。正因為其從不自滿，所以能夠去故更新去偽存真。

養生即是順應宇宙至極真理而使物質、精神轉化的休養生息。今人學習哲學，先祖的智慧哲學思想根本未曾涉獵卻迷醉於西洋哲學，即使明白物質、精神是矛盾統一體，互相依存互相影響互相轉化，可是關於「轉化」的哲學邏輯就不能自圓其說了。滿腦子功名利祿或者唯物實證的名相，也不可能參透物質、精神轉化的微妙玄機，如果深

入釋道儒文化精髓而不是教條主義地思考，大約不難明白東方哲學的智慧真諦。世界觀決定人們的思維、語言和行為方式，教條主義的世界觀不可能與生命、自然之本然規律相應，也就必然不養生了。

言行思謹小慎微，不帶絲毫傷害，就是善護三業，就是全息養生。

原文

致虛極守靜篤。萬物並作，吾以觀復。夫物芸芸各復歸其根。歸根曰靜，是謂復命；復命曰常，知常曰明。不知常，妄作凶。知常容，容乃公，公乃全，全乃天，天乃道，道乃久，沒身不殆。

全息養生簡牘

使心身寂靜，使生活清靜不變。萬物一齊生長，吾考察其周而復始的運動規律。萬物紛芸，周而復始於其根本。根本即是寂靜無為，根本的周而復始形成生命。生命乃自然，體悟自然規律就即是智者，不體悟自然規律而輕妄舉止，則會出災凶。體悟自然規律者心胸豁達，豁達則坦然公正，公正方能周全，周全才符合天地之「規律」，宇宙本然規律亙古常爾，順應則終生無憂無慮。

養生就是守護身口意，順應宇宙天地萬物之理，以「合氣」一致。順應生命與宇宙的本然規律必然是養生的，否則就是自尋災害和夭折。一年四季，冷暖陰晴有序，如果順序顛倒必然對人體身心帶來消極影響。大家都知道無汙染天然蔬菜最好，可是大棚栽植卻不經意間顛倒了作物的四季，冬天可以吃西瓜，從享受的角度言確實不錯，是生活水平在提高，可是有沒有人想到，如果一個體弱多病的老人在冬天吃了冰冷的西瓜會有什麼結果？體弱就是陰陽不平衡了，在一個不平衡的系統中添加一絲顛倒和加劇平衡的因素會有何結果？當一切

和經濟利益掛鉤，明知不對也只好三緘其口了。其實根本原因還是利益的驅動，是以古人云：「天下熙熙皆為利來，天下攘攘皆為利往」，這就是全息養生會遭遇的兩難情境。

原文

> 太上，不知有之。其次，親而譽之。其次，畏之。其次，侮之。信不足焉，有不信焉。悠兮其貴言，功成事遂，百姓皆謂我自然。

全息養生簡牘

宇宙萬物之主宰者（太上，為道——本然規律的主導者），人們不知其是否存在，能體悟本然規律的統治者，人們親近並稱讚他。體悟再低的統治者，人們畏懼他。體悟更低的統治者，人們輕蔑他。統治者的誠信不足，人們才不相信他。最好的統治者由於能體悟本然規律故優哉游哉，很少發號施令。世事成功，人們則以為本來就是這樣的。

我們不明白為什麼會生老病死？為什麼有因果報應？為什麼存在槓球規律？為什麼物質精神可以互相轉化？但至少我們應該敬畏！「太上」一詞很容易將人們誘導到「上帝創世論」的怪圈，實則乃自然而然。因為有觀察者，就有了時間刻痕，各種規律乃是與觀察者相互感應的表現。沒有觀察者，就沒有時間刻痕，就沒有運動，就沒有宇宙！故而，沒有為什麼！

全息養生正是本著對於宇宙與生命之本然規律順應而行。對於國家、民族的養生，大約只能是統治者放棄教條主義，以智慧武裝自己，才能真正治國安邦。該是整頓和清理屁股決定思維的時候了！讓義務教育產業化、讓民族傳統文化遭禁錮、讓醫療衛生產業化、讓教

條主義蒿草替代智慧等等，都是違背社會人文化規律的大忌，如果不改變只有滅亡一途！

原文

> 大道廢有仁義；智慧出有大偽；六親不和有孝慈；國家昏亂有忠臣。

全息養生簡牘

不能體悟本然規律，便必須以仁義禮智信作為行為規則；聰明智巧顯現，偽詐才會盛行；家庭出現糾紛，才能顯示出孝與慈；國家陷於混亂，才能出現忠臣。「仁義」是對「大道廢」的糾錯性補充；「大偽」是「智慧」的對立面；「孝慈」是對「六親不和」的賑濟；「忠臣」是對「國家昏亂」的救贖，都屬於矛盾的統一體的兩個方面。

正所謂「天下本無事，庸人自擾之」，平衡被打破，於是乎矛盾出現。全息養生正是將矛盾化解到最低限度維持身心內外之平衡狀態而維護身心健康。今天人們一有頭疼腦熱就去醫院全面檢查、掛鹽水、吃藥，每年定期體檢等等，因為不明白全息養生之理，只好人云亦云地聽任現代醫學的教條主義擺布，健康不是越來越好，反而越來越差，可悲的是全息哲學的中醫之道被廢棄，教條的西醫甚囂塵上，養生智慧被膚淺的知識取代了。全息養生充分遵守因果關係規律和檯球規律，同時也要深刻認識到任何矛盾統一體的兩個方面，猶如我們究竟是選擇「大道」還是「仁義」、「智慧」還是「大偽」、「孝慈」還是「六親不和」、「忠臣」還是「國家昏亂」。就養生而言，從言行思的角度，就個體抉擇善言抑或惡言、善念抑或惡念、善行抑或惡行，而產生善惡不同的養生結果。

原文

　　絕聖棄智，民利百倍；絕仁棄義，民復孝慈；絕巧棄利，盜賊無有；此三者，以為文不足。故令有所屬，見素抱樸，少私寡欲。

全息養生簡牘

　　不提倡聖慧智巧，人們可以安居樂業好處百倍。不需要仁義，人們可以恢復孝慈的天性。杜絕巧詐與貨利，盜賊不生。聖智、仁義、巧利此三者尚文不盡意。故要使人們各安本位，保持純潔樸實，減少私心雜念。

　　身心健康清心寡欲最要。然今天的現實幾乎很難做到清心寡欲，即便是修行人也不免落入名韁利鎖的驅策下，潛規則大行其道，爾虞我詐和各種冠冕堂皇的偷盜、掠奪層出不窮。教條主義剝奪了人們對於智慧的追求，產業化剝奪了義務教育的品格培養，商業利益綁架了各處曾經神聖的道場等等，大環境的不養生，亟需轉輪聖王的英明決策面世！我們只能在惡劣的大環境下守護自己的身口意以達到養生和提高生活質量。

　　全息養生中，若看輕所謂外在健康促進因素，而發揮我們機體的物質、精神潛能，可能效果更好；對於現代保健所鼓吹的這個那個「好東西」不必太過介懷，更多是唯利是圖的廣告宣傳；健康和養生來不得半點投機取巧，因為關乎我們自己身心。

原文

　　絕學無憂，唯之與阿，相去幾何？善之與惡，相去若何？人之所畏，不可不畏。荒兮其未央哉！眾人熙熙如享太牢、如春登臺。我獨泊兮其未兆，如嬰兒之未孩；儡儡兮若無所歸。眾人

皆有餘，而我獨若遺。我愚人之心也哉！沌沌兮。俗人昭昭，我獨昏昏；俗人察察，我獨悶悶。澹兮，其若海；飂兮，若無止。眾人皆有以，而我獨頑且鄙。我獨異於人，而貴食母。

全息養生簡牘

　　杜絕模仿身心無虞，讚美與呵責差別巨大？善惡差距多少？人們所畏懼的，就必須敬畏。亙古常爾！眾人都熱熱鬧鬧，如同享受盛宴，如同春日登臺賞景。而我獨自淡泊寧靜渾然無覺，如同嬰兒尚不會咿呀學語，如同倦旅無處可歸。眾人都富足，而我卻像遺失了什麼。我之心愚人心也！似乎渾渾噩噩。眾人自誇自讚，唯我沉默寡言。眾人似乎什麼都明白，唯我懵懵懂懂。寧靜時如大海，漂泊時無處停留。眾人都有引以為傲處，唯我大愚若（幼稚）智。我唯獨與眾不同是身心養生之道。

　　全息養生旨在個體與眾不同的差異上用功！盲目跟風已經成為一種痼疾，人們很多已經不再有自己獨立的見解，凡事人云亦云，行為、語言、思維幾乎如出一轍。有人叫囂「成功學」，便會有一大群渴望成功的盲流跟進叫囂；有人炫耀神功，便有很多戀棧、貪生之達官貴人尾隨其後為之搖旗吶喊；有人一夜成名，便會有很多粉絲紛紛圍攏逢迎拍馬；有人說某某東西可以治療癌症、可以延年益壽、可以壯陽，便會有成群的跟風者病急亂投醫般採信！當人們忘記自我，失去自我的獨特性，養生就變成一個非常艱難的話題。

　　每一個個體都是獨一無二的，儘管現代醫學等給出了各種生理指標的常態統計數據，但是個體就是個體。所以，養生不是一刀切的群眾運動，是根據個體自己身口意而為的選擇。

原文

　　孔德之容惟道是從。道之為物惟恍惟惚。惚兮恍兮其中有象，恍兮惚兮其中有物。窈兮冥兮其中有精。其精甚真。其中有信。自古及今，其名不去以閱眾甫。吾何以知眾甫之狀哉！以此。

全息養生簡牘

　　大德之行為舉止，順應本然規律。本然規律乃形而上學，似乎可以具象，似乎可以捉摸。深奧之中有至理，而至理甚簡，據此理而信其存。本然規律萬古常駐，依據之可觀察萬物的初始狀態。我如何能知道天地萬象初始狀況？根據本然規律！

　　生命之初始，即父母之結合，養生便自此而始。何以養生？順應宇宙及生命之本然規律，以愛、關懷、平等。同時包括衣食住行的有序化、節制化，順應節氣遷轉，保持陰陽平衡。言行思遵循四季之則，以與內外環境「合氣」為行事規矩。故而，天地至道乃是「合氣」！

原文

　　曲則全，枉則直，窪則盈，敝則新，少則得，多則惑。是以聖人抱一為天下式。不自見故明；不自是故彰；不自伐故有功；不自矜故長；夫唯不爭，故天下莫能與之爭。古之所謂「曲則全者」豈虛言哉？誠全而歸之。

全息養生簡牘

　　能屈則得保全，能屈才能伸；膚淺才容易盈滿，推陳才可出新；少欲則易足，多欲則迷惑。故而體悟本然規律者順應本然規律為行事於天下之原則。不固執己見故能明理；不輕言是非故而能判明是非；

不自誇自讚故而能成事；不自憐自哀故而能成長。正因為善於合氣故而能合氣天下。古訓「屈則全」，怎麼會是空話戲言？能得保全必然達於安宅。此段經旨依舊是對身口意的守護。

養生便是身心保全、幸福指數提升！世間的行事方式有「委曲求全」，其本義為順應而不違逆，乃是立足社會而不受環境傷害的行為選擇，然今天欲念深重之有情則誤解為一味地委屈自己而討好環境。當環境一定，我們所能做的唯有改變自己以便適應，這就是社會適應的養生。移居到一個文化、傳統完全陌生的環境，就必須學會「入鄉隨俗」。無論我們取得了怎樣輝煌的功名利祿，都應該謙卑謹慎不能自滿，緣「謙受益滿招損」。炫耀者，都被炫耀所毀滅，因為炫耀會遭人憎鬼厭，毀滅只是時間遲速的問題。思維、語言、行為能做到「曲則全」，結果對於自他身心必然是有益的養生的。

原文

希言自然。故飄風不終朝，驟雨不終日。孰為此者？天地。天地尚不能久，而況於人乎？故從事於道者同於道，德者同於德，失者同於失。同於道者道亦樂得之，同於德者德亦樂得之，同於失者失亦樂得之。信不足焉有不信焉。

全息養生簡牘

少言合乎自然（少評論多觀察）。狂風刮不了一個上午，暴雨下不了一整天。誰讓颳風下雨呢？天地自然（本然規律）。天地之風雨尚且不能長久，更何況是人呢？所以體悟本然規律者順應本然規律，修德持身者與德同，行事錯咎者同於錯咎。順應本然規律者，規律自會維護之，修德持身者德亦樂助之，行事錯咎者錯咎歸之。誠信不足才會有不信任。故有「得道多助，失道寡助」之至理名言，養生亦是

如此，順應而不悖規律。

　　養生就是修德持身，順應宇宙與生命本然規律行事。順應本然規律就是重道，而順應本然規律所必須遵守的行為規則如法律、倫理、文化、傳統、禮儀就是守德。老子證悟宇宙與生命之真理，明晰世間一切悉皆因緣使然，所以何須我多事、多言、多思，故而留下《道德經》五千言騎牛出函關揚長而去，而今天我們這些智慧半生不熟的有情動輒批評這個那個，孰不知都是在消極介入他人的因果關係中。故而養生先須守護身口意！

原文

> 企者不立，跨者不行。自見者不明，自是者不彰。自伐者無功，自矜者不長。其在道也曰餘食贅形。物或惡之，故有道者不處。

全息養生簡牘

　　踮起腳尖就會站立不住，跨開雙腿就不能行走。固執己見就不會明理，輕言是非則不能辨別是非，自誇自讚則不能成事，自愛自憐則不能成長。依照本然規律判斷就是多餘。甚至鬼神也會厭惡，故而體解本然規律者不如此處事。

　　全息養生是畫龍點睛而非畫蛇添足！其實今天人們的生活很多已經在畫蛇添足中習慣了，比如食了五穀還要再吃幾片維生素、保健品什麼的，甚至還有些有情聽說喝尿養生而樂此不疲的，不檢點自己的三業卻希望帶個什麼護身符保佑自己的。守護我們身心健康的唯有天地精華之五穀和自身的慈悲惻隱心以及善護三業！

原文

有物混成先天地生。寂兮寥兮獨立不改，周行而不殆，可以為天下母。吾不知其名，強字之曰道。強為之名曰大。大曰逝，逝曰遠，遠曰反。故道大、天大、地大、人亦大。域中有四大，而人居其一焉。人法地，地法天，天法道，道法自然。

全息養生簡牘

　　混沌（奇點）先於天地而生。靜默無聲空虛無形，獨自循環運動而不止，是為宇宙萬物之根本。我不知道如何稱謂，勉強謂之「道──宇宙與生命之本然規律」，再勉強名字為「大」。其廣大無垠而運行不息，運行不息漸行漸遠，遠之又遠復歸本原（宇宙再次壓縮成為奇點）。所以說道大、天大、地大、人亦大。宇宙間有四大，而人是其中之一。人法依地，地法依天，天法依「道」，而宇宙本然規律就是自然而然。「人亦大」則是言明「觀察者」的重要性，沒有「人」，「道」、「天」、「地」便失去意義。

　　人法依地，故而養生即著眼於這個我們所生存地球的全部自然條件。我們的機體依靠天地生成之精華五穀果蔬，我們成就功名利祿是依靠大地和他人，我們能健康有賴於陽光、空氣、水，我們夜能安臥有賴於鬼神不來騷擾，故而養生之道就是與天、地、人乃至於鬼神「合氣」之道。我之夙世是「因」，我之當下是「果」，皆賴「系統的全部信息──緣」，對於「緣」的善用，必然是通過我們的「身、口、意」。

原文

重為輕根，靜為躁君。是以君子終日行不離輜重。雖有榮觀燕處超然。奈何萬乘之主而以身輕天下。輕則失根，躁則失君。

全息養生簡牘

厚重制約輕率，安靜制約躁動。因此君子處事有輕有重有靜有動周備所需。即使遇見榮盛的景象也能泰然處之。為何大國的君主，還要輕率躁動準備不足而治天下呢？輕率就會失重，急躁就會失去制約。

故而養生是不急不緩一張一弛循序漸進的身心調理方式。國家的養生就是富強和精神文明的提升、教育的智慧化、環境的生態平衡維持化。美國最終會滅亡，就是因為其躁動、野心、狂妄，它讓阿拉伯世界雞犬不寧，讓亞洲時刻紛擾不斷，讓非洲遭遇饑饉和戰爭，如同最後瘋狂的羅馬帝國，終不免滅亡之宿命！民族養生，就是包容、吸收、相互尊重；宗教養生就是兼收並蓄求同存異；家庭養生就是長幼有序和睦相處；個體養生就是守護三業十善。而個體養生乃是家庭、社區、民族、國家乃至世界養生的根本！

原文

善行無轍跡，善言無瑕謫，善數不用籌策，善閉無關楗而不可開，善結無繩約而不可解。是以聖人常善救人，故無棄人。常善救物，故無棄物。是謂襲明。故善人者不善人之師。不善人者善人之資。不貴其師，不愛其資，雖智大迷，是謂要妙。

全息養生簡牘

善行不會留下劣跡（余之體解非擅長駕馭而言慈悲仁善），善語不被詬病（非擅長說道），慈悲數術不用籌措（數通假術，故有會易者不占之說），慈悲心封閉則無心鑰難開，誠信封閉冤仇無得開解。因此，順應宇宙本然規律者常慈悲救濟他人而不嫌棄他人，常惻隱救護鬼神而不嫌棄鬼神，這就是本具的智慧。故慈悲待人者不好為人

師，非慈悲待人者常覬覦他人資財。不好為人師，不覬覦他人資財，大智若愚，這就是精深微妙「合氣」之理。

慈悲方能不貪著，身心才易輕安；慈悲才能與人和睦，才能人際關係和諧；慈悲才能善言、善思、善行而不違背天地之道常綱紀；慈悲方不招惹鬼神怨恨；慈悲方能讓民族之間不起糾紛；慈悲方能讓各種正信宗教互相尊重和衷共濟；慈悲方能使各國相安無事！故而，慈悲即養生！

原文

知其雄，守其雌，為天下溪。為天下溪，常德不離，復歸於嬰兒。知其白，守其黑，為天下式。為天下式，常德不忒，復歸於無極。知其榮，守其辱，為天下谷。為天下谷，常德乃足，復歸於樸。樸散則為器，聖人用之則為官長。故大制不割。

全息養生簡牘

深知什麼是長處，而守護短處，甘願做天下之謙卑的小溪澗。作天下的謙卑的小溪澗，常以德守身，可返回如嬰兒的純潔狀態。深知白天，安守黑夜，甘願為天下明理的處事模式。為天下模式，經常德行無有差錯，可更好地順應於本然規律。深知榮耀，安於卑屈，甘願為天下之川谷。為天下之川谷，德行乃圓滿，復返璞歸真。分析木材可做器具，聖人則用全才，是以大「制」大「用」不析才。

謙卑柔和的心態與處事方式是安身立命的根本，完整而全身心地養生亦是此理。《後漢書‧黃瓊傳》云：「嶢嶢者易缺，皦皦者易污。『陽春』之曲，和者必寡；盛名之下，其實難副。」喜好某物，過則失度，必遭其害。如聞香、插花、品茗、珍玩、字畫等等，使人們忘乎所以，物極必反以至於有些人玩物喪志！吃多、喝多、睡多、穿多

等等都不養生，反之吃少、喝少、睡少、穿少亦不養生，一切都要恰到好處，食充而不飽，飲足而不脹，眠足而不昏，衣遮無過寒過暖。

原文

> 將欲取天下而為之，吾見其不得已。天下神器，不可為也，為者敗之，執者失之。是以聖人無為，故無敗，故無失。夫物或行或隨、或噓或吹、或強或羸、或載或隳。是以聖人去甚、去奢、去泰。

全息養生簡牘

想要攫取天下而作為，是不可能達到目的的。天地萬物神聖不可侵犯，不可攫取，不可施為，欲作為者必敗無疑，欲把持天地萬物則會盡失。因此，聖人不違背本然規律而妄為，是以沒有得失成敗。天地間人、事、物秉性各殊，有前行有後隨，有輕噓有急吹，有剛強有羸弱，有安居有危殆。故而聖人沒有極端作為，沒有奢侈品行，居安思危。

養生之道非營養或者這個元素那個維生素亂補，而是身心在語言、行為、思維上守持真道！今天人們為了追求財富不惜以健康作代價，獲得了財富，健康卻每況愈下，又不惜以重金購買「健康」，如此本末倒置，緣於人們缺乏智慧，不明白生命的意義究竟何在，而是從表象上企圖取得所謂社會廣泛認可或者貪著享受於其中。顧此必然失彼，想要兼得魚與熊掌，就必須具備真實的智慧和福德。唯有全息養生，才能開發智慧培植福德，因為十善道乃最完善的智慧福德開發培植之途徑。

原文

以道佐人主者，不以兵強天下。其事好還。師之所處荊棘生焉。大軍之後必有凶年。善有果而已，不敢以取強。果而勿矜。果而勿伐。果而勿驕。果而不得已。果而勿強。物壯則老，是謂不道，不道早已。

全息養生簡牘

　　以真理智慧輔佐君主的人，不會用兵強壓於天下。窮兵黷武必然是六月債還得快。軍隊殺戮至處荊棘橫生一派狼藉。戰爭之後，必定出現饑荒。慈悲才能達到目的，強橫事與願違。目的達到不自誇自讚，不驕傲炫耀，目的只是不得已而為之，更不飛揚跋扈。事物過於苦壯必然走向衰弱，緣不順應本然規律，不順應本然規律則急速消逝。

　　養生不是大量營養補充，而是調整身口意，順應「合氣」至道！當人類的醫學和健康知識從一個極端走向另一個極端，人們變得無所適從，一會兒現代科學說某某東西對於補充某某器官機能有用，過幾天則被迅速否定。好比西藥，迄今生產使用過的西藥有近百分之九十已經淘汰就可略見一斑。那些保健品，這個「黃金」那個「瑰寶」只是在不斷忽悠著病急亂投醫的人們。回歸於本然，一切都會變得非常簡單，簡單的生活，簡單的欲念，健康的維護也變得簡單易行。當盲目和迷信左右人們的世界觀，智慧和理性便空自悲戚了。強權強勢的凌弱、財大氣粗的顯擺、名聲顯赫的傲慢無禮都不是在養生而是損生，這也是社會仇官仇富現象的癥結所在。有權勢該用權勢為百姓謀利益，有財富該分散一些用於救濟社會低下群體，有名聲當用名聲為智慧和真理的弘揚吶喊，如此才是功名利祿的養生。因為我們所擁有的全部來自於社會，如果不能報恩社會而自我膨脹地、自私地一意孤行，終於會被社會拋棄，「不合氣」之危害至，叵何談養生。

原文

夫兵者不祥之器，物或惡之，故有道者不處。君子居則貴左，用兵則貴右。兵者不祥之器，非君子之器，不得已而用之，恬淡為上。勝而不美，而美之者，是樂殺人。夫樂殺人者，則不可得志於天下矣。吉事尚左，凶事尚右。偏將軍居左，上將軍居右。言以喪禮處之。殺人之眾，以悲哀泣之，戰勝以喪禮處之。

全息養生簡牘

刀兵乃凶器，神憎鬼厭。故而體解本然規律者不與刀兵為伍。人格高尚道德品行兼好者安居期間善用左側文臣，而行軍打仗時善用右側武將。刀兵（武力）是個不祥的東西，不是君子所喜愛的東西，只有萬不得已才使用，且不重用。即使用兵取勝也沒必要得意，若得意則是好殺之人。好殺之人，就不能讓其坐擁天下。吉慶的事情以左邊為上，凶喪的事情以右邊為上，文臣居於左側，武將居於右側。當以喪禮看待用兵。對待殺人者要懷喪葬之悲，用兵取勝後，也要以喪禮的儀式弔唁哀悼戰死者。

全息養生中，風水吉凶也非常重要，而風水是「合氣」之道，且不是固定不變的，因人而異，因心而變。左貴右賤，左文右武，左吉右凶。貴賤、吉凶全取決於是否具備慈悲心和感恩心。好強鬥狠之人很少能安然壽終，奸邪狡詐之徒難得安榻無魘，貪婪吝嗇之輩極少家財無虞，飛揚跋扈之吏鮮見終老廟堂。仁善是「風水」之基礎，非依靠所謂風水大師就能逃避因果關係的制裁，那些倒臺的官高位重者，即使將家宅「風水」修整的巧奪天工，然其「不良居心」最終非風水所能拯救。當神醫自己被癌症困擾，當風水大師自己被風水埋葬，豈不是警醒世人：沒有善心一切徒勞！

原文

道常無名。樸雖小天下莫能臣也。侯王若能守之，萬物將自賓。天地相合以降甘露，民莫之令而自均。始制有名，名亦既有，夫亦將知止，知止可以不殆。譬道之在天下，猶川谷之於江海。

全息養生簡牘

本然規律之「道」，難以稱名，樸素且微妙，天下誰都不可能駕馭「道」，唯有順應「道」。國王諸侯若能順應本然規律治理天下，百姓們將會自然地擁戴。天地間陰陽和合而致雨，雨滴均勻非聽令而為。開始治理天下就要名正言順（順應本然規律），名正言順治理且適可而止，如此就沒有危險。順應本然規律，好比小河、溪流歸於江海。

全息養生即順應內外環境物質、精神之運行規律而調整身心。日出而作日入而息，順應四時節氣，不為貪奢損耗精神，不為虛飾損耗錢財。不濫砍濫發，不強拆強建，不以偏概全，不走極端，不妄自菲薄，更不無知地「與天鬥、與地鬥、與人鬥」！哪個吹大的「躍進」時期，哪個瘋狂的無序的「文革」，使得多少家庭分崩離析妻離子散家破人亡！所以世界觀的教條主義猶如宗教的極端主義一樣是與人性、人道相悖的，是草菅人命的！那個幾乎要得勢的「唱紅打黑」運動幸運地被歷史的車輪碾了過去，而當下的「打黑除惡」則彰顯國家維護百姓利益達到社會穩定的國家養生決心！國家養生更必須大力弘揚傳統文化的智慧，提高人們的精神修養或言完善人們的世界觀！

原文

知人者智，自知者明。勝人者有力，自勝者強。知足者富，強行者有志，不失其所者久。死而不亡者壽。

全息養生簡牘

　　能夠識人是智慧，能夠自知是明理。能勝過別人是有力量，能克制自己的弱點則強大。知足常樂則物質、精神富有，勉強努力作為則是志氣。不失優點者（仁慈）就能持久，身雖死而精神仍存的，才是真正的長壽。

　　全息養生就是守護身口意之仁慈，熟悉內外環境優劣並加以調整。人貴有自知之明，養生亦是如此。必須知道自己的問題所在，是世界觀的問題就調整世界觀，撇棄教條主義、機械唯物主義的偏頗知識，努力攝取釋道儒傳統文化的智慧精華；是語言問題的就開始調整自己的言辭，深懷歡喜、感恩、慈悲；是行為問題就糾正不當行為，如好殺、好捕獵、好賭博、嗜酒、好色等等均應戒免。身體是自己的，唯有自己愛護自己保養，這才是對家人負責，亦即家庭養生。通過調整身口意，自身的「場能」會增強，愈加和外環境人事物「合氣」。

原文

　　大道氾兮，其可左右。萬物恃之以生而不辭，功成而不名有。衣養萬物而不為主，常無欲可名於小。萬物歸焉，而不為主，可名為大。以其終不自為大，故能成其大。

全息養生簡牘

　　宇宙本然規律周流不息，施於天地萬有。萬物正是依賴本然規律生長而本然規律無可推脫，成就天地萬物而無可自鳴。養育天地萬物而無可自主，無情無欲可以稱之為「微妙」。萬物臣服於本然規律，本然規律無可自主可以稱之為「宏達」。本然規律性空，故而磅礴無垠。

　　於全息養生中，我們能日日堅持一絲善念，事事堅持一絲善行，句句堅持一絲慈悲惻隱，持之以恆，終有聚沙為塔、水滴石穿之功。

天地萬有周流不息周而復始，順之則昌逆之則亡。晝伏夜出是逆，大魚大肉是逆，冬熱夏寒是逆，陽奉陰違是逆，謊話連篇是逆，奸詐邪淫是逆，好高騖遠是逆，顛倒黑白是逆，巧取豪奪是逆，仗勢欺人是逆，恃才傲物是逆，沽名釣譽是逆，魚目混珠是逆，聲色犬馬是逆，好逸惡勞是逆，雞鳴狗盜是逆，招搖撞騙是逆，草菅人命是逆，胡說八道是逆，橫徵暴斂是逆，枉法裁判是逆，徇私舞弊是逆，寡廉鮮恥是逆，禍國殃民是逆，欺世盜名是逆，唯恐天下不亂是逆。逆者，有悖於本然規律，有悖於德——行為準則，在個體，在家庭，在民族，在宗教，在國家，在世界都是非養生的！

原文

> 執大象天下往。往而不害，安平太。樂與餌，過客止。道之出口，淡乎其無味，視之不足見，聽之不足聞，用之不足既。

全息養生簡牘

有「理」走遍天下。所到之處人、物兩不相害，於是天地萬物就無危、清平、安泰。正因為無危、清平、安泰，只音樂與美食便可使旅人停留。本然規律舌不能嘗，眼不能視，耳不能聞，而若以心用之，功用可及於無窮無盡。

理者，真理。真理是與天地萬物、生命相協調的，是放之四海而皆準的，理通了一切順暢，理不通則墮入教條或者不可知論。養生中，任何專家、名醫、大師之言說不可盲目偏信，理都說不清談養生要麼是為利益驅動，要麼就是別有用心。今生的一切都是宿世因業之果報，全息養生旨在遵守因果關係而調整人們的身口意，使各安居樂業健康快樂！非億萬家財的果報，咱們就滿足於小康小富；非權高位重的福德，咱們就滿足於小權小職；非名聲顯赫的機運，咱們就安享

默默無聞。盡心盡責做好自己擅長的事，在自利的同時努力利人，就是養生心態。

原文

> 將欲歙之，必固張之。將欲弱之，必固強之。將欲廢之，必固興之。將欲取之，必固與之。是謂微明。柔弱勝剛強。魚不可脫於淵，國之利器不可以示人。

全息養生簡牘

要吸氣必先呼氣，欲消弱必先使之剛強（剛強易折），欲廢除必先使之興盛（興盛易衰），想要得必先捨（有捨有得），此理微妙（天欲其亡，必使其狂）。柔能克剛，弱可勝強，魚兒離不開水，治國法寶不可輕易示世（猶如利器，他國知曉便可研究破解對策，今日之所謂國家機密是也）。

養生即是剛柔相濟。養生之道類比文武之道，一張一弛，勞作須得宜。撇棄妄想、幻想，腳踏實地，凡事量力而行不強使精力，言語去尖酸刻薄多含慈悲，得饒人處且饒人，戒止任何與道、德相悖的言行思。如此方可內心安寧，己人和睦。行為學的基本信條：一種行為一旦失去制約，行為將毀滅行為者。庸醫害人，庸師毀人，庸官害民，庸王害國！教條主義害人、敗家、亡黨、亡國！

原文

> 道常無為，而無不為。侯王若能守之，萬物將自化。化而欲作，吾將鎮之以無名之樸。無名之樸，夫亦將無欲。不欲以靜，天下將自定。

全息養生簡牘

本然規律自性空，故而無所為亦無所不為。國王諸侯若能順應本然規律天下萬民自然響應歸化。歸化之萬民若欲有所圖謀，聖人將用道德來約束之，遵道守德，萬民必然欲念熄滅。無欲念可以致靜，天下必然安定咸寧。

全息養生即是遵守宇宙與生命之本然規律並努力遵守社會約定俗成的行為準則。維護生命依賴空氣、水、食物、睡眠、運動，這些是盡人皆知的，然人所不知者，與體內外微生物的生態平衡之維護、與靈魂伴侶之和睦安寧、與鬼神之相安無事、與天地人之和諧共存、與動物植物之相守相護。這就要求我們必須檢點、約束自己的言語、思維和行為。

原文

上德不德，是以有德；下德不失德，是以無德。上德無為而無以為；下德無為而有以為。上仁為之而無以為；上義為之而有以為。上禮為之而莫之應，則攘臂而扔之。故失道而後德，失德而後仁，失仁而後義，失義而後禮。夫禮者，忠信之薄，而亂之首。前識者，道之華，而愚之始。是以大丈夫處其厚，不居其薄；處其實，不居其華。故去彼取此。

全息養生簡牘

（德者，遵守規矩）體解並順應本然規律就無所謂格式化行為準則，遵守本然規律就是「德」；未能體解本然規律而行為循規蹈矩者，實質未遵守本然規律所示現的規則。體悟和順應本然規律則自然而然，似乎無所為，實際無所不為。未能體解本然規律者實際上無所為而自以為有所為（無以為，即與本然規律背道而馳）。上善之人有

所作為而不執著作為，重諾守義之人有作為且執著於作為，講究禮數的人雖然作為然不與本然規律相應故而不得「相應」而勉強作為。不能體解和順應本然規律才約定了行為規則，一旦行為規則也不被遵守只好慈悲對待，一旦慈悲心也沒有了只好義氣用事，信義也失去了只好求諸於禮節。一旦禮節流行，表明已經沒有仁慈誠信義氣，便是禍亂開始的端倪。過往的見解都只是體悟了「道」的皮毛，因此才會愚痴大行其道。故而大丈夫立身處世，以智慧居於安宅不以愚痴停身薄危，體解大道之神髓而非皮毛，即以智慧捨棄愚痴。

全息養生基於「道」「德」二字之神髓而修養身心。《莊子·刻意》云：「吹呴呼吸，吐故納新。熊經鳥申，為壽而已矣。」呼吸是人體與外環境進行信息能量交流的最基本最不可缺的方式，一旦我們停止呼吸，也就意味著生命的終結，故呼吸不可謂不重要。佛家修行要調息，道家修行要吐納，都是重視呼吸之行法。家庭的呼吸需要長幼秩序良好老少相愛相護，民族的呼吸要大力弘揚傳統文化之智慧，宗教的呼吸要以慈悲濟世為懷，管理者的呼吸要吸納智慧和拋棄教條，國家的呼吸要健全法紀和言論自由。呼吸順暢，一切健康、安寧才有保障！

原文

> 昔之得一者，天得一以清；地得一以寧；神得一以靈；穀得一以盈，萬物得一以生；侯王得一以為天下正。其致之也，謂天無以清，將恐裂；地無以寧，將恐廢；神無以靈，將恐歇；穀無以盈，將恐竭；萬物無以生，將恐滅；侯王無以正，將恐蹶。故貴以賤為本，高以下為基。是以侯王自稱孤、寡、不穀。此非以賤為本邪？非乎？故至譽無譽。是故不欲琭琭如玉，珞珞如石。

全息養生簡牘

天於起始便自清明，地於起始便自寧靜，精神於起始便自妙靈，河谷於起始便自充盈，萬物於起始便自生長，國王諸侯於起始便自以正行天下。推而論之，天不得清明恐怕會壞裂，地不得安寧恐怕會崩潰，精神沒有靈性恐怕會熄滅，河谷不能蓄水恐怕會乾涸，萬物不能生長恐怕會滅亡，國王諸侯不能正行恐怕會僵死。所以無低賤體現不出高貴，無基礎何以能成高？因此國王諸侯自稱為「孤——無父無母」、「寡——無配偶」、「不穀——不善」，這不就是低賤謙卑為根本？難道不是？所以最高的榮譽無須讚美稱譽。與其琭琭晶瑩如寶玉（好看不好用），毋寧珞珞堅硬若山石。

「一」者，此處余之體解當為「開始」，然宇宙與生命無所謂開始也無所謂結束，一直處於運動變化之中，物質與精神的相互轉化亦如「莫比烏斯環」。於不斷的循環往復運動中，宇宙萬象僅僅形式發生改變，故而「一」權且理解為「奇點」之「大爆炸」，或者古代所云：「開天闢地」。

言及養生，即自然而然。從生命最初形成的那一刻開始，養生的話題就已經展開。精子與卵子結合的一瞬間如果內環境充滿愛、慈悲、歡樂，孕育一個健全胚胎的契機具備了，因緣具足而來投胎的靈魂也相應會和諧地入體，加之十月安胎調養，誕生一個健康嬰兒應該不會有意外。胎教不是胚胎形成才開始，而是於精卵結合時開始。「萬事開頭難」，大約無不隱含宇宙、生命本初之情狀。

原文

反者道之動，弱者道之用。天下萬物生於有，有生於無。

全息養生簡牘

循環往復是宇宙萬象的運動規律，隱淺變化是本然規律之作用。天地萬物始於「有──物質」，而「有──物質」始於「無──精神」，周流不息轉化不斷。

這段當是聖人老子對於宇宙本然規律最深刻的體解，宇宙大爆炸理論對此可謂最恰當詮釋。

全息養生基於物質、精神的相互轉化與平衡。誠然「生命在於運動」，生命運動的表現通過思維、語言和行為表達，良性的運動帶來積極健康的效果，非良性的運動帶來消極不健康的效果應該不難理解。健康養生的思維方式應該是智慧的、理性的而非貪婪、瞋恨和愚痴的，語言應該是祥和的、慈悲的、關愛的、誠實的，行為應該是建設性的、自利利他的、無害的、不違反法律道德倫理的。

原文

> 上士聞道，勤而行之；中士聞道，若存若亡；下士聞道，大笑之。不笑不足以為道。故建言有之：明道若昧，進道若退，夷道若纇。上德若谷；大白若辱；廣德若不足；建德若偷；質真若渝。大方無隅；大器晚成；大音希聲；大象無形；道隱無名。夫唯道，善貸且成。

全息養生簡牘

有上智慧者（智者）明白了宇宙萬物本然規律便會努力實踐；中等智慧者（庸人）即使聽說也是將信將疑，下等智慧者（愚者）聽聞後還會嘲笑。若不被下劣愚痴者嘲笑那就非真理了。故而古訓教戒：清楚的規律似乎不清楚，前進的規律似乎在倒退；簡單的規律似乎很

複雜。順應規律者（上德）虛懷若谷；最潔白者看上去卻像黑的；最廣大的似乎顯不足；最剛健者卻顯得怠惰；質樸真誠的品質反而顯得變化無定；無限方正者反而沒有棱角（平面無限延伸成為無垠球面）；大器用者成就反而緩慢；大聲音反而聽不到（超聲波）；大象如虛空無形；本然規律看不見摸不著，（本然規律——道）卻使天地萬物善始善終！

　　俗話說：「不乾不淨從來不生病」，如果沒有基礎醫學知識似乎很難理解，我們的機體每接觸一次「不乾淨」的東西，機體都會調整適應，久之便能正確應對「不乾淨」，借用現代醫學的一個概念即「系統免疫脫敏」。這也是為何有生理潔癖和心理潔癖的有情身心健康多數存在障礙的緣由，因為對於「不乾淨」的事物、語言、行為的應對措施不當，導致身心的極端應激反應所致。實質乃是不明因果深層次因緣，僅僅對於表象情境的生理、心理反應。「一方水土養一方人」，是我們的機體與內外環境在特殊的時空所建立起的物質、精神、生態平衡系統的概述，一旦進入新的時空，就會受到其他因素影響而打破並重建平衡，即表現出「水土不服」。環境中精神性因素看不見摸不著，但無時不刻卻發揮著強大的影響，明晰此理對於養生衣食住行的把握就尤為重要。

原文

　　道生一，一生二，二生三，三生萬物。萬物負陰而抱陽，沖氣以為和。人之所惡，唯孤、寡、不穀，而王公以為稱。故物或損之而益，或益之而損。人之所教，我亦教之。強梁者不得其死，吾將以為教父。

全息養生簡牘

（此處「道」可體解為「精神」——奇點、混沌）由混沌而開始（奇點爆炸、太極）精神轉化為物質，物質形成星、空，生生不息成天地萬象。天地萬物都是陰陽「一合相」（即物質與精神一合相），（「沖」者空虛——空間）空間於天地萬物中間成為天地萬物之和諧狀態（此段可以理解為今日天體物理學之宇宙大爆炸理論）。人們所厭惡的就是無父無母、離偶、不善，而國王諸侯卻謙卑自稱。故而事物因為損減才增益，或者因為增益反而損減。先人這樣教授我，我亦如此教授來者。殘暴者死不得所，我以慈悲而施教！

世間的一切都是覺悟我們的因素，然由於我見我執作怪，將挫折、災難歸類為人生之不幸，將疾病、貧窮看做是命運的懲罰，將欺騙、算計看做小人作怪。其實這一切無一例外是因果關係在發生著作用。無論我們看到的是什麼結果，必然有導致這種結果的原因，涉及到精神因素的話，這種原因可能非今生之物質現象所能詮釋，那必然存在超越今生的原因即夙因。全息養生的理念就是綜合考量物質、精神微小因素的蝴蝶效應結果，所謂「差之毫釐，謬以千里」、「牽一髮而動全身」。

原文

天下之至柔，馳騁天下之至堅。無有入無間，吾是以知無為之有益。不言之教，無為之益，天下希及之。

全息養生簡牘

天地之間最柔韌細膩的事物，能奔騰穿越於最剛強的東西中。精神穿越物質。我因此認識到「無為——精神所為」的利益。不用言辭的教導，精神的利益，天地萬物所不及（不能超越精神）。

全息養生乃物質、精神雙重養生。念力對於養生非常重要，現代人稱為心理暗示，實則其涵義遠遠超越膚淺的心理學所能詮釋的。精神可以反作用於物質，就是念力對於物質結構、表象的改變。堅信自己的身心會越來越健康適悅，這種信心是以慈悲和智慧為基礎，非盲目自信，而是可以具體落實的精神對於物質的轉化影響。

原文

名與身孰親？身與貨孰多？得與亡孰病？甚愛必大費，多藏必厚亡。故知足不辱，知止不殆，可以長久。

全息養生簡牘

名聲與身體哪個更重要？身體與貨利哪個更貴重？獲取和丟失哪個更有害？過分執著名利就必定要付出更大代價，過度積斂財富必定會遭致更慘重的損失。所以知足才不會遭受屈辱，懂得適可而止就不會遭遇危難，這樣才可以保持身心長久安泰。

全息養生著眼點就是看輕功名利祿，知足常樂而身心輕安。當社會現實崇尚「人以物貴」的時候就已經是不養生的了，擁有名車、豪宅、巨大財富、珍玩等等似乎成了資本新貴們的新寵，然卻不知不覺間變成了「物」的奴僕。全息養生之理念提倡「物以人貴」，緣個體的修為、智慧、福德對於其所用「物」具有巨大的精神加持作用，同時看輕一切身外之物，重視精神的提升。

原文

大成若缺，其用不弊。大盈若沖，其用不窮。大直若屈，大巧若拙，大辯若訥。靜勝躁，寒勝熱。清靜為天下正。

全息養生簡牘

　　最完善的事物好似有欠缺不足，然其功用利益卻無瑕疵。最充盈的事物好似虛空，然其功用無窮無盡。直線無限延伸反而是曲線，最靈巧的事物好似很笨拙，最卓越的辯才就是沉默。安靜制約躁動，寒冷制約酷熱。清靜才可示範天下！

　　全息養生並非禁絕欲望，而是以最為合理、最健康的方式滿足欲望。財富不加善用會造孽，權力不加善用會作惡，名聲不加善用會遺臭。財富、權力、名聲的取得來自與社會，因此當思富餘的財富回報社會，用手中的權力為百姓謀福利，用獲得的名聲為社會精神價值體系的提升吶喊，這就是關乎財富、權力、名聲的養生。財富主的破落多數因為追逐財富不擇手段亦不回報社會，權力者的跌落多數因為當官不為民做主和飛揚跋扈，名聲掃地多數因為沽名釣譽而適得其反。如果面對財富、權力、名聲，以平常心、慈悲心、感恩心、利益心則會得天地人三才愛戴，得鬼神護佑，如此才會常保不衰，便是個體、家庭、民族、國家的養生了。然現實中，權高位重、財大氣粗、名聲顯赫時就會「老子天下第一」，任何良言大約都聽不進去了，如果在初級義務教育階段就人格、品德進行了完善教育何至於此！

原文

　　天下有道，卻走馬以糞，天下無道，戎馬生於郊。禍莫大於不知足；咎莫大於欲得。故知足之足，常足矣。

全息養生簡牘

　　順應本然規律治理天下，戰馬可以去肥田了。若不然，連野外戰場也會有馬駒出生。貪得無厭是最大禍端，攫取占有是最大過咎。能知道滿足者必然永遠滿足。

全息養生理念：知足常樂！然「人心不足蛇吞象」，有情的欲望熾烈無有稍減，故而身心煩惱亦無窮盡，健康與快樂就成了「空中樓閣」「水中泡影」，現實的毀滅性結果都是貪得不厭的欲望導致的。能知足、能慈悲、能讓步就是使自己和他人身心適悅的開始。

原文

不出戶，知天下；不窺牖，見天道。其出彌遠，其知彌少。是以聖人不行而知，不見而明，不為而成。

全息養生簡牘

不出家門，能知曉天下動態；不開窗戶，能知天時節氣日月星辰運行狀態。向外馳求越遠，所知曉者越少（為事物表象所迷惑）。故而智慧者不出外行走訪歷也能知曉天下形勢，不觀察也能明理（諸葛亮在出山前可曾有遊歷求學諸方？），不作為而成辦諸事。

此段則是全息哲學思想的精確表達，即一微塵含納宇宙萬物全部信息，我自身心含納宇宙，自觀內省即可明理一切。內省是全息養生的獨特形式，調息靜氣，住念一心，觀自身心等同環宇，其中含納十法界，纖毫分明，可觀己身如同法身，星轉斗移只在身心之內，四季交替不離屈伸俯仰中。

原文

為學日益，為道日損，損之又損，以至於無為。無為而無不為，取天下常以無事；及其有事，不足以取天下。

全息養生簡牘

學無止境，越學念頭越濃興趣越足（欲念日增）。而修身養性則

欲念越來越淡，少之又少，以至於心念熄滅。心念熄滅則一切順應本然規律，如此便能無所不為，便可以輕鬆治理天下而沒有是非，若有是非則不足以治理天下。

養生是自然而然所為，每日一茶一飯皆生感恩，一言一行皆具慈悲，念念不斷，不以物喜不以己悲，以平常心為平常事。惡念生起當下警覺並懺悔反省，盡力杜絕惡言、妄語、綺語、兩舌，不為活命而殺生，不為好色而邪淫，不為貪婪而偷盜，勤讀聖賢典籍開發智慧，減少瞋恨，降低欲念。將此一切落實到衣食住行，便是身心最佳養生。

原文

> 聖人常無心，以百姓之心為心。善者，吾善之；不善者，吾亦善之，德善。信者，吾信之；不信者，吾亦信之，德信。聖人在天下，歙歙焉為天下渾其心，百姓皆注其耳目，聖人皆孩之。

全息養生簡牘

智慧者沒有私心雜念（無欲），卻能以百姓之心將心比心。對待善良者以善良，對待不善良者亦以善良，故可以使行為準則完善起來；對待誠信者以誠信，對待無誠信者亦以誠信，便可建立行為準則之誠信。智慧者治理天下，能使天下蒼生收攝其欲念而歸於質樸，使百姓能守護自己的眼耳鼻舌身，智慧者教化使之悉如淳樸嬰兒。

全息養生亦是眼耳鼻舌身意之守護！返璞歸真乃全息養生的主旨，我們處身大環境大系統，就該有和衷共濟之責任和使命，言行思將心比心，己所不欲勿施於人。我們的五官很多時候是不協調的，看見一望無垠的沙漠心眼歡喜，可是身體卻不適悅；聽到激烈的搖滾樂耳朵享受，可心臟卻苦不堪言；嘗到山珍海味舌頭妙覺生起，可惜胃腸卻未必接納；聞到濃烈馥郁鼻覺滿足，可惜肝腎未必勝任。人們很少能使五官九竅協同一致，使五臟六腑相安無事，故而養生說易行難！

原文

　　出生入死，生之徒，十有三；死之徒，十有三；人之生，動之於死地，亦十有三。夫何故？以其生生之厚。蓋聞善攝生者，陸行不遇兕虎，入軍不被甲兵。兕無所投其角，虎無所措其爪，兵無所容其刃。夫何故？以其無死地。

全息養生簡牘

　　生老病死乃不可違背的本然規律。生而壽者十中有三，生而夭者十中有三，不善作為而早赴死者十中有三，為何？不善作為乃為了健康長壽而過度奉養自身。據聞，善於以慈悲心守護身心者，行於陸地不會遭遇犀牛老虎等猛獸，行軍打仗也不會被刀劍傷身。即使遇見犀牛老虎，犀牛也不會用角頂撞，猛虎亦不會向其投爪。即使身處戰場，刀兵也不會著其身。為何？慈悲沒有致死的弱點。

　　全息養生即攝生，攝生者，收攝欲念，慈悲守護身口意，故而有古訓「慈悲驚鬼神」，於佛家修行中諸多神僧神跡即是慈悲的精神力量物化之懾服作用。

　　亂用補品，保壽保健？非也！任何補品，今天都著重強調其純天然性，何故？損害小罷了，並非其真是靈丹妙藥，與西藥相比損害小就可以謂之保健品。五穀雜糧就是最好的保健品，感恩地食用、節儉地食用，焉不得天地精華日月星辰精氣之滋養！養生唯有身口意之十善！

原文

　　道生之，德畜之，物形之，勢成之。是以萬物莫不尊道而貴德。道之尊，德之貴，夫莫之命而常自然。故道生之，德畜

之，長之育之，亭之毒之；養之覆之。生而不有，為而不恃，長而不宰，是謂玄德。

全息養生簡牘

混沌——精神能量態的「奇點」開始生成物質宇宙（精神轉化為物質），在宇宙運動過程中衍生出各種運動規律，繼而形成宇宙萬事萬物雛形，繼之運動勢態完善了萬事萬物。故而萬事萬物悉皆具備精神能量並順應本然規律，故而精神至尊，本然規律至貴。亙古常爾，非聽命於「誰」行事，自然而然。是以精神轉化為物質，物質運行衍生並遵守本然規律、原理，萬事萬物生長發育，天地萬物受天地養育、覆護。使萬事萬物生長而不擁有，撫育萬物而不自恃有功加以主宰，這便是微妙之本然規律。

此段經文誠然道家哲學思想中物質精神互相轉化的極致體悟，故而後來有陰陽魚以具象化這一哲學思想。

全息養生正是基於物質精神相互轉化這一基本哲學邏輯。不足可以彌補，似乎三歲孩童也明白此理，然在成年人臨事卻忘得一乾二淨。物質不足，精神可以彌補嗎？如果不能彌補，那麼唯物、唯心哲學流派數百年乃至千年以來都在瞎忽悠，即使東方哲學更顯得荒謬，正是因為可以互相彌補，東方哲學發展迄今魅力不但未減，且隨著量子物理學、天體物理學和生物學的不斷發展而更顯完善。

原文

天下有始，以為天下母。既得其母，以知其子；既知其子，復守其母，沒身不殆。塞其兌，閉其門，終身不勤。開其兌，濟其事，終身不救。見小曰明，守柔曰強。用其光，復歸其明，無遺身殃；是為襲常。

全息養生簡牘

　　混沌（無、精神）——奇點，形成宇宙（有、物質），宇宙之初即為天地萬物之生成本源（母），由本源（母）運動變化衍生出萬事萬物（子），由萬事萬物可以推知本源並善護本源則終身不危。善護口（兌），善護身（閉），終身無煩惱（勤）。亂開口，亂行事，終身無可救藥（不救——煩惱無窮）。觀察細微是明理，安守柔順是堅強。善用大自然的智慧，復開發我們自己本具智慧，才不會給自身帶來災害，這便是順應本然規律（沿襲常道）。

　　全息養生中守護身口意方可「合氣」，反之則「不合氣」。「合氣」即「合炁」，傳統儒家和道家謂之「堪輿」或者「風水術」，實質乃是全息哲學之智慧結晶，正物質、精神相互影響依存轉化的辯證邏輯思維。欲「合氣」萬有，人則是根本，故而「合氣」乃由人完成，不「合氣」也由人做出。「合氣」則五行關係和暢順達，反之則不「合氣」，結果就是挫折、塞滯、疾病、災橫！要做到「合氣」沒有慈悲心、感恩心幾乎是不可能的！

原文

　　使我介然有知，行於大道，唯施是畏。大道甚夷，而人好徑。朝甚除，田甚蕪，倉甚虛，服文采，帶利劍，厭飲食，財貨有餘，是謂盜誇。非道也哉！

全息養生簡牘

　　假若我稍微明理，唯一擔心的為是否順應於天地本然規律。順應規律好比行於大道平坦而安穩，違反規律則好比行於山野小路崎嶇危險。朝廷腐敗，田園荒蕪，倉廩空虛，衣食華美，利劍佩身，飽餐美食，資財盈餘，其實如同小徑強盜，非順應本然規律守護身口意也。

全息養生就是降低欲念，守護身心。眼、耳、鼻、舌、身、意乃是為身心所服務，眼貪妙色、耳貪妙音、鼻貪妙香、舌貪妙味、身貪妙覺，意貪玄幽都會生起身心執著，有執著則有煩惱，有煩惱則身心養生有虞。用感恩心觀、聞、嗅、嘗、觸，則無不是妙色、妙聲、妙香、妙味、妙觸、妙思。釋迦牟尼世尊彼時化緣所得粗食乃至提婆達多所下毒食入口也「化」為甘露滋味，實質乃「合氣」使然，精神轉化了物質，感恩、慈悲、六度之「合氣」可以轉化一切消極因素為積極因素，此誠全息養生之真諦。

原文

善建者不拔，善抱者不脫，子孫以祭祀不輟。修之於身，其德乃真；修之於家，其德乃餘；修之於鄉，其德乃長；修之於邦，其德乃豐；修之於天下，其德乃普。故以身觀身，以家觀家，以鄉觀鄉，以邦觀邦，以天下觀天下。吾何以知天下然哉？以此。

全息養生簡牘

慈悲所建樹者扎實，慈悲所擁抱者牢固，是以子孫可以享受福蔭祭祀不絕。以慈悲修身，其行為規範真誠；以慈悲治家，規矩就簡單了；以慈悲治鄉，倫理規範增長；以慈悲治國，倫理規範便會廣泛；以慈悲治天下，倫理規範則會普及。以慈悲之身行觀察他身之慈悲，以慈悲之家觀察他家之慈悲，以慈悲之鄉觀察他鄉之慈悲，以慈悲之國觀察他國之慈悲，以慈悲之行天下觀察天下之慈悲行。我如何瞭解天下？就是如此。

古德多釋「善」為擅長，然余之體解，則為「慈善」，緣老子乃悟道之辟支佛，慈悲深厚故。此段經文理同佛家「三界唯心」，我以

什麼心態對待三界，三界相應回饋同性質的物質、精神信息能量。

　　慈悲才能和解紛爭，慈悲才能團結家庭，慈悲才能強盛民族，慈悲才能弘揚智慧，慈悲才能國泰民安，慈悲才能世界和平！人類歷史迄今保留下來的文明無不因為慈悲，所有毀滅或者失落的文明無不因為失去了慈悲。慈悲者心態祥和人所樂見，慈悲的家庭和睦興旺表率鄉里，慈悲的民族安寧樸素，慈悲的宗教深入人心引領群盲，慈悲的國家文明經久不衰。慈悲及於身體的每個細胞，體內外的微生物就可以和我們的機體長久共生共安；慈悲隱含於每一次起心動念，與我們靈魂共生的他種靈魂就會成為守護我們身心的盔甲。慈悲是感恩、報恩的落實，是最根本的「合氣」大千萬有的良策，就是養生。

原文

　　含德之厚，比於赤子。毒蟲不螫，猛獸不據，攫鳥不搏。骨弱筋柔而握固。未知牝牡之合而朘作，精之至也。終日號而不嗄，和之至也。知和曰常，知常曰明，益生曰祥，心使氣曰強。物壯則老，謂之不道，不道早已。

全息養生簡牘

　　順應本然規律修身者寬和仁厚，好比初生嬰兒。因為宅心仁厚故而毒蟲不螫刺，猛獸不侵害，猛禽不撲擊（慈悲者所具備的精神信息能量場使然）。初生嬰兒筋骨柔韌然握拳有力，不知道雌雄交媾小生殖器卻能勃起，緣精氣充沛，整日啼哭卻不會沙啞緣陰陽「合氣」。知曉陰陽合氣之道謂之常識，知曉常識為明理，愛惜生命為吉祥，用心念強使精氣就是逞強。事物過於強大就會衰老，就不符合本然規律了，因此也就會很快死亡。

　　全息養生即「合氣」致柔之道。慈悲心會使我們的「場」越來越

強大，今天人們謂之曰「氣場」，接近之人會感覺祥和舒服，其所言說人所樂聞，其所教戒人所樂從，緣慈悲能聚集身心內外的積極精神信息能量，在幫助我們開發本具智慧的同時使我們身心機能不斷提升。

原文

> 知者不言，言者不知。塞其兌，閉其門；挫其銳，解其紛；和其光，同其塵，是謂玄同。故不可得而親，不可得而疏；不可得而利，不可得而害；不可得而貴，不可得而賤；故為天下貴。

全息養生簡牘

明理者不亂語，亂語者不明理。口不亂語，身不亂行。以簡馭繁解除俗事的紛擾。能與智慧相應，能與平凡「合氣」，即是微妙地認同接納。無親疏之別，無利害之分，無貴賤之見，能被天下世人尊重。

全息養生中，分別心難使身心適悅。世間無善惡，緣因地所種在果地成熟使然，當我們不明就裡便會妄加評論即是愚痴，即會亂思躁行，必然無端介入他人的因果而被煩惱束縛。所以，智慧的開發非常重要，謹言慎行乃養生之必要。當我們少了煩惱，身心之愉悅就簡而易行了，即養生也。

原文

> 以正治國，以奇用兵，以無事取天下。吾何以知其然哉？以此：天下多忌諱，而民彌貧；人多利器，國家滋昏；人多伎巧，奇物滋起；法令滋彰，盜賊多有。故聖人云：我無為，而民自化；我好靜，而民自正；我無事，而民自富；我無欲，而民自樸。

全息養生簡牘

以順應本然規律的規則治理國家，以出奇制勝用兵，以不滋事擾民而治理天下。我如何知曉這是正確的？因為，天下禁止性規則越多則百姓越貧窮，人們多用計謀則國家會陷入混亂（爾虞我詐，亦可解為多持威儡性器具如刀兵），人們多技能必然珍奇物品泛濫，法令越嚴明盜賊越多。故而體悟宇宙與生命真理者教戒：「無為」——順應本然規律作為，則百姓自然歸化；慈悲寂靜，則百姓循規蹈矩；不滋事擾民，百姓自然豐足；不起貪欲，百姓自然純樸。

天下國家本同一理，養生亦然。很多時候我們的不健康緣於我們自己的行為、語言、思維。要身心輕安就要勞逸結合，過勞少眠都會影響身心效率和機能。要五臟六腑安和就要飲食得當，暴食暴飲、冷熱非時、五味厚薄、高粱酒醪都會增加五臟六腑負擔。所以養生並非一件輕而易舉的事情。

原文

> 其政悶悶，其民淳淳；其政察察，其民缺缺。禍兮，福之所倚；福兮，禍之所伏。孰知其極：其無正也。正復為奇，善復為妖。人之迷，其日固久。是以聖人方而不割，廉而不劌，直而不肆，光而不耀。

全息養生簡牘

政治寬和，人民淳樸；政治嚴苛，人民缺乏淳樸。災禍與幸福相互依存。誰知究竟是災禍抑或幸福？因為它是不確定的。確定的會變成不確定的，慈善的會變成邪惡的。所以智慧者心性端直而不唐突，廉潔而不狡黠，直率而不肆意，智慧而不炫耀。

政治歷來是個不可繞過的話題，然正史和野史對於過往政治總會要麼袒護要麼詆毀。治理國家的政策就是政治，他受到統治階級世界觀的左右。所以政治更多是人為的，人為的就未必順應本然規律了。昌明的政治可能是護國利民的，也就是近乎養生；如果非昌明甚至極端的政治就可能是禍國殃民的，自然也就不養生了。任何時代任何統治形式都是那個時代「眾生共業」，所以探討其合理與否意義不大，我們唯在既定的政治條件下追求如何養生。

我們今生的一切都是宿世因果之顯現，是我們身口意三業之檯球規律結果，怨不得天尤不得地。調整好這個心態，就會對於所面對的情境坦然接受並學會適應和改變，就是「努力」。用自己的勞動獲得報酬，用服務於社會的態度接受來自社會的服務，用慈悲謙和的心態處理各種人際關係。

原文

> 治人事天，莫若嗇。夫唯嗇，是謂早服；早服謂之重積德；重積德則無不克；無不克則莫知其極，莫知其極，可以有國；有國之母，可以長久。是謂根深固柢，長生久視之道。

全息養生簡牘

管理百姓、祭祀天地猶如收割莊稼。收割莊稼就要從下種開始準備，這個過程好比積累福德。福德深厚則可克化一切紛亂，能克化一切紛亂表明福德威力無限，福德威力越大越不可估量，才能肩負治理國家的重任。治理國家猶如母親仁愛孩子家庭，則國家可以長治久安。這就叫根深蒂固，乃常保不衰之規範。

養生非一朝一夕之功，乃長生久視之道。對於我們身體的管理如同對於國家的治理，養生的世界觀尤為重要，智慧的養生觀與教條的

養生觀結果會大相徑庭。現代人的健康觀很大程度上屬於教條主義的範疇，教條主義畢竟與智慧相悖，所以結果不如人意甚至適得其反。唯有釋道儒的全息養生觀才屬於智慧的，對於延續文明有裨益的。養生的教條主義不是一朝一夕可以改變的，唯有智慧開發才能漸漸步上正途。

原文

治大國，若烹小鮮，以道莅天下，其鬼不神。非其鬼不神，其神不傷人。非其神不傷人，聖人亦不傷人。夫兩不相傷，故德交歸焉。

全息養生簡牘

治理國家好比烹飪小魚，要依照嚴謹的順應本然規律的規則謹慎行事，如此才不會神憎鬼厭（合氣故）。神不憎鬼不厭（積極精神信息能量場之合氣作用），則雞犬寧。不但鬼神不添亂（無天災人禍）還意味著智慧的管理者不會擾民。百姓與鬼神兩廂安和，此乃感應道交。

與物質生命對應的是精神生命——鬼神，故而全息養生不僅要小心謹慎「合氣」天地人，還要「合氣」鬼神。今天的養生注重物質，嚴重忽略了精神，所以結果很多並不養生。正確的養生觀應該是物質、精神雙重養生。精神養生就是人們經常掛在嘴邊的「修身養性」！

原文

大邦者下流，天下之牝，天下之交也。牝常以靜勝牡，以靜為下。故大邦以下小邦，則取小邦；小邦以下大邦，則取大邦。故或下以取，或下而取。大邦不過欲兼畜人，小邦不過欲入事人。夫兩者各得所欲，大者宜為下。

全息養生簡牘

大國要將自己放置在可以兼收並蓄天下的地位（母慈儀天下，以慈悲謙卑待天下），好比河流溪谷的下游，天下水流皆彙聚於此。母性之陰柔慈善處於下位可以感化和制約處於上位的強大雄性，緣安靜和下位。大國以謙卑的低姿態對待小國就可以贏取小國的信任；小國對大國恭敬供奉則可以取得大國的信任。所以要麼是低姿態對下贏取，要麼恭敬對上贏取。大國不能過分干涉小國治理，小國不過度奉承大國。兩國要和平共處就該謙卑、恭敬。

養生中的社會適應亦是如此，待人謙卑恭敬則人際關係良好。我們處身家庭、社會，因此養生就不是僅僅關乎自身心的話題，而是設身處地全社會的養生。以人為本要求不僅關心自己還關心他人，然「以人為本」理念的瑕疵則是忽略了動物、植物乃至鬼神，故而全息養生才是智慧的健全的，即全部物質、精神信息綜合考量的養生。養生是身心內外的「合氣」，所以物質形象、機能的提升、完善必須協同於精神的完善和升化，不僅是個體身心的養生更是全社會的養生。

原文

> 道者，萬物之奧，善人之寶，不善人之所保。美言可以市尊，美行可以加人。人之不善，何棄之有？故立天子，置三公，雖有拱璧以先駟馬，不如坐進此道。古之所以貴此道者何？不曰求以得，有罪以免邪？故為天下貴。

全息養生簡牘

天地本然規律使天地萬物得到庇護，遵守本然規律是仁慈者的至寶，非良善者也要遵守本然規律。美麗和悅的言辭可以換來別人的尊重，良好的行為可以感化別人。人們身心的瑕疵該如何捨棄呢？所以

無論是天子還是三公（太師、太傅、太保）與其擁有稀世珍寶、豪華的駟馬車乘，毋寧修身重道。自古以來，為何人們尊重本然規律？順應本然規律不是獲得欲望的滿足，而是為了免去災害，所以天下至尊。

養生就是撇棄我們思維或者說世界觀中的教條主義理念以遵循本然規律為根本，同時我們在人際交往中的言語表達以更為慈善寬懷的方式，並戒止我們行為中絲毫不養生的陋習。故而身口意之善勝過豪宅、豪車、巨金！

原文

> 為無為，事無事，味無味。大小多少。報怨以德。圖難於其易，為大於其細；天下難事，必作於易；天下大事，必作於細。是以聖人終不為大，故能成其大。夫輕諾必寡信，多易必多難。是以聖人猶難之，故終無難矣。

全息養生簡牘

以順應本然規律的方式作為，以不擾民的方式行事，以恬淡平靜的心態體會人生。大由小積，多由少聚。以慈悲感恩對待他人的怨憤而感化「合氣」之。面對難題要從易著手處，大事從瑣碎事做起，難事從易處做起，治理天下之大事必須從處理細小的事情做起。這就是智慧者為何不好高騖遠而是求實於從小事慈悲作為，最終成就大事業。輕易承諾者很少能守信用，看似容易做起來反而困難重重。所以智慧者居安思危視一切為艱難，故最終無有困難。

養生亦然，從細微的言行思做起，守護身口意之小善逐漸成就三業大善而身心適悅。全息養生實質就是修身養性，所以是循序漸進的不是一蹴而就的，這就需要我們有持之以恆的決心和毅力，日積月累地提高。

原文

其安易持，其未兆易謀；其脆易泮，其微易散。為之於未有，治之於未亂。合抱之木，生於毫末；九層之臺，起於累土；千里之行，始於足下。為者敗之，執者失之。是以聖人無為故無敗，無執故無失。民之從事，常於幾成而敗之。慎終如始，則無敗事。是以聖人欲不欲，不貴難得之貨，學不學，復眾人之所過，以輔萬物之自然而不敢為。

全息養生簡牘

現狀安穩時容易主理，沒有預兆時易於策劃。物硬脆易碎散，物細小易遺漏。應於事情發生之先就採取措施，應於混亂發生之前就加以治理。大樹從小苗開始長成，高臺由地基累築而成，千里行程由腳下開始。違背本然規律做事必然失敗，違背本然規律所掌控的最終必失去，所以人們做事總是眼看要成功卻失敗了，如果謹小慎微順應規律則不會失敗。故而智慧者都是做別人不願意做的，不看重稀罕之寶物；學習別人不願意學習的，不犯別人犯過的的過錯；一切順應自然之理本然規律，「合氣」天地而不違背自然規律。

養生亦然，莫以善小而不為，莫以惡小而為之！此處善惡即一切「不合氣」的言語、思維和行為。

原文

古之善為道者，非以明民，將以愚之。民之難治，以其智多。故以智治國，國之賊；不以智治國，國之福。知此兩者，亦稽式。常知稽式，是謂玄德。玄德深矣，遠矣，與物反矣，然後乃至大順。

全息養生簡牘

　　古代慈悲者順應本然規律做事，不是讓百姓變聰敏狡黠，而是使其淳樸誠實，百姓難於管理就在於其小聰明多。所以用計謀治理國家乃國家之大忌，淳樸順應本然規律治國則使社稷多福。知曉此二者就是明理管理模式（準則），通達模式才會微妙地順應萬事萬物之規律。事物之規律微妙深奧，與物質表象可能截然相反，只有順應本然規律，才可以通暢順遂。

　　為經濟利益驅動的所謂養生並非養生，只是變相買賣保健品、做做健身操之類而已，全息養生是身口意的養生，是關乎家庭、社會、民族、國家乃至世界的，是以有限資本投入而獲取最大身心健康利益的行為方式，緣養生的效益就是健康、快樂和生活質量的全面提升。

原文

　　江海之所以能為百谷王者，以其善下之，故能為百谷王。是以聖人欲上民，必以言下之；欲先民，必以身後之。是以聖人處上而民不重，處前而民不害。是以天下樂推而不厭。以其不爭，故天下莫能與之爭。

全息養生簡牘

　　江河湖海之所以能容納百川，緣其地勢低下。故而智慧者欲管理百姓必然對百姓言辭謙和，欲引領百姓必然將自身利益放在最後。所以即使智慧的管理者地位高高在上也不會增加百姓負擔，雖然引領在最前面然隨從其後的百姓也不會擔心恐懼，所以天下擁戴而不反感。緣智慧者不與民爭利，所以天下百姓也無人會與之抗爭。

　　養生是健康、快樂利益的共享而非獨占。如同社會財富和資源理

論上應該共享，然人類的貪婪使得財富資源的共享成為不可能，然共享健康則可以實現。如果我們每個個體都努力於身口意中實現全息養生，社會的精神價值體系必然重建並提升，人類的貪婪和自私也會隨之降低，社會財富資源的共享才有了可能。

原文

> 天下皆謂我道大，似不肖。夫唯大，故似不肖。若肖，久矣。其細也夫！我有三寶，持而保之：一曰慈，二曰儉，三曰不敢為天下先。慈故能勇；儉故能廣；不敢為天下先，故能成器長。今捨慈且勇；捨儉且廣；捨後且先；死矣！夫慈，以戰則勝，以守則固。天將救之，以慈衛之。

全息養生簡牘

天下都認為我所體悟的真理弘大，然卻很難具象表達。因為弘大所以很難具象表達。如果能具象表達，時間長了也會變渺小。我有三件至寶：第一件慈悲，第二件勤儉，第三件不先於天地萬物自居。慈悲是護身最好甲冑故而可以無畏；勤儉能豐裕宏廣；不先於天地萬物自居故而可以引領天下。如果捨棄慈悲追求蠻勇，捨棄節儉追求豐裕，先於天地萬物自居，其結果必然是滅亡。用慈悲征戰則所向披靡，以慈悲堅守則固若金湯。若不該絕，必然是得慈悲守護。

養生的目的是為了健康長壽身心愉悅，為了文化的昌明和延續。慈悲心是我們守護自身心的最好甲冑；節儉是我們降低貪欲的適當途徑；謙卑隨和是我們與外環境和睦安寧的行為方式，如此便可得天時地利人和，世間的養生利益和出世間養生利益都可完善實現。

原文

善為士者，不武；善戰者，不怒；善勝敵者，不與；善用人者，為之下。是謂不爭之德，是謂用人之力，是謂配天古之極。

全息養生簡牘

慈悲的謀士不逞蠻勇，慈悲的將軍節制怒氣，慈悲戰勝對手者非與對手交戰，慈悲用人者謙卑為下，這是慈悲而不好爭的行為準則，慈悲可以借用別人的力量，這才叫亙古以來的至德——最高行為準則。

全息養生乃以道養生、以德養生，以道養生者順應本然規律，以德養生者將行為約束在順應本然規律上。道者，合氣以生；德者，合氣以養。

原文

用兵有言：吾不敢為主，而為客；不敢進寸，而退尺。是謂行無行；攘無臂；扔無敵；執無兵。禍莫大於輕敵，輕敵幾喪吾寶。故抗兵相若，哀者勝矣。

全息養生簡牘

用兵教戒言：我不敢主動進攻而要採取守勢，不敢逞勇向敵方陣地前進一寸而寧可向己方陣地後退一尺，這就是似行非行布陣。使敵方臂膀無處可擊，標槍無處可投，兵器無處可向。最大的禍患是輕敵，輕敵則會致命。若兩軍實力相當，重視敵軍且心情沉重一方取勝。

莫輕視一句多餘的話，莫輕視一口多餘的飯，莫輕視一個多餘的動作，莫輕視一絲多餘的念頭！全息養生好比謹小慎微地做人做事，絲毫大意不得。水可載舟亦可覆舟同理，小心駛得萬年船！善游者溺！

原文

吾言甚易知，甚易行。天下莫能知，莫能行。言有宗，事有君，夫唯無知，是以不我知。知我者希，則我者貴。是以聖人被褐而懷玉。

全息養生簡牘

我的語言很簡單，照做也很容易。然而天下人卻很少能理解，也很少能照做。世間人所言教條，做事跟隨有勢力者，世人無知所以不可能如我所知。知道我的人極少，能夠依照我所說行動者更難得。所以智慧者外表樸素卻身懷至寶。

全息養生乃是至道，非常之簡單，然而因為人們的欲念紛呈做起來卻很難。俗語云：「人無遠慮必有近憂」，我們總是被生活中各種情境束縛而不能於真理智慧之中有稍微歇息，於是養生就變成艱難的作業，不養生則成為習慣。某個「星」鼓吹一下什麼好，粉絲們便不加分析一哄而上，隨大流瞎起哄已經成為所謂保健行業的時尚。

原文

知不知，尚矣；不知知，病也。聖人不病，以其病病。夫唯病病，是以不病。

全息養生簡牘

知道自己還有不懂的是高明，不懂裝懂則是缺點（還可以翻譯為：知道別人不懂的比別人高明，應該懂的卻不懂是缺點）。智慧者沒有缺點，因為他認為自己都是缺點，正因為如此才沒有缺點。

現在各路保健專家、養生專家如雨後春筍般冒頭出來了，這種現象中的相當一部分可以用時下流行的一句話：「傻子太多騙子不夠

用」，只是形式的表象養生，「以其昏昏使人昭昭」，其實都是利益驅使罷了，所謂「天下攘攘皆為利往」。

原文

民不畏威，則大威至。無狎其所居，無厭其所生。夫唯不厭，是以不厭。是以聖人自知不自見，自愛不自貴。故去彼取此。

全息養生簡牘

百姓如果不畏懼統治者，國家的禍亂就要來了。莫讓百姓居無安所，莫讓百姓生活無計，百姓有活路國家才會安定。所以智慧者有自知之明卻不表現自己，珍惜自己卻不看重自己，故去自見自貴，取自知自愛。

我們生活在一個空氣霧霾，水源被汙染，食品被添加劑毒化等等問題嚴重的時代，不法商人為了利益不擇手段，各種「假」都和人們的生活建立起了聯繫，在這種形勢下養生極其困難，沒有正確的、智慧的養生理念和方式，健康與生活質量的提高就是一句空話。全息養生就是在既定的環境條件下力所能及的積極、智慧養生方式。

原文

勇於敢則殺，勇於不敢則活。此兩者，或利或害。天之所惡，孰知其故？是以聖人猶難之。天之道，不爭而善勝，不應而善應，不召而自來，繟然而善謀。天網恢恢，疏而不失。

全息養生簡牘

好勇而大膽則死，好勇然謹慎則活。這兩者要麼有利要麼有害。鬼神所厭惡，誰知道緣由？對於智慧者而言也難以抉擇。本然規律，

沒有糾紛以慈悲而勝，沒有合氣卻能以慈悲「合氣」，不招呼也會自主而來。規律和緩但一切結果都很自然。本然規律宏大，寬和但不會遺漏絲毫因果。

　　盲目補充保健品於健康有百害而無一利，整個社會亟需全息哲學養生理念來指導人們的生活學習工作，因為現代科學尤其是所謂醫學科學理論非常之偏頗且朝令夕改，因此人們很難適從。設想當堂堂國家醫學會為了利益而不擇手段收取醫療企業費用的時候，醫學信用何在？當醫院為了創收而無端增加患者各種檢查甚或亂開高價藥物時，醫學信用何在？當人們只重視物質輕視精神的時候養生何去何從？當醫生不再有職業道德患者的健康何去何從？造成這一切現象的根本原因就是一切「唯利是圖」的物質拜金主義。糾正的途徑唯有讓智慧的、全息的哲學思想擁有話語權，以便引導人們脫離養生保健的物質主義誤區！

原文

　　　　民不畏死，奈何以死懼之。若使民常畏死，而為奇者，吾得執而殺之，孰敢？常有司殺者殺。夫代司殺者殺，是謂代大匠斲，夫代大匠斲者，希有不傷其手者矣。

全息養生簡牘

　　百姓不畏懼死亡，何必用死亡來威脅他們？如果百姓畏懼死亡，其中為非作歹的我就殺掉他，還有誰敢為非作歹？常常由執掌生殺大權的官吏殺人。代替執掌生殺大權的官吏殺人的劊子手，叫替人殺。替人殺，很少有不傷到自己手指的。

　　全息養生中積極提倡避免介入他人的因果關係中而與他人共同承擔因果。給予他人錯誤的健康指導無異於謀財害命，這個社會的很多

職業正在進行著變相「謀財害命」的勾當：官吏的飛揚跋扈、法官的枉法裁判、律師的坑蒙拐騙、醫生的道德喪失、教授的財色主義、專家的胡說八道、教師的毀人不倦。全社會要在這種環境下養生就必須從價值觀念的提高上做起。

原文

民之饑，以其上食稅之多，是以饑。民之難治，以其上之有為，是以難治。民之輕死，以其上求生之厚，是以輕死。夫唯無以生為者，是賢於貴生。

全息養生簡牘

百姓遭受饑饉，緣苛捐雜稅沉重，所以饑饉。百姓難於管理，緣統治者不順應本然規律而作為（胡作非為），所以百姓難管理。百姓之所以敢輕生冒險，緣統治者為了一己私欲瘋狂聚斂財富，百姓只好輕生冒險以求生存。只有順應本然規律作為而不貪著功名利祿者，比之搜刮民脂民膏聚斂財富者要賢明的多。

全息養生中，國家執政者的治國理念非常重要，如果政黨高舉教條主義的蒿子，那麼養生無從談起；如果弘揚釋道儒傳統文化中的智慧，則全民養生有望。

原文

人之生也柔弱，其死也堅強。草木之生也柔脆，其死也枯槁。故堅強者死之徒，柔弱者生之徒。是以兵強則滅，木強則折。強大處下，柔弱處上。

全息養生簡牘

　　人活著身體支分柔軟，人死了則身體僵硬。草木生長則柔軟脆弱，一旦死亡枝葉根莖就會枯槁乾硬。所以蠻勇剛強者容易死亡，柔弱細軟者容易生存。用兵逞強就會滅亡，樹木太硬就容易折斷。柔弱比之強猛要勝出一籌。

　　全息養生乃柔性養生，柔性養生的理念就是身口意的柔軟、仁慈。比如釣魚、捕獵、網鳥很多人樂此不彼，然因為殺生害命故，雖然暫時得樂，卻給自己的健康招來了「忿怒、仇恨、恐懼」等消極精神信息能量，遲早會引起物質肉體的各種疾患。我們生存於天地之間，當心存敬畏，對於一切人事物、山川、河流、大地存恭敬心、感恩心，這就是全息養生的柔性。

原文

> 天之道，其猶張弓與？高者抑下，下者舉之，有餘者損之，不足者補之。天之道，損有餘而補不足。人之道，則不然，損不足以奉有餘。孰能有餘以奉天下，唯有道者。是以聖人為而不恃，功成而不處，其不欲見賢。

全息養生簡牘

　　本然規律，好比張弓射箭，射高處弓弦向下，射低處弓弦上舉。弓弦拉的太滿就放鬆一點，拉的不足再拉緊一點。本然規律也是如此，自然平衡法則會減少多餘的彌補缺乏的。然而世人之道，卻反其道而行之，讓匱乏者更加匱乏，使富足者更加富足。誰可以讓天地萬物多減少補？唯有本然規律。故而智慧者有所作為而不仰仗其所作為的，不居功自傲，緣不讓人們覺得自己高明。

　　全息養生亦是損有餘而補不足。我們不必擔心這個世界會少了什

麼，生態環境有自然循環利用的特徵，一切都遵循這一切規律，我們要適應這個規律，要讓身體適應既定的環境，要在一個比較嚴峻的時空中健康快樂，只有十善道是讓我們合理、智慧適應的途徑。

原文

天下莫柔弱於水，而攻堅強者莫之能勝，以其無以易之。弱之勝強，柔之勝剛，天下莫不知，莫能行。是以聖人云：受國之垢，是謂社稷主；受國不祥，是為天下王。正言若反。

全息養生簡牘

世間萬物以水最為柔軟，然而沒有任何東西比水更能攻克堅硬的，因為水之柔軟無可替代。世人都明白柔弱勝剛強，然而卻沒有照做的。故而智慧者教戒：能替國家受屈辱才能做君主，能替國家承擔災禍才可為國王。正話似乎在反說。

國家的養生，就是官吏能肩負其使命負責邦國的強盛和百姓的富足，這就要求法制、政策民主完善，立法、司法、執法嚴格有法可依，取消人治，約束權力，憲法至上！

原文

和大怨，必有餘怨；報怨以德（報德以怨），安可以為善？是以聖人執左契，而不責於人。有德司契，無德司徹。天道無親，常與善人。

全息養生簡牘

化解了大的冤仇，必然還會有其他的小冤仇。報怨可以善了嗎（報怨以德中，似乎以德二字多餘，或者為報德以怨）？因此，智慧

者即使握有別人欠債的契據也不會追債。守規矩的還會據契收債，不守規矩的就會強迫別人酬債（比如苛捐雜稅）。本然規律不分親疏，但卻常佑慈善之人。

世間眾生大多忘恩負義之輩，不知感恩，且總會以怨報德。官吏不知感恩百姓賦予他們權力，富豪不知感恩社會成就其財富，名人不知感恩群眾為之吶喊助威，明星不知感恩觀眾成就其顯赫。他們都以為是自己努力奮鬥得來的功名利祿，恰恰忘記沒有這個社會的全部因素，他們就不可能成就功名利祿。是以我們智慧的先祖教戒「滴水之恩當湧泉相報」，唯有這樣的感恩、報恩心態才是健康養生的。

原文

> 小國寡民。使有什伯之器而不用；使民重死而不遠徙；雖有舟輿，無所乘之；雖有甲兵，無所陳之。使人復結繩而用之。至治之極。甘美食，美其服，安其居，樂其俗，鄰國相望，雞犬之聲相聞，民至老死不相往來。

全息養生簡牘

國小民少，即使各種設備齊全也很多不派用場。使百姓重視生命也就不會流離失所遠徙他方，雖有舟車鞍馬也不大用，雖有刀兵也無處收藏，使百姓淳樸自然。國家治理得井井有條，百姓便會滿足自己的衣食住行。即使可以遙遙看見鄰國能聽到雞犬叫聲，然卻不會發生衝突。

談及養生，對於百姓而言必須首先滿足了衣食住行，當房價高不可攀，當食品沒有衛生安全保障，當社會治安時刻被暴恐威脅，健康與養生確實是個艱難話題，然而當下的國民健康水平卻又不得不重視，人口的老齡化、新生代的自私化、社會貧富的兩極化無不妨礙全民養生的開展。

原文

信言不美，美言不信。善者不辯，辯者不善。知者不博，博者不知。聖人不積，既以為人己愈有，既以與人己愈多。天之道，利而不害。聖人之道，為而不爭。

全息養生簡牘

誠實的語言不動聽，動聽的語言缺乏誠信。慈善者不會與人爭辯，愛爭辯者缺乏慈悲。智慧者未必博學，博學者未必有智慧。智慧者不會聚斂財物，緣為別人著想自己則更豐沛，施與別人的越多自己得到的也更多。本然規律，有利於萬物而無害於萬物。智慧者所有作為都不會與人競爭。

全民養生是個關係到個體、家庭、民族未來、國家未來甚至世界未來的大課題，是歷史賦予我們這代人義不容辭的責任和義務。

兩千多年來，解釋《道德經》的文章如汗牛充棟，然多流於說文解字，很少真實體悟老子的智慧，僅僅在德經篇很多世間謀略分析略有深度而已。在莊子《莊子・齊物論》的莊周夢蝶典故中，「究竟是**蝴蝶做夢變成了我呢？還是我做夢變成了蝴蝶**」，結合現代天地物理學和量子物理學頂尖理論，似乎得到了很好地詮釋：因為在宇宙的運動變化中我們究竟是生活在奇點抑或宇宙中？如果宇宙壓縮為奇點，宇宙萬物悉皆全息等比例壓縮，這就意味著度量衡全部全息等比例壓縮，如此我們是生活在奇點中還是宇宙中？

後記

養生，小則個體身心健康社會適應良好、家庭和睦、鄰里友愛互助、社區祥和安寧，大則地域、國家太平風調雨順，甚或全人類乃至地球文明延續有保。

全息養生即個體身、口、意，完全契合「十善道」的行為、語言和思維方式，是物質精神全面協同發展的養生觀。是對東方哲學的佛教、道教、儒教乃至傳統中醫的全息哲學思想，全方位總結的智慧養生理念，考慮了人類從生到死的全部活動。

當人們將教條主義作為行為規範的時候，思想和行為便會變得不倫不類，不倫不類的個體、家庭、城市、民族、國家乃至宗教，都是對正常有序的人類生活、地球文明的顛覆，也是為個體乃至全人類的滅亡挖掘墳墓。

總結人類至今的文明，唯有東方的全息哲學觀的佛教、道教和儒教以及基督教、天主教體系中指導人類善念善行的理念，能帶領人類逾越各種「天災人禍」走向繁榮和諧有序發展！

——真圓　二〇二四年國慶完稿於滇池

昌明文叢 A9900010

全息智慧養生

作　　者	真圓阿奢黎
責任編輯	林涵瑋
特約校稿	張逸芸

發 行 人	向永昌
總 經 理	梁錦興
總 編 輯	張晏瑞
編 輯 所	萬卷樓圖書股份有限公司
排　　版	林曉敏
印　　刷	百通科技股份有限公司
封面設計	焦依昭、陳薈茗

出　　版	昌明文化有限公司
	桃園市龜山區中原街 32 號
	電話 (02)23216565
發　　行	萬卷樓圖書股份有限公司
	臺北市羅斯福路二段 41 號 6 樓之 3
	電話 (02)23216565
	傳真 (02)23218698
	電郵 SERVICE@WANJUAN.COM.TW

ISBN 978-986-496-631-8

2025 年 3 月初版

定價：新臺幣 1200 元

如何購買本書：

1. 轉帳購書，請透過以下帳戶
　合作金庫銀行　古亭分行
　戶名：萬卷樓圖書股份有限公司
　帳號：0877717092596

2. 網路購書，請透過萬卷樓網站
　網址 WWW.WANJUAN.COM.TW

大量購書，請直接聯繫我們，將有專人為您服務。客服：(02)23216565 分機 610

如有缺頁、破損或裝訂錯誤，請寄回更換

版權所有・翻印必究

Copyright©2025 by Cheng Ming Culture Co., Ltd.
All Rights Reserved　　　　Printed in Taiwan

國家圖書館出版品預行編目資料

全息智慧養生/真圓阿奢黎作. -- 初版. -- 桃園市：昌明文化有限公司出版；臺北市：萬卷樓圖書股份有限公司發行, 2025.03

　面；　公分. -- (昌明文叢；A9900010)

ISBN 978-986-496-631-8(精裝)

1.CST: 養生　2.CST: 健康法　3.CST: 身心關係

411.1　　　　　　　　　　　　114002729